最新のKBテクニック：改良型ベッグ法の実際

—インナービューティを考慮した矯正歯科治療へ—

亀田 晃 著
亀田 剛

クインテッセンス出版株式会社　2010

Tokyo, Berlin, Chicago, London, Paris, Barcelona, Istanbul, Milano, São Paulo, Moscow, Prague, Warsaw, New Delhi, Beijing, and Bukarest

はじめに

　著者はいわゆる pure Begg technique を用いて，多くの症例の矯正歯科治療を原法にできるだけ忠実に行うなかで(1966年～1970年)，その高度な理論と哲学とは裏腹に，そのテクニックの不安定さ，未熟さに気づいた．1972年より，より安全で平易で，確実なテクニックへと著者なりに改良に改良を重ねていった．

　1979年，ストラスブールにおける E.B.S 大会での招待講演を機に，Begg 先生と咬耗咬合や動的治療終了時の咬合，機能と形態の調和，節度ある傾斜の歯の移動の必要性などについて，10回余に及ぶ手紙でのディスカッション，ならびに1980年8月，矯正治療テクニックについての考え方とその進むべき方向としての角ワイヤの使用，術後の安定咬合の確立などについて，直接お会いしてディスカッションし，最終的に Begg 先生から「最初はラウンドワイヤ(.016″)を使用するが，もし必要であれば途中から角ワイヤで仕上げるという方法も選択すればよい．また固定の補強という面で，ヘッドギアやパラタルアーチも必要なら使用しても問題はない．ベッグ法はこれらのものを何ら否定するものではない．要は私自身臨床医なので，効率良く矯正治療を行うテクノロジーは，必要であれば追加していくべきだ．私自身は現在は必要としないだけのことだ」「ベッグ法には，こうしたほうが望ましいということはあるが，こうしなければならないという定義があるわけではない」と教えられて意を強くし，その後，テクニックの改良にますます拍車がかかった．

　1980年以後，他のテクニックによる著者自身の経験や，成書や著者自身の患者症例などを通じて比較検討し，on the desk ではなく on the chair(患者の治療椅子)で，安全で確実で，しかもシンプルで平易，多くの臨床家に受け入れられやすい，そしてブラケットの種類のいかんを問わず使用できるテクニックとして，ローフリクションでスライディングメカニックスでの歯の移動を主体とする KB テクニック(KB tooth movement)が1986年にでき上がった．その原動力となったのは，矯正治療に対する患者の技術的・期間的改善要求と著者から矯正治療を学んだ術者諸氏の矯正治療に対するさまざまな考え方や取り組み方，そしてその間における矯正歯科材料(とくにワイヤ)を含めたテクノロジーの進歩である．そして，この KB テクニックの目指すものは，minimum patient compliance(患者に優しい)つまり orthodontic treatment with minimum discomfort(患者にできるだけ無理な協力と身体的・精神的負担をかけない矯正治療)で，しかも，それを行う術者は矯正治療の基本的知識と基本的技能があれば，シンプルな装置で無理なく，安全，確実に矯正治療ができる(minimum doctor compliance)テクニックということであり，最小限度の治療期間(the minimum treatment time)で最大の治療効果(the optimum treatment results)が得られ，歯・歯列・骨・歯周組織を含めた軟組織の最大の術後安定性(the maximum post-treatment denture & soft-tissue stability)が得られることが特徴である．

　現時点では，満足すべきものと考えているが，今後時代の要求とテクノロジーの進歩とともに，さらに技術的，理論的改良が行われていくものと思われる．そして，これからの矯正治療が真剣に目指すべきものは，今まで技術至上主義で妄信的に追求し，最近，形態

に対する機能的不調和などで反省がで始めた外面的審美性（アウタービューティ）と個々の患者の歯，歯列，骨，歯周組織を含めた軟組織等のいわゆる内面的審美性（インナービューティ）や，それらの機能と形態の調和（correct occlusions や soft-tissue occlusions）をどのように両立させていくか？　である．基本的には，これからの矯正治療が治療終了後の個々の歯，歯列，骨，歯周組織を含めた軟組織等の審美的加齢（ビューティフルエイジング）と長寿（denture & soft-tissue stability）にどのように結びついていくか？　という面からの臨床的検証がこれからの課題であり，それを治療目標にいかに反映させていくかに関して，今までの多くの治験症例の加齢経過などから真剣に検討し，フィードバックさせるために，エビデンスを提示して見返りの評価をする必要がある時代にきている．

　具体的には，当面の課題としてアウタービューティとインナービューティの調和のとれた治療目標の設定などであろう．そして，咬合を含めた周囲組織の年齢ごとの管理（エイジマネジメント）による審美的加齢で，成功裏に加齢させる（サクセスフルエイジング）ことが最大の目標となっていくと思われる．その意味では，矯正治療でもっとも大切なのは，その患者の長い将来を見越しての診断と治療方針をそれぞれのエビデンスを提示して樹立できる能力と技能であり，治療の途中での状況に応じた臨機応変さである．そのなかで技能に関しては，今後のさらなるテクノロジーの進歩で必要がなくなることはないが，ますます平易化してくるので，つまるところ矯正治療は，最良の頭脳力と必要最小限の技能で行うことになる．その意味で，われわれは地道な努力とその検証をエビデンスを提示して今後とも続ける必要がある．

　最後に，本書の前身は『ベッグ法のすべて―KBテクニック―Ⅰ．基本術式と上顎前突の治療』（永末書店，1983年），『改訂増補版』（同，1988年，1992年）と，10年以上にわたって出版販売されたベッグ法の基本術式に関する専門書であるが，2000年に入って絶版となり，その後，多くの読者から最新版のテクニックに関する著書出版の要請を受けていた．著者として前述の minimum patient compliance, orthodontic treatment with minimum discomfort, minimum doctor compliance, さらに矯正歯科とインナービューティなどの観点からテクニックを再検討し，クインテッセンス出版 佐々木一高社長の快諾を得て，このたび出版の運びとなった次第である．本書の刊行にあたり，佐々木一高氏ならびに編集を担当された鵜川征代氏に深く感謝する．

2010年 秋

亀田　晃

I　KBテクニック（KB矯正治療）の背景

1　ベッグ法の背景
1．咬耗咬合（attritional occlusions） ……………………………………………………………… 10
2．Storey and Smith のディファレンシャルフォースに関する研究 ………………………… 21

2　KBテクニックの概念と特徴
1．鉄棒の原理の歯の移動
　　―ローフリクションでのスライディングメカニックスの実現― …………………………… 27
2．アンカレッジベンドとバイトオープニングベンド
　　―Spee 湾曲 Ni-Ti ワイヤへの移行― ……………………………………………………… 28
3．ウルトラライトフォースを用いた歯の移動 ………………………………………………… 29
4．犬歯の遠心移動（distalizing of canines） …………………………………………………… 30
5．レクタンギュラー（リボンアーチタイプ）バッカルチューブの開発 ……………………… 31
6．バイパスループの開発 ……………………………………………………………………… 32
7．一塊歯牙移動（en masse tooth movement）とトルクについて ………………………… 33
8．トルキングとアップライティングの分離 …………………………………………………… 35
9．Stage Ⅰ，Ⅱ，Ⅲの目標―逆三角形の考え方による治療手順の排列― ………………… 36
10．セファログラムコレクションを用いたアーチレングスディスクレパンシーの
　　計測と抜歯部位の選定法 …………………………………………………………………… 37

Ⅱ　KBテクニックで使用する
　　材料類とその基本的活用方法

1．ブラケットについて …………………………………………………………………………… 40
2．バッカルチューブについて …………………………………………………………………… 41
3．Ni-Ti ワイヤについて ………………………………………………………………………… 42
4．ステンレスワイヤについて …………………………………………………………………… 54
5．ブラケット-ワイヤ間の摩擦について ……………………………………………………… 56
6．咬合挙上と咬合閉鎖 ………………………………………………………………………… 57
7．ピン，エラスティック，チェーン，スプリング等の付加物 ………………………………… 57
8．一塊歯牙移動（en masse tooth movement）に際しての犬歯間保持について ………… 60
9．ストリッピングによる歯冠・隣接面形態の修正について ………………………………… 61

III 診断と基本的治療術式

1 診断および治療方針の樹立法 (quad diagnosis system) ... 68
1. 上顎前突における治療目標 ... 68
2. 治療目標を達成するための診断 ... 68
3. 診断の資料から何を読みとるか ... 69
4. 上顎前突の矯正治療開始時期 ... 69
5. 非抜歯症例の基準（ボーダーラインケースにおける） ... 70
6. 抜歯部位の選定に際して考慮すべき事項 ... 70
7. セファログラムコレクションを用いた
   アーチレングスディスクレパンシーの決定法と抜歯部位の選定法 ... 70
8. 下顎第一小臼歯か第二小臼歯抜歯かで迷う場合の判断基準 ... 75
9. 抜歯によりつくられた咬合 (organized occlusions) について ... 76
10. 動的矯正治療終了後の安定咬合とコレクトオクルージョンについて ... 77

2 基本的治療術式 (手順) ... 81
1. Stage I ... 81
2. Stage II ... 89
3. Pre-stage III ... 95
4. Stage III ... 101
5. 保定 ... 106
6. 安定咬合と再発防止：矯正治療後の再発をいかに防止すべきか？ ... 111
7. 再発した下顎切歯部の叢生・捻転の比較的簡単な改善法：部分舌側矯正のすすめ ... 125

IV 症例

症例1：上顎前突の早期矯正治療非抜歯症例 ... 128
症例2：早期矯正治療で開始し，途中で抜歯となった症例 ... 140
症例3：成人の上顎前突・過蓋咬合症例 ... 155

V 歯・歯列・顎の長寿から見た矯正歯科の責任と内面的アンチエイジングについて

1. 外面的アンチエイジング(アウタービューティ)と内面的アンチエイジング(インナービューティ) … 168
2. 矯正歯科におけるインナービューティ … 169
3. インナービューティからのアウタービューティの再検討 … 170

VI これからの矯正治療 ―新システムのフィロソフィ,戦略と実際

1. はじめに … 198
2. 新システム構築にあたってのフィロソフィ … 198
3. 従来の矯正治療の視点と新システムの視点 … 198
4. 治療後を重視した矯正治療の実現と新システムの要件 … 199
5. より良いシステムにするために,従来の装置の問題点を検討する … 200
6. ベッグシステムが低迷した理由と新システム構築に対する教訓と対策 … 202
7. 患者から支持される矯正治療実現のための新システムの戦略 … 203
8. 戦略を実現するための新型ブラケット・バッカルチューブの具備条件 … 207
9. 新システムで使用する新型ブラケット・バッカルチューブの詳細 … 208
10. 新システムの実際と新型ブラケット・バッカルチューブの使い方 … 215
11. 新システムを使用した症例 … 218
12. おわりに … 222

執筆分担一覧

CHAPTER I　　亀田　晃
CHAPTER II　　亀田　剛・亀田　晃
CHAPTER III　　亀田　晃
CHAPTER IV　　亀田　晃
CHAPTER V　　亀田　晃
CHAPTER VI　　亀田　剛

KBテクニック(KB矯正治療)の背景

I　KBテクニック(KB矯正治療)の背景

KB テクニックとは

1966年より1970年まで，いわゆる pure Begg technique を用いて原法にできるだけ忠実に多くの症例の矯正歯科治療を行ったが，pure Begg technique の高度な理論と哲学とは裏腹に，そのテクニックの不安定さ，未熟さに気がつき，1972年より，より安全で平易で，確実なテクニックへと著者なりに改良に改良を重ねていった．

その成果を1979年のストラスブールを皮切りにほぼ毎年ヨーロッパ(1979, 1981, 1984, 1987, 1989：2回, 1991)，米国(1982, 1983, 1985, 1986, 1988, 1992)，オーストラリア(1980, 1984, 1987)，香港(1982, 1988)インド(1991, 1997)で改良ごとに発表を行った．著者自身は，国内でも海外でも改良型ベッグ法(Revised Begg technique または Improved Begg technique)という題名で発表していたが，海外発表時に Kameda Begg または Kamedanized Begg と呼ばれるようになり，ほぼ，著者の目指す歯の移動による矯正治療の概要ができ上がった1986年に，その頭文字をとって KB テクニック(KB technique)と名づけることとした．以来23年にわたり，さらに改良が行われ現在に至っている．したがって KB テクニックの背景は，ベッグ法の背景そのものでもある．

1　ベッグ法の背景

1．咬耗咬合(attritional occlusions)

・咬合は機能を営むことによってつねに変化する．
・歯は近心に移動する(mesial migration)．
・歯は垂直方向に挺出する．
・隣接面の摩耗により歯列弓の長さが小さくなっていく．
・咬耗により咬頭の高さが短くなっていく．

1）切歯部における矢状方向での咬耗咬合のできかた(図 I-1)

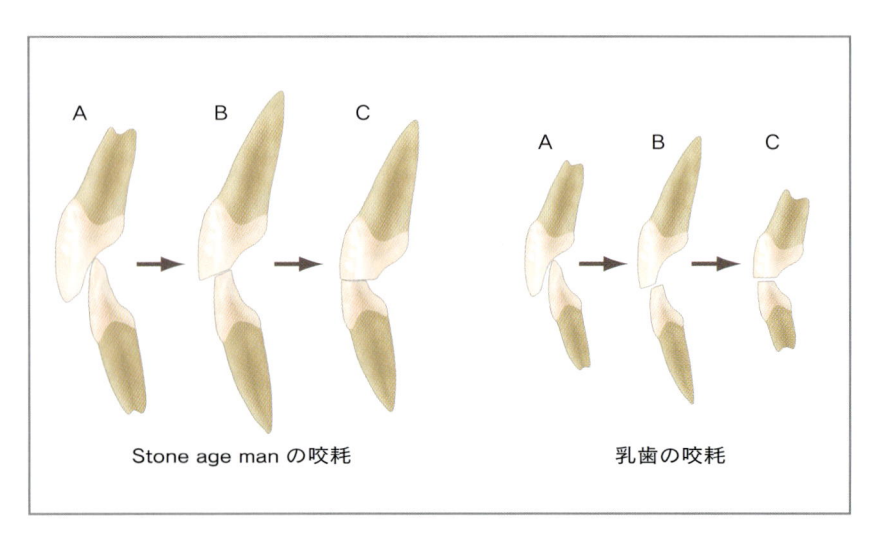

図 I-1　Stone age man の咬耗は乳歯の咬耗のでき方と類似している．

Stone age man の切歯の咬耗は，現代における乳歯切歯の咬耗による切端咬合のできかたと比較して類似している．乳歯も stone age man の切歯部も萌出時はオーバージェット，オーバーバイトがある．咬耗により摩耗していくにつれて，オーバージェット，オーバーバイトが小さくなり，咬耗面は前下方に急斜面を呈し，さらに咬耗が進むと咬耗面は平坦となり，歯軸も整直されてくる．そして，切端咬合（end-on occlusions）ができ上がる．

2）咬耗咬合における歯の近遠心幅径の減少と近心移動（mesial migration）

Australian aboriginals の中切歯から第二大臼歯までの歯冠近遠心幅径の総和は，下顎で未摩耗歯（表Ⅰ-1）が平均62.06mm に対して摩耗歯（表Ⅰ-2）は平均56.78mm を示し，その差は両側で10.56mm に達し，咬耗によってできるスペースに第三大臼歯が無理なく萌出する．つまり第三大臼歯の萌出余地くらい咬耗し，歯列は近心移動する（図Ⅰ-2）．

3）咬耗咬合における歯の垂直方向への萌出

咬耗により垂直的に失われた歯質は連続的垂直方向への萌出により補われる．咬耗咬合では，咬耗によって咬頭が摩耗するにつれて，歯は連続的に萌出する（図Ⅰ-3）．

したがって，咬耗の量と歯の萌出量が調和（co-ordinate）していれば，咬合の高さは変化しない．この咬耗咬合の基本的概念は，機能を営んでいれば形態は変化するということであり，機能を営むことによって正しくなされた咬合ということであり，normal occlusion とはいわず，correct occlusion（機能によって正しくなされた場合）という．

表Ⅰ-1 未摩耗の永久歯の幅経（Australian Aboriginals）（下顎）．

歯（左右永久歯）	歯数（本）	近遠心平均値（ミリメートル）
中切歯	16	6.06
側切歯	19	6.90
犬歯	32	7.72
第一小臼歯	12	7.78
第二小臼歯	21	7.86
第一大臼歯	17	12.87
第二大臼歯	37	12.87
計		62.06

歯数は調査したもの．

表Ⅰ-2 隣接面間の咬耗歯（永久歯下顎）の幅経（Australian Aboriginals）．

歯（左右永久歯）	歯数（本）	近遠心平均値（ミリメートル）
中切歯	18	5.72
側切歯	18	6.27
犬歯	18	7.18
第一小臼歯	18	7.25
第二小臼歯	18	7.46
第一大臼歯	18	10.78
第二大臼歯	18	12.12
計		56.78

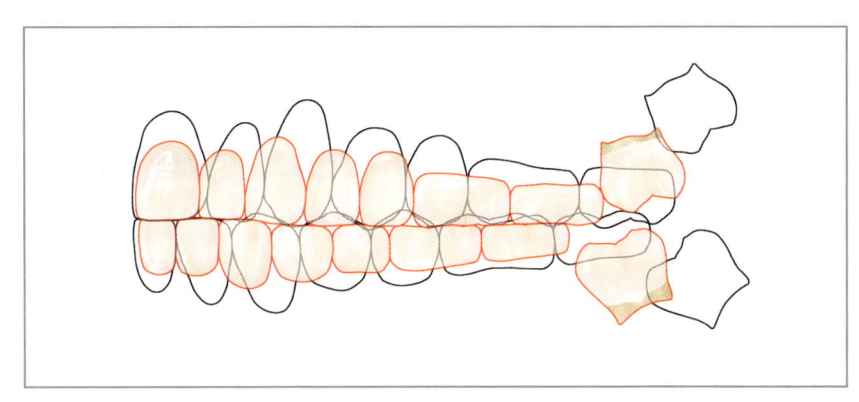

図Ⅰ-2 咬耗によってできるスペース．

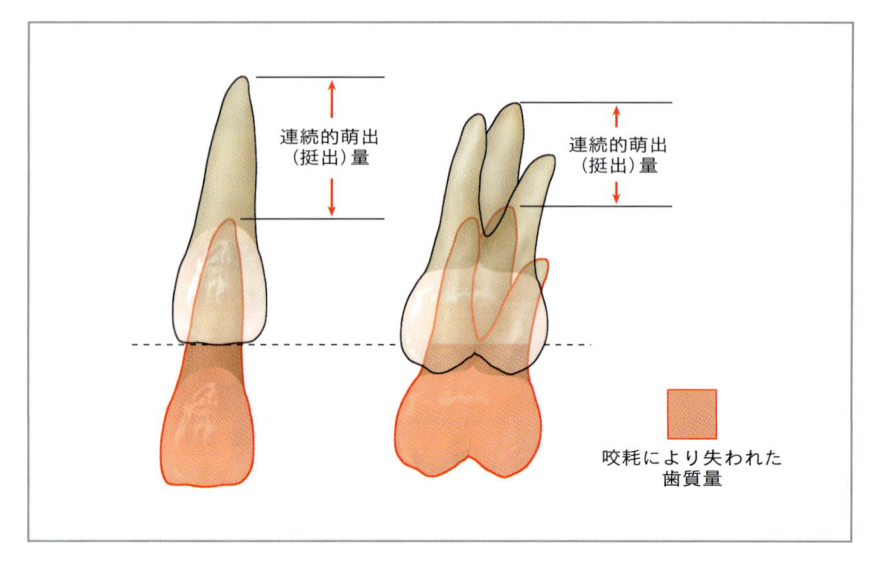

図Ⅰ-3 咬耗咬合における歯の垂直方向への萌出.

図Ⅰ-4 咬耗咬合と現代人の咬合の比較.

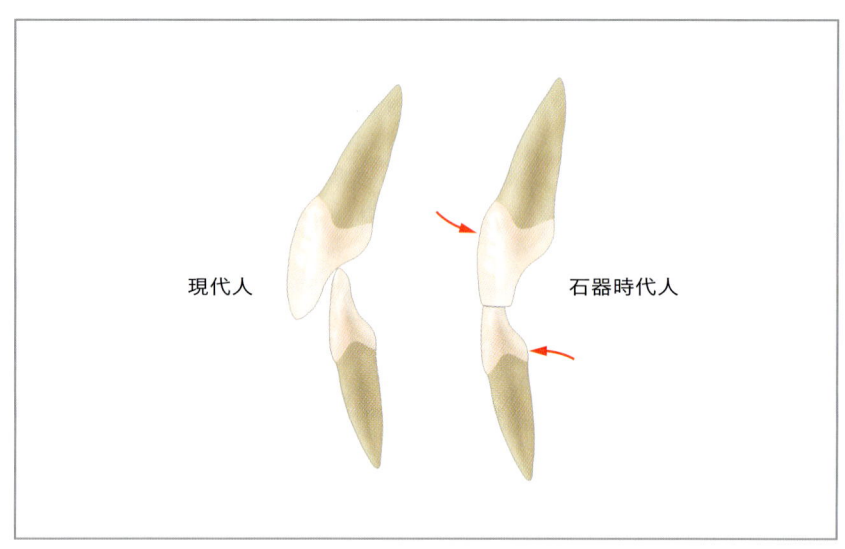

4）咬耗咬合と現代人の咬合の比較（なぜ，コレクトオクルージョンなのか？）
ⅰ）上下顎切歯傾斜角の相違，オーバージェット，オーバーバイトの相違

　現代人はオーバージェット，オーバーバイトが比較的あり，上下顎切歯軸も前傾した被蓋状態を呈しているが，咬耗咬合の場合，咬耗により上下顎切歯は基底骨上に整直され，かつ切端咬合を呈している．これは，機能を営むことによって形態が正しくされたわけであり，この状態が咬耗咬合では切歯の安定した状態である（図Ⅰ-4）．

ⅱ）歯根膜の付着位置の相違

　現代人では，咬耗を受けにくいので，歯根膜の付着位置が歯によって異なる．咬耗咬合では，歯根膜の付着位置は同一で水平的となる．したがって現代人の未咬耗歯では，歯肉ポケットは深くかつ歯肉が軟らかくなる．咬耗咬合では，同一水平面なので歯肉ポケットは浅く一定となり，かつ，咬耗により歯肉が角化されて硬く引きしまっている（図Ⅰ-5）．

iii）隣接面の形態の相違

　現代人では，歯間乳頭で満たされる歯間三角の形が増齢的に大きくなるが，咬耗咬合では歯間三角の形は一定である．隣接面間の摩耗により，面接触をしている．すなわち，隣接面も機能を営むことによって咬耗され，広く面接触となり，歯間三角の形は一定となり，また歯の連続的萌出により歯冠‐歯根比は一定となる（図Ⅰ‐6）．そのため，現代人の歯周病で見られるブラックトライアングルはできにくく，隣接面う蝕もできにくく，歯周環境が良好で歯周疾患になりにくい．

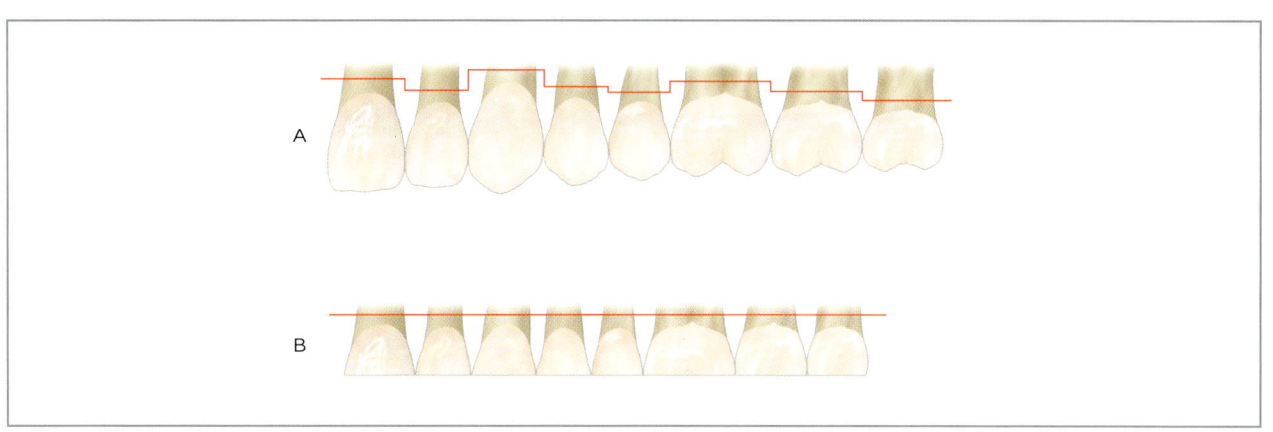

図Ⅰ‐5　歯根膜の付着位置の相違．

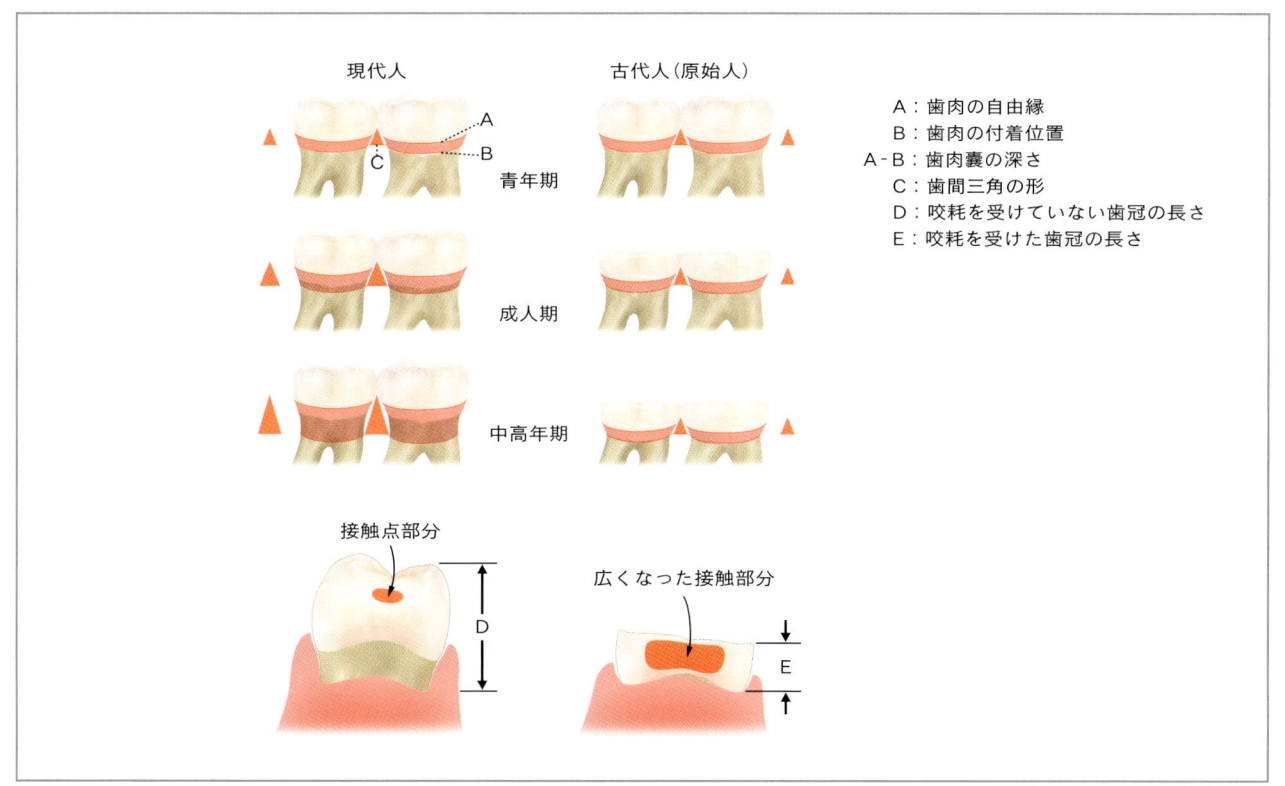

図Ⅰ‐6　隣接面の形態の相違．

iv）モンソンカーブ（Monson curve）の相違

咬耗咬合の場合には，機能を営むことによって咬合面湾曲（モンソンカーブ）に大きな変化を生じる．

咬耗を受ける前は前頭断で見るとモンソンピッチがついているが，咬耗を受けるにつれてその湾曲は平坦となり，さらに咬耗を受けるとアンチモンソンピッチが生じてくる．カラベリイ結節はかつて，咬耗してくると咬頭の役割を果たしていた（図Ⅰ-7）．

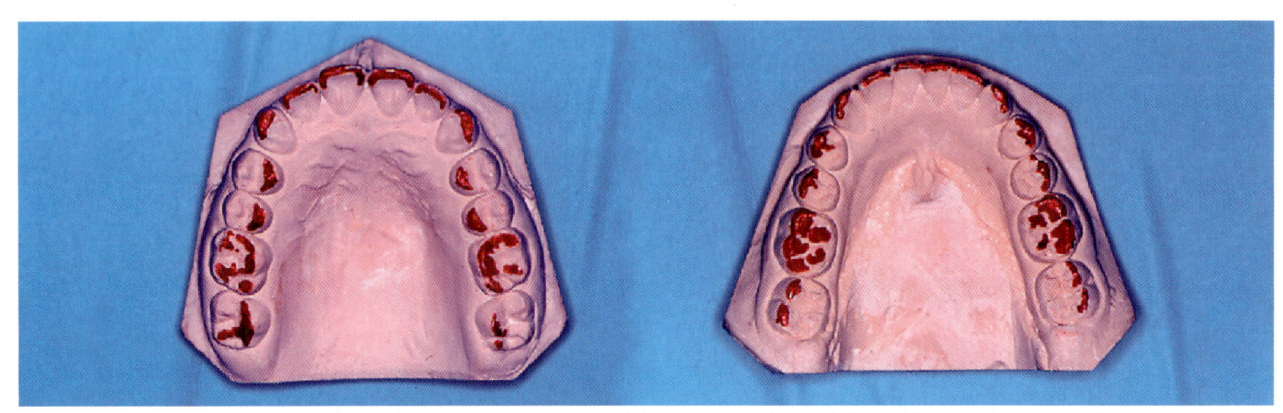

図Ⅰ-7 モンソンカーブの相違．咬耗により上顎歯では舌側咬頭が，下顎歯では頬側咬頭が，咬合により摩耗していく（赤色部分は咬合により摩耗した部分を示す）．モンソンカーブは Murphy TR による咬耗の7段階（図Ⅰ-8）に示すように機能を営むことによって形態が変化し，逆になっていく（図Ⅰ-9）．

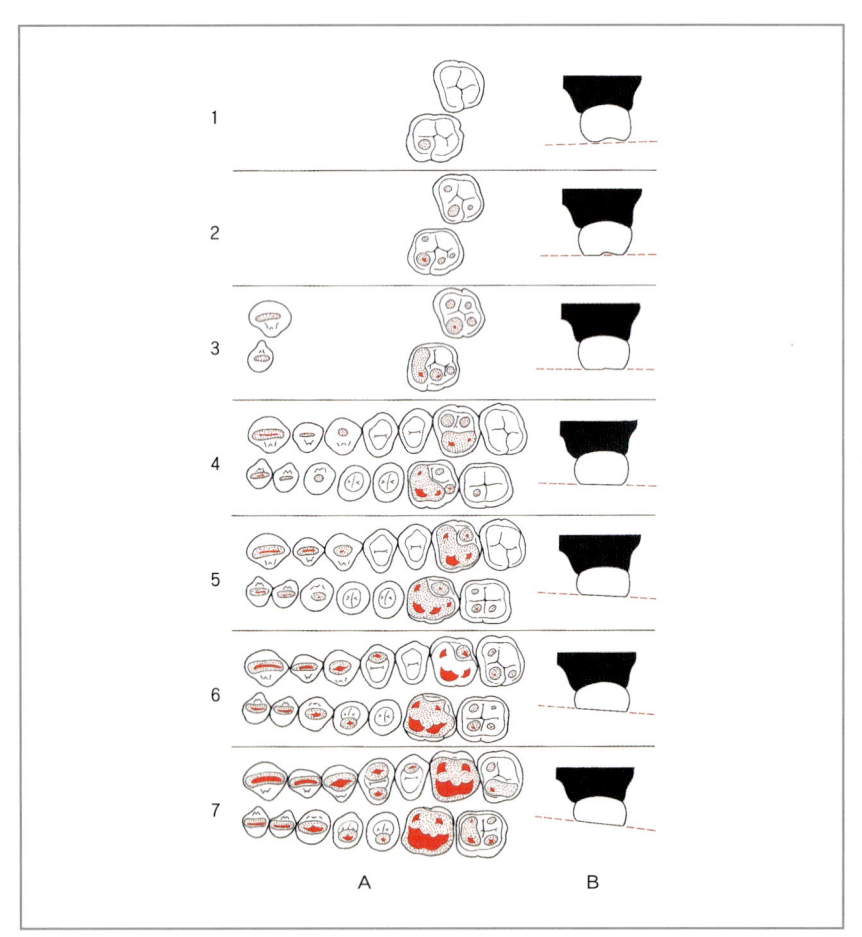

図Ⅰ-8 Murphy TR による咬耗の7段階（Murphy TR. The progressive reduction of tooth cusps as it occurs in natural attrition. Dent Practit 1968；（sept）P.10, Fig.2を引用）．

Ⅰ　KBテクニック（KB矯正治療）の背景

5）Australian aboriginals の咬合の推移：咬耗咬合は自然環境内でどのようにして創られたか？

ある Australian aboriginals の4歳から成人までの連続石膏口腔模型で見ると，

ⅰ）4歳時の乳歯咬合期では過蓋咬合を呈していた（図Ⅰ-10）.

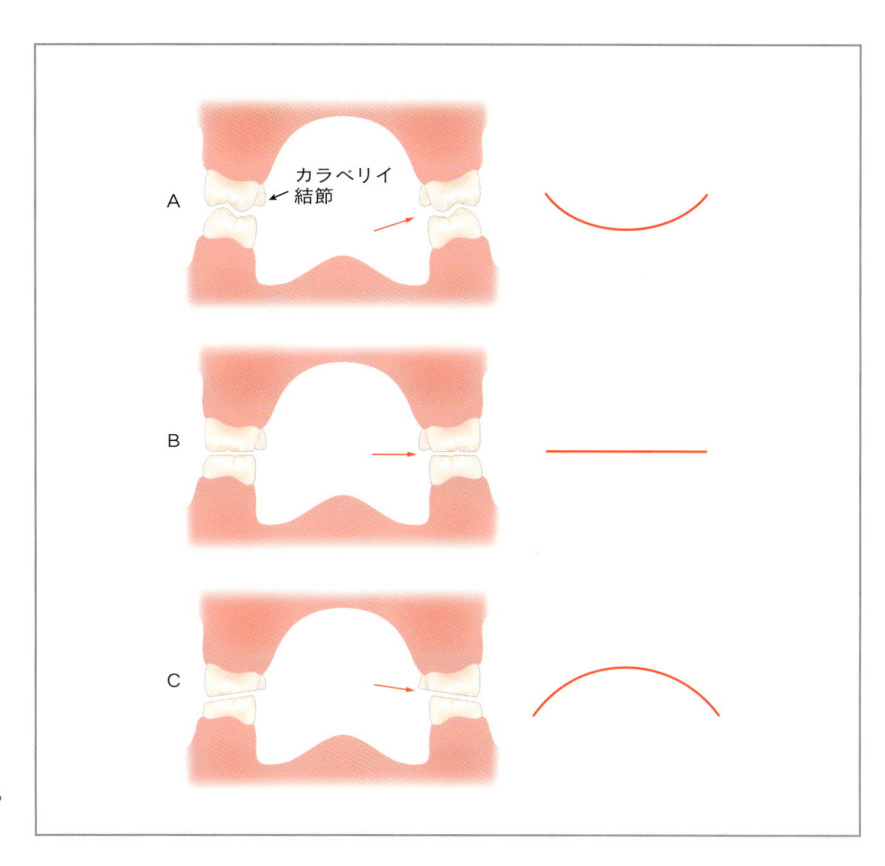

図Ⅰ-9　モンソンカーブの咬耗による変化.

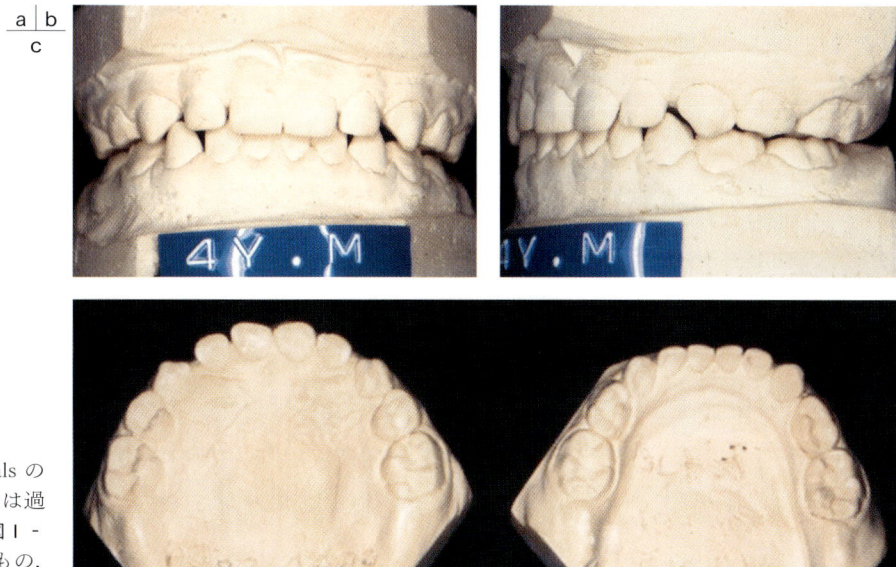

図Ⅰ-10a～c　Australian aboriginals の咬合の推移．4歳時の乳歯咬合期では過蓋咬合を呈していた．一連の模型（図Ⅰ-7, 10～14）は Begg 先生から贈られたもの.

15

ⅱ）それが 8 歳時の混合歯列期では，依然として過蓋咬合で多少上顎前突であり，上顎前歯部はいわゆる ugly duckling stage（みにくいアヒルの子の時期）を呈しているが，咬合面を見ると下顎第一大臼歯近心頬側咬頭と上顎第一大臼歯舌側咬頭が咬耗している．つまり，モンソンピッチは逆になるように咬耗している（図Ⅰ-11）．

ⅲ）11 歳時では，永久歯咬合で第二大臼歯の萌出開始期にあたり，上下顎第一大臼歯の咬合はⅡ級で側方歯群は咬頭対咬頭の咬合であり，依然として過蓋咬合上顎前突を呈している（図Ⅰ-12a, b）．咬合面観では上顎は舌側咬頭が，下顎は頬側咬頭が咬耗している．この時点で上下顎犬歯の尖頭の咬耗が開始し，上顎前歯切端ないし，舌面上縁部も咬耗している（図Ⅰ-12c）．

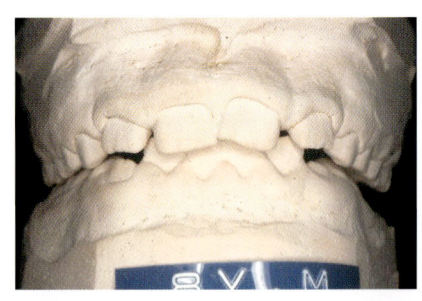

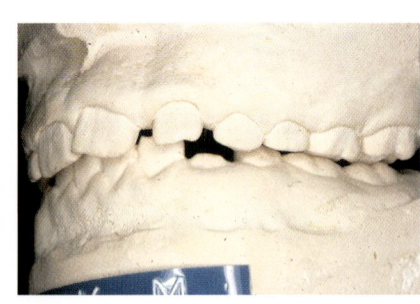

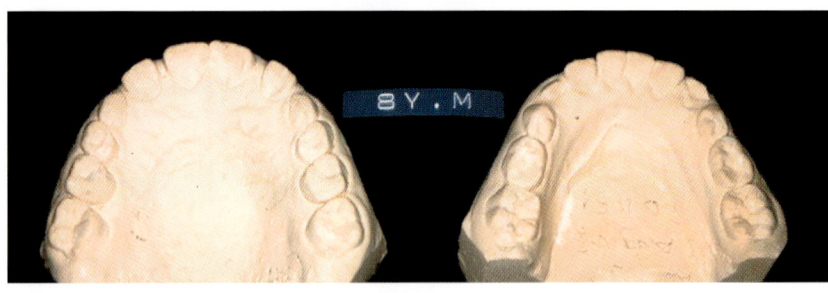

図Ⅰ-11a〜c　8 歳時の混合歯列期では，依然として過蓋咬合で多少上顎前突．

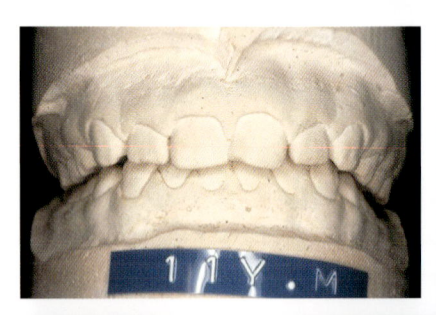

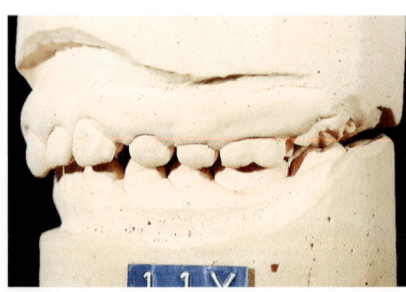

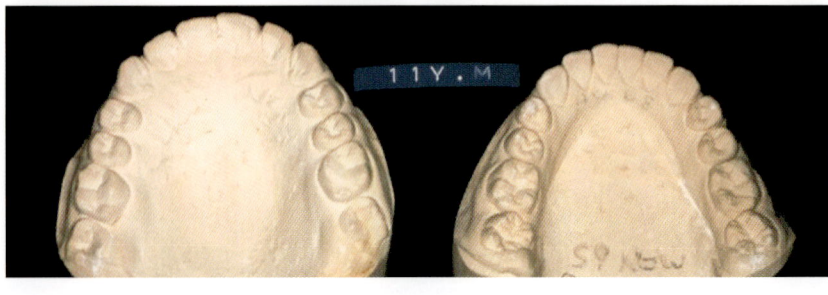

図Ⅰ-12a〜c　11 歳時の永久歯列期では，第二大臼歯の萌出開始期にあたり上下顎第一大臼歯の咬合はⅡ級で，側方歯群は咬頭対咬頭の咬合であり依然として過蓋咬合上顎前突を呈している．

ⅰ KBテクニック（KB矯正治療）の背景

ⅳ）13歳時の永久歯咬合では，第二大臼歯はすでに咬耗している．犬歯尖頭もかなりの咬耗を受けている．そしてモンソンピッチは確実に逆を呈している．

注目すべきは上顎結節，下顎臼後三角部に第三大臼歯の萌出する余地は不足していることである．垂直的咬耗により犬歯尖頭も消失している．水平的咬耗により隣接面での歯の接触関係が点から面に移行している．そして，この時点で上下顎第一大臼歯の咬合関係がⅠ級となり，過蓋咬合と上顎前突が改善され，1歯対2歯の咬合となってきている．機能と形態の調和が下顎の成長の助けも借りて，いわゆるコレクトオクルージョンを作り上げている（図Ⅰ-13a〜e）．ここで大切なことは，犬歯小臼歯部に食物の臼磨での側方運動により多少のオーバージェットができていることである（図Ⅰ-13b, c）．

ⅴ）成人の時点での咬耗咬合（コレクトオクルージョン）

13歳時から成人までの期間における成長をともなう機能と形態の調和により，上下顎ともに水平的・垂直的咬耗により生じた空隙に上下顎第三大臼歯が完全に萌出している．上下顎中切歯の歯軸は基底骨上に整直されており，切端咬合を呈し上下顎歯は咬頭隆線などの消失をきたし，まるで下駄の歯を咬み合わせたようになっている（図Ⅰ-14a〜c）．犬歯の尖頭は垂直的咬耗により完全に消失し，13歳時に存在していた犬歯小臼歯部のオーバージェットは0となっている（図Ⅰ-14b）．

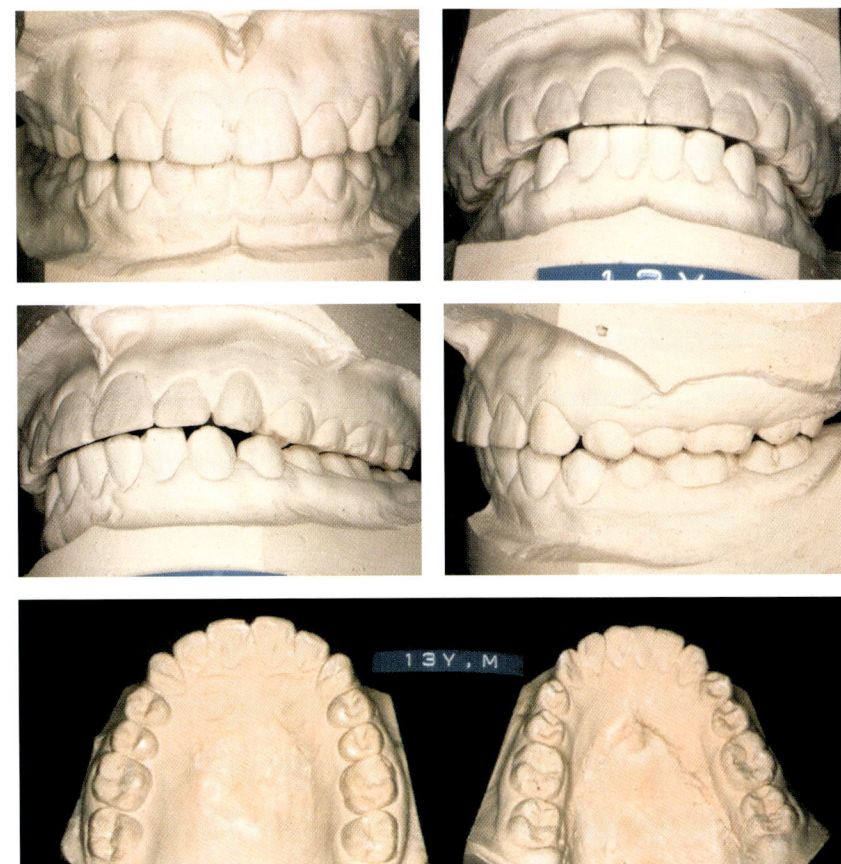

図Ⅰ-13a〜e　13歳時の永久歯咬合では，第二大臼歯はすでに咬耗している．犬歯尖頭もかなりの咬耗を受けている．

6）Australian aboriginalsの咬耗咬合がどのようにしてでき上がったか？　顎骨と歯の大きさのデリケートな釣り合いはどのように保持されていたか？

　萌出した歯は遺伝的に固有の大きさであるが，砂混じりの肉食のため，強靭な咀嚼力と臼磨運動で水平的・垂直的咬耗による近遠心幅径の減少・咬頭隆線の消失により歯の形態が変化し，咬合の形式を変化させる．そしてオーバージェット，オーバーバイトのほとんどない切端咬合で，上下顎前歯の歯軸が基底骨上に整直している咬合，いわゆるコレクトオクルージョンが確立される（図Ⅰ-15a, b）．

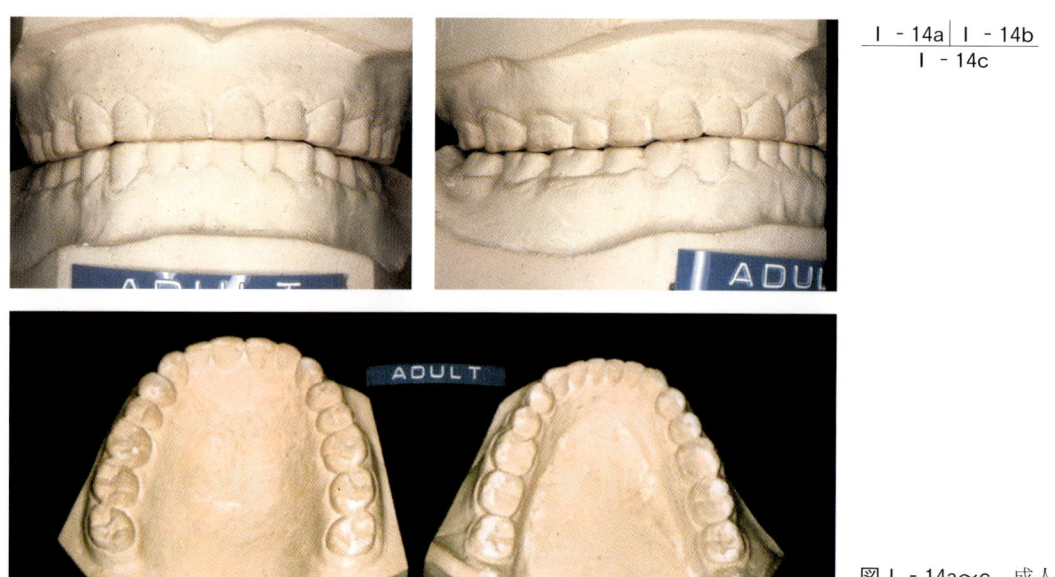

図Ⅰ-14a〜c　成人の時点での咬耗咬合.

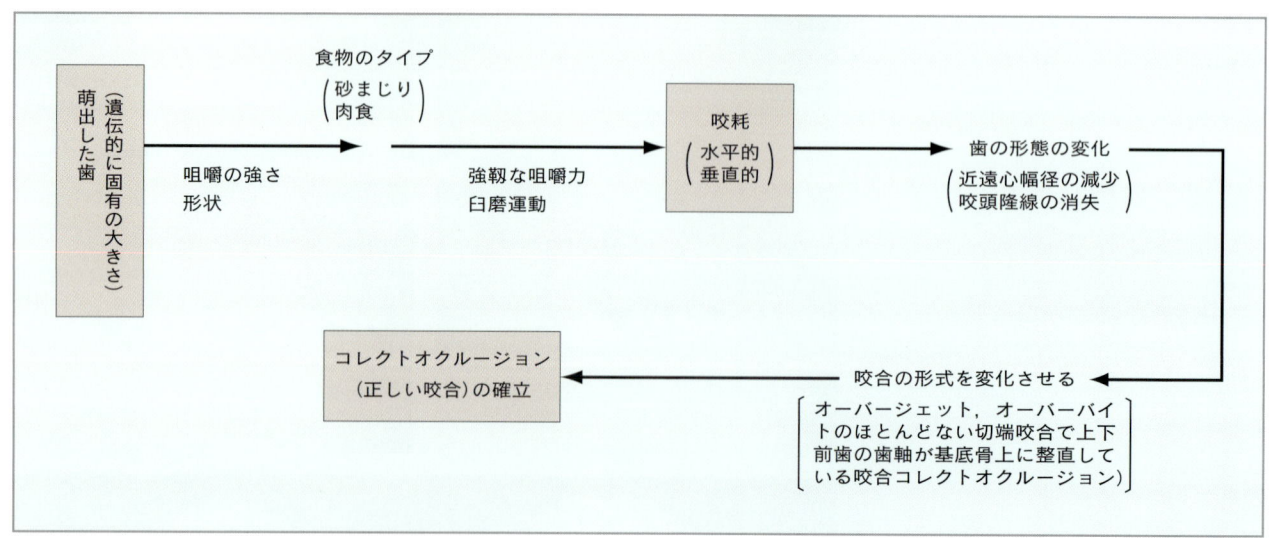

図Ⅰ-15a　Australian aboriginalsの咬耗咬合のできるまで.

すなわち Barrett MT のいう咬合の dynamic process(図Ⅰ-16)により，歯の大きさと顎の大きさは自然環境内で機能と形態の良好な循環が生じ，つり合いがとれていく．コレクトオクルージョンを可能にしたものは，Australian aboriginals がもつ顎関節の形態(関節頭が大きく平坦で，関節窩が浅く平坦)と強靭な咀嚼・臼磨に耐えられる強い支持組織であるのはいうまでもない(図Ⅰ-15b)．

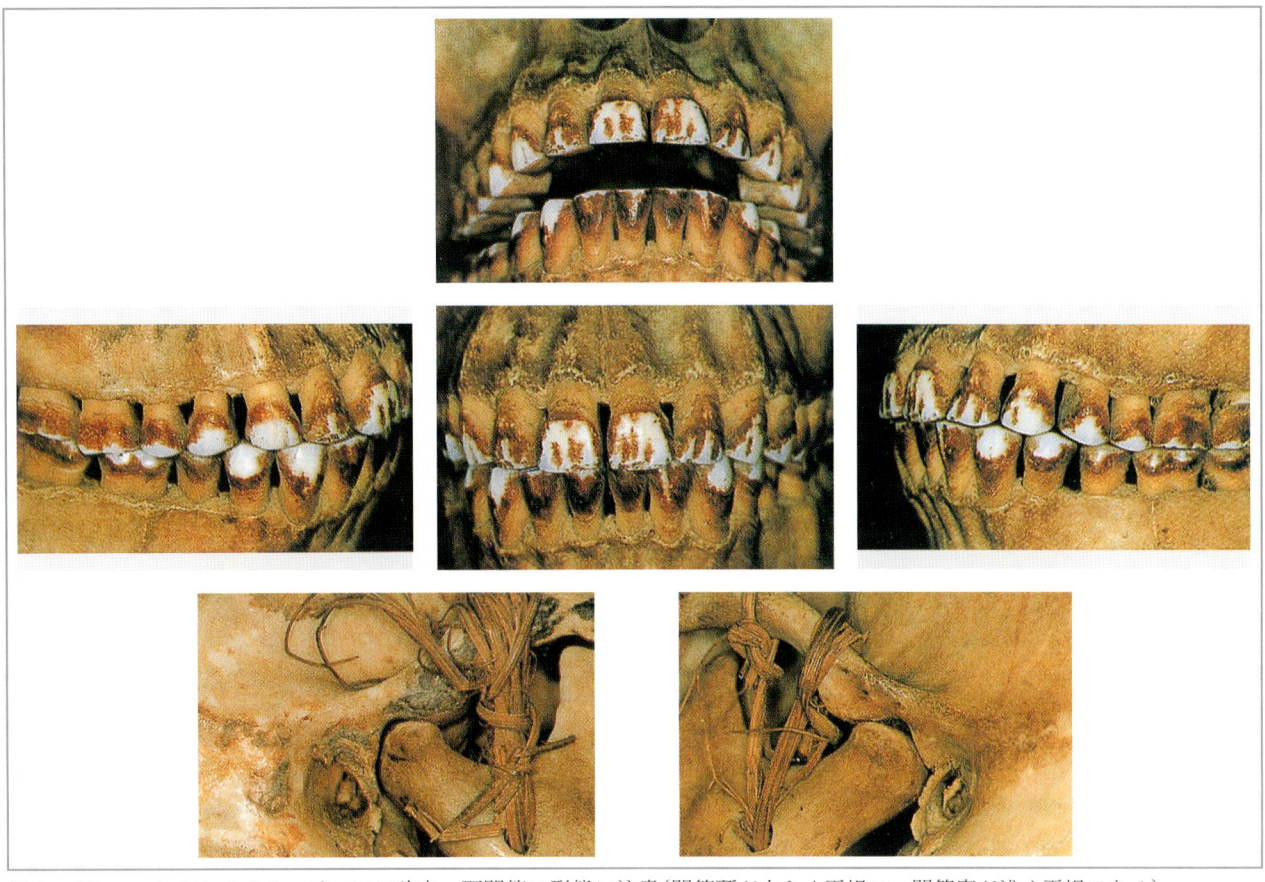

図Ⅰ-15b コレクトオクルージョンの確立．顎関節の形態に注意(関節頭が大きく平坦で，関節窩が浅く平坦である)．

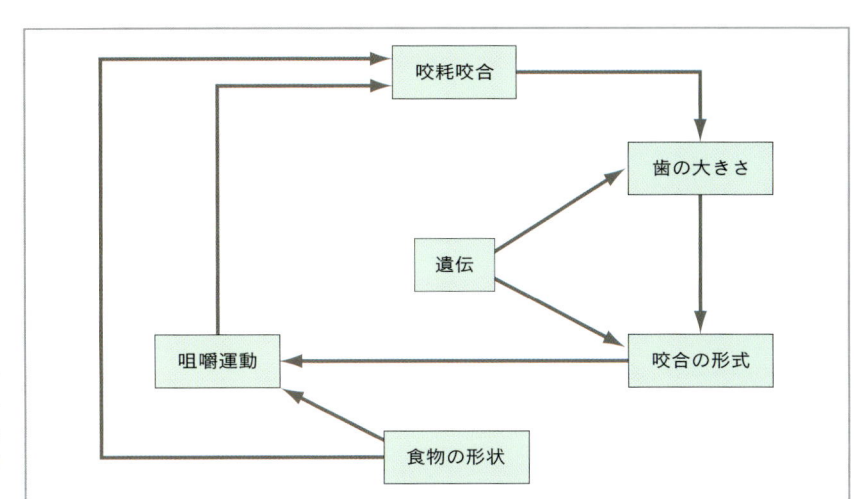

図Ⅰ-16 Barrett MT のいう咬合の dynamic process(Barret MT. Diffrential observations on Australian aboriginals continuous changing functional occlusion. Austral Dent J 1958；3：P.51, Fig.9. を改変)．

7) 現代人の咬合における咬耗はどうか？

現代人の歯も遺伝的に固有の大きさで萌出するが，食物の性状が軟らかく加工食品が主であるため，咀嚼の形状としては咬むことは必要であるが，臼磨運動は必要とすることが少ない．したがって咬耗は，もしあってもわずかに咬合面のみであり，歯の形態として近遠心的幅径に変化を起こすまでに至らず，咬合形式はオーバージェット，オーバーバイトがあり，上下顎切歯歯軸が比較的前傾した固有の咬合となり（図Ⅰ-17），顎の大きさと歯の大きさがもともと調和していれば正常咬合となるが，調和しなければ Murphy TR のいう咬合の悪循環（図Ⅰ-18）が存在し，いわゆる不正咬合となる．

8) 咬耗咬合を現代の治療目標にどのように結びつけるか？

確かに咬耗咬合は機能により形態が変化した結果のコレクトオクルージョンでありベッグ法の治療目標ではあるが，われわれは現代人の未摩耗の歯牙素材を用いての矯正治療を行うので，おのずから制約を受ける．まず，上下顎前歯を基底骨上に整直させることは顎と歯の不調和に対し，抜歯やストリッピングによって得られた空隙を利用し，顎の大きさに歯の大きさを適合させることによってである．

前歯の咬合状態を切端咬合にすることは，犬歯遠心部と固定大臼歯部に付与されたバイトオープニングベンドならびにアンカレッジベンド（最近は Spee 湾曲の Ni-Ti ワイヤ）による咬合挙上によって確立される．咬合平面の平坦化は上下顎アーチワイヤによる歯の位置のレベリングによってなされる．

このようにすれば，現代人の未咬耗の歯牙素材であっても上下顎前歯を基底骨上に整直し，また咬合挙上して切端咬合とし，かつ咬合平面を平坦にすることができる．しかし，咬耗咬合の大きな特徴である水平的（隣接面）咬耗と垂直的咬耗についてはどうであろうか？

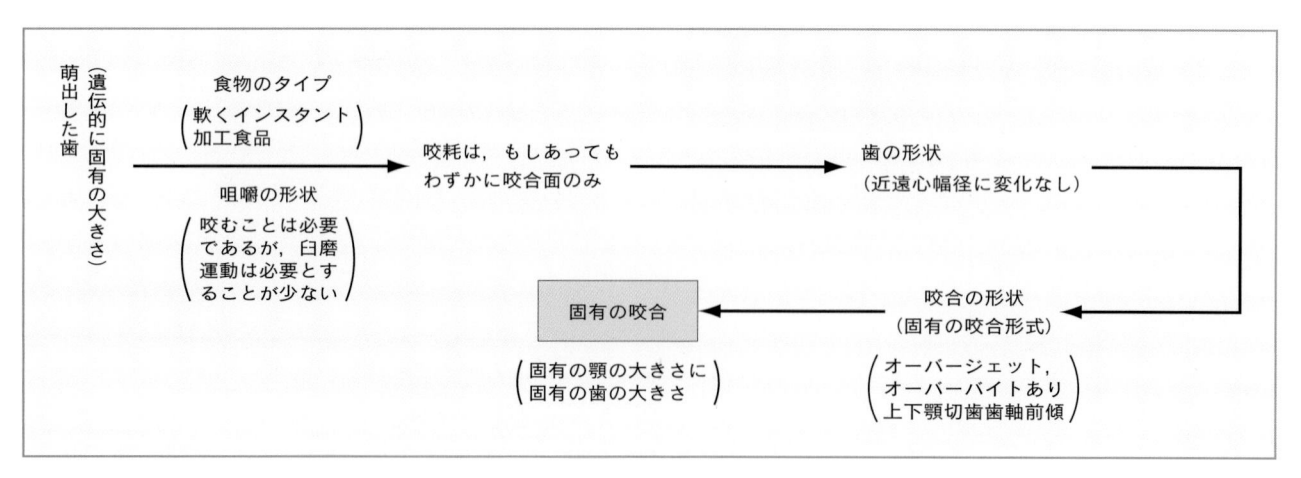

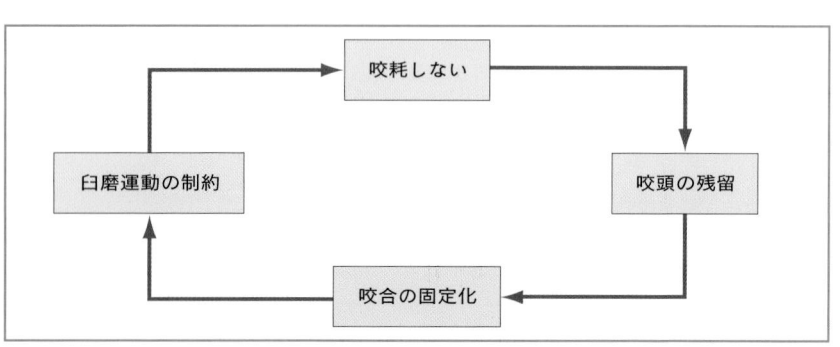

図Ⅰ-17 現代人の咬合の成り立ちと咬耗の果たす役割．
図Ⅰ-18 Murphy TR のいう咬合の悪循環．

ⅰ）水平的咬耗は抜歯（場合によってはストリッピング）という手段によって歯の大きさを顎の大きさに適合させている．しかし，この抜歯という手段は歯列弓の一箇所で突然歯牙素材を減少させる，いわば妥協的アプローチである．また抜歯に際しては，ヒトの歯種の連続性（切端→尖頭→咬頭→咬頭多数）を失わない配慮（抜歯により確立された咬合では隣接面相互の形態や接触点，高さの調整など）と選定が必要であるのはいうまでもない．また，現代人は食事そのものが加工された軟らかく食べやすい食物なので，隣接面の咬耗を生じさせ，隣接面を広い面として歯間三角を増齢的に小さく，または一定にするのは不可能である．したがって現代人では，増齢とともに歯間三角は大きくなり歯周疾患や隣接面う蝕を誘発しやすく，増齢的にエステティックゾーンにブラックトライアングルが生じやすい（図Ⅰ-6）．したがって，これらに対する配慮（最近は orthodontic responsibility といわれている）も大切なことである．

ⅱ）垂直的咬耗についてはワイヤによる咬合挙上により切端咬合とし，レベリングにより Spee 湾曲をなくし，咬合平面を平坦化すること以外，個々の歯に垂直的咬耗を起こさせることは，現代人の食事では不可能である．したがって歯牙素材が上下顎でもともと調和すれば，側方歯群は1歯対2歯の教科書的正常咬合（textbook normal occlusions）が確立される．依然として治療後の咬頭嵌合が重要な因子となる．矯正治療後の側方歯群の咬合が完全でない場合，あるいは，ないと予測される場合，治療中・後に人為的に咬合調整するという考え方も生じてくる．これは，機能を営んでいれば形態が変化し，自然生活環境内で co-ordination が行われコレクトオクルージョンが生じるという概念とは異なるものであるが，現代の生活環境内では，人為的手段も利用して教科書的正常咬合ではなく，機能と形態が程よく調和したコレクトオクルージョンの確立が必要と思われる．

2．Storey and Smith のディファレンシャルフォースに関する研究

これはベッグ法におけるフォースシステムの考え方の基本となっているもので，Storey and Smith のディファレンシャルフォースの実験結果（図Ⅰ-19）から生じたものである．

1）Storey and Smith のディファレンシャルフォースの実験結果（1952）

①歯を移動させるのに必要な力の量はその歯根面積によって異なる．
②250〜150gr の力を加えると，大臼歯または固定歯にほとんど害を及ぼさずに犬歯が遠心に移動していく．
③300gr の力では，犬歯ならびに大臼歯が相反移動（reciprocal movement）する．
④300〜500gr の力では，大臼歯が近心に移動する．

ベッグ法ではディファレンシャルフォースの概念を基盤としているが，使用するワイヤが細くブラケットの形態が異なるため，摩擦は極端に小さいので使用する力の量は以下のようである．

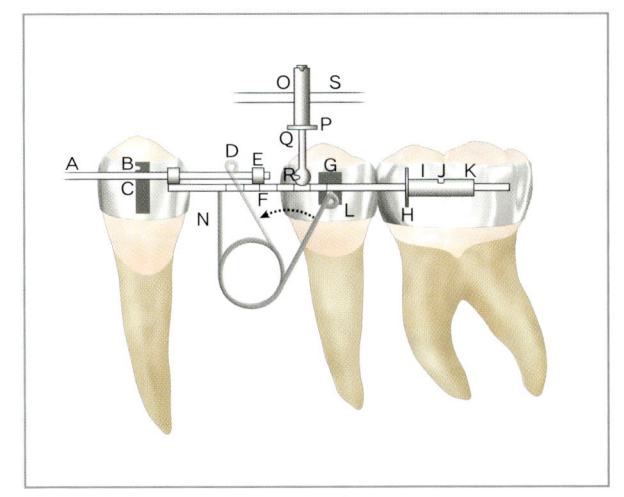

図Ⅰ-19　Storey and Smith のディファレンシャルフォースの実験．

- 前歯の後退には60～70gr
- 前・臼歯部の相反移動には100gr
- 大臼歯部の近心移動には120～150grを用いる．

ディファレンシャルフォースの概念を効果的に理解するためには，歯根面積の大きさ，抜歯部位による固定の保たれ方を知っておく必要がある．

① 各歯の歯根面積（mm²）（図Ⅰ-20a）
② 上下顎第一小臼歯抜歯症例の歯根面積による固定の保たれ方（図Ⅰ-20b）
③ 第二小臼歯抜歯時の歯根面積による固定の保たれ方（図Ⅰ-20c）．
④ 上下顎第一大臼歯が喪失し，代わりに第二大臼歯を固定歯として用いたときの歯根面積による固定の保たれ方（図Ⅰ-20d）．
⑤ 上下顎第一大臼歯が喪失し，さらに上下顎第一小臼歯も抜歯したとき（いわゆる8本抜歯）の固定の保たれ方（図Ⅰ-20e）．

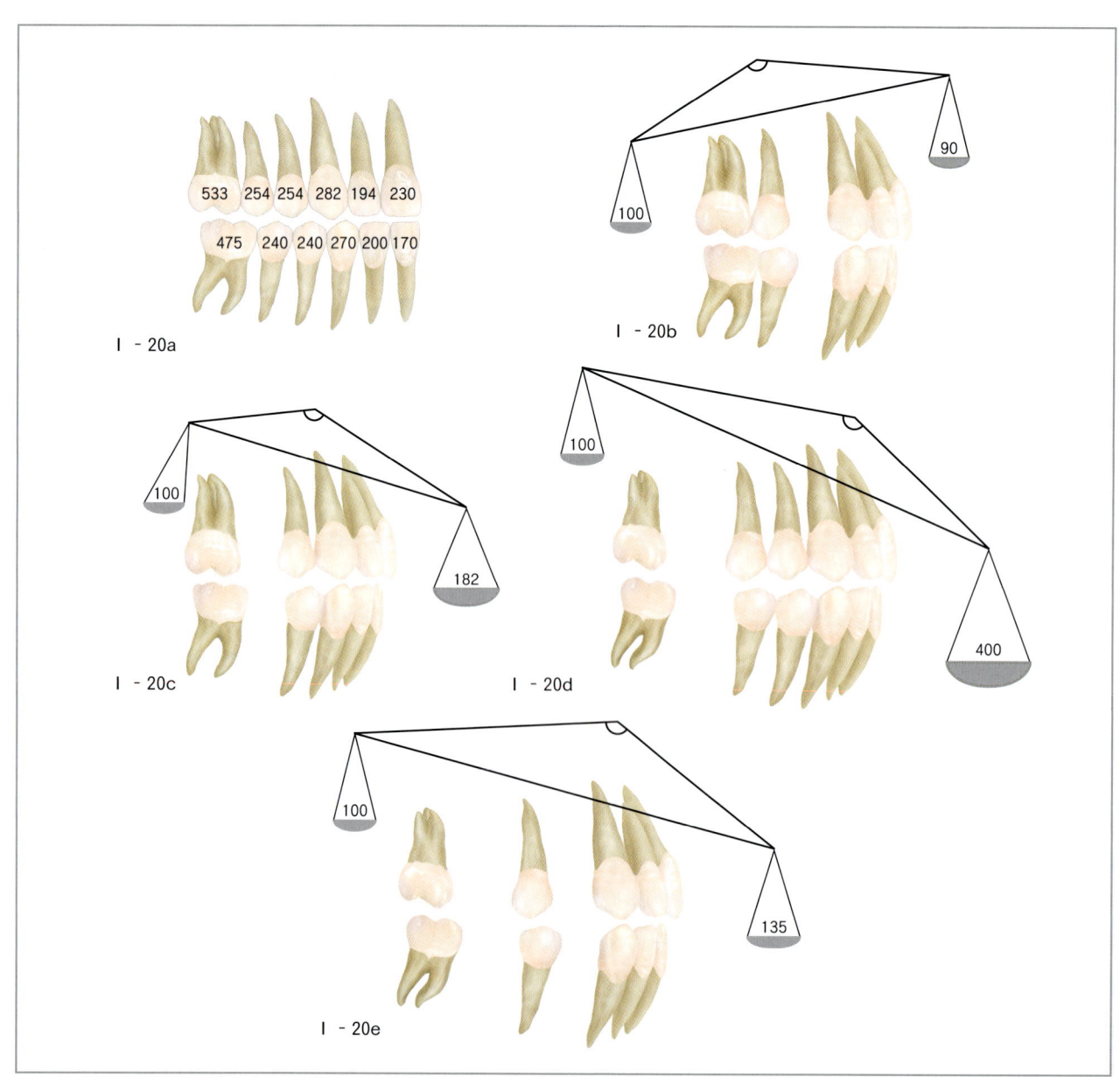

図Ⅰ-20　歯根面積の大きさ，抜歯部位による固定の保たれ方．

2）ディファレンシャルフォースとは

弱い持続的な力を作用させると歯根面積の大きな歯が固定歯となり，より歯根面積の小さな歯（前歯群）が移動し，強い力を作用させると歯根面積の小さな歯は固定され，歯根面積の大きな歯（大臼歯）が移動する．病理組織学的には，単位面積当たりの矯正力の大きさが最適矯正力を大きく超えると歯根膜線維に硝子様変性が生じ，歯（たとえば固定大臼歯）は一定期間移動しなくなり，最適な矯正力付近であると，歯根膜線維の圧縮牽引により破骨細胞などが活発に作用し，歯槽骨の吸収添加が行われ，歯（たとえば前歯）はスムーズに移動していくというものである．

理論的にはそうであるが，実際の臨床の場では，矯正力を加えれば前歯も臼歯も移動していく．したがってディファレンシャルフォースは概念的には考えられるが，実際の臨床では移動させたくない部位（たとえば固定大臼歯）に加強的に固定（アンカレッジベンド，パラタルアーチ，ヘッドギア等）を付加しなければならない．

第一小臼歯抜歯症例でディファレンシャルフォースの例を示すと，以下のようになる（図Ⅰ-21）．

①上下顎前歯群の叢生・捻転の除去，前歯群の後退
　→弱い持続的力（60～70gr）
②その際，適当な矯正力では固定大臼歯が動かないようにするために
　→強い持続的力（アンカレッジベンド）を固定大臼歯にあらかじめ付加しておく．
③上下顎前歯の整列後に残った抜歯空隙について
a）上下顎前歯群の後退で閉鎖したいとき
　→前歯部に弱い持続的力（60～70gr）
b）前歯群の後退と臼歯群の前進で閉鎖したいとき
　→中程度の持続的力（80～100gr）
c）前歯群をその位置に止め大臼歯の前進で閉鎖したいとき
　→前歯群に加強固定を付加し，強い持続的力（120～150gr）を用いて大臼歯を前方移動する．

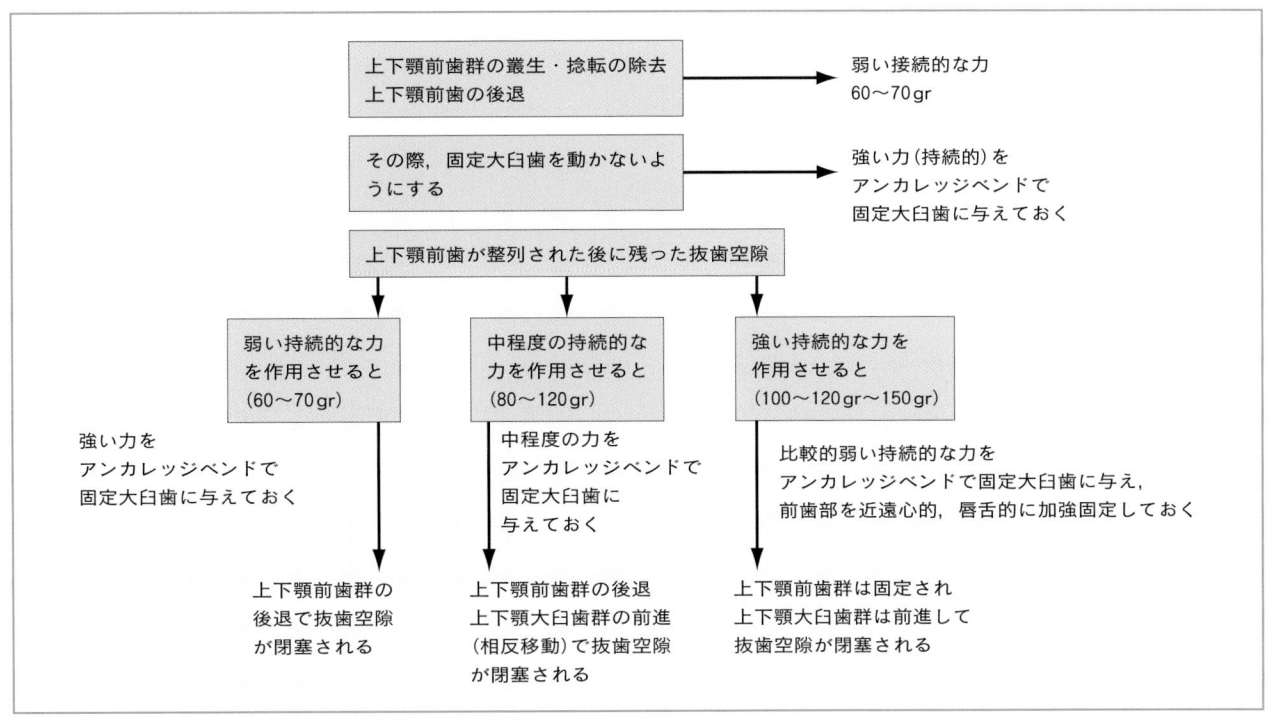

図Ⅰ-21　第一小臼歯抜歯症例でのディファレンシャルフォースの例．

3）オリジナルベッグ法の結論

①細くて弾力性の高いワイヤを使用する．
②弱いゴムの力を使用する．
③概念的に一点で接触する摩擦の小さいブラケットを使用する．
④後方歯群の後方への移動は行わない（後方への傾斜は行う）．
⑤あらゆる歯の移動は，節度ある傾斜によって行う．
⑥差働矯正力を知的に使用する．
⑦以上のものが小さな歯根面積をもつ歯を傾斜させ，しかもその際に多根歯にはほとんど害を与えない，そして連続的に休むことのない，流れるような歯の移動を起こさせる一種の節度ある傾斜を主体としたテクニックである．

4）オリジナルベッグ法からKBテクニックへ

オリジナルベッグ法はその哲学は別として，理論的にもシステムとしても，不安定で未熟な改善すべきテクニックであった．具体的には，

①理論的な診断法が確立されておらず，きわめて経験的でありすぎる．
②歯の不必要な近遠心的ならびに唇舌的傾斜(over-tipping)を固定大臼歯も含めて生じやすい．
③円線を主体とするのでアーチフォームが崩れやすい．
④下顎第二小臼歯の近心傾斜により，下顎の抜歯空隙の閉鎖が遅れる．
⑤バイトオープニングに長期間を要し，stage I 期間中にII級ゴムの副作用で咬合平面が前下方に回転しやすく，ガミーフェイスとなりやすい．
⑥Stage III が複雑で不安定である．

むろん，これらのことがすべて自分自身で解決済みのベッグ法の矯正専門医にとっては問題となることはないが，このテクニックを多くの矯正歯科医に普及させていくには明らかに欠点となる．そこで，これら6つの事項を一つひとつ改善し，1986年にKBテクニック(Kamedanized Begg technique)が確立された．その過程を図I-22a, bに示す．

KBテクニックができ上がるまで―過去〜現在への変遷―（図I-22a, b）

〈KBテクニック診断面での変遷〉

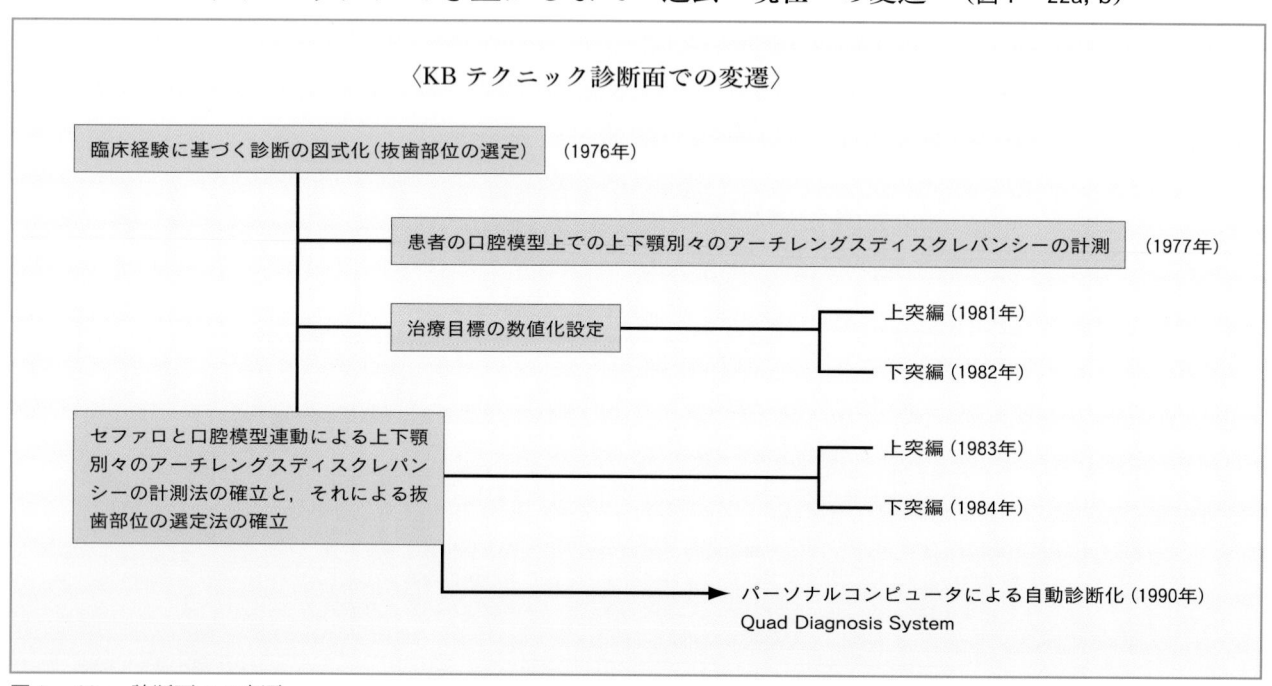

- 臨床経験に基づく診断の図式化（抜歯部位の選定）（1976年）
  - 患者の口腔模型上での上下顎別々のアーチレングスディスクレパンシーの計測（1977年）
  - 治療目標の数値化設定
    - 上突編（1981年）
    - 下突編（1982年）
- セファロと口腔模型連動による上下顎別々のアーチレングスディスクレパンシーの計測法の確立と，それによる抜歯部位の選定法の確立
  - 上突編（1983年）
  - 下突編（1984年）
  - → パーソナルコンピュータによる自動診断化（1990年）Quad Diagnosis System

図I-22a　診断面での変遷．

I KB テクニック(KB 矯正治療)の背景

〈テクニック面での変遷〉

節度ある傾斜移動を主張する (1977年)

上顎切歯の傾斜
歯槽突起直立より 20°以内 (1978年)　　　　　　　　　　　　　Looped archwire の廃止 (1978年)

　　　　　　　　　　　Class III elastics の廃止　　1980年　　動かすワイヤと止めるワイヤ
　　　　　　　　　　　水平ゴムによる下顎前突の矯正　〜　　　の考え方の導入
　　　　　　　　　　　　　　　　　　　　　　　　　1981年
　　　　　　　　　　　　　　　　　　　　　　　　　　　　　　.014″looped arch auxiliaries (1979年)

T ピンの製作　　(1979年〜1980年)　　　　　　　　　　　　　CO-AX wire の製作　(1979年〜1980年)

ローテーション T ピンの製作
(セーフティ T ピン)　　(1981年)

鉄棒の原理の歯の移動
　　近遠心的には傾斜をさせない　唇舌的には傾斜をさせる　(1981年〜　)

　　　　　　　　　　　　　　　　バイトオープニングベンドの導入 (1981年〜)

リボンアーチワイヤの製作導入による finishing stage　(1982年〜)
(角ワイヤ)

ストレートワイヤエッジワイズの　　ベッグブラケットを改良した　　Twisted archwire の製作 (1983年)
考え方を導入した　　(1983年)　　新型ブラケットによる　　　　　Safety bars (1983年)
　　　　　　　　　　　　　　　　新しい矯正治療　　(1983年　　Control bars (1984年)
コントロールモジュールシステム　(Stage II より　　〜　　　改良型ベッグ法 (1984年)
　　　　　　　　　　　　　　　　リボンアーチワイヤ)　1985年)
　　　　　　　　　　　　　　　　　　　　　　　　　　　　　　Stage II でのトルキング

LTD ブラケット　(1985年)
　　　　　　　　(1986年)　　　　　　　　　　　　　　　　　トルキングブラケット
　　　　　　　　　　　　　　　　　　　　　　　　　　　　　リバーストルキングブラケット　(実
ティップエッジブラケットの導入　　現在の KB テクニック　　　コンバーティブルチューブ　　用)
　　　　　　　　　　　　　　　　　　　　　　　　　　　　　レクタンギュラーシース
　　　　　　　　　　　　　　　　　　　　　　　　　　　　　の製作　　　　　　　　　(1985年
　　　　　　　　　　　　　　(1983〜1985年)　　　　　　　　　　　　　　　　　　　　　〜)

　　　　　　　　　　　　　　(1986年〜)
　　　　　　　　　　　　　　新型レクタンギュラー　　　　　　α チタニウムコンビネーション
　　　　　　　　　　　　　　バッカルチューブ　　　　　　　　ワイヤの製作 (1988年〜)
　　　　　　　　　　　　　　バイパスループ
　　　　　　　　　　　　　　Stage II より角ワイヤにより　　　ウルトラライトフォースの導入 (1985年〜)
　　　　　　　　　　　　　　トルキングを行う.
　　　　　　　　　　　　　　Stage III はアップライト
　　　　　　　　　　　　　　のみとなる

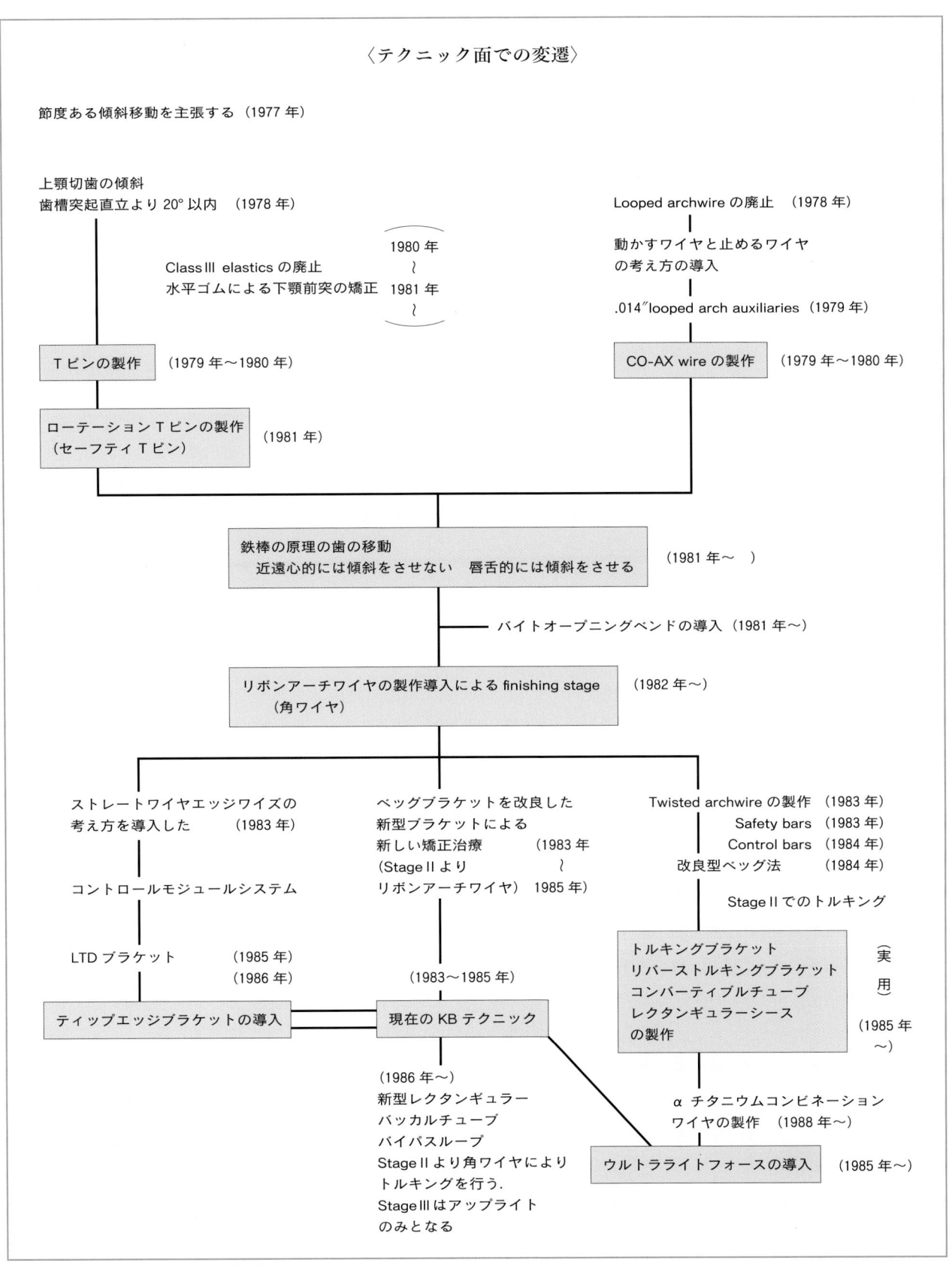

図 I -22b　テクニック面での変遷.

25

KBテクニックは
①歯の移動の方法として近遠心的にはできるだけ傾斜を抑えて，唇舌的には必要なだけ傾斜させる鉄棒の原理の歯の移動を用い，
②顎外固定装置に頼らず，口腔内ワイヤに付与したアンカレッジベンドによる大臼歯の固定と，犬歯遠心部に付与されたバイトオープニングベンドによる切歯の咬合挙上，
③ウルトラライトエラスティックフォースによる上顎切歯根の海綿骨の溝の，より広い部位への圧下と根尖中心の回転，
④犬歯〜犬歯の一塊歯牙移動(en masse tooth movement)，
⑤そして抜歯空隙が残留している間の早い時期に，角線による歯のトルキング(トルキングブラケット，リバーストルクブラケット等を用いて)，
⑥第一小臼歯抜歯空隙閉鎖時，バイパスループを用いての第二小臼歯の頬舌的近遠心的コントロール，
⑦Stage IIまででトルキングが終了するので，stage IIIはアップライトのみと軽量化，
⑧診断四角(quad diagnosis system)によるセファログラムコレクションを用いたアーチレングスディスクレパンシーの計測と，小臼歯抜歯症例における抜歯空隙利用のための固定の分類を抜歯部位の選定に応用した矯正診断用支援ソフト(QDS)(図I - 23)による診断の自動化などを特徴としている．

これにより on the desk ではなく on the chair(患者の治療椅子)で，1984〜1986年(完成は1986年)に安全で，確実で，しかもシンプルで平易，多くの臨床家に受け入れられやすい，ブラケットの種類のいかんを問わず(縦長のブラケットでも横長のブラケットでも)使用できるテクニックとして，ローフリクションでスライディングメカニックスでの歯の移動を主体とするKBテクニック(KB tooth movement)ができ上がった．

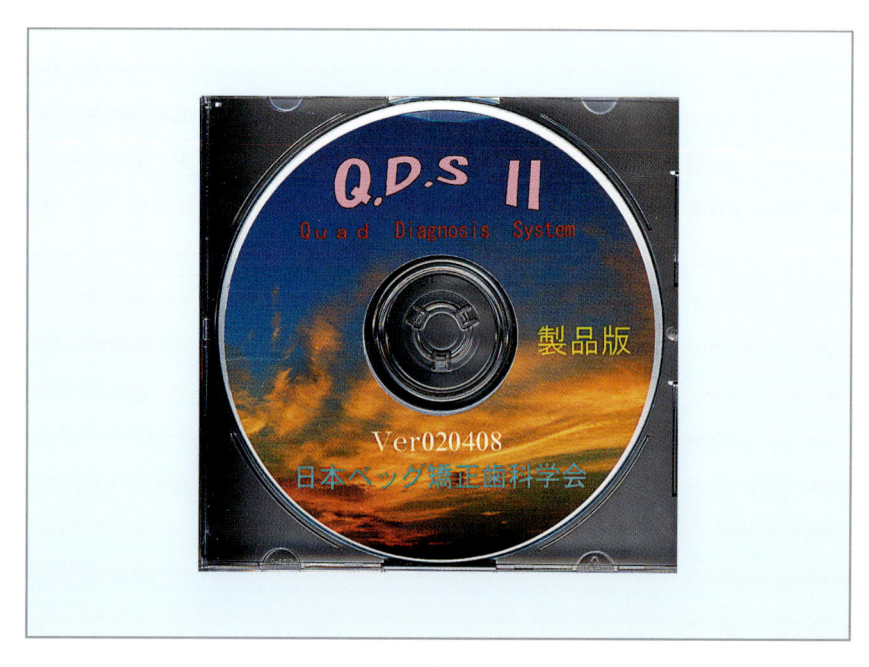

図I - 23 現在では，診断四角(quad diagnosis system)はコンピュータソフト：矯正診断用支援ソフト「QDS」として市販されており，初心者であっても安全確実な抜歯部位の選定ができるようになり，矯正診断の自動化ができるようになった．QDSの具体的使用例については第IV章(図IV - 55〜62)を参照のこと．

2　KBテクニックの概念と特徴

1．鉄棒の原理(図Ⅰ-24)の歯の移動
　　—ローフリクションでのスライディングメカニックスの実現—

　歯の不必要な傾斜(ことに近遠心的傾斜)をコントロールするために1981年より行っている方法である．縦長のベッグブラケットにT型のピン(図Ⅰ-25a, b)を挿入し，ワイヤをロックすることで近遠心的に5°程度の傾斜で，唇舌的には治療目標に応じて最初だけに用いる円線の利点を利用して多少傾斜させるというものである．

　この概念の基本は，傾斜移動での歯の移動は歯根の長さによって，あるいは歯の傾斜のさせ方によって歯根が海綿骨の溝(trough of cancellous alveolar bone)を越えて皮質骨に触れやすく，また，傾斜させた歯根は後に海綿骨の溝の中央に整直させなければならない．このことは歯根にとっては行きつ戻りつの二度手間となり，歯根吸収の危険性も伴うので，最初から近遠心的にできるだけ傾斜の量を少なく，しかもローフリクションでスライドさせるべきとの考えからである．そして，もう1つの理由は，多くの不正咬合は歯の近遠心的な傾斜ではなく，歯そのものの位置のズレや歯の唇舌的傾斜によって成り立っている．そのためベッグブラケットで効率的な歯の移動を行う場合には，stage Ⅰの最初は円線とTピンを用いて，近遠心的には歯を傾斜させずに歯体移動を行い，唇舌的には節度ある傾斜をさせるという，いわゆる鉄棒の原理のローフリクションによる歯の移動がむだのない効率的な方法である．

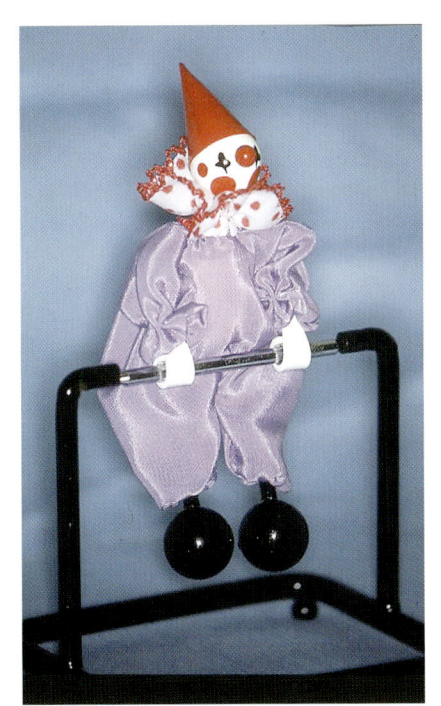

図Ⅰ-24　鉄棒の原理．

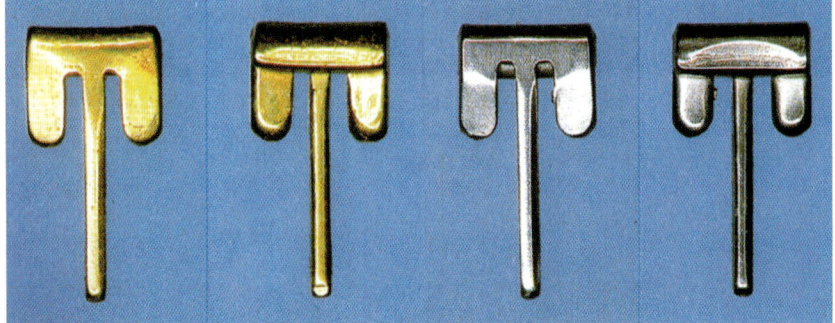

図Ⅰ-25a　セーフティTピン(真鍮とステンレス)．

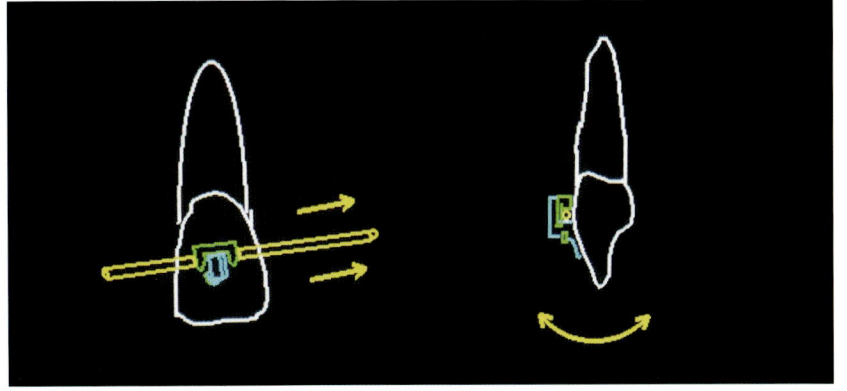

図Ⅰ-25b　Tピンを用いたときの鉄棒の原理の歯の移動(Horizontal bar's tooth movement)の模式図．

2. アンカレッジベンドとバイトオープニングベンド—Spee 湾曲 Ni-Ti ワイヤへの移行—

アンカレッジベンドは，バッカルチューブの前に大臼歯の固定のために屈曲するベンドであり，アンカレッジベンドの角度が小さいときは固定大臼歯の近心移動を防ぐ作用のみを有し，角度が大きくなるにつれて上下顎前歯，ことに犬歯の圧下作用が加わってくる．アンカレッジベンドを固定大臼歯部に付与すると，バッカルチューブとワイヤとの間の摩擦は大きくなる．そのためバッカルチューブはワイヤの太さよりも大きくすることが大切であり，そうすることによってワイヤはバッカルチューブの中を大臼歯に固定作用を与えながら（"toe-hold：爪先立ちをする"という），遠心に移動（傾斜）していくことになる．したがって，顎外固定を使用する必要がない．

バイトオープニングベンドの役割は：従来のアンカレッジベンドによるバイトオープニングは犬歯に強く作用するため，犬歯が圧下されなければ切歯が圧下されず，むしろ歯根面積の大きな犬歯に引きずられ切歯が挺出し，咬合が下がるという欠点がある（図Ⅰ-26上）．したがって上下顎前歯（とくに上顎切歯）を安全に確実に速く圧下させるためには，オーバーバイトの大きい症例では，アンカレッジベンドとは別に犬歯遠心部にバイトオープニングベンドを付与する．それにより咬合挙上の力は中切歯に確実に作用し，中・側切歯の圧下が確実に，しかもほぼ同時に起きてくる（図Ⅰ-26下）．そして，切歯のオーバーバイトの減少だけでなく犬歯のオーバーバイトの減少も確実に行え，Ⅱ級ゴムが使用されてもＴピンでのロックと犬歯遠心に付与されたバイトオープニングベンドにより犬歯は遠心傾斜せず，ほぼ歯体的に遠心移動していくという利点を有している．

このバイトオープニングの考え方は，ヒトの顎ではバイトのコントロールの中心は小臼歯部にあり，切歯を圧下すると大臼歯部が挺出し，大臼歯部を圧下すると切歯部が挺出しバイトが深くなるという理論を応用したものであり，小臼歯を中心に切歯のバイトを挙げ，また大臼歯部の挺出をアンカレッジベンドにより遠心傾斜させることで，近心咬頭のみで抑え固定を強化（toe-hold）するということである．

したがって固定が十分に確保されていれば，切歯のバイトも挙がるが大臼歯の遠心咬頭も圧下され，後方がディスクルード（disclude）されることになる．また，混合歯列弓にこの理論を適用して咬合挙上するときは，小臼歯部または第二乳臼歯部にブラケットを装着し，ワイヤとロックしておく必要があるのは言うまでもない．

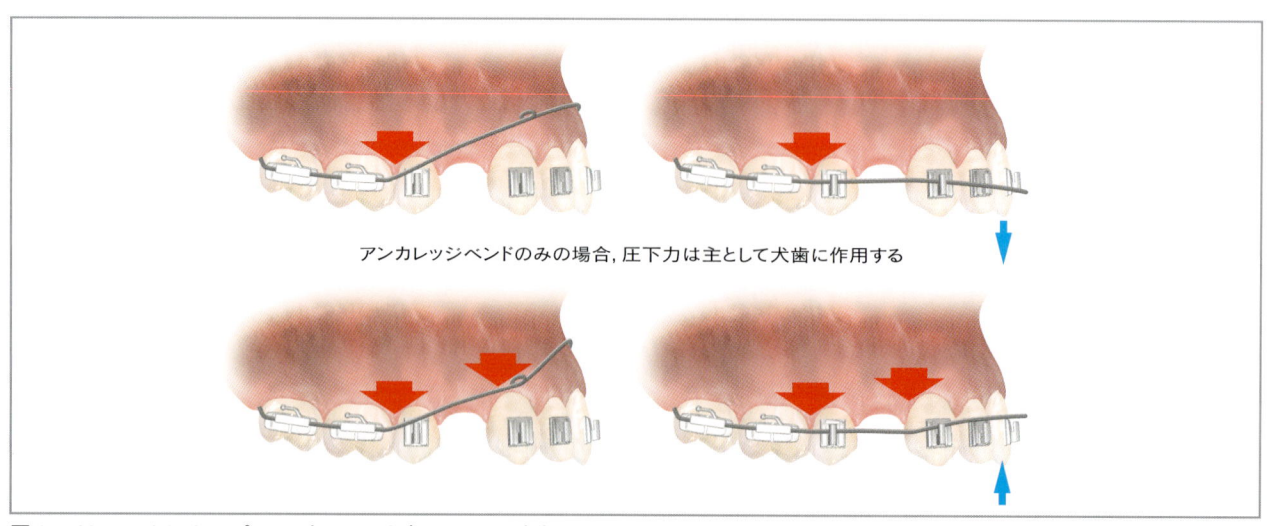

図Ⅰ-26 バイトオープニングベンドを与えると，確実に上顎中・側切歯の圧下が起こる（下図）．しかし，アンカレッジベンドのみの場合は，犬歯が圧下されないと中・側切歯の圧下が起こらない（上図）．

Ⅰ　KBテクニック（KB矯正治療）の背景

図Ⅰ-27a　　　　　　　　図Ⅰ-27b　　　　　　　　図Ⅰ-27c

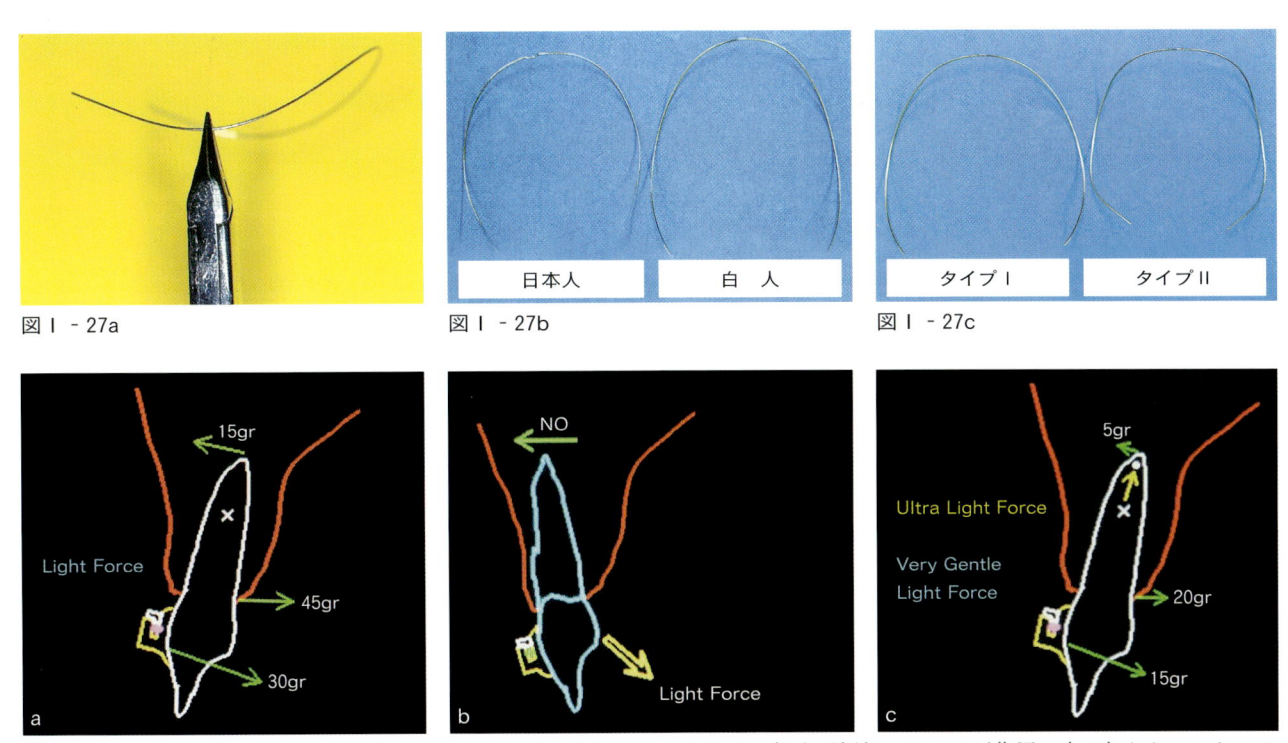

図Ⅰ-28a, b　ライトフォースの場合，ブラケットあたり30grの力となり，根尖唇側部で15grの反作用の力が加わり，これにより根尖が治療前よりも前方に来るためSNAは増加する（図Ⅰ-28b）．
図Ⅰ-28c　ウルトラライトフォースの場合はブラケットあたり半分の15grの力であり，根尖での反作用の力はわずか5grのため根尖は前方に移動せず，その間にバイトオープニングベンドの圧下力が十分に作用し，根尖は海綿骨の溝のより広い部位に移動されるので，治療前よりA点が前方にくることはない．

　また1990年代に入ってはバイトオープニングベンド，アンカレッジベンドがすでに付与されたNi-TiワイヤがSpee湾曲Ni-Tiワイヤとして円線・角線，白人用アーチフォーム・日本人用アーチフォームともに既製品ができ上がり，各メーカーで製作され世界中で市販されているので，わざわざワイヤを屈曲する必要がなくなり，それらを適切に選択，利用すれば簡単にだれでもバイトのコントロールをすることができる（図Ⅰ-27a～c）．
　オーバーバイト5mm以下のときは，タイプⅠ（通常の場合はこれを使用する）を使用し，それ以上の深いオーバーバイトのときはタイプⅡを用いて咬合挙上を図る．ただし，タイプⅡはタイプⅠより臼歯部が不安定となる（図Ⅰ-27c）．

3．ウルトラライトフォースを用いた歯の移動

　Ⅱ級ゴムの強さは，従来からベッグ法ではライトフォース（60～70gr）といわれていたが，その強さでは上顎切歯の舌側移動で歯根尖1/3付近が回転の中心となり，中切歯の根尖が治療前よりも唇側に移動されることになる（図Ⅰ-28a）．すると後に，上顎切歯根に必要なトルクの移動量をかえって増加させることになり，歯根吸収の危険性を増加させたり，トルクに要する期間を増加させることになる（図Ⅰ-28b）．そこで，もっと弱い持続的力（1984年，very gentle light forceとして発表：1年後にultra light forceに呼び名を変えた），具体的には40～50grのⅡ級ゴムを用いると，ブラケットあたり約15grの力が加わり，舌側の歯槽突起部に約20gr，上顎中切歯根尖に反作用として作用する力はわずかに5grとなり（図Ⅰ-28c），根尖部唇側の歯槽骨の吸収は生じず，結果として根尖を中心とした舌側移動が生じるので，後に歯根のトルクを行う場合も余分のトルクを行う必要がなく（余分の骨吸収を伴わないことになる），真のト

29

図Ⅰ-29 上顎前突過蓋咬合の場合は，Ⅱ級ゴムをできるだけ使用せずウルトラライトフォースで上顎切歯をバイトオープニングベンドの力で海綿骨の溝のより広い部位に圧下するのがコツである（図のYesの部分）．

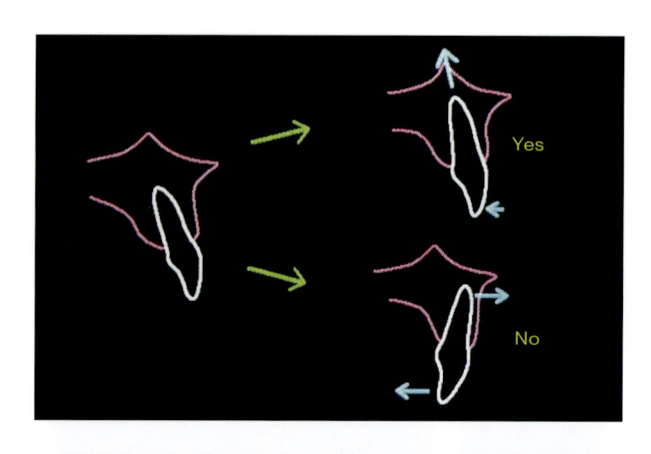

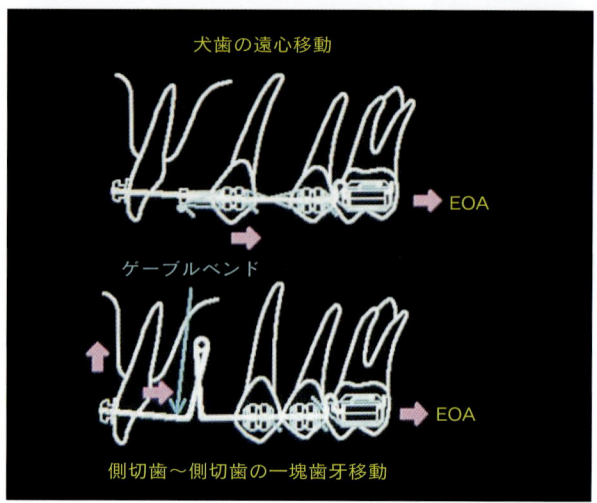

図Ⅰ-30a 犬歯を先送りし，切歯群をゲーブルベンドをつけたワイヤとクローズドループで遠心移動する方法（スタンダードエッジワイズ法）．

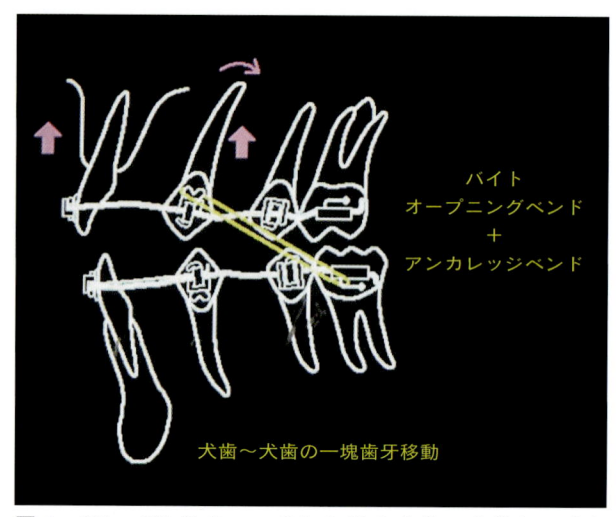

図Ⅰ-30b KBテクニックにおける犬歯〜犬歯をバイトオープニングさせながら一塊歯牙移動する方法．こうすることによって，バイトオープニングをしながら，犬歯〜犬歯が遠心移動し，抜歯空隙の閉鎖期間を大幅に短縮できる．

ルクとなり，その量も期間も少なくてすむ．

そして，具体的に上顎前突にどのように適用するか？　には，まず上顎切歯根尖をより海綿骨の溝の広い部分にバイトオープニングベンドで十分に圧下し，つぎにウルトラライト エラスティックフォースを用いて，歯槽突起も含めて舌側傾斜させていくと，ガミーフェイスを防止することになり，また歯根吸収の危険性も少なくできる．したがってアングルⅡ級2類のような過蓋咬合患者では，上顎のみブラケットとワイヤを装着し，no elasticsでバイトオープニングベンドの圧下力を最大限に利用し，上顎切歯を十分に圧下することが，まず最初に行うことである（図Ⅰ-29）．

4．犬歯の遠心移動(distalizing of canines)

犬歯の遠心移動に関しては，歯根面積の大きな犬歯のリトラクションを先に行ってから，側切歯〜側切歯ゲーブルベンドを付与してクローズドループで一塊歯牙移動するというスタンダードエッジワイズ法（図Ⅰ-30a）の考えではなく，KBテクニックでは犬歯〜犬歯をバイトオープニングさせながら一塊歯牙移動するという考え方である（図Ⅰ-30b）．こうすることによって，バイトオープニングをしながら犬歯〜犬歯が遠心移動し，抜歯空隙の閉鎖期間を大幅に短縮できる．

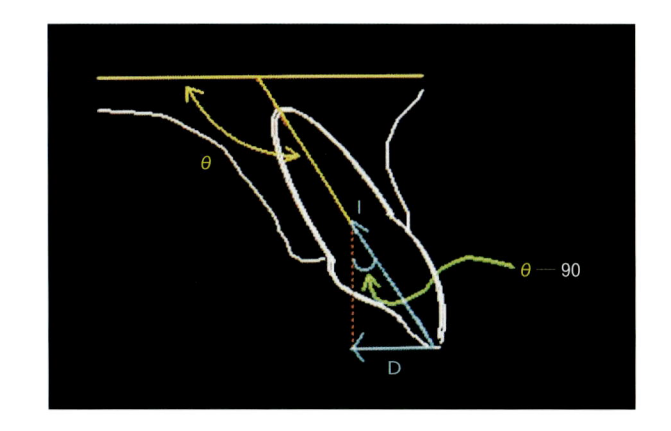

図Ⅰ-31 日本人上顎前突症例の上顎中切歯とパラタルプレーンのなす角度(θ)とし，上顎中切歯の軸方向への単純な歯根の圧下量を(I)とすると，上顎中切歯切縁での遠心(舌側)移動量(D)は D = I × sin(θ－90°)となる．

　犬歯〜犬歯がどのように遠心移動していくのであろうか？
　バイトオープニングベンドによりオーバーバイトの減少を効果的に行っていくうちに，犬歯は自然に遠心移動していくとの考え方であり，犬歯を支点(実際には小臼歯部)として切歯のオーバーバイトを減少させていく際に，犬歯を積極的に遠心傾斜させてはいけないとの考え方からである．すなわち，日本人上顎前突症例の上顎中切歯とパラタルプレーンのなす角度(θ)は平均値でほぼ120〜122°(図Ⅰ-31)であり，上顎中切歯の軸方向への単純な歯根の圧下量を(I)とすると，上顎中切歯切縁での遠心(舌側)移動量(D)は D = I × sin(θ－90°)となる(図Ⅰ-31)．
　これは，上顎中切歯軸方向で 2 mm 中切歯が圧下されると，上顎中切歯は 1 mm 舌側に移動されていくことになり，抜歯空隙で単純計算して約2.2〜2.3mm 閉鎖されていくことになる．つまり，上顎中切歯を圧下することによって犬歯〜犬歯が遠心移動し，抜歯空隙が自然に閉鎖されていく．これを効果的に行うためには，犬歯は遠心傾斜せずに近遠心的にも頬舌的にも整直されていることが重要なので，その実現には当然，角ワイヤ(Spee 湾曲 Ni-Ti ワイヤでも，.016″×.016″，.018″×.018″，.020″×.020″等の角線)で行うことが大切である．また，バイトオープニングベンドを側切歯の遠心部でなく犬歯遠心部に付与する理由が理解できよう．つまり犬歯の遠心移動の方法は，いわゆる従来のエッジワイズ法のそれとは，治療期間の短縮化という面でも異なっている．

5．レクタンギュラー(リボンアーチタイプ)バッカルチューブの開発

　オリジナルベッグ法では，内径 .036″のラウンドバッカルチューブを用いるために，ラウンドワイヤと併用するとあらゆる方向にフリクションフリーとなり，
①自由な歯の移動は可能であるが，固定大臼歯は舌側傾斜(roll-in)しやすい．
②内傾した場合，その大臼歯を改善することが難しいし，また時間もかかる．
③アンカレッジベンドやバイトオープニングベンドの力の方向づけが難しく，咬合挙上能力が低下する
などの欠点を有する．したがって，これらの副作用を解決するために，バッカルチューブはラウンドである必要がなく，力の方向づけの容易な，そして矯正力の伝達で無駄の少ないリボンアーチタイプのレクタンギュラーバッカルチューブが好ましいとの考えで，数年間の試行錯誤で，1986年に新しいタイプのバッカルチューブが完成した(図Ⅰ-32a，b)．

図Ⅰ-32a

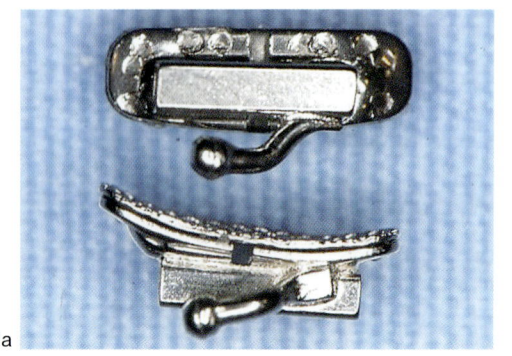

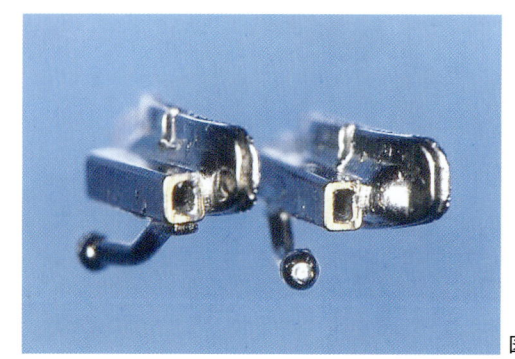

図Ⅰ-32b

　図Ⅰ-32a, b に示すように内径が.028″(タテ), .0215″(ヨコ)であり, ワイヤとの間の摩擦を少なくするために, その近心側の辺縁は丸みをもたせ(ラウンドエッジタイプ), 大臼歯の近心移動に際して, 大臼歯の回転防止のため, 上顎大臼歯用には, 6°のディスタルオフセット(distal offset)を付与し, かつ大臼歯のアップライティングのためのスプリングを入れることのできるバーティカルスロットが組み込まれている.
　これにより,
①入り口の断面が角張った楕円形であるので, たとえラウンドワイヤであっても大臼歯の頬舌的コントロールは楽である. また, レクタンギュラーワイヤは挿入しやすい.
②断面の.028″×.0215″は内径.036″より小さくなっているが, 第二小臼歯にバイパスループまたはTピン(Ni-Ti ワイヤのとき)を用いるので, 従来のアンカレッジベンドが大臼歯に付与されても, ローフリクションであり, かつ第二小臼歯の挺出を生じることなく, またバインディングを起こさず, ワイヤは遠心にスライドしていく.
③第一小臼歯抜歯でも第二小臼歯抜歯症例でも使用でき, 従来のフラットオーバルチューブが不要となる.
④レクタンギュラーワイヤと併用すると, 頬舌的トルクなども効果的に行われる.
⑤このチューブは, そのベースとの間で上顎は6°のディスタルオフセットが付与されているので

(下顎第一大臼歯用には付与されていない), 大臼歯を近心移動させてくるうちに, 大臼歯の遠心頬側への回転を引き起こないですむ.
⑥断面が角であるのでアーチワイヤに付与したアンカレッジベンド, バイトオープニングベンドが効果的に作用し, 特に角ワイヤではその方向づけが確実で, トルクもかかりやすい.
⑦第二大臼歯に使用するときは長さを30%カットして角線と使用すると, 第二大臼歯の頬舌的コントロールが容易である.

6. バイパスループの開発

　オリジナルベッグテクニックでは, 第二小臼歯には一切ブラケットを接着せず, フリーとし前歯群の移動が行われていたが, 第二小臼歯が抜歯空隙に向かって wandering したり, 捻転をしたり, または沈下をしたりして抜歯空隙が閉鎖されてから pre-stage Ⅲ でそのレベリングに長期間を要し, その間咬合が不安定となるなどの欠点があった. その後バイパスクランプができたが, 第二小臼歯のコントロールが十分できず, ことに大臼歯群の近心移動に際しては, 第二小臼歯の捻転, 近心傾斜, 沈下を引き起こし, 第二小臼歯根と第一大臼歯近心根との接触により, 抜歯空隙の閉鎖速度がある時点で低下するという欠点があった. そのため第二小臼歯を頬舌的, 近遠心的にコントロールできるバイパスループを開発し, これとTピンを連結して1985年バイパスループピンを製作した.

図Ⅰ-33a~e

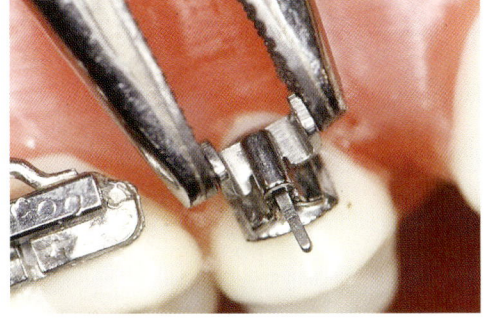

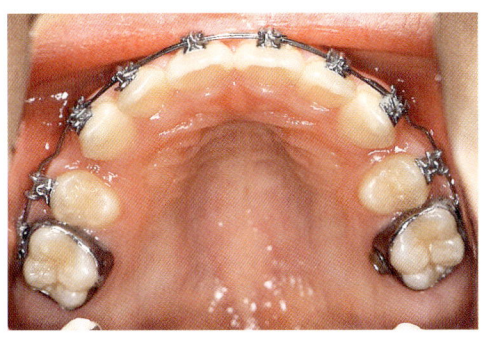

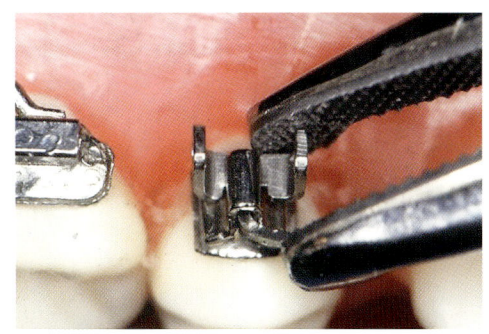

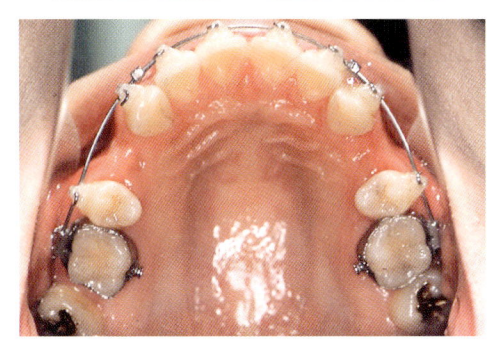

　これにより，stage Ⅱからステンレスレクタンギュラーワイヤを用いての大臼歯の近心移動を行う場合，第二小臼歯の近心傾斜防止，回転防止，沈下防止に大きな役割を果たしている（図Ⅰ-33a~d）．また，Ni-Tiワイヤを用いる場合は第二小臼歯にバイパスループの必要はなく，Ni-Tiワイヤの摩擦が小さいため第二小臼歯はTピン（セラミックブラケットのときは専用のピン）でロックすればよいので，さらに簡単である（図Ⅰ-33e）．

7．一塊歯牙移動(en masse tooth movement)とトルクについて

　オリジナルベッグ法では，stage Ⅱで抜歯空隙を完全に閉鎖し，その後，stage Ⅲでトルキングオギジアリー(torquing auxiliaries)によりトルクが行われていく．すると，stage Ⅱでの上顎切歯軸のコントロールが悪く内傾しすぎとなるため，stage Ⅲでのトルクにより余分にトルクをかける必要が生じて固定の消費が大きくなり，オーバーバイトは増加し，上顎切歯が垂れ下がってくるなどの欠点が生じやすい．エッジワイズ法では，レベリング後，まず犬歯のリトラクションを行い，犬歯・第二小臼歯・大臼歯を固定ユニットとし，レクタンギュラーワイヤにクローズドループを作成し，さらに側切歯遠心部のワイヤにゲーブルベンドを付与することによってトルクをかけながら，一塊歯牙移動を行っていく（図Ⅰ-30a）．その際に加強固定として一日少なくとも14時間以上，顎外固定装置を使用する．しかし，こ

の方法は犬歯をリトラクションする期間だけ余分に治療期間がかかることになり，また，顎外固定装置やクローズドループを使用するのでメカニックスが複雑となり，装置そのものの審美性や口腔清掃上も劣り，顎外固定装置に関しては患者の同意や協力が得られないなどの問題がある．

そこで，このKBテクニックでは，トルキングブラケットと角ワイヤの組み合わせで犬歯を含めた前歯を一塊としてトルキングを行いながら，同時に頬舌的にエラスティック（頬側は顎内水平ゴム，舌側は犬歯リンガルボタンから第一大臼歯リンガルボタンまでチェーン）で牽引することにより切歯切端部の保持を行い，さらに一塊歯牙移動により，主として大臼歯の近心移動と多少の前歯の後退により，stage Ⅰで残った抜歯空隙を閉鎖することとした．こうすることにより抜歯空隙が閉鎖された時はほぼ，前歯のトルキングが終了するようにした（図Ⅰ-30b, 34）．

具体的には，上顎前突で上顎切歯のトルキングを必要とする場合は上顎歯にトルキングブラケット，下顎前歯にリバーストルクブラケットをレクタンギュラーワイヤとともに用い，上顎切歯・犬歯のトルキングが行われていく間に，上顎切歯切端保持に用いたⅡ級ゴムの反作用の力が下顎切歯ブラケットにレクタンギュラーワイヤを通じて伝わり，下顎切歯のリバーストルクが行われていくことになる（図Ⅰ-34, 35）．

上下顎切歯軸のトルキングと抜歯空隙の閉鎖をstage Ⅱで同時進行させることの理由

第1の理由：トルキングと角ワイヤの組み合わせによるトルクは，基本的にはクラウントルクとなるので歯冠が前傾しやすい．そのため上顎前突症例では，顎間Ⅱ級ゴムおよび顎内水平ゴムで上顎切歯切端の保持が必要であり，トルキングの結果，多少前方に移動した上顎切歯切端を後方移動することが大切である．そのためには抜歯空隙が残留していることが必要であり，抜歯空隙の残留がストレスリリース・安全弁の役割を演じている．

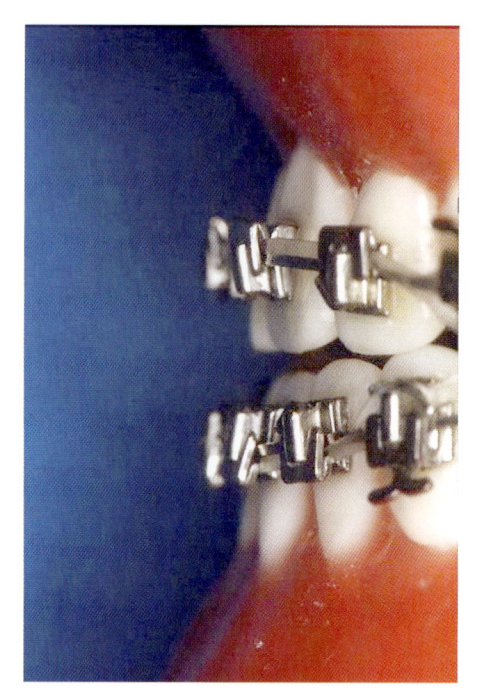

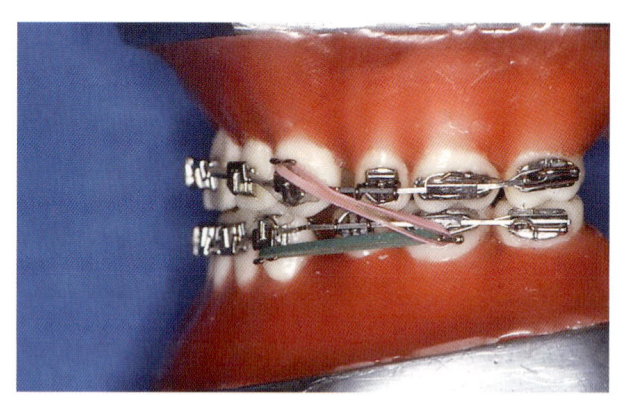

図Ⅰ-34

図Ⅰ-35

第2の理由：歯根の近遠心的アップライティングを行う前にトルクが終了していないと，すなわち歯根の位置が唇舌的，頬舌的に海綿骨の溝の中央に位置していないと，アップライティングにより近遠心的に歯根を移動したときに，ことに歯槽弓が強く湾曲している犬歯部では，犬歯根が皮質骨（cortical plate）に触れやすい（図Ⅰ-36）．したがってstage Ⅱでは，トルクをかけながら一塊歯牙移動をしていくのが効率的である．

8. トルキングとアップライティングの分離

　トルキングとアップライティングは内面的アンチエイジングの面から生物学的にも治療過程を分離して行うことが大切であり，後戻り防止の面からも歯の移動は最終的には歯根の位置が問題となり，歯冠の位置が正しくとも歯根の位置が海綿骨の溝(図Ⅰ-36)の中央に移動されていなければ，のちに後戻りは必定である．

　患者の海綿骨の溝の状態や骨の吸収状態に関しては，内面的アンチエイジングという観点から，最近では3DCT(CBCT)などで治療前・中・後とリアルタイムに確認を行い，エビデンスとして提示しての矯正治療も可能となった．

　オリジナルベッグ法では，抜歯空隙が閉鎖されてからstage Ⅲでトルキングオギジアリーやアップライティングスプリングでトルクとアップライティングを同時進行させた．このことは，2方向の力すなわち近遠心的に歯根を移動する力と，唇舌的に歯根を移動する力が同時に加わることになり，しかも抜歯空隙が閉鎖されているので上顎切歯歯冠はトルクにより前傾しやすく，治療前の歯根尖の位置に比較して実質的に歯根がトルクされる量は結果的には少なくなる．また，アップライティングスプリングによるアップライティングが同時に加わるので，トルクが完了して海綿骨の溝の中央にいかないうちにアップライティングが行われることになり，歯根は皮質骨に触れやすく，触れることにより突然歯根は移動しなくなり，stage Ⅲが長期間となり，オギジアリーや スプリングによってstage Ⅲが不安定化し，トラブルが多くなり，審美的にも口腔衛生上でも劣った状態となる．そしてstage Ⅰ・Ⅱで蓄えた固定が一気に消費され，アンカレッジロス(固定くずれ)を起こしやすくなる．これらのトラブルを避けるために十分なトルクが行われずに治療を終了させ治療後，海綿骨の溝の歯根尖の位置によっては，後戻りを生じることになる．したがって治療過程をよりシンプルとし，患者が矯正治療に飽きてきた時

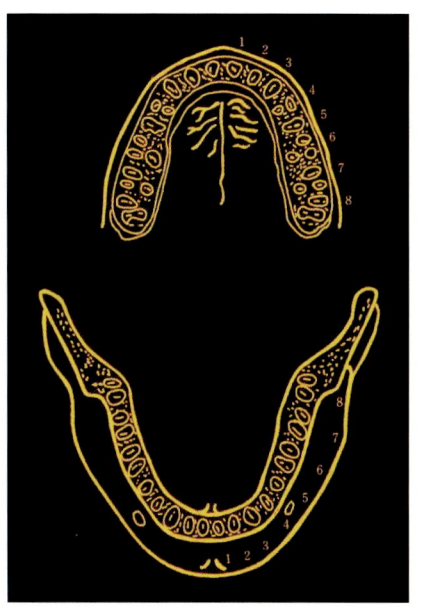

図Ⅰ-36　上下顎歯槽弓における海綿骨の溝を示す．歯根はこの溝の中にある．

期には矯正治療が終了するように治療期間を短縮化することと，術後の患者のインナービューティをエイジングさせないためには，トルキングとアップライティングは分離すべきである．

ではトルキングとアップライティングのどちらを先にすべきか？
これに関しては，考慮すべき事項がある：

　第1は，トルキングとアップライティングとでは，どちらがより固定を消費するか？

　これは，すでに明白なようにトルキングのほうが固定の消費ははるかに大きい．したがって固定の消費を必要とする治療過程(トルキング)は，抜歯空隙は安全弁であるとの考えから，抜歯空隙の残留している間，すなわち，固定の補強が必要に応じて可能である時期に行うべきであるということになる．

　第2は，海綿骨の溝の中での歯根の位置である．つまり，海綿骨の溝の唇舌的中央位置に歯根尖を位置づけておいてから近遠心的に歯根を移動させなければ，皮質骨の板(cortical plate)(ことに頬側板)に触れて突然動かなくなる．ことに犬歯歯根は長く，また舌側に傾斜しやすいので，皮質骨に根尖が触れや

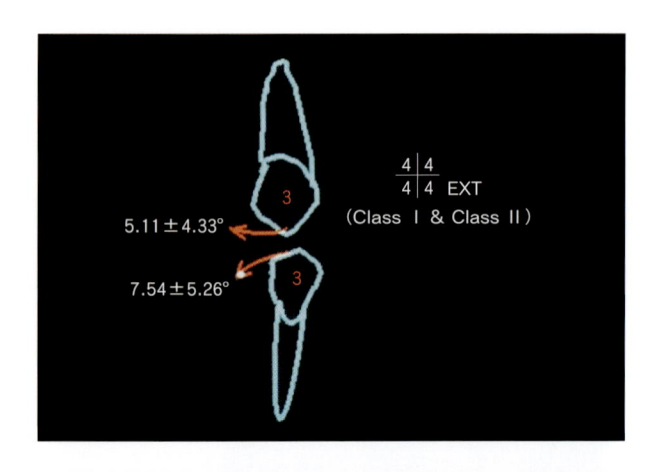

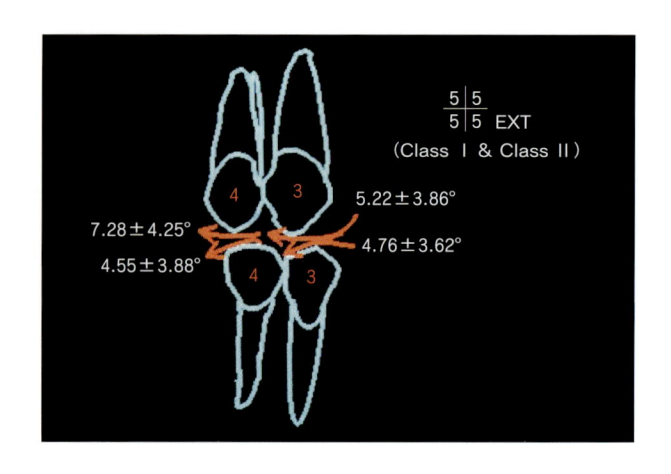

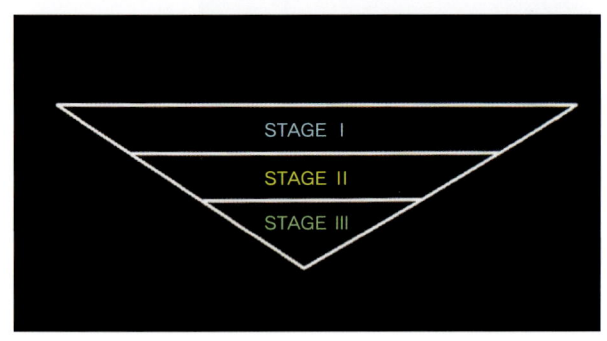

図Ⅰ-38 逆三角形の考え方：KBテクニックでは治療が進むにつれて到達治療目標を少なくし患者・術者ともに楽な治療法とした.

すくなる．そのため，内面的アンチエイジングからも，トルキングを先に行って海綿骨の溝の唇舌的中央位置に歯根尖を位置づけてから，後にアップライティングを行うことが大切である．

第3は，トルキングとアップライティングとではどちらが長い期間を要するか？

もちろん症例によって異なるが，一般に上下顎左右第一小臼歯抜歯症例および第二小臼歯抜歯症例でⅠ級およびⅡ級の不正咬合の場合，治療前からstage Ⅱ終了時までの犬歯・小臼歯の傾斜量を図に示すと以下のとおりである（図Ⅰ-37a, b）．

第一小臼歯でも第二小臼歯抜歯症例でも，犬歯，小臼歯とも平均で約5～7°の遠心傾斜である（第二小臼歯抜歯の上顎第一小臼歯はもう少し傾斜する）．そして，stage Ⅲでのアップライティングスプリングでは，1か月に2.5°のアップライティングなので，約3か月くらい，オーバーアップライティングも含めて5か月くらいの期間で十分である．

トルキングに関しては上顎中切歯や犬歯のトルキングは使用するメカニックスの作用でも異なるが，トルキングブラケットの場合，約6～7か月を要することが多く，stage Ⅱの抜歯空隙の閉鎖に要する期間以内であり，長引いてもpre-stage Ⅲまでで終了する．

以上のことから，トルキングはstage Ⅱで抜歯空隙が多少残留している間（つまり安全弁が残っている間）に行い，つぎにstage Ⅲでアップライティングを行うのが治療期間の短縮化，効率化の点からも有効であり，かつ妥当である．このことはKBテクニックの大きな特徴である（図Ⅰ-37）．

9．Stage Ⅰ，Ⅱ，Ⅲの目標—逆三角形の考え方による治療手順の排列—

KBテクニックにおけるstage Ⅰ～Ⅲの目標は，オリジナルベッグ法のそれらを生物学的見地（患者のもつインナービューティを保護する）から治療の効率化，単純化，そして安全確実化を目的として再編成したものである（図Ⅰ-38）．

Stage Ⅰ：レベリング（第二大臼歯まで）とバイトオープニングであり，単なる切端咬合の確立でなく，U1-SN を94〜97°，L1-Md を85°に多少内傾状態とし，オーバージェット，オーバーバイト 0 mm 付近で犬歯咬合の I 級化，正中線の一致等，ほぼ stage Ⅰ で患者の主訴を除去する．この考え方は患者も術者も熱心である間に，できるだけ多くのことを行っておこうということであり，stage Ⅰはオリジナルベッグテクニックの stage Ⅱ の中間くらいまでいくことになり，したがって 2 〜 4 か月余分にかかる．そして stage Ⅰ，Ⅱ 間の区別がはっきりしているわけではない．使用するワイヤは，最初のみ .016″ Ni-Ti ワイヤであり，途中からは .016″ × .016″，.018″ × .018″，.020″ × .020″ Ni-Ti ワイヤと 2 〜 3 か月ごとにグレードアップされるので，stage Ⅰ のうちから Ni-Ti 角ワイヤでの柔軟な生体にやさしいトルクも自然に行われていく．

Stage Ⅱ：上下顎切歯歯軸のトルキングと残った抜歯空隙の閉鎖である．前述のように stage Ⅰ，Ⅱ 間の境目ははっきりしていないが，上下顎切歯の歯軸がほぼ治療目標となって，オーバージェット，オーバーバイトがほぼ 0 に近くなり，角ワイヤ（.018″ × .018″ または .020″ × .020″ Ni-Ti）となっていればトルクをかけながら，上下顎切歯歯軸のアイデアル化を図りながらの抜歯空隙の閉鎖は，顎内水平ゴムや犬歯大臼歯舌面のリンガルボタンどうしの牽引で頬舌的にできる．Stage Ⅱ に要する期間は残りの抜歯空隙の広さにもよるが約 6 か月である．

Pre-stage Ⅲ：Stage Ⅲ に入るにあたって上下顎の歯列弓を整え，上下顎切歯の咬合関係の修正，側方歯群の咬合を緊密化する期間であり，主として Ni-Ti 角ワイヤでの歯の移動時に生じた歯列弓の形態修正や交叉咬合などの修正をステンレス角ワイヤ（.018″ × .018″ または .020″ × .020″）で行う段階で，比較的短期間であるが KB テクニックではきわめて重要な段階である．

Stage Ⅲ：Stage Ⅱ でトルキングと抜歯空隙の閉鎖が終了していれば，きわめてシンプルな操作のみの段階であり，主としてアップライティングスプリングを用いて各歯の近遠心的歯軸を正しく整直，またはオーバーアップライティングし，動的治療を終了に導いていく段階である．前述のように stage Ⅰ，Ⅱ における犬歯・小臼歯の傾斜量は10°以内であるので，アップライティングスプリングによるアップライティングの速度：2.5°／月から見るとオーバーアップライティングも含めて stage Ⅲ は 4 〜 6 か月で動的治療終了である．

オリジナルベッグ法と比較してもっとも異なるところは，stage Ⅱ にトルキングを移し，stage Ⅲ をアップライティングのみと三角形から逆三角形に各段階での治療期間（図 Ⅰ - 38）を変えることで身軽にし，患者も術者も矯正治療に飽きた頃には動的治療が終了するようにしたことである．

10．セファログラムコレクションを用いたアーチレングスディスクレパンシーの計測と抜歯部位の選定法

オリジナルベッグ法では，まったくの臨床経験上の判断で診断ならびに抜歯部位の選定が行われていた．したがって，抜歯部位を狭くとりすぎたときにはオーバージェットが大きいまま終了することになり，広くとりすぎたときには，抜歯空隙の閉鎖に多くの時間がかかりすぎてしまったり，あるいは内傾したまま終了させたりしたわけである．そこで KB テクニックでは，抜歯部位の選定を半ば自動的に，そして理論的に，しかも初心者であっても妥当な抜歯部位の選定ができるようにした．過去にベッグ法により良好に改善された400症例の上顎前突，および反対咬合を含めた下顎前突900症例について，その平均値よりそれぞれ治療目標値を設定した（図 Ⅰ - 39）．具体的には，その値は SN-Md が平均値的症例の場合（SN-Md：30〜40°の場合），上顎前突では ANB：4°以下，U1-SN：97°，L1-Md：90°，U1-L1：135°付近であり，下顎前突症例の場合，U1-SN：100°，L1-Md：85°，U1-L1：130〜140°で

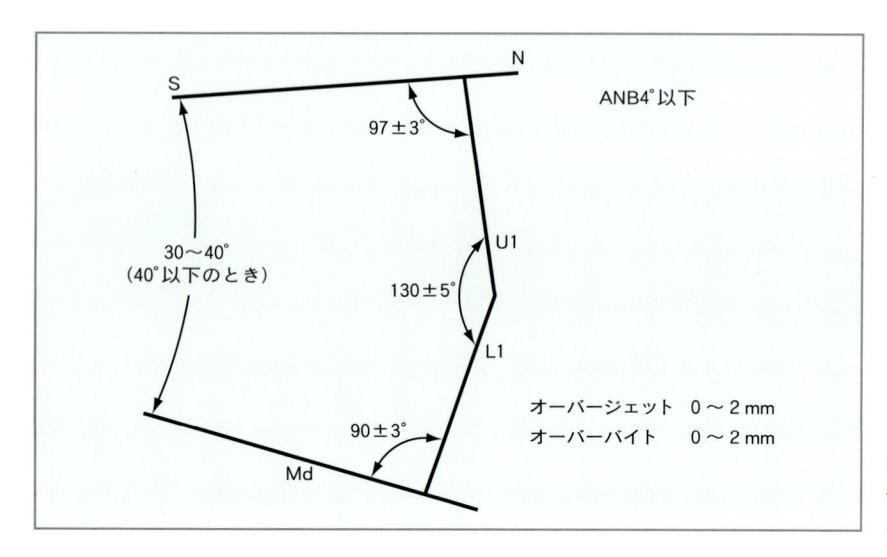

図Ⅰ-39 上顎前突，叢生症例の治療目標．この治療目標はSN-Mdが30°以上40°以下の場合（平均値的上顎前突症例）で成立する．

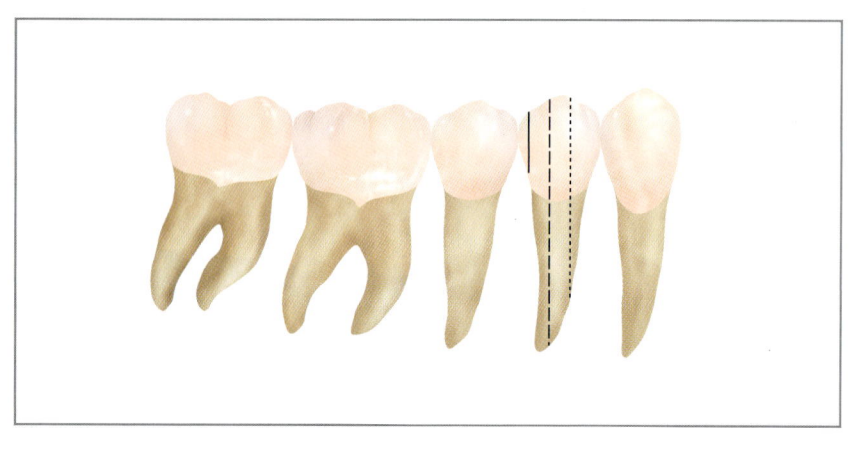

図Ⅰ-40 小臼歯の抜歯空隙利用量による固定の分類（Stoner M M）．
点線：最小の固定の許容範囲，破線：中程度の固定の許容範囲，実線：最大の固定の許容範囲をそれぞれ示す．

ある．これは，下顎切歯軸を中心としたツイードの診断三角に上顎切歯軸を加えて四角形としたので，診断四角と名づけた（1983：上顎前突編，1984：下顎前突編）．

この治療目標を治療前の患者の頭部エックス線規格側貌写真上に設定し，下顎切歯ならびに上顎切歯の移動量を算出，すなわちセファログラムコレクションを上顎切歯と下顎切歯に関して別々に算定して，これを患者の口腔模型上に移し，治療後の上下顎切歯の位置を設定し，それによりアベイラブルスペース（available space）を計測し，これに第二小臼歯から反対側の第二小臼歯までの歯冠近遠心幅径の総和をリクワイアードスペース（required space）とし，available space － required space でアーチレングスディスクレパンシーを上下顎別々に算定する．そしてアーチレングスディスクレパンシーの計測値と，小臼歯抜歯症例における抜歯空隙利用のための固定の分類（図Ⅰ-40）を抜歯部位の選定に応用した抜歯部位の選定システム（quad diagnosis system）を完成させた（1990年）．

現在では，診断四角（quad diagnosis system）はコンピュータソフト：矯正診断用支援ソフト「QDS（図Ⅰ-23）」として市販されており，初心者であっても安全確実な抜歯部位の選定ができるようになり，矯正診断の自動化ができるようになった．QDSの具体的使用例については症例の項目（図Ⅳ-55～62）を参照のこと．

CHAPTER II

KBテクニックで使用する材料類とその基本的活用方法

II　KBテクニックで使用する材料類とその基本的活用方法

1．ブラケットについて

1）種　類

　KBテクニックでは，基本的にはどのブラケットを使用してもよい．しかし，ブラケットの種類により歯の動き方，動く速度，取り扱い方などが異なる．通常いちばん多く使用するのはベッグブラケットである（図II-1）．また，ティップエッジブラケットが使用されることもある（図II-1）．エッジワイズブラケットを使用するときは，ストレートエッジワイズ用ではなくスタンダードエッジワイズ用のトルク0°，ティップ0°のものを用いる（図II-1）．

　ベッグブラケット（メタル製）は現在3社より購入可能である．基本的にその歯面に接するベースの部分の形状は，フラット形状とカーブ形状の2種類がある．フラットは上下顎切歯に，カーブは犬歯と小臼歯に使用する．また，トルクの有無により0°，＋20°，－10°の3種類が存在する．通常は0°のものでよい．そのため基本的には2種類しかないので，他の5～18種類もあるブラケットと比較すると，在庫も含めてきわめて経済的である．外形は3.2mm角程度か，若干それよりも大きい．厚みはいちばん厚い中央部で2.25（フラット）～2.45（カーブ）mm程度である．

　以前はセラミック（アルミナ）製のものや，ポリカーボネイト製のものも発売されていたが，現在は生産中止となっている（図II-2）．セラミック製のものはベースの形状の違いにより2種類（フラット，カーブ），ポリカーボネイト製のものはフラットのみの1種類が存在した．トルクはすべて0°であった．また，どの審美ブラケットでも共通の材質がもつ欠点以外に，Tピンが使用できないこと，金属製のピンが透けて見えるという欠点があった．

2）スロットの形状とサイズ

　ベッグブラケットのスロットサイズは切端-歯頸方向が.030～.033インチ（0.76～0.84mm）で唇（頬）舌方向が.020～.021インチ（0.51～0.53mm）とされてい

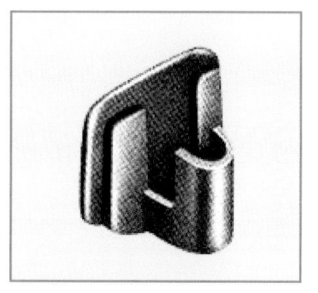

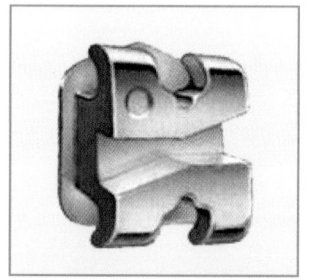

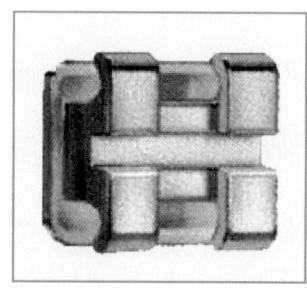

a | b | c

図II-1a～c　KBテクニックで使用できる主なブラケット．a：ベッグブラケット．b：ティップエッジブラケット．c：エッジワイズブラケット（スタンダード）．

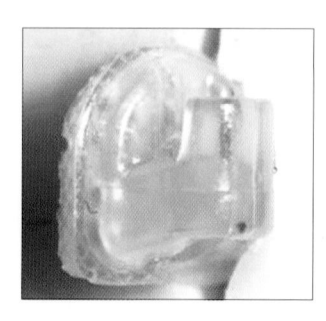

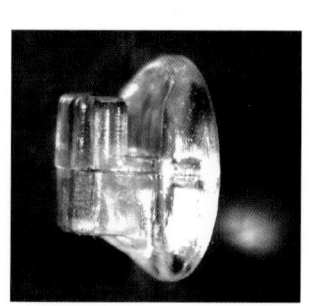

a | b

図II-2a, b　ベッグタイプの審美ブラケット．a：セラミック（アルミナ）製．b：ポリカーボネイト製．

る．現在購入可能な3社のものは，それぞれ若干サイズが異なる．ベッグブラケットのフルサイズワイヤは.020″×.020″であるが，.022″×.016″や.025″×.018″サイズのワイヤの使用も可能である．切端-歯頸方向については，金属製のピンによりワイヤが押さえられるため，サイズが異なっても問題はない．一方，唇(頬)舌方向についてはサイズにより歯の動きの正確性は異なってくる．とくにベッグブラケットでの唇(頬)舌方向，エッジワイズやティップエッジブラケットなどのオープンフェイスタイプのブラケットの切端-歯頸方向のスロットサイズは，規定の数字よりも若干大きくできていることが多い．なぜならば，.018″×.025″のスロットサイズが数字どおりにできていれば，.018″サイズのワイヤをスロットに入れることは物理的に不可能であるからである．しかし後述するが，ワイヤ自体の切端-歯頸方向の実サイズは数値よりも小さくできていることが多いため，ブラケットスロットをほぼピッタリに作っても問題はない．

ベッグブラケットにしろ，エッジワイズブラケットにしろ，ワイヤを挿入するスロットの出口の部分と底部ではサイズが異なるものが多く，実際には若干底部から挿入口に向かって広がっているものが多い．これはワイヤの装着を楽にするためのものである．よって，この点だけをみても，両ブラケットともに，計算上よりもトルクが効かないのは当然といえる．

ベッグブラケットはプレスにより作られたスロットを含む主要な部分をベース部分に溶接することによってできている．そのため，プライヤーなどでスロット付近の板に無理な力をかけると曲がってしまう(通常の治療では起きにくい)．このことは，治療中のブラケットそのものの精度に不安を残す半面，万が一，対合歯がブラケットを咬み込んだ場合にもブラケットの変形により歯を守ることができるという大きな長所でもある．

2．バッカルチューブについて

KBテクニックで使用する第一大臼歯用バッカルチューブであるKBバッカルチューブは，外形が近遠心幅が約8.4mm，切端-歯頸方向が約2.8mm(フックを入れると3.4mm)，厚みが約2.8mm，チューブ部分の近遠心的な長さは2.2インチ(＝5.6mm)，スロットは.028″×.0215″(＝0.71×0.55mm)に設定されている(図Ⅱ-3)．ディスタルオフセットは約5°ついているが，ベースに対するチューブ部分の近遠心的な位置の設定により，実際には2〜3°程度の効果しかない．ゴムやリガチャーワイヤなどを引っ掛けるためのフックの向いている方向により左側用，右側用の2種類があり，上下顎の区別はなく共通である．

第二大臼歯用のバッカルチューブは単純に丸いスロットのものを使用する(図Ⅱ-3)．外形の近遠心

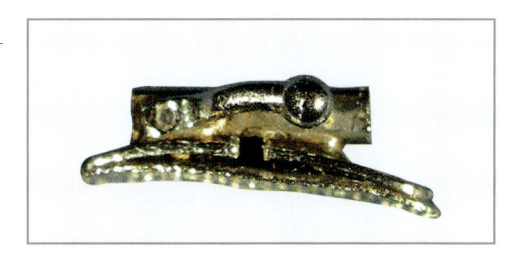

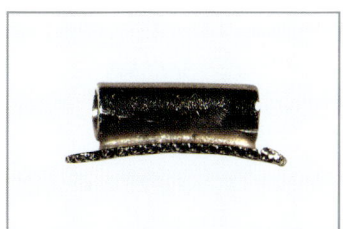

図Ⅱ-3a〜d　KBテクニックで使用するバッカルチューブ．a, c：第一大臼歯用(上顎右側および下顎左側用)．b, d：第二大臼歯用．a, b：歯頸側面観．c, d：正面観．

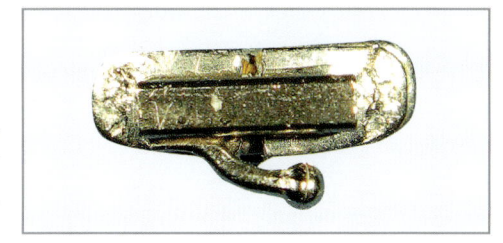

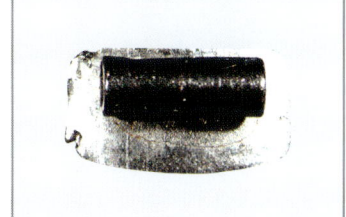

幅が約5.6mm，切端-歯頸方向が約3.0mm，厚みが約2.1mmで，チューブ部分の近遠心的な長さは約4.0mmで，スロットの直径は.0375″（＝0.95mm）に設定されている．ディスタルオフセットはついていない．フックもついていない．ベースに丸いチューブがついているだけの非常にシンプルな形状である．上下左右の区別はなく，1種類しかない．

3．Ni-Tiワイヤについて

1）種　類

Ni-Tiワイヤは基本的にその材質の組成という意味ではどの製品もほぼ同一のものとみてよい．また，ワイヤを製造する工場へ材料を出荷している出所も数社しかない．そのため材質は基本的に同じと考えてよいのだが，実際に使ってみると，仕入れ時の質の問題なのか，その焼入れなどの工程での違いなのか，同じサイズでもまったく違う性質をもつものがある．

まず，使用に際し気をつけなくてはいけないのは，折れやすいものと折れにくい，もしくはほとんど折れないものが存在することである．折れやすい物は走査型電子顕微鏡で観察すると，表面に巣が多く存在する．また，ワイヤの弾性には熱処理の問題が強く関係してくる．

つぎに気をつけることはアーチフォームである（図Ⅱ-4）．

曲げれば曲がらないことはないが，Ni-Tiワイヤは基本的に曲げることができない．そのため，どのようなアーチフォームを選択するかで，Ni-Tiワイヤによりレベリングされる患者の歯列弓の形状がある程度決まってしまう．このことは，症例によっては抜歯非抜歯の問題にもかかわってくる．とくにワイヤは国産のものよりも輸入品が多いので，白人の歯列と東洋人の歯列の形状の差を考慮して，患者が東洋人の場合にはアーチフォームの幅が広めのものを使用する必要がある．

最後に気をつけることは，その表面や断面の形状とそれに起因するワイヤ-ブラケット間での摩擦の大きさである．これについては次項に詳述する．

KBテクニックで使用するアーチワイヤのサイズは．016″φ，.016″×.016″，.018″×.018″，.020″×.020″がスタンダードなところとなる．また，アーチワイヤには通常のフラットなタイプとSpee湾曲が付与されたタイプが存在する．Spee湾曲が付与されているものは過蓋咬合などのケースでバイトを上げたいときに使用する．

また，アーチワイヤにはアーチフォームの中央部がわかるように印がついている（図Ⅱ-5）．最近

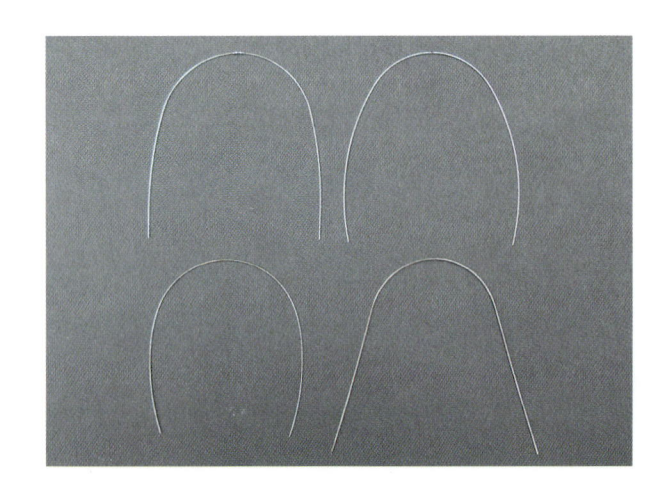

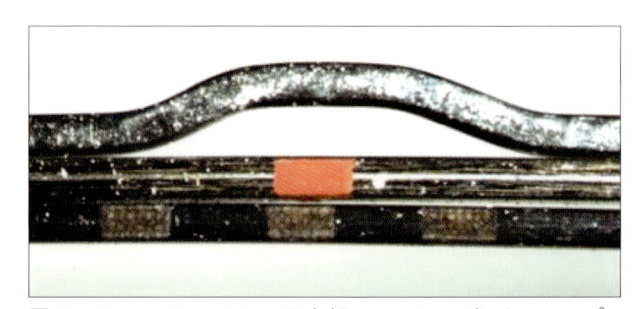

図Ⅱ-5　Ni-Tiワイヤの正中部のマーキング．上：ループ，中：塗料，下：レーザーマーキング．

◀図Ⅱ-4　さまざまなアーチフォーム形態のNi-Tiワイヤ．図のワイヤはすべて上顎用の.018″×.018″サイズ．

は塗料(食用の塗料)を使用するものは少なく，レーザーマーキングでグレーの印がついているものか，ワイヤの中央部を小さいループのように曲げてあるものがほとんどである(図II-5)．

この小さいループは，治療中にワイヤの左右のズレを最小限にし，ワイヤのチューブなどからの脱落を防ぐ意味で非常に便利である．これはマーキングではできないワザである．しかし，大きな問題点が潜んでいる．それはSpee湾曲を付与したものでこのループが入っているものを使用すると，そのループを支点にワイヤが咬合平面方向(切端方向)に傾いでしまい，狭搾歯列弓のようになってしまうことがあるということである．よって，Speeの湾曲を付与したワイヤを使用する際は，マーキングしたワイヤを使用したほうが良い．

またベッグブラケットでは，その構造上，スロットにワイヤを上下的に2本入れることも可能である．そこでアーチワイヤ(～.018″以下で使用可)以外に.014″φ程度のまっすぐなNi-Tiワイヤ(やステンレスワイヤなど)を用意しておくと，何かのときに便利である．

2) 断面形状とサイズ

市販のNi-Tiワイヤの実際の断面の形状とサイズを調べてみると愕然とする．まず形状であるが，基本的には断面が丸のものは問題ない．断面が四角のものは，ひどいものになると平行四辺形であったり台形であったり，さらには平行な辺が一つもなかったりするものもある(図II-6，7)．また，角部は角が立っているものはなく，基本的にわれわれが頭の中で描いている形状よりかなり丸い(図II-6，7)．各辺はまっすぐなものは少なく，凸もしくは凹になっているものが多い(図II-6，7)．

サイズについては，基本的にアーチフォームの前歯部のほうが臼歯部よりも小さい．また，サイズそのものは規定のサイズより小さくできているものがほとんどである．ひどいものになると，箱を間違ったのではないかというくらいサイズが異なるものもある(表II-1)．

このようなことから，同サイズであってもブラケットやバッカルチューブに入りやすいものや入りにくいものがあったり，動きが早かったり遅かったり，歯が傾いたりなどするということは，どのワイヤを選択するかということが関係していないとは，残念ながら言い切れない．何かおかしいと思ったときはワイヤを疑うのも一つである．

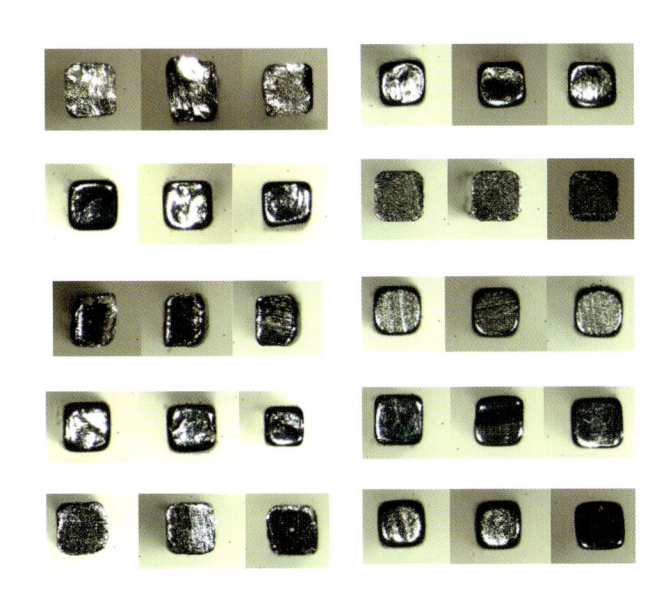

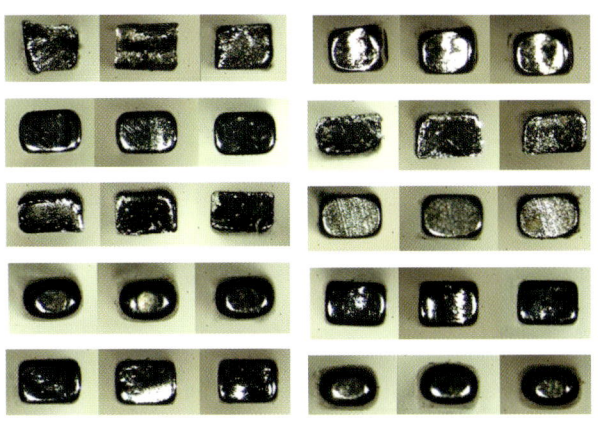

▲図II-7 a, b　.018″×.025″Ni-Tiワイヤの断面形状の実際．

◀図II-6 a, b　.016″×.016″Ni-Tiワイヤの断面形状の実際．

表II-1 Ni-Ti ワイヤの断面サイズの実際.

.016″×.016″		切端-歯頸部方向 縦(0.406)			唇(頬)舌方向 横(0.406)		
販売元	n	前歯部	臼歯部	前歯部-臼歯部	前歯部	臼歯部	前歯部-臼歯部
A	10	0.398±0.006	0.411±0.006***	−0.013	0.397±0.005	0.408±0.004***	−0.011
B	10	0.400±0.008	0.409±0.007**	−0.009	0.401±0.007	0.403±0.005	−0.002
C	10	0.398±0.004	0.397±0.005	+0.001	0.397±0.005	0.400±0.005	−0.003
D	10	0.398±0.006	0.410±0.000***	−0.012	0.399±0.006	0.410±0.000***	−0.011
E	10	0.378±0.004	0.388±0.004***	−0.010	0.375±0.007	0.397±0.005***	−0.022
F	10	0.402±0.008	0.406±0.005	−0.004	0.402±0.008	0.408±0.004**	−0.006
G	10	0.377±0.007	0.396±0.005***	−0.019	0.377±0.005	0.392±0.004***	−0.015
H	10	0.401±0.010	0.419±0.006**	−0.018	0.403±0.007	0.418±0.004***	−0.015
I	—	—	—	—	—	—	—
J	—	—	—	—	—	—	—
K	10	0.414±0.005	0.418±0.004	−0.004	0.415±0.005	0.416±0.005	−0.001
L	10	0.400±0.000	0.400±0.000	±0.000	0.400±0.000	0.400±0.000	±0.000
全体	100	0.397±0.005	0.405±0.010***	−0.008±0.007	0.397±0.012	0.405±0.008***	−0.008±0.008

.018″×.025″		切端-歯頸部方向 縦(0.457)			唇(頬)舌方向 横(0.635)		
販売元	n	前歯部	臼歯部	前歯部-臼歯部	前歯部	臼歯部	前歯部-臼歯部
A	10	0.443±0.008	0.447±0.008	−0.004	0.652±0.004	0.657±0.005**	−0.005
B	10	0.428±0.004	0.449±0.003***	−0.021	0.613±0.007	0.646±0.011***	−0.033
C	—	—	—	—	—	—	—
D	10	0.429±0.006	0.417±0.000***	+0.012	0.630±0.005	0.634±0.007	−0.004
E	10	0.430±0.000	0.449±0.003***	−0.019	0.612±0.004	0.628±0.009**	−0.016
F	10	0.422±0.004	0.440±0.005***	−0.018	0.612±0.004	0.635±0.011***	−0.023
G	10	0.430±0.007	0.438±0.004*	−0.008	0.608±0.004	0.624±0.005***	−0.016
H	10	0.436±0.005	0.456±0.007***	−0.020	0.618±0.004	0.657±0.014***	−0.039
I	10	0.424±0.005	0.435±0.005***	−0.011	0.610±0.013	0.621±0.010**	−0.011
J	10	0.435±0.007	0.453±0.007***	±0.000	0.634±0.007	0.653±0.008***	−0.019
K	10	0.430±0.000	0.458±0.004***	−0.028	0.619±0.007	0.643±0.007***	−0.024
L	10	0.420±0.000	0.439±0.003***	−0.019	0.610±0.000	0.631±0.003***	−0.021
全体	110	0.428±0.005	0.443±0.012***	−0.013±0.012	0.617±0.009	0.637±0.012***	−0.021±0.010

数値は平均値±S.D. 前歯部に対する臼歯部のサイズについて t-検定を行った. *P<0.01. **P<0.005. ***P<0.001. 単位は mm. ( )内の数値は表示のサイズを mm に変換したもの.

3）Spee 湾曲の Ni-Ti ワイヤによるバイトオープニングとバイトクロージングについて

　Spee 湾曲が付与された Ni-Ti ワイヤにはいくつかの種類があるので，使用時に注意が必要である．まず，その付与されたカーブの程度が弱いもの（Type I）と強いもの（Type II）である（図II-8）．通常は弱いものでよい．とくにバイトが深いケースでは強いカーブが付与されたものを使用することもある．つぎに前述したとおり，白人用と東洋人用があり，それぞれにアーチフォームが異なるので注意が必要である（図II-8）．また，アーチワイヤの中央部のマーキングにいくつかの方法があるので，これも要注意である．通常の場合，東洋人用の弱いカーブが付与されたもので，レーザーマーキングされたアーチワイヤを使用すればよい．

　この Spee 湾曲が付与された Ni-Ti ワイヤは過蓋咬合などの前歯部オーバーバイトが大きいケースで，上顎では Spee 湾曲と同方向に，下顎では逆方向に使用する．オーバーバイトが中程度の場合には，上顎のみの使用でよい．なぜならば，下顎は通常のフラットなタイプの Ni-Ti ワイヤによるレベリングで Spee 湾曲を除去するだけでも十分にバイトが上がるためである．通常の術式では，上顎のみブラケットとワイヤを装着して治療をスタートさせ，オー

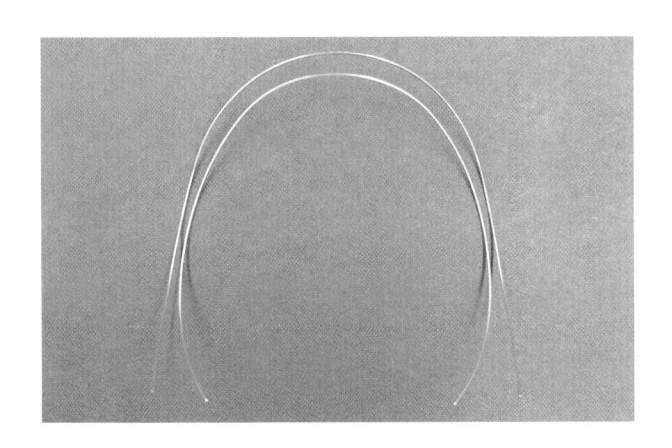

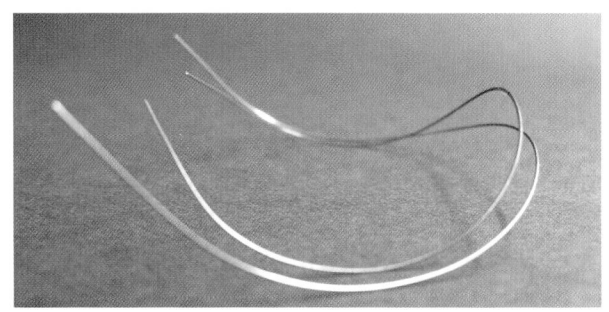

図Ⅱ-8 Spee 湾曲が付与された Ni-Ti ワイヤ.
左図外側：東洋人用 TypeⅠ．左図内側：白人用 TypeⅠ．
右図上：白人用 TypeⅡ．右図下：東洋人用 TypeⅠ．

バーバイトが＋1.0から＋1.5mm 程度になってから，下顎の治療をスタートする．

　これには二つの理由がある．一つはオーバーバイトが減ってからでないと，下顎にブラケットをつけても咬み込んでしまい脱離してしまうからである．ただし，オーバージェットが大きい場合はこの限りではないこともある．脱離を繰り返すと再装着などの時間と材料がむだになるだけでなく，患者のやる気を削いでしまうという大きなロスにつながる．

　もう一つの理由は上顎のみでバイトオープニングをしてオーバーバイトが減ってくると，自然に下顎が前進してくるからである．基本的に上顎骨は頭蓋骨の一部であるため動くことはできない．しかし，下顎骨は上顎と下顎の咬み合わせが変われば，自然に生体にとっていちばん都合の良い位置に移動する．つまり，上顎のレベリングおよびバイトオープニングをすることにより，下顎の移動した位置を確認してから下顎の治療計画を行うほうが賢いやり方になる．

　また，過蓋咬合でないケースでも Spee 湾曲の付与された Ni-Ti ワイヤを使用することがある．一つは，オーバーバイトが深くない上顎前突で，とくにプロファイル（側貌）が良い場合（ポイントはオトガイ部の突出があるかどうか），臼歯部での咬頭などの干渉を取り，下顎の前進を促すために使用する．この方法を行うことにより，一見抜歯ケースのように見えても非抜歯ですんでしまうケースが存在する．ただし，バイトが浅いケースでは勧められない．もう一つは開咬のケースで使用する場合である．通常は上顎のレベリングで，フラットタイプの Ni-Ti ワイヤを使用することにより Spee 湾曲を除去するだけでもオーバーバイトは増加する．しかし，なかなかそれでもうまくいかない場合，Spee 湾曲の付与された Ni-Ti ワイヤを通常の使用の逆方向，つまり，上顎で Spee 湾曲の逆に入れると効果的にバイトを深くすることができる．ただし長期の使用は勧められない．また，下顎ではこのように使用することはない．

　このワイヤを使用する際には，大臼歯部の遠心傾斜と，わずかではあるが小臼歯部の挺出という副作用があることに留意したほうが良いが，たいして問題になることはなく，セファロで治療前後を比較してみても咬合高径の増加は確認できない程度の場合が多い．使用時に知っておくと便利なことが二つある．一つはなかなかバイトが上がらないときにはスペースを作るとバイトが上がりやすくなるということである．これは水平方向の改善は垂直方向の改善に先んじなくてはならないという矯正治療の原則に合致している．つまり，垂直方向の改善は水平方向の改善が完了した後では非常に時間もかかるし効果が薄くなるということである．もう一つは小臼歯部のわずかな挺出がバイトオープニングの一因になっているために，小臼歯部の欠損した症例ではバイトが上がりにくいということである．このような場合，上顎のみでスタートした治療でも早期に下顎の治療（場合によっては補綴治療も含めて）をスタートしたほうがバイトの上がりは格段に早くなる．

4）Ni-Ti ワイヤで歯列弓の形状がどのように変わるか？ 変えられるか？

＜正しい Ni-Ti ワイヤの使い方＞

アーチワイヤの作用について

■ アーチワイヤには active function（積極的に歯を並べて正しい位置に移動する作用．図Ⅱ-9, 12）と passive function（正しい位置に移動された歯を保持する作用．図Ⅱ-11, 14）とがある．
■ アーチワイヤの種類，材質，太さ，形状などによってその active function と passive function の割合が異なってくる．

Ni-Ti ワイヤは自在な active function と適度の passive function をもつ

■ .016", .018"round, .016" × .016" は主として active function であり passive function はわずかである．そのため，ゴムの使用（とくに顎間ゴム）はできるかぎり避ける．
■ .018" × .018", .020" × .020" では active function が少なくなり，passive function が主となるが，ステンレス角ワイヤほどの歯・歯列の保持力はもっていない．
■ また，Ni-Ti ワイヤの active function は前歯部において唇舌的に歯の位置を変えたり，垂直的レベリングによる開咬の改善，捻転の改善，歯軸の回転等の能力は優れているが，歯根面積の大きな大臼歯部の頬舌的位置を改善する能力は劣る．
■ Ni-Ti ワイヤの passive function は角線で期待できる．.016" × .016", .018" × .018", .020" × .020" と太くなるにつれて大きくなるが，歯根面積の大きな大臼歯部の頬舌的位置の保持能力は期待できない．
そのため歯根面積の大きな大臼歯部に対しては，Ni-Ti ワイヤは active function, passive function ともに不十分なため，歯列弓の形態（狭めたり，拡大したり）を改善する場合はステンレス角ワイヤになってから行うべきである．

［Ni-Ti ワイヤの active function（上顎の場合）］

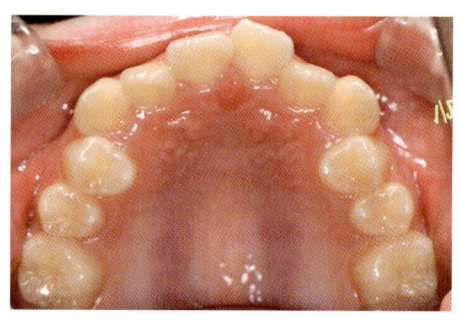

図Ⅱ-9a 治療前の上顎歯列弓．

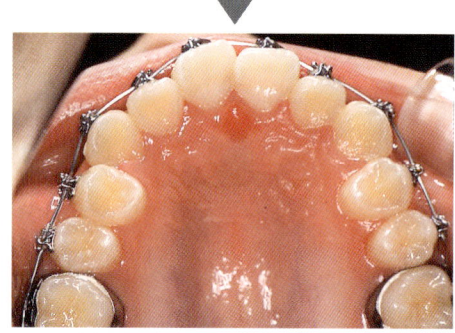

図Ⅱ-9b 動的治療開始時（10歳10か月）．.016"Spee 湾曲 Ni-Ti ワイヤ装着．

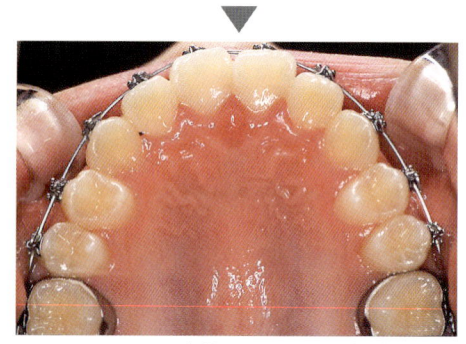

図Ⅱ-9c .016" Spee 湾曲 Ni-Ti ワイヤ装着1か月後（もう前歯部は改善されている）．

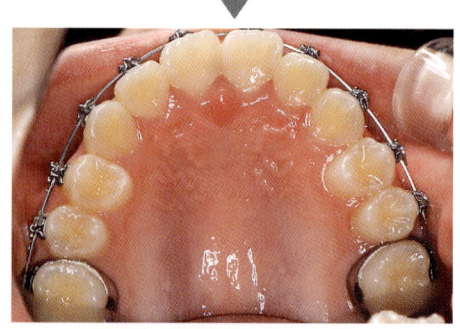

図Ⅱ-9d 2か月後 .016" × .016" の Spee 湾曲 Ni-Ti ワイヤにグレードアップ．

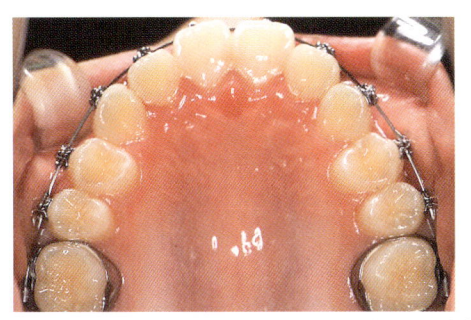

Ⅱ　KBテクニックで使用する材料類とその基本的活用方法

図Ⅱ-9e　3か月後. Spee 湾曲の形の影響で前歯部が前方に突出し、臼歯部は遠心に傾斜移動する.

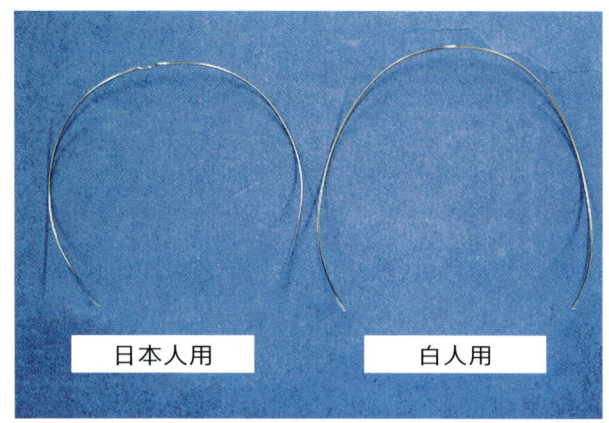

図Ⅱ-10　Spee 湾曲 Ni-Ti ワイヤ.

Spee 湾曲 Ni-Ti ワイヤ（図Ⅱ-10）について

- アーチフォームがワイドの日本人用を使用する.
- 治療前 U1 to SN の大きな症例に使用すると、日本人用であっても上顎前歯は前傾するので注意が必要である.
- 切歯の圧下作用は .016″×.016″ 以上ならば、角ワイヤによる圧下の方向づけが容易で効果は確実である.
- 作用機序は、小臼歯を中心として切歯が圧下され、時間の経過とともに上顎大臼歯が圧下され遠心に傾斜移動する.
- このことによって、上顎歯列の available space が増加し、混合歯列では非抜歯症例での治療が可能となる（第Ⅳ章　P.128～139.「症例1：上顎前突の早期矯正治療非抜歯症例」参照）.
- 主として、オーバーバイト 3 mm 以上の上顎前突の上顎ワイヤとして使用される. 下顎のワイヤとしては、下顎歯列の Spee 湾曲の強いときに最初の 2～3か月位使用される.

混合歯列期上顎前突過蓋咬合の早期治療への Spee 湾曲 Ni-Ti ワイヤの適用

- 6E21｜12E6 の時点でブラケット、KB 角チューブを装着する.
- 上顎のみ Spee 湾曲の Ni-Ti 円線または角線を装着する.
- 下顎第一大臼歯をⅠ級関係に確立させやすくするために、E｜E の遠心部をカットしておく.
- そのまま 4～5か月ゴムを掛けないで経過させると、バイトは多少挙がってくる.
- その後、適切な時期に下顎にもブラケットとワイヤを装着する.
- 下顎歯列弓のレベリングも終了したら、下顎ワイヤをステンレス角線とし、下顎歯列の三次元的保持による固定強化が終了したら、Ⅱ級ゴムを用いてオーバージェットを減少させ、非抜歯症例で仕上げることができる.

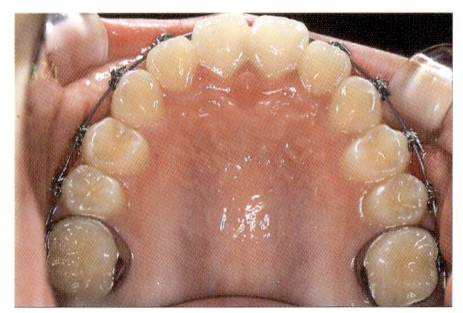

図 II-11a その後 Spee 湾曲からレギュラータイプ .018" × .018" に変更し，3 か月後(治療開始 6 か月後)少し形が改善．

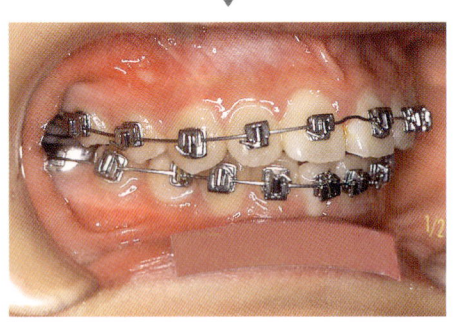

図 II-11b 上顎前歯部のオーバーバイトは改善されているが，オーバージェットが残っている．

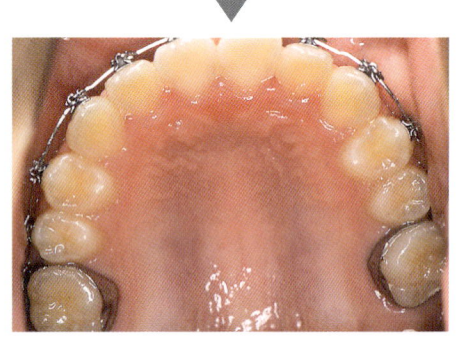

図 II-11c 7 か月後．ステンレス角ワイヤで歯列弓の形態を修正開始．

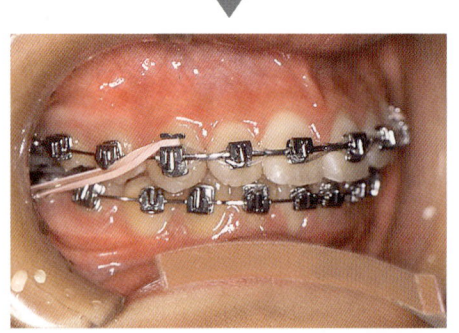

図 II-11d ステンレス角ワイヤとともに II 級ゴムによりオーバージェットも改善された．

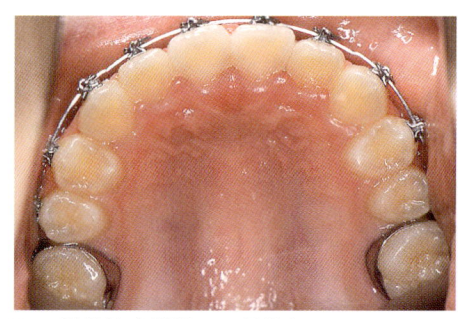

図 II-11e 動的治療開始 12 か月後(ステンレスで 5 か月後)．

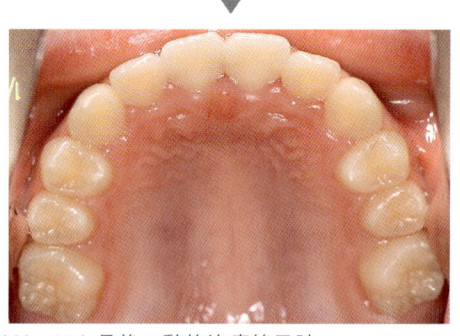

図 II-11f 14 か月後．動的治療終了時．

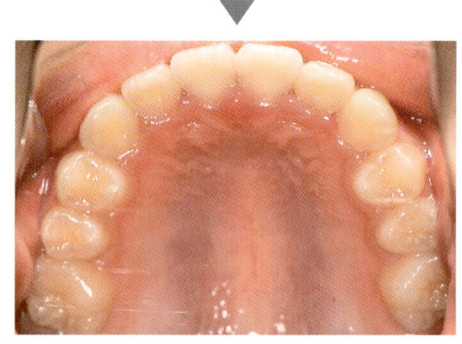

図 II-11g 治療後 1 年(ほとんど変化なし)．

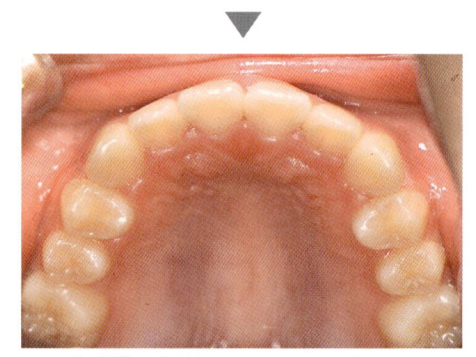

図 II-11h 治療後 2 年(少し，絞まったか)．

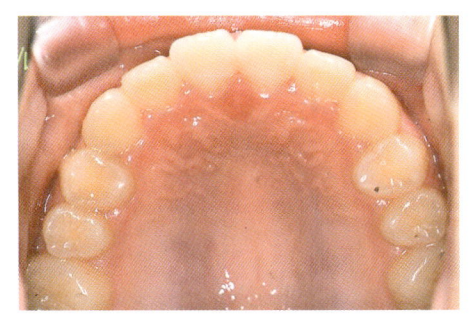

Ⅱ　KBテクニックで使用する材料類とその基本的活用方法

図Ⅱ-11i　治療後3年(変化なし).

[Ni-Ti ワイヤの active function(下顎の場合)]

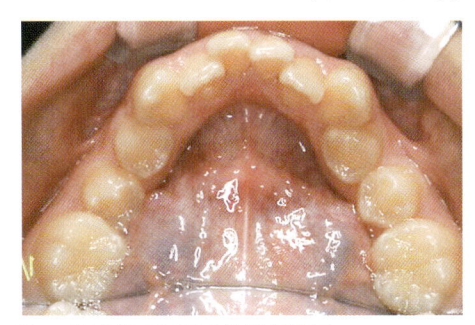

図Ⅱ-12a　治療前の下顎の狭窄歯列弓.

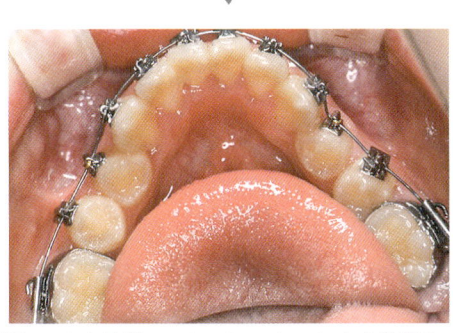

図Ⅱ-12b　1か月後．active function により整列してきた．

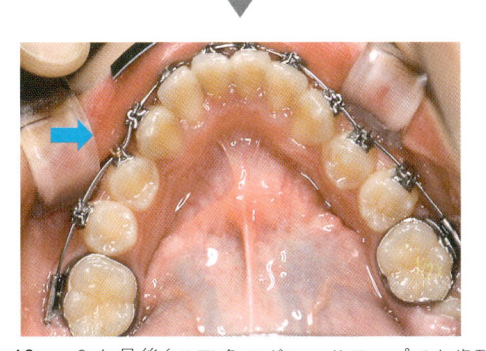

図Ⅱ-12c　6か月後(Ni-Ti 角のグレードアップでも歯列の形態は改善が難しい).

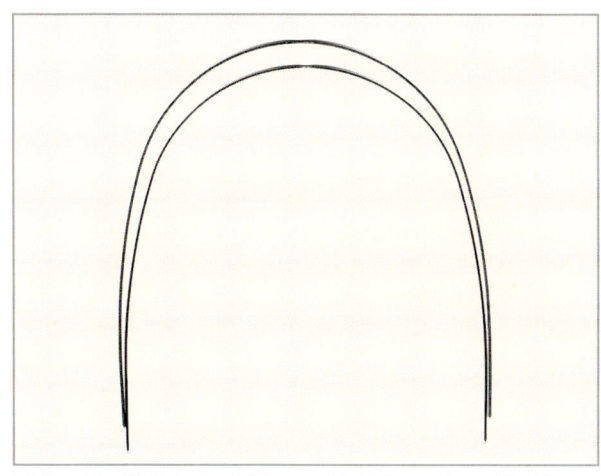

図Ⅱ-13　使用した .018"×.018"Ni-Ti ワイヤレギュラータイプのアーチフォーム(上下顎).

歯列弓形態を大きく改善したいとき

- .018"×.018", .020"×.020"Ni-Ti 角ワイヤ(図Ⅱ-13)は比較的 active function が残存し，また，passive function はそれ以上に大きいので，適用すると良いように思えるが，口腔内の温度変化により弾性が変化するので，側方歯群(大臼歯)での改善能力はステンレス角に比べるとかなり劣る(図Ⅱ-12a〜c).
- 歯列弓形態を大きく改善したいときはステンレス角ワイヤへの変更が望ましい(図Ⅱ-14a〜d).

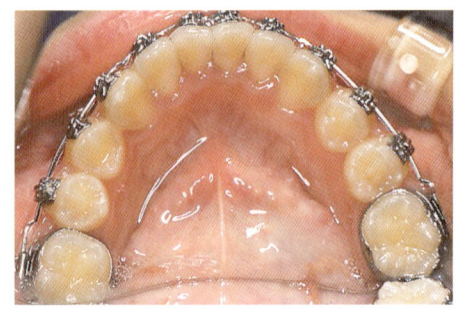

図Ⅱ-14a　7か月後．ステンレス角ワイヤで歯列弓の形態の修正を開始．

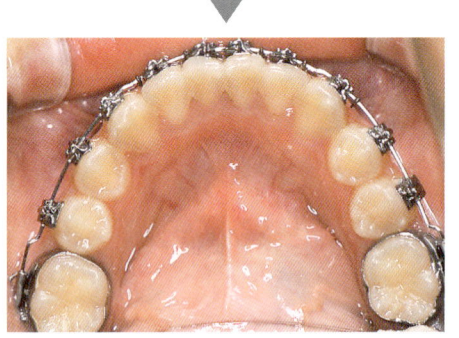

図Ⅱ-14b　9か月後（ステンレス装着2か月後）．1|1 の捻転が残留している．

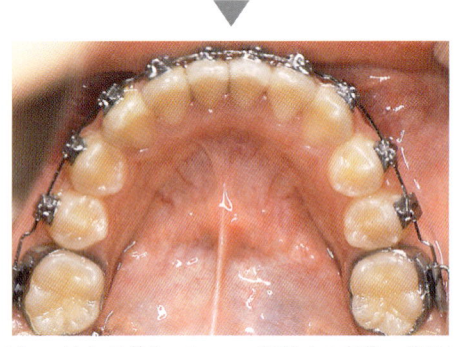

図Ⅱ-14c　11か月後（ステンレス装着4か月後：良好に改善されてきた）．

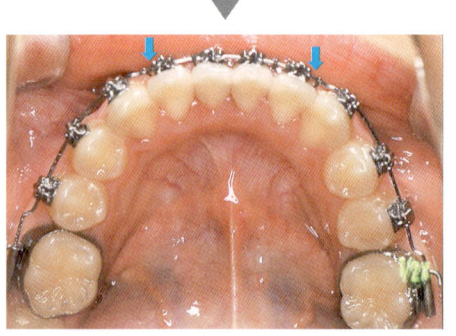

図Ⅱ-14d　12か月後（5|5 不安定のためストリッピングと 21|12 アップライティングを併用）．

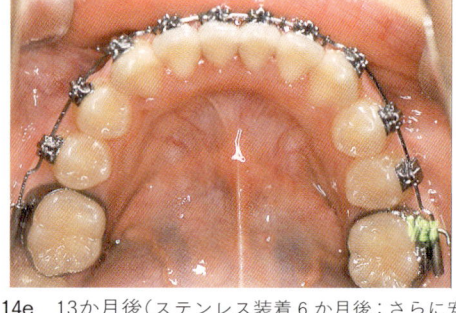

図Ⅱ-14e　13か月後（ステンレス装着6か月後：さらに安定化）．

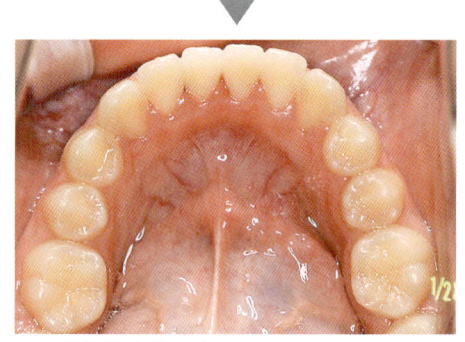

図Ⅱ-14f　動的治療終了時．

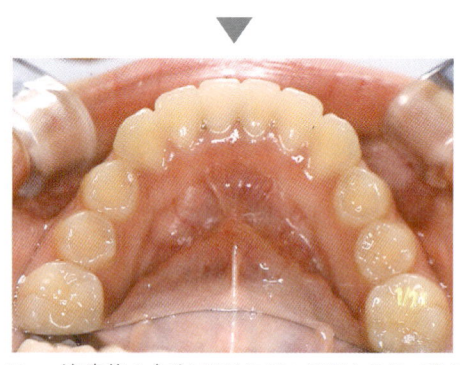

図Ⅱ-14g　治療後2年（下顎前歯部の排列も良好で叢生の再発なし）．

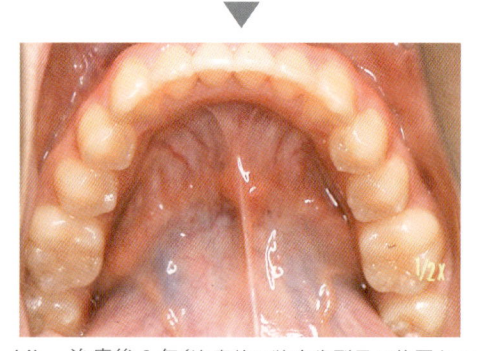

図Ⅱ-14h　治療後3年（治療前の狭窄歯列弓に後戻りの傾向もない）．

Ni-Ti ワイヤを効率的に臨床上使用するための注意点・工夫

- Ni-Ti ワイヤは角であっても，その断面は，丸みを帯びている．
- Ni-Ti ワイヤは角線の場合，ブラケットとの間の摩擦に関して，角線の太さの違いによる有意差はない．
- そのため Ni-Ti ワイヤの場合，可能ならば早期により太い角線(.018"×.018"，.020"×.020")とし，歯列を早めにその passive function でスタビライズしたほうが，抜歯空隙の閉鎖(閉鎖に関して第二小臼歯にバイパスループも不要)も安全確実となり，結果として閉鎖に要する時間も短くなる．また，トラブルの防止にもつながる．
- Ni-Ti ワイヤは前歯の叢生，捻転の除去などの active function の能力は優れているが，臼歯部を正しい位置に保持する passive function の能力はステンレス角線と比較してかなり劣る(図Ⅱ-12a〜c)．
- そのため，stage Ⅱの抜歯空隙の閉鎖までは，ステンレス角と比較して摩擦のより少ない太い角の .020"×.020"Ni-Ti ワイヤの使用で短期間に空隙の閉鎖ができるが，pre-stage Ⅲからはステンレス角線を用いてアーチフォームを整え，さらにスタビライズすることが望ましい．
- ブラケットポジショニングに関しても，Ni-Ti ワイヤのときには多少不備があっても目立たないが，ステンレス角線になると明確な角線なので，ブラケットとの間の摩擦は大きくなり部分的にポジショニングの不備が目立ち，開咬が急に部分的に生じることがある．
- ブラケットポジショニングの不備は，Ni-Ti ワイヤの時期に改善しておくことが大切である．とくにバッカルチューブの位置，犬歯ブラケットの位置など．

Ni-Ti 角ワイヤでのトルクについての工夫

- Ni-Ti ワイヤの場合，角線であってもその断面が丸みを帯びているので，そして口腔内温度変化により弾性が変化するのでトルクはマイルドに作用するが，ステンレス角線になるとトルクがしっかりと効いてくるので，歯根吸収を避けるためには stage Ⅰの早い時期から Ni-Ti 角ワイヤとし，stage Ⅱ期間中も，マイルドなトルクにより歯根膜線維をできるだけ柔軟にしておき，硝子様変性を起こしにくくしておく必要がある．このことに，多くの矯正歯科医がまだ気づいていないが，歯根吸収の減少にはきわめて重要なことである．
- Spee 湾曲付きの Ni-Ti ワイヤは正中部にズレ防止のディンプル(凹み)の付与されていないものを使用したほうが良い．理由は，ディンプル前後で装着後この部位のワイヤが変形しやすく，上顎前歯部が急に「へ」の字型になったりする．
- 標準型の歯列弓や歯槽弓をもつ症例の場合は，最初から最後まで Ni-Ti ワイヤを順にグレードアップすることで，Ni-Ti ワイヤのみで矯正治療を終了させられることもある．
- しかし多くの症例では，歯列の形態修正や大臼歯部の交叉咬合の改善などをステンレス角線に頼る必要がある．
- Ni-Ti 角ワイヤはステンレス角ワイヤに比較して，歯根吸収は非常に少ない(図11-15a, b)．患者の内面的アンチエイジングという面から，特に成人矯正治療では，余分な骨吸収やブラックトライアングルを引き起こしにくいブラケットとの組み合わせ使用で効果が大きい．これは非常に重要な利点である．

Ni-Ti ワイヤによる歯の移動(14か月間)で，歯根吸収のほとんどない実例(治療前口腔内：図Ⅱ－9a, 12a)のデンタルエックス線像(図Ⅱ－15)を示す．

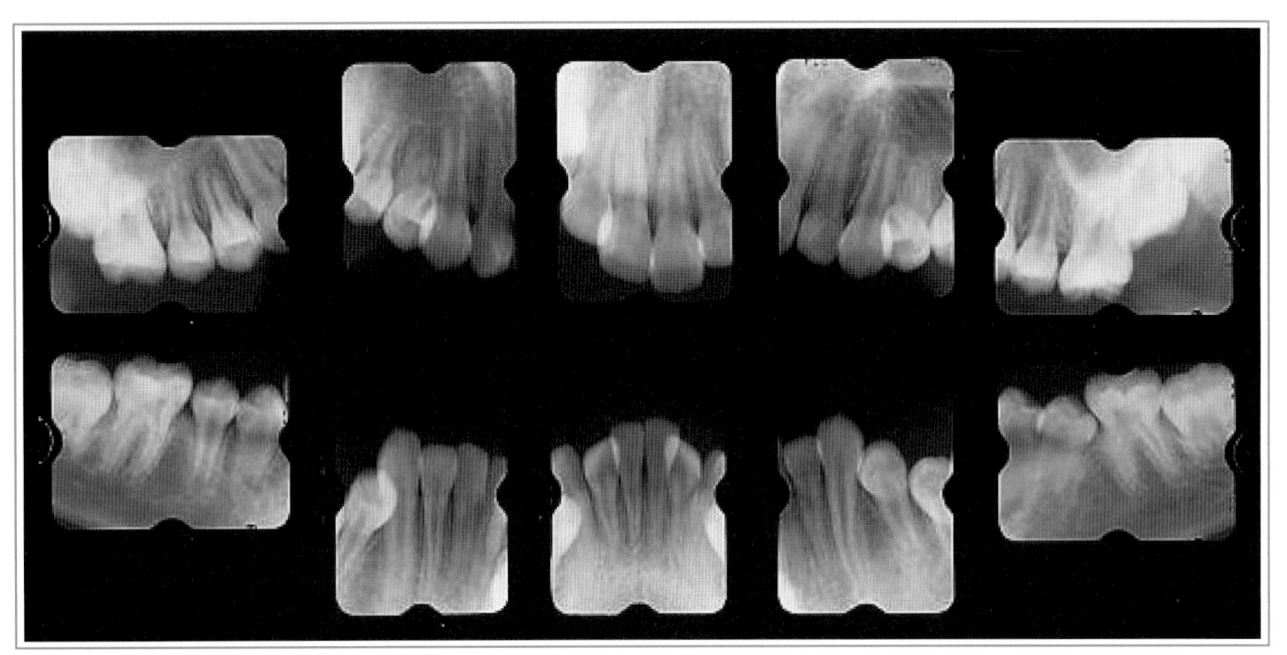

図Ⅱ－15a 治療前のデンタルエックス線像．

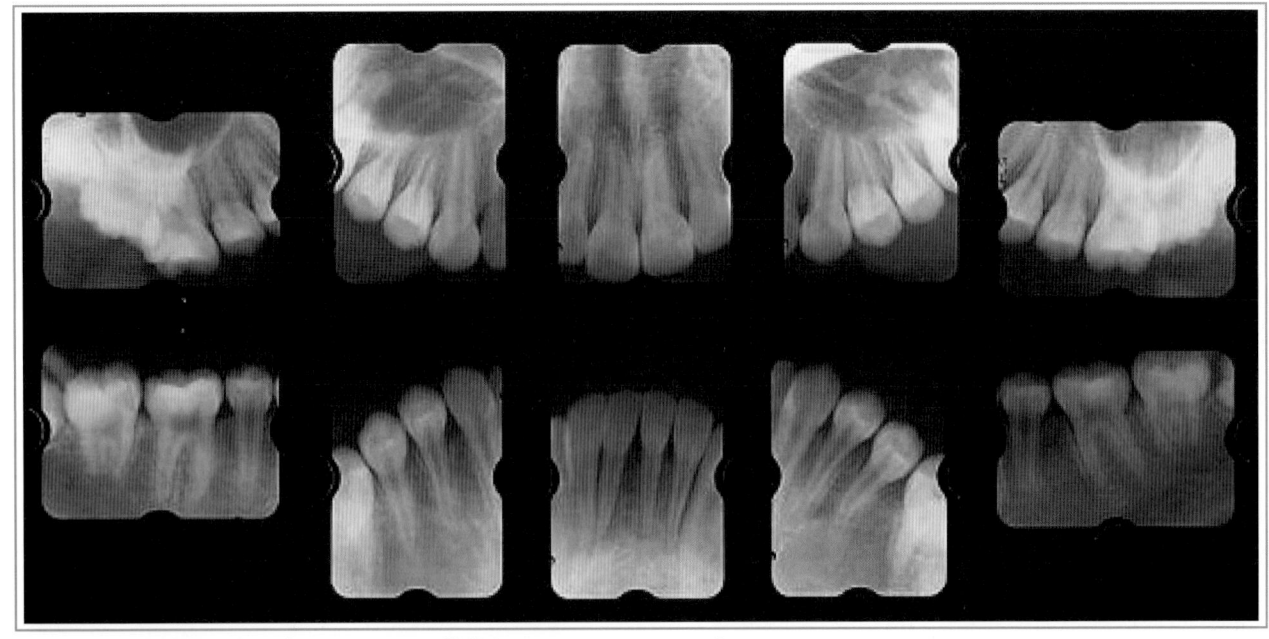

図Ⅱ－15b 治療終了時のデンタルエックス線像(歯根吸収は認められない)．

Ni-Ti ワイヤを用いた開咬の改善について

■Ni-Ti ワイヤはそれ自体がバイトクロージングの作用があるので，咬合を閉鎖したい症例では，主としてメインアーチワイヤとして使用される．

■手順としては：

① まずレギュラータイプの Ni-Ti ワイヤ(.016")で 2〜3 か月間(7〜7 まで)レベリングし，つぎに .016"×.016" 角，.018"×.018" 角と 3〜4 か月ごとにグレードアップして，Ni-Ti ワイヤのレベリングでどの程度オープンバイトが減少するかを見極める．

② つぎに，ボックスタイプまたはバーティカルタイプのゴムを用いて，さらにオーバーバイト増加を図る．

③ さらにオーバーバイトの増加を必要とするときは，Spee 湾曲の角の Ni-Ti ワイヤを上顎はリバースに，下顎は Spee 湾曲に 3 か月位使用する．

④ 使用する期間は 3〜4 か月を限度とする．その理由は，装着して 2 か月目位までは切歯の挺出が起こり，3 か月目位から小臼歯部の圧下が起こり始める．装着 4 か月で小臼歯部に開咬を生じてくる．

⑤ 小臼歯部が開咬となる前に .018"×.018"，.020"×.020" のレギュラータイプの Ni-Ti ワイヤに交換してバイトの維持をしておくべきである．

⑥ Ni-Ti ワイヤでのバイトのコントロールは，その方向づけを確実にするためには角線とすることが原則である．

Ni-Ti ワイヤのまとめ

■ワイヤの屈曲が不要：チェアタイムが短い．

■ワイヤの変形がない：希望どおりに歯が早く動き，患者とのトラブルが少ない．

■多少の凸凹があっても装着できる．ただしブラケットの中にしっかりと挿入装着しておくことが条件である：装置の破損が少ない．しかも，患者の痛みが少ない．

■角線の太いものでは，かなりの歯列の保持作用がある：術者，患者ともに安心できる．

■柔軟なトルク力，回転力で歯根吸収が少ないなど，患者，術者双方にとって多くの利点がある．日常の臨床に積極的に取り入れることは，前述のように，患者の内面的アンチエイジングを損なうことが少なく，minimum patient compliance であり minimum doctor compliance でもある．ワイヤを屈曲して歯を移動させる時代は，すでに終わった．

4．ステンレスワイヤについて

1）種　類

　ステンレススチール製ワイヤは基本的にその材質の組成は製品によって若干異なる．しかし，その違いよりも各社の焼入れの条件により，ワイヤの弾性は同サイズでもかなり異なるので，実際に自分で試してみたほうが良い．なぜならば，使用に際し気をつけなくてはいけないのは，その弾性であるからである．Ni-Ti ワイヤと異なり，使用中に折れるということはほとんどない．折れるとしたら，術者が屈曲中に何回か曲げ直したときもしくは部位である．

　Ni-Ti ワイヤと異なり，ステンレスワイヤは付与されたアーチフォームを自分で変えることができる．よって好みでない，もしくはその患者の歯列弓に合っていないアーチフォームは自分で直せばよいし，必要であればオフセット，インセット，カーブなどをいくらでも付与することができる．ただし，いくら熟練した達人が曲げても機械の精度にかなうことは絶対にない．よって可能であれば，自分の好みのアーチフォームのものを使用し，修正は最小限にしておいたほうがよい．

　KB テクニックで使用するステンレス製のアーチワイヤのサイズとしては，.018″×.018″，.020″×.020″がスタンダードになる．また，第一小臼歯を抜歯した症例で犬歯間を en masse（一塊）にして動かす場合，.010″φ のステンレスワイヤを犬歯間のブラケットにアーチワイヤとともにセットする．臼歯部が狭窄している場合には，Willis Sage's auxiliary を .014″φ ステンレスワイヤにて屈曲し，片側性もしくは両側性に歯列弓の側方拡大を行うことができる（図II-16）．ベッグブラケットのようにバーティカルスロットがあるブラケットで使用するアップライティングやローテーションの修正のために使用するスプリング類は通常，.012″から .014″φ 程度のステンレスワイヤで製作する．その他のオギジアリーにも通常は .012″から .014″φ 程度のワイヤを屈曲して使用する．

2）断面形状と実寸法

　市販のステンレスワイヤの実際の断面の形状とサイズを調べると，Ni-Ti ワイヤと同様にかなりバリエーションに富んでいる（図II-17, 表II-2）．つまり説明書に書かれている，もしくはわれわれが思っているサイズや形状からかけ離れているものが多い．まず形状であるが，基本的には断面が丸のものは問題ない．断面が四角のものはひどいものになると平行四辺形であったり台形であったり，さらには平行辺が一つもなかったりするものもある．これも Ni-Ti ワイヤと同様である（図II-16, 17）．しかし角部は Ni-Ti とは違い，比較的，角が立っているものが多い．各辺はまっすぐなものは少なく，凸もしくは凹になっている（図II-17）．

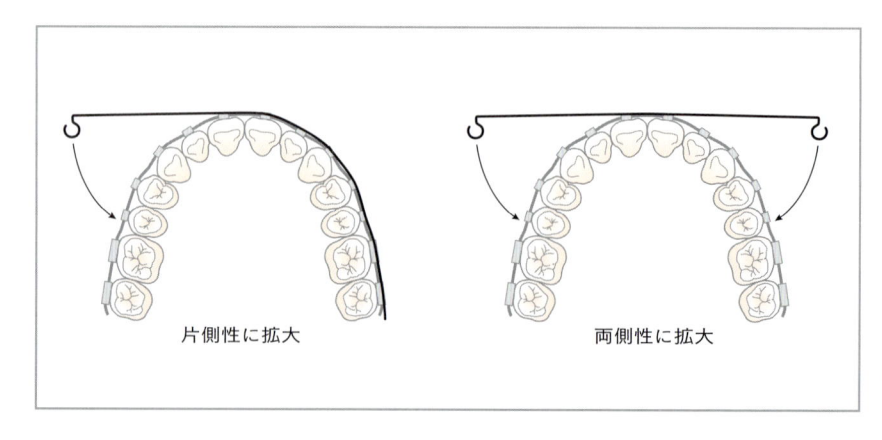

図II-16　Willis Sage's auxiliary による歯列弓の側方拡大．

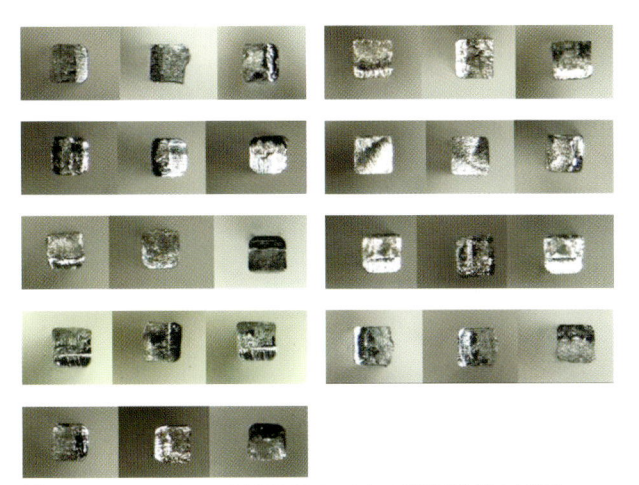

図Ⅱ-17a　.016"×.016"SUS ワイヤの断面形状の実際.

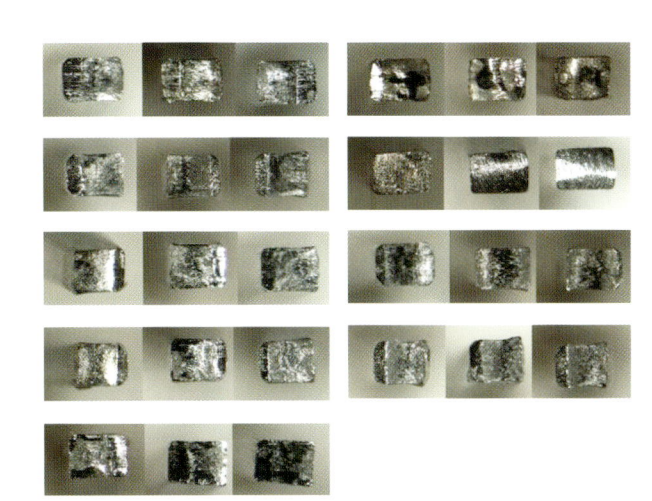

図Ⅱ-17b　.018"×.025" ステンレスワイヤの断面形状の実際.

サイズについては，基本的にアーチフォームの前歯部のほうが臼歯部よりも小さい．また，サイズそのものは規定のサイズより小さくできているものがほとんどである（表Ⅱ-2）．

表Ⅱ-2　ステンレスワイヤの断面サイズの実際.

.016"×.016"		切端-歯頸部方向			唇(頬)舌方向		
		縦(0.406)			横(0.406)		
販売元	n	前歯部	臼歯部	前歯部-臼歯部	前歯部	臼歯部	前歯部-臼歯部
A	10	0.392±0.014	0.407±0.001**	−0.015	0.401±0.016	0.404±0.008	−0.003
B	10	0.400±0.010	0.395±0.007	+0.005	0.404±0.011	0.393±0.016	+0.011
C	10	0.406±0.007	0.404±0.011	+0.002	0.400±0.015	0.405±0.008	−0.005
D	10	0.399±0.009	0.411±0.009**	−0.012	0.397±0.001	0.405±0.013	−0.008
E	10	0.402±0.011	0.415±0.010*	−0.013	0.393±0.018	0.407±0.009*	−0.014
F	10	0.402±0.009	0.411±0.009*	−0.009	0.387±0.016	0.408±0.008**	−0.021
G	10	0.396±0.007	0.396±0.012	±0.000	0.382±0.017	0.397±0.012*	−0.015
H	10	0.400±0.012	0.411±0.008*	−0.011	0.402±0.015	0.408±0.013	−0.006
I	10	0.391±0.011	0.399±0.007	−0.008	0.397±0.007	0.401±0.006	−0.004
全体	90	0.397±0.005	0.405±0.007**	−0.007±0.008	0.395±0.007	0.404±0.005**	−0.007±0.010

.018"×.025"		切端-歯頸部方向			唇(頬)舌方向		
		縦(0.457)			横(0.635)		
販売元	n	前歯部	臼歯部	前歯部-臼歯部	前歯部	臼歯部	前歯部-臼歯部
A	10	0.427±0.012	0.438±0.010*	−0.011	0.617±0.016	0.623±0.014	−0.006
B	10	0.437±0.009	0.443±0.008	−0.006	0.614±0.005	0.630±0.013**	−0.016
C	10	0.432±0.011	0.444±0.010*	−0.012	0.616±0.011	0.621±0.007	−0.005
D	10	0.431±0.013	0.441±0.003*	−0.010	0.607±0.007	0.612±0.010	−0.005
E	10	0.432±0.012	0.437±0.007	−0.005	0.612±0.009	0.630±0.009**	−0.018
F	10	0.431±0.014	0.444±0.012*	−0.013	0.612±0.009	0.626±0.008**	−0.014
G	10	0.427±0.012	0.440±0.019	−0.013	0.615±0.008	0.631±0.011**	−0.016
H	10	0.425±0.015	0.437±0.013	−0.012	0.608±0.009	0.632±0.011**	−0.024
I	10	0.413±0.007	0.419±0.013	−0.006	0.617±0.007	0.622±0.006	−0.021
全体	90	0.429±0.007	0.439±0.007**	−0.010±0.006	0.615±0.005	0.625±0.006**	−0.012±0.008

数値は平均値±S.D. 前歯部に対する臼歯部のサイズについてt-検定を行った．＊P＜0.05，＊＊P＜0.01，単位はmm．（　）内の数値は表示のサイズをmmに変換したもの．

このようなことからNi-Tiワイヤと同様に，同サイズであってもブラケットやバッカルチューブに入りやすいものや入りにくいものがあったり，動きが早かったり遅かったり，歯が傾いたりなどするということは，硬いステンレスワイヤでは軟らかいNi-Tiワイヤ以上にどのワイヤを選択するかが一因となってくる．

5．ブラケット - ワイヤ間の摩擦について

摩擦は少ないほうが良い，と思っている人が多い．しかし，すべての摩擦がないと実はどこに動いてしまうかわからないような状況に陥る．つまり，ワイヤというレール上を歯に接着されたブラケットが滑ること（スライディングメカニクス）によって歯を動かす部位については，ブラケット - ワイヤ間の摩擦は少ないほうが良い．しかし，そうでないところでは摩擦は中程度から大きいほうが良いのである．ということは，大きいところと小さいところがあるから効率よく，望ましい位置に歯が動かせるのである．

基本的にブラケット - ワイヤ間の摩擦の大きさは，ワイヤについては　β-チタン＞ステンレススチール＞ Ni-Ti，断面が，太い＞細い，角＞丸，角型の場合の角が立っている＞丸みを帯びている，弾性が強い＞弱い，通常の銀色のワイヤ＞ホワイトコーティングワイヤである（表II - 3）．

ブラケットについては，ブラケット間距離が短い＞長い，ブラケットの幅径が大きい＞小さい，審美ブラケット（セラミック製≧樹脂製）＞メタルブラケットである（表II - 3）．樹脂製ブラケットのほうがセラミック製よりも摩擦が少なくなる理由は金属製のワイヤで樹脂が削れるためである．反対にセラミックブラケットの摩擦が多い理由は，セラミックのほうがメタルよりもはるかに表面硬さが硬く，ワイヤの表面を削っていくためである．その証拠に数か月使用したセラミックブラケットのスロットには黒くワイヤの削れた跡がついている．

表II - 3　ブラケットとワイヤ間の摩擦．

種類 材質 適応部位 メーカー			Begg SUS UL12 TP[*1]（Tピン幅3.0mm）	Edgewise SUS U1 Tomy[*2]（幅径4.1mm）	Edgewise Zirconium U12 （幅径3.0mm）
Ni-Ti	16φ	0	0.0±0.0	83.9±5.8	82.5±7.1
		5	0.0±0.0	148.9±11.8	104.4±9.1
	1616	0	0.0±0.0	46.7±9.4	90.9±1.7
		5	0.0±5.7	148.0±7.5	121.4±7.6
	1622	0	0.0±0.0	55.4±2.7	101.6±4.8
		5	30.6±1.0	182.2±2.4	173.1±12.2
	1818	0	0.0±0.0	78.6±2.1	93.3±4.2
		5	0.0±0.0	184.3±4.6	132.0±4.5
	1825	0	N.A.	107.7±8.5	113.6±3.2
		5	N.A.	209.0±8.8	217.9±4.9
	2020	0	0.0±0.0	N.A.	N.A.
		5	92.6±4.5	N.A.	N.A.
SUS	1622		0.0±0.0	60.3±5.4	95.8±3.4
	1818		0.0±0.0	124.7±12.3	126.6±5.0
	1825		N.A.	165.2±15.7	130.4±7.6
	2020		0.0±0.0	N.A.	N.A.

N.A.：not available（測定不能）．
[*1]：TP Orthodontics Japan，[*2]：トミーインターナショナル．

6．咬合挙上と咬合閉鎖

　咬合挙上(バイトオープニング)と咬合閉鎖(バイトクロージング)のような垂直方向(オーバーバイト)の改善は，水平方向(オーバージェット)の改善に先んじて行うべきである．なぜならば，歯と歯列弓の形態なども含めて物理的に逆は非常に難しいからである．つまり，垂直的改善は歯列内に空間があるうちに行ったほうが格段に簡単に，しかも効果的にできるのである．そして，この垂直的な改善は Ni-Ti ワイヤを使用しているうちに行ってしまったほうが良い．咬合挙上には前述のように上顎には Spee 湾曲が付与された Ni-Ti ワイヤを，下顎にはそのオーバーバイトの程度によって Spee 湾曲が付与された Ni-Ti ワイヤかフラットな通常の Ni-Ti ワイヤを使用する．咬合閉鎖には，上下顎に通常はフラットな Ni-Ti ワイヤを使用するか，オーバーバイトが大きい場合には，バイトを下げたいところだけブラケットを歯頸部寄りにつけるか，Spee 湾曲が付与された Ni-Ti ワイヤをバイトを上げる場合の上下反対に使用する．特に後者の方法は長期の使用はすべきでない．

　Ni-Ti ワイヤからステンレスワイヤに移行して，咬合挙上と咬合閉鎖が不十分な場合にはいくつかの方法がある．それは，咬合挙上には Spee 湾曲が付与された Ni-Ti ワイヤ同様，ステンレスワイヤにもレインボーカーブを付与するか，バイトを下げたい部位にはバーティカルオフセットを付与するか，ワイヤを部分的にカットして，バイトを下げたい部位を上下的に垂直にゴムをかけるなどである．なお，バイトを下げるためにバーティカルオフセットを付与する場合には垂直ゴムを併用することが多い．

7．ピン，エラスティック，チェーン，スプリング等の付加物

　ベッグブラケットを使用する場合，その他のブラケットと異なり，ワイヤのブラケットへの固定には合成ゴム製(主にポリウレタン)のエラストメリックモジュールではなく，金属製のピンが用いられる．よって，モジュールを使用するブラケットではワイヤをブラケットに「タイ(tie)する」という言い方をするが，ベッグブラケットでは「ロック(lock)する」という言い方になる．ピン類は金属でできているため，ゴム製よりも低いブラケット‐ワイヤ間の摩擦が実現されている．材質としてはステンレススチール製とブラス製のものがある．通常使用するのはステンレススチール製の T ピンである(図 II‐18)．

　T ピンは，主にステンレス製で基本的な種類は 5 種類ある(図 II‐18)．それは，ローテーション T ピン(＝セーフティ T ピン)，ユニバーサル T ピン，90° T ピン(隙間がなく摩擦が大きい)，10°，－10° T ピン(裏が斜めに切ってあるもの)である．ユニバーサル T ピンを使用すると，①ピンの裏側にパワーピンやスプリング類が入らなくなる，②ピンが下まできっちり入らず少し浮く状態になる，というような不都合が生じる．そのため，通常の使用にはローテー

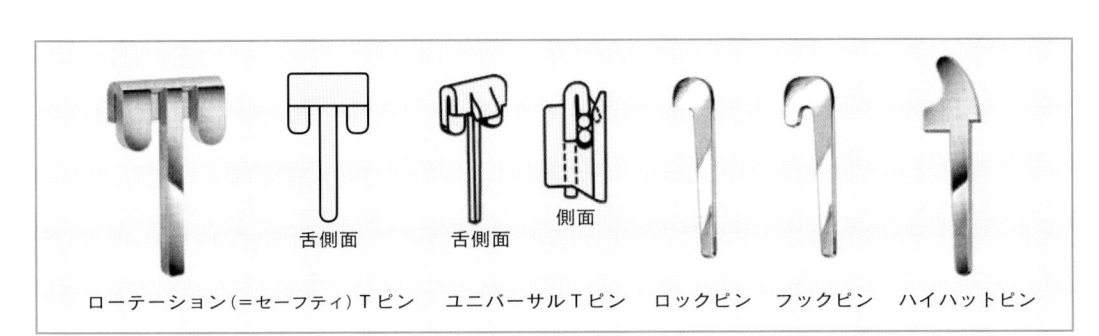

図 II‐18　ベッグブラケットで使用する金属製のピン．
図 II‐19　パワーピン．

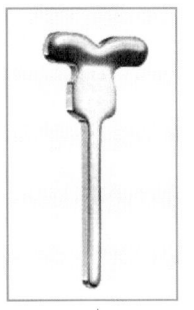

ションTピンを使用する．

　Tピンは近遠心的に幅径が大きいため，叢生がきつく空間が近遠心的に狭い部位ではブラケットに装着できないことがある．そのような場合は，ロックピンもしくはフックピンを使用する(図Ⅱ-18)．ロックピンの特徴としては，ブラス製のために柔らかく，幅も狭いのでブラケットへの出し入れは楽であるが，歯はかなり傾くため，最近では上記のような用途限定で使用される．フックピンは主にブラス製であるが，セラミックブラケット用としてステンレス製も存在する．ワイヤを引っ掛けながらブラケットに入れられるため，叢生がひどい部位には最適である．ただし近遠心的な幅がないのでロックピン同様，歯は傾きやすい．

　その他に，ハイハットピンが存在する(図Ⅱ-18)．これはステンレス製で，後述するパワーピンをブラケットに装着できない部位に使用することが多い．形状はロックピンの頭の部分にエラスティックをかける部位が付与されている．これも近遠心的な幅はないので歯は傾きやすい．そのため，通常は，Tピンの裏側にゴムをかけるためのパワーピンを装着する(図Ⅱ-19)．このパワーピンは，Tピンとブラケットのベースの間のバーティカルスロットに挿入して使用するため，メインアーチワイヤが太い場合やスロットに何かが詰まっている場合（主に接着剤）はブラケットに挿入しにくかったり，できなかったりする．このような場合，無理に挿入しようとするとブラケットが脱離するので注意が必要である．

この場合は，あきらめてハイハットピンにするか，クリンパブルフック(図Ⅱ-20)をアーチワイヤに付与するか，Tピンの脚部をエラスティックのかかる方向の反対に曲げておき，その脚部にゴムを引っ掛けるようにするか，いったんTピンを外してワイヤを緩めてから，まずパワーピンを入れ，つぎにワイヤをきっちりスロットに挿入し，それからTピンでワイヤをロックするとよい．また，ロックピンの脚部はエラスティックのかかる方向の反対に曲げておく．

　上述のクリンパブルフックとは，ゴムをかけやすくするために専用のプライヤーにてワイヤに付与するアタッチメントである．この際，クリンパブルフックのワイヤスロットを無理やり専用プライヤーで「く」の字に曲げることによって何もないワイヤ上に留めているため，クリンパブルフックの前後でアーチワイヤが「く」の字に曲がっていない場合には，ゴムをかけるとフックがワイヤ上を移動し用をなさない．ある意味，ワイヤがクリンパブルフックを境に咬合平面方向にベンドが入るようなものであるため，特にバイトを浅くしたい症例での使用は要注意である．

　ベッグブラケットに使用できるアタッチメントとしてピンの他に，バイパスループというものが存在する．バイパスループとは，第一小臼歯抜歯症例において抜歯スペースの閉鎖を効率的に行うために，第二小臼歯部をフリクションフリーにすることにより治療時間を短縮するために考案された，ブラケッ

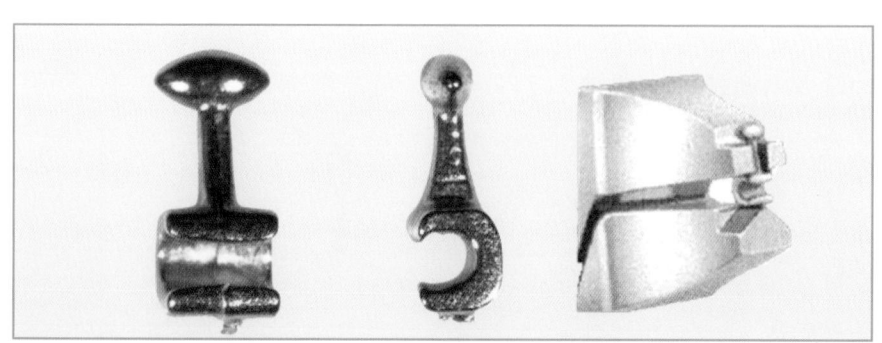

図Ⅱ-20　クリンパブルフック．

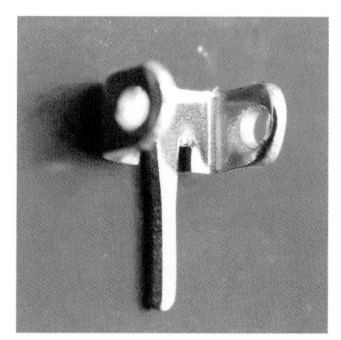

図Ⅱ-21　バイパスループ．

トのバーティカルスロットに装着するアタッチメントである（図II-21）．

エッジワイズブラケット用も存在するが，バーティカルスロットをもつエッジワイズブラケットでないと使用できない．このバイパスループは最初に考案されたバイパスクランプよりはマシだが，抜歯空隙の閉鎖が早い反面，第二小臼歯がかなり近心傾斜するという致命的な欠点がある．最近は，ステンレスワイヤよりも摩擦の少ない，フルサイズもしくはそれに近い太い Ni-Ti ワイヤ使用時に抜歯空隙の閉鎖を行うようになってきたため，あまり使用されなくなってきた．

KB テクニックで使用するエラスティック，チェーン類としては，主に顎間もしくは顎内ゴムとして使用するエラスティックと歯間の微小な空間を閉鎖するためのエラストメリックチェーンがある（図II-22）．エラスティックは主に天然ゴム製，エラストメリックチェーンはものによって異なるが，使用に際してもっとも有効なものは現時点においては熱可塑性ポリウレタンでできている．エラスティックはその材質ゆえ，経時的な劣化は致し方ないところである．その強さは，主にゴム自体の性質を変化させているのではなく，その輪の内径と太さで調節している．製品によってはわかりやすいように強さによって色を変えているものもある．エラストメリックチェーンは，ブラケットなどに引っ掛けるための一つひとつの輪の大きさはどの製品もほぼ同じであり，また厚さもあまり厚くするわけにいかないので，強さの調節は輪と輪の距離によって調節している．また，合成ゴムであるポリウレタンを使用することで強度と高い白色性を有しているが，口腔内での使用により容易に飲食物で着色されてしまうという欠点がある．また，2週間程度使用すると伸び切ることが多い．

KB テクニックではベッグブラケットの特徴を生かして，他のテクニックでは使用しない，もしくは使用しにくい付加物を使用することができる．スプリング類は，自分で屈曲してもよいし製品としても購入できる．アップライティングスプリングやローテーションスプリングは，T ピンでワイヤをブラケットにロックしたうえに，さらにバーティカルスロットに挿入して使用する（図II-23b, c）．これらはバーティカルスロットがついていないブラケットでは使用できない．

日本で購入できるものは .012″ から .014″ φ ステンレスワイヤ製である．海外では .016″ や .018″ φ ステンレスワイヤ製のものもあるが，これらはあまりに力が強すぎるので KB テクニックでは使用することはない．また，最近はあまり使わなくなってきたが，スプリング類とピンを兼ねているスプリングピンも存在する（図II-23a）．その他，ワイヤを金属製のピンでロックするという特異な形態から，さまざまなオギジアリーを使用することができる．オギジアリーは通常 .012″ から .014″ φ ステンレスワイヤを自分で屈曲して製作する．ほかに一塊（en masse）で犬歯から犬歯まで動かす場合にメインアーチワイ

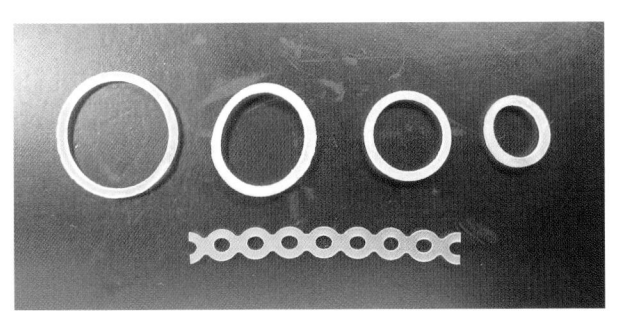

図II-22 エラスティック（上）とエラストメリックチェーン（下）．

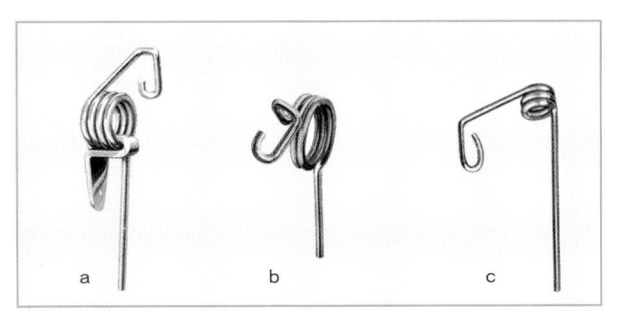

図II-23 ベッグブラケットで使用するスプリング類．a：スプリングピン．b：アップライティングスプリング．c：ローテーションスプリング．

ヤとともに.010″φステンレスワイヤを犬歯から犬歯までセットする．また，バイトを深くしたい部位にはメインアーチにさらにワイヤを重ねてセットするという技もできる．このように工夫しだいでいろいろな使い方ができる．

8．一塊歯牙移動(en masse tooth movement)に際しての犬歯間保持について

第一小臼歯抜歯症例における抜歯空隙閉鎖において，左側犬歯から右側犬歯までの前歯6歯を一塊(en masse)にして動かすことを一塊歯牙移動(en masse tooth movement)という(図Ⅱ-24)．ベッグ法では昔から行っているやり方であり，犬歯だけ最初に遠心移動させていたエッジワイズ法においても一部で最近行われるようになってきた．なぜならば，このほうが効率が良いからである．

この一塊歯牙移動を行うためには左側犬歯から右側犬歯までの前歯6歯を一塊にしなくてはならない．ベッグブラケットではその形状からメインアーチワイヤの下に重ねて.010″φステンレスワイヤをセットする．この際，犬歯のブラケットのワイヤスロットの遠心部で.010″φステンレスワイヤを咬合平面方向に曲げておく必要がある．エッジワイズブラケットなどのワイヤを重ねにくいものではリガチャーワイヤでブラケット間を8の字縛りにしておく．ただし，このように犬歯間を保持しておいても，動かす際に若干の空隙ができることはある．

この方法は確かに犬歯の先送りなどと比較すると効率的ではあるのだが，上顎前突もしくは下顎前突，もしくは上下顎前突症例で可能なかぎり前歯遠心に移動したいケースでは，犬歯を先送りしたほうが良い結果が得られる場合もあるので，症例に合わせて選択する必要性がある．また患者がどうしても顎間ゴムを使用してくれないケースなどでは，犬歯をオープンコイルで先送りしてからエラストメリックチェーンで前歯部を水平的に引くことにより，抜歯スペースを閉鎖したほうが結果的に効率的な場合もあるので選択には注意を要する．

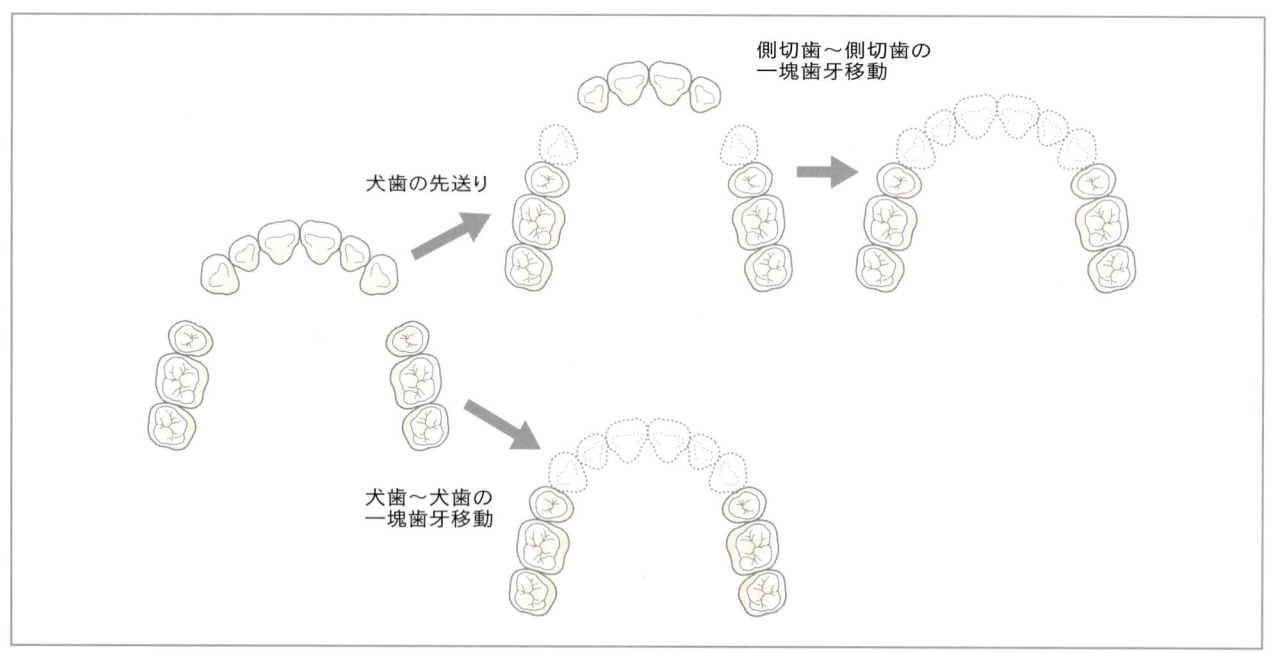

図Ⅱ-24 一塊歯牙移動．
　ブラケット-ワイヤ間の摩擦がきわめて低いベッグブラケットを使用するKBシステムにおいては，図下の犬歯～犬歯を一塊(en masse)にして移動するケースがほとんどである．これに対して，摩擦の大きいエッジワイズブラケットを使用した多くのケースでは，犬歯を先に遠心に移動してから側切歯～側切歯を一塊にしてスペースの閉鎖を行う．犬歯～犬歯の一塊歯牙移動のほうが抜歯スペースの閉鎖にかかる時間は少なくてすむ．

9．ストリッピングによる歯冠・隣接面形態の修正について

　矯正治療は患者の歯牙素材を用いて動的治療終了時の咬合を作りだすという宿命を有しており，最終的には患者のもつ歯牙素材のいかんが単にアウタービューティからのみでなく後戻り防止やインナービューティからも重要な要素となるので，ストリッピングによる歯冠・隣接面形態の修正は動的治療期間中・後に多くの症例で当然必要となる．

1）主な歯冠・隣接面形態の修正の部位

　上下顎切歯の隣接面形態，咬耗した切端，上顎切歯の舌面形態ことに分厚い辺縁隆線，第一小臼歯抜歯時の犬歯遠心隣接面と第二小臼歯近心隣接面のすり合わせ，第二小臼歯抜歯時の第一小臼歯遠心面と第一大臼歯近心面のすり合わせ，傾斜角の強い上顎第一，第二小臼歯の咬頭展開角の適正化などである．

2）使用器具

　隣接面形態の修正には手動のMD reducer(主として両刃)，舌面形態や咬頭展開角の修正にはホワイトポイントなどの切削バーが使用される(図Ⅱ-25a, b，33)．

3）ストリッピングの実際

- ストリッピングは接触点や隣接面の形態修正と後戻り防止や術後の歯周環境の適正化(ブラックトライアングルの生成防止)のために行うので，叢生・捻転などをともなう場合，一度排列して接触状態を確認し，近遠心幅径の減少，後戻りの防止とブラックトライアングルの生成防止に確実に結びつく部位と範囲を特定してから，ストリッピングすることが原則である．
- ストリッピングの回数と一度に行う量は，ワイヤの交換の際に毎回で両面の刃が楽に通過できるくらいが良い．若年者の場合は槽間中隔の骨(crestal bone)を減少させないために，デンタルエックス線像でエナメル質の量を確認し，その半分までが限界である．
- ストリッピングの部位が広範囲にわたる時は，その後のう蝕予防と知覚過敏防止のために，ミラノール®(NaF)・シュミテクト®(硝酸カリウム)などをロビンソンブラシやラバーカップを用いて歯面研磨の要領で擦り込んでおくと良い(図Ⅱ-31)．
- 矯正治療前より歯周病などで歯槽骨の吸収や，歯肉の退縮により歯根の露出やブラックトライアングルが生じている，または治療途中で何らかの原因で生じてきた場合は，ミラノール®(NaF)・硝酸カリウム含有歯磨剤の調整したものを患者に処方する．適用方法を説明し練習させることにより，盲嚢内や露出根面・ブラックトライアングル部隣接面の研磨と同時に，薬剤の擦り込みを電動歯ブラシで患者自身に自宅で毎日行わせることもできる．そして歯の移動をしながらのストリッピングにより，隣接面の形態修正をするとともに歯間三角を小さくすることができる．

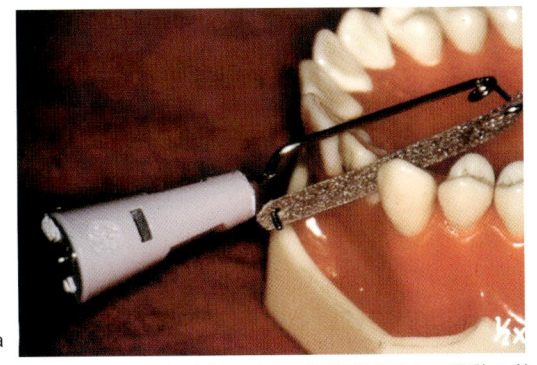

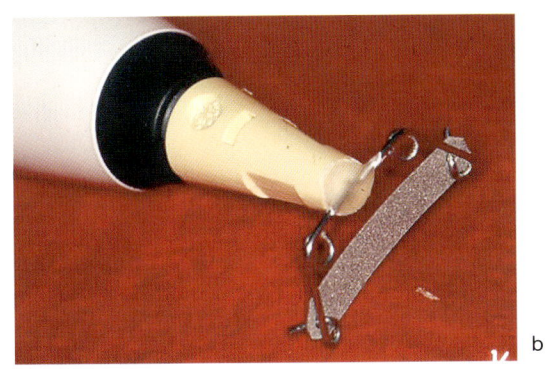

図Ⅱ-25a, b　切歯部用(a)，臼歯部用(b)の電動の使用器具(MD reducer)．

- このことはとくに成人の矯正治療の場合，エステティックゾーンにおけるアウタービューティの改善のみならず，歯周環境の改善にも寄与し，術後のインナービューティの保持に重要な役割をする．つまり，これはわれわれ矯正歯科医の責任（orthodontic responsibility）でもある．

■だるま型，マージャンのパイ型は問題を生じない．

4）歯冠形態の相違によるストリッピングの必要性について

❶ストリッピングによる修正が比較的少なくてすむ歯冠形態の場合（図Ⅱ-26a～c, 図Ⅱ-27a～c）．

だるま型，マージャンのパイ型の切歯歯冠形態をもつ症例の動的治療終了時（図Ⅱ-26a～c）と17年後の口腔内（図Ⅱ-27a～c）を示す．隣接面の形態や接触面の広さが術後の歯列の安定性にいかに寄与するかがわかる．

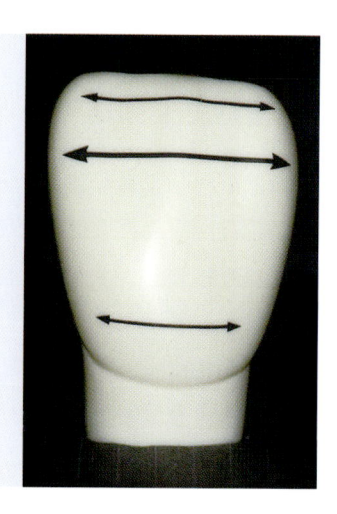

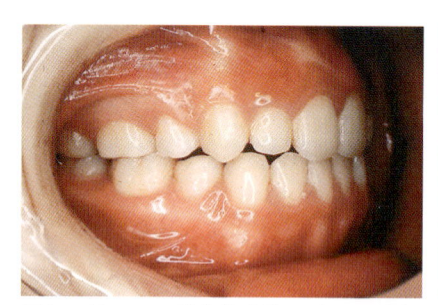

図Ⅱ-26a～c　動的治療終了時の口腔内．マージャンのパイ型の歯冠形態を呈している． a｜b｜c

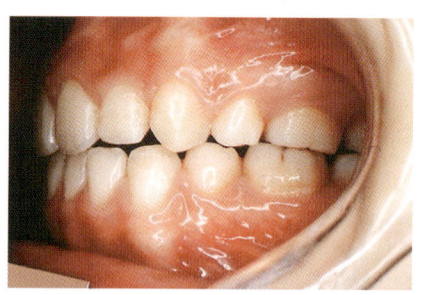

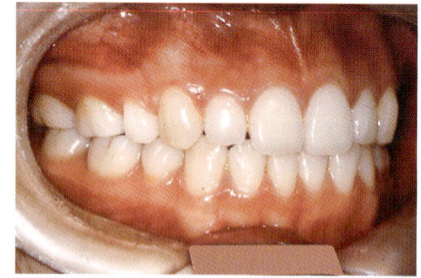

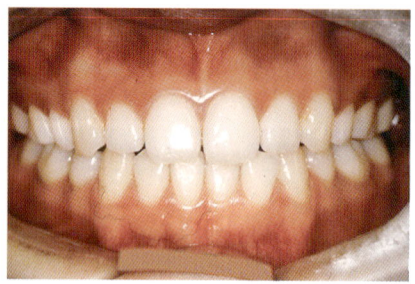

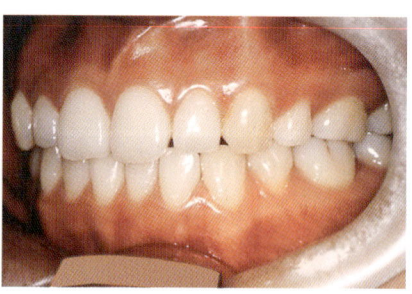

図Ⅱ-27a～c　動的治療終了後17年を経過した口腔内．咬合はきわめて安定している． a｜b｜c

Ⅱ KBテクニックで使用する材料類とその基本的活用方法

❷ストリッピングによる形態修正を必要とする歯冠形態の場合—逆三角形の歯牙素材のとき

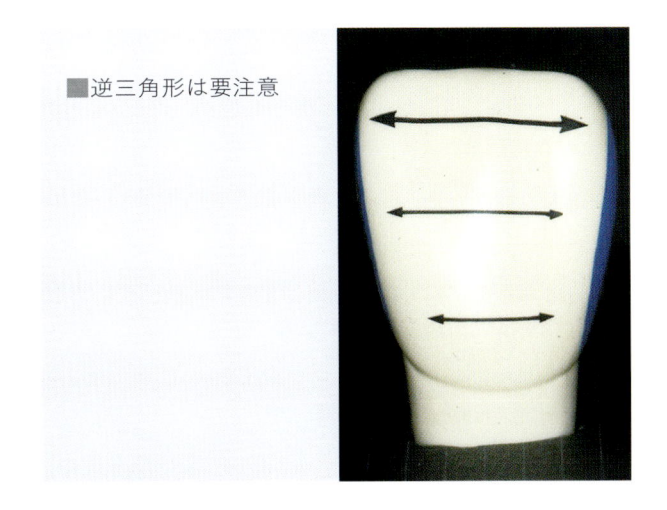

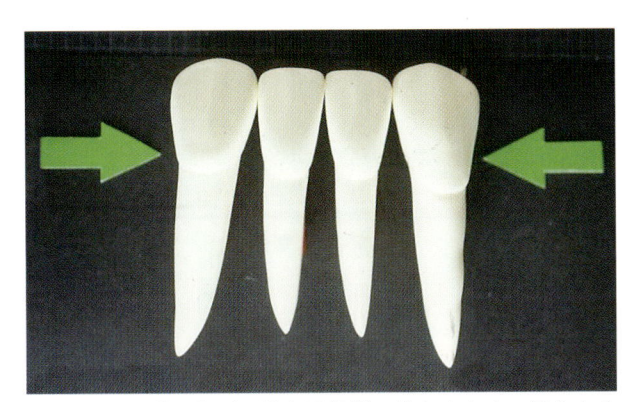

■逆三角形は要注意

図Ⅱ-28a 逆三角形の場合は歯間三角も大きく，遠心からの咬合力や biologic splint の増齢的収縮で叢生になりやすい．

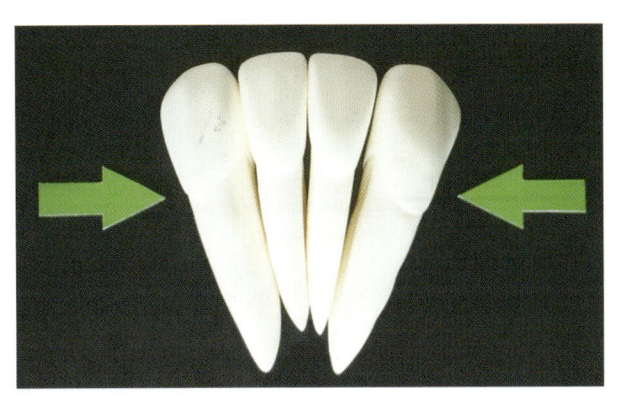

図Ⅱ-28b 結果，下顎切歯は扇形を呈する．

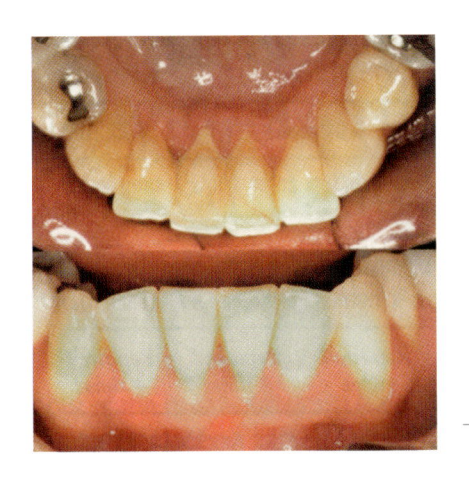

29a
29b

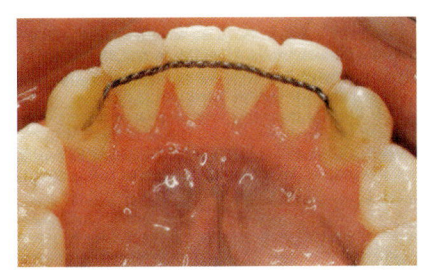

図Ⅱ-29c （同 Fig.5を引用）

◀図Ⅱ-29a, b （Booth FA, et al. Twenty-year follow-up of patients with permanently bonded mandibular canine-to-canine retainers. Am J Orthod 2008；133(1)：P.75, Fig.4[39]を引用）

逆三角形の歯の場合，動的治療終了後，しっかり保定をしてもその後，数年間で歯・歯列を囲む結合織の膜(biologic splint)が増齢的に収縮するため下顎切歯が扇型となって安定咬合を呈しやすい（図Ⅱ-29a, b）．

たとえ犬歯-犬歯の固定式の保定装置(bondable lingual retainer)が装着されていても，固定されていない切歯群の隣接面形態がストリッピングにより修正されていないとせり上がり扇状に挺出し，犬歯との間に段差を生じ，いずれ歯肉が退縮しブラックト

63

■ストリッピングで大切なことは，歯冠近遠心幅径を小さくすると同時に，隣接面を広くし，歯間三角を小さく，歯肉乳頭で満たされやすくすることである．これによりブラックトライアングルの生成を防止することができる．

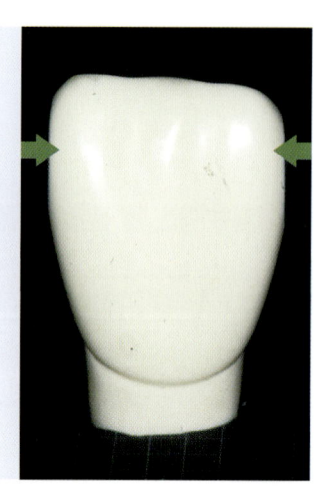

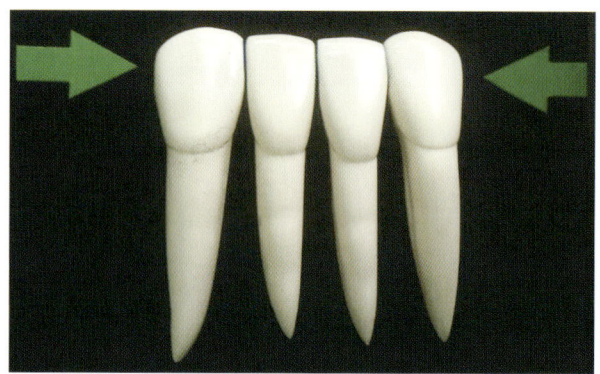

図Ⅱ-30

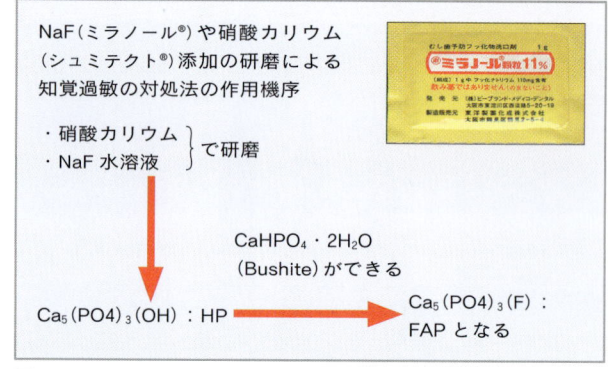

図Ⅱ-31

非抜歯で排列の場合のストリッピング

■治療前でのストリッピングはストリップスを捻転歯などに術者が入れやすいように挿入しての使用となりやすいので，歯冠近遠心幅径の減少に寄与することが少なく，後に歯の隣接面の形態が悪化し，かえって後戻りの原因を作りだすことがある．

■そのためある程度，前歯部の叢生などを排列してから，ストリッピング（若年者では，デンタルエックス線でcrestal boneの吸収に注意し可能なかぎり：エナメル質の厚さの半分まで）すると，広い接触面を作りだすことによって，歯冠近遠心幅径を確実に小さくでき，また歯間三角をより小さくすることができる．

ライアングルを生じる（図Ⅱ-29c）．

ストリッピング後，当該歯のう蝕予防と知覚過敏防止のためにミラノール®（NaF）・シュミテクト®（硝酸カリウム）などをロビンソンブラシやラバーカップを用いて歯面研磨の要領で擦り込んでおくと良い．その作用機序を図Ⅱ-31に示す．

実際には歯磨剤として市販されているシュミテクト®の中にミラノール顆粒を少量混和し，電動ブラシなどで隣接面部に擦り込む．

■辺縁隆線も形態修正が必要な時
オーバージェット・オーバーバイトの増加の原因となることが多い

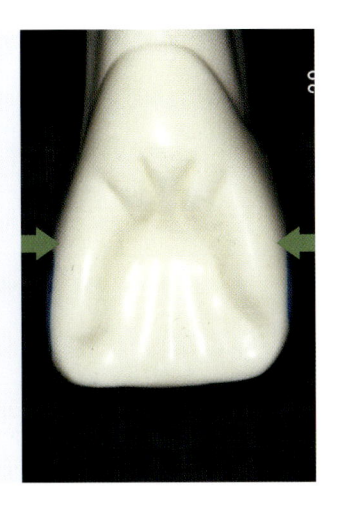

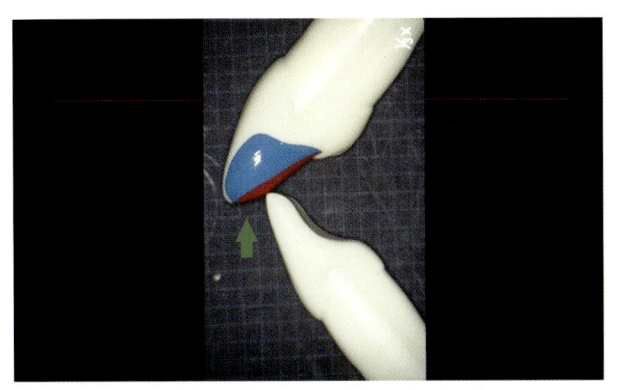

図Ⅱ-32　分厚いシャベル型の辺縁隆線の場合，これをホワイトポイントなどで削除し，形態修正をするとオーバージェット・オーバーバイトの適正化を図ることができる．

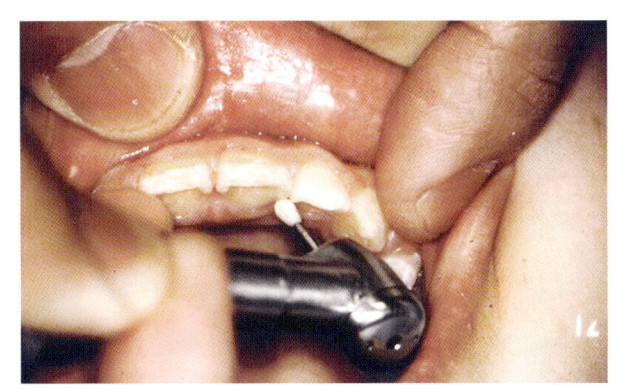

図Ⅱ-33

❸ストリッピングによる形態修正を必要とする場合
　──辺縁隆線の形態修正

　主として成人の矯正治療における年齢ごとの管理（age-management）の一環として，ストリッピングと歯冠形態修正によるブラックトライアングルの防止策やエステティックゾーンにおけるブラックトライアングルの予防のコツに関しては，「第Ⅴ章　歯・歯列・顎の長寿から見た矯正歯科の責任と内面的アンチエイジングについて．5）インナービューティを目指した成人矯正治療について」(P.189〜196)を参照のこと．

成人の矯正治療におけるブラックトライアングルを防止するためのストリッピングと歯冠の形態修正

- ■矯正治療後の後戻りの防止と年齢の比較的高い患者における歯間三角をめぐる悪循環の改善のため，隣接面でのストリッピング（若年者ではデンタルエックス線でcrestal boneの吸収に注意し，可能なかぎりで止める）は矯正治療中行っておかなければならない大切な過程である．
- ■また保定後，期間中の後戻りは，その咬合（organized occlusion）が個々の患者の歯牙素材の組み合わせででき上がっているので，歯牙素材の可能なかぎりの形態修正は，後戻り防止上のみでなく，アウタービューティのうえからも，また術後の歯周環境の保全と長寿という面でも大切になることでもある．

CHAPTER III

診断と基本的治療術式

III 診断と基本的治療術式

1 診断および治療方針の樹立法(quad diagnosis system)

1．上顎前突における治療目標

オーバージェット，オーバーバイトはいずれも 0〜2mm を目標とする(図III-1a)．

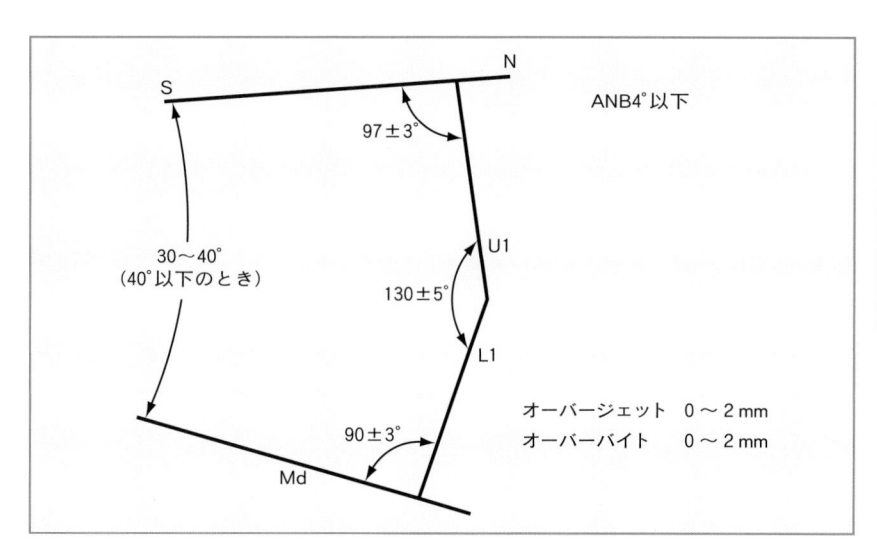

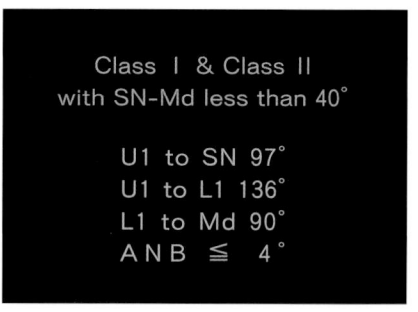

図III-1a, b
注：この治療目標は SN-Md が 30°以上 40°以下の場合(平均値的上顎前突症例)で成立する．

この治療目標は SN-Md が 30〜40°の平均値的症例の場合であり，40°を超えたり(ハイアングル症例)，30°以下(ローアングル症例)の場合はこの目標値を参考にできるだけ近似させるよう努力するが，必ずしも一致しないこともある．一般的には SN-Md が 40°を超えた分だけ U1-SN 97°，L1-Md 90°より 10°を限界として減じ，治療目標を設定する．SN-Md が 30°以下の場合，30°に達しない分だけ 5°を限界として U1-SN 97°，L1-Md 90°に加算して治療目標を設定する(図III-1b)．

2．治療目標を達成するための診断

1）診断に必要な資料

①口腔模型(平行模型で十分)
②顔面写真(正貌，側貌，斜貌)
③口腔内写真(正面，左右側面，上下顎咬合面)
④デンタルエックス線写真
⑤パノラマエックス線写真
⑥頭部エックス線規格写真(側貌，必要に応じて正貌ならびにレストポジション)
⑦埋伏歯があるときは咬合法エックス線写真，顎関節部の異常に対しては，顎関節規格エックス線写真などが必要である．
⑧3DCT での画像診断(ただし，既存のエックス線画像診断ではエビデンスが不十分と思われるときで，患者・術者とも，さらなる恩恵がリスクを上回ってもたらされると判断されたとき使用)
例：埋伏・未萌出歯の位置の特定，骨性癒着の有無，顎関節部の三次元的位置，兎唇口蓋裂の矯正治療，成人の矯正治療での患者のもつインナー

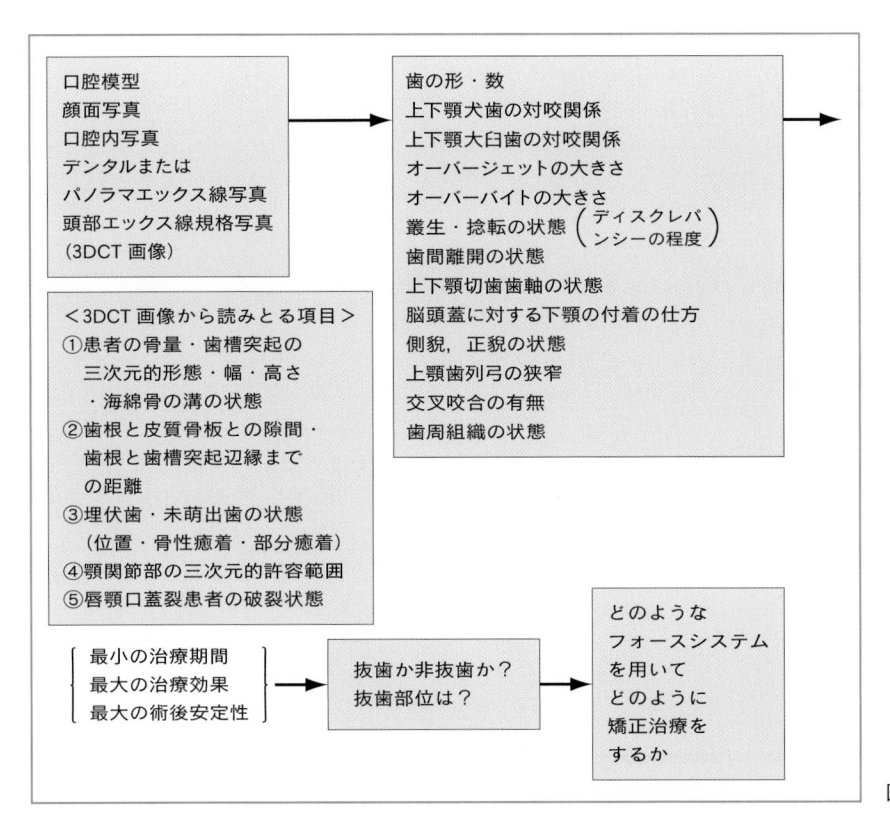

```
┌─────────────────────────────────────────────────────────────────┐
│  口腔模型              歯の形・数                                │
│  顔面写真              上下顎犬歯の対咬関係                      │
│  口腔内写真            上下顎大臼歯の対咬関係                    │
│  デンタルまたは        オーバージェットの大きさ  ──────▶        │
│  パノラマエックス線写真 オーバーバイトの大きさ                   │
│  頭部エックス線規格写真 叢生・捻転の状態（ディスクレパ           │
│  (3DCT 画像)           歯間離開の状態    ンシーの程度）           │
│                        上下顎切歯歯軸の状態                      │
│  <3DCT 画像から読みとる項目> 脳頭蓋に対する下顎の付着の仕方      │
│  ①患者の骨量・歯槽突起の 側貌, 正貌の状態                       │
│     三次元的形態・幅・高さ 上顎歯列弓の狭窄                      │
│     ・海綿骨の溝の状態   交叉咬合の有無                          │
│  ②歯根と皮質骨板との隙間・ 歯周組織の状態                       │
│     歯根と歯槽突起辺縁まで                                       │
│     の距離                                                       │
│  ③埋伏歯・未萌出歯の状態                                        │
│     (位置・骨性癒着・部分癒着)                                   │
│  ④顎関節部の三次元的許容範囲                                    │
│  ⑤唇顎口蓋裂患者の破裂状態       ┌──────────┐                  │
│                                    │ どのような │                │
│  ┌最小の治療期間┐ ┌抜歯か非抜歯か?┐│ フォースシステム│         │
│  │最大の治療効果│→│抜歯部位は?    │→│を用いて    │             │
│  │最大の術後安定性│└──────────────┘│どのように │              │
│  └──────────────┘                  │ 矯正治療を │              │
│                                    │ するか     │              │
│                                    └──────────┘                │
└─────────────────────────────────────────────────────────────────┘
```

図Ⅲ-2 診断の資料から読みとること．

ビューティの状態のエビデンスとしての把握など

2）診断資料採取についての原則

①診断に必要な資料（エビデンス）は多いほど良い（とくに初心者の場合は）

②診断の資料は途中で何か不都合が起きたときには術者を守ってくれるし，治療の方向転換に利用できる．

3．診断の資料から何を読みとるか（図Ⅲ-2）

診断の資料から読みとるべきことを図Ⅲ-2に示す．

4．上顎前突の矯正治療開始時期

①患者にとって，できるだけ短期間で矯正治療が終了できる時期を選定する．

②早期治療を否定するわけではないが，早期に治療をしすぎて，途中で矯正治療のやり直しとならない時期（下顎前突における成長抑制の早期治療とは考え方を異にすべきである）を選定する．

③患者・術者にとって，安全・確実に広範囲矯正治療の行える時期を選定する．

④原則的に上顎前突の矯正治療で無難な開始時期としては上顎犬歯，あるいはまた第二小臼歯が萌出しているか，またはすぐに萌出する時期であることが望ましい．

⑤ただし一定の条件（側貌が悪くないこと，ハイアングルでないこと，オトガイ筋の緊張がないこと，アーチレングスディスクレパンシーが－5 mm 以内であること，第二大臼歯が未萌出なことなど）がそろっていれば早期治療で開始し，下顎の成長を診ながら非抜歯症例として動的治療を終了させることができる．下顎の成長状態によっては途中で抜歯症例に変化するため，治療方針を途中で変更することもある．

5．非抜歯症例の基準（ボーダーラインケースにおける）

①下顎歯列弓の叢生捻転を排列したときに，下顎切歯がAP lineの前方にきすぎないこと．

②下顎のSpee湾曲をレベリングして，下顎切歯がAP lineの前方にきすぎないこと．

下顎切歯の前方移動量(mm)＝0.488D－0.51

ただし，D：下顎切歯切端と第二大臼歯を結んだ咬合平面からもっとも深い咬頭頂までの距離（左右の合計mm）

③大臼歯関係を改善したときに下顎切歯がAP lineの前方にきすぎないこと．

④正常範囲内に基底骨(apical base)の差を少なくしようとするときに，上顎切歯ならびにその根を後方に後退させると，下顎切歯がAP lineの前方にきすぎないこと．

⑤非抜歯で矯正治療をするとき，上・下顎歯の歯根面積の比率は上顎歯109／下顎歯100となり，下顎の固定崩れをきたしやすい．したがって下顎の固定が崩れてもよいか，加強固定できる症例であること．

⑥上下顎第二大臼歯が萌出していないこと．また，第三大臼歯が存在していないこと．

⑦非抜歯の矯正治療では患者の治療前の側貌が良好なこと．矯正治療後の側貌が良好と予測される症例であること．

⑧具体的にはハイアングル症例(SN-Md：40°以上)でないこと，NB-Pog(mm)がマイナスでないこと．

⑨成長発育途中の場合（混合歯列弓の場合），アーチレングスディスクレパンシーが－5mm以内であること．これは大臼歯の後退量＋顎の成長量が約5mmという考えからである．

6．抜歯部位の選定に際して考慮すべき事項

①叢生・捻転の程度（ディスクレパンシーの程度）
②オーバージェット，オーバーバイトの大きさ
③上下顎切歯傾斜角の大きさ
④上顎切歯傾斜角(U1-SN)の大きさ
⑤下顎切歯傾斜角(L1-Md)の大きさ
⑥必要な固定の程度
⑦Stage Ⅱで傾斜させすぎないような抜歯部位の選定（第一小臼歯か第二小臼歯か？）
⑧広い抜歯空隙は初心者には安全弁(safety valve)の役割をするが，熟練者にとっては治療期間を長引かせることになる．

7．セファログラムコレクションを用いたアーチレングスディスクレパンシーの決定法と抜歯部位の選定法

QDS(quad diagnosis system)とは前述のように診断四角であり，患者の治療前の側貌頭部エックス線規格写真により治療目標を設定し，これを基にセファログラムコレクションを行い，そのデータを患者の口腔模型上に移してavailable spaceを計測し，あらかじめ患者の模型上より得られたrequired spaceとの差でアーチレングスディスクレパンシーを計算し，この大きさにより抜歯部位を上下顎別々に決定するという診断システムである（図Ⅲ-3）．手順は以下のようである：

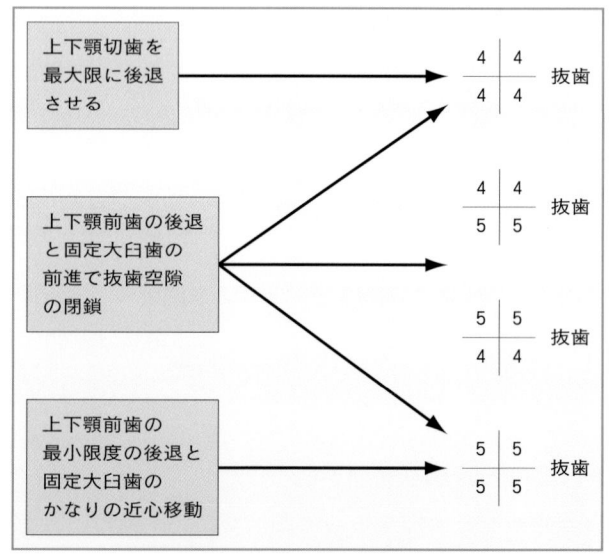

図Ⅲ-3　QDSの元になった小臼歯抜歯部位選定の考え方．

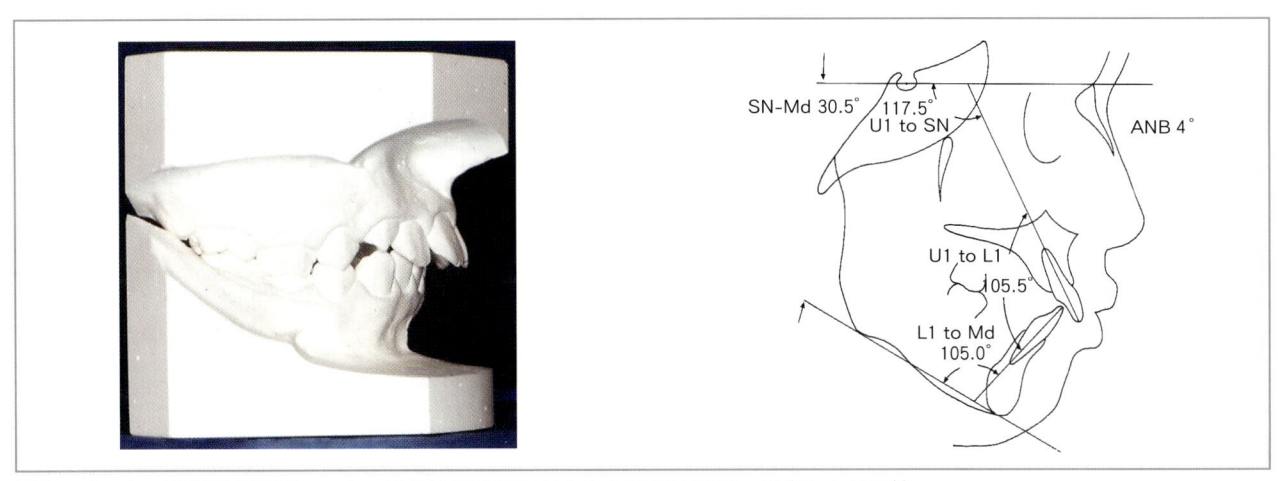

図Ⅲ-4 a, b　初診時の頭部エックス線規格側貌写真の主な分析値を示す．11歳1か月男性．

1) 患者の頭部エックス線規格側貌写真と口腔内模型を組み合わせたディスクレパンシーの計測法

①治療前の患者のSN-Mdを計測する．

a) SN-Mdが30°以上40°以下の平均的上顎前突の場合

L1-Md 90°，U1-SN 97°，U1-L1 135°付近で治療目標を設定する．

b) SN-Mdが40°以上の上顎前突の場合

L1-Md 90°，U1-SN 97°よりSN-Mdが40°を超えた分だけ10°を限界として値を減じて治療目標を設定する．

c) SN-Mdが30°以下の上顎前突ならば

L1-Md 90°，U1-SN 97°よりSN-Mdが30°以下の分を5°を限度として加算して，治療目標を設定する．

ここで，図Ⅲ-4 a, bに示すような11歳1か月の上顎前突患者が来院し，その治療前の頭部エックス線規格側貌写真の計測値が下記のようであったとする．

SNA：80°　　U1-SN：117.5°
SNB：76°　　L1-Md：105.0°
ANB：4　　　U1-L1：105.5°
SN-Md：30.5°　Overjet：7.0mm
SN-Occl.：14.5°　Overbite：4.5mm

本症例の場合SN-Md：30.5°を呈しているので

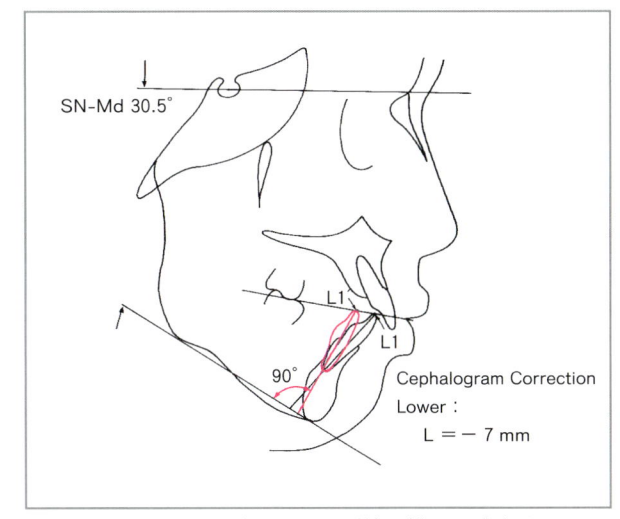

図Ⅲ-4 c　L1-Md 90°として予測線を描く．咬合平面上(下顎)で治療前の切縁(L1)と，予測した治療後の切縁(L1′)との距離を計測する．L=(-)7mmである．

U1-SN 97°，L1-Md 90°に治療目標が設定される．

②下顎切歯軸を90°として予測線を頭部エックス線規格側貌写真トレース上に描く．

③下顎の咬合平面上で下顎切歯切縁から予測の線までの距離を計測する(L mm)，これが下顎のセファログラムコレクションである．

注：治療前よりも舌側傾斜させる場合，マイナス，唇側傾斜させるときプラスをそれぞれ付記する．本症例の場合L=-7mmである(図Ⅲ-4 c)．

④つぎに上顎切歯切縁を下顎切歯の予測切縁上に求め，SN平面に対して治療目標のU1-SN 97°で予測線を引く．
⑤U1-L1を計測すると135〜140°となっている．
⑥治療前の上顎切歯切縁と予測の上顎切歯切縁との間の距離を下顎咬合面上で計測する（U mm）．これが上顎のセファログラムコレクションである．下顎のセファログラムコレクションと同様に舌側傾斜させるときマイナスを，唇側傾斜させるときプラスをそれぞれ付記する．本症例の場合U＝－14mmである（図Ⅲ-4d）．

注：これらの数値はエックス線写真上での値であるので，実際の患者口腔模型に移すときは0.9倍とする必要がある．

⑦上下顎のavailable spaceの計測をするために，通常左側下顎切歯切端で0.9×L mm内側（マイナスのとき）または外側（プラスのとき）に，上顎左側切歯切端で0.9×U mm内側（マイナスのとき）または外側（プラスのとき）に，患者の口腔模型上でそれぞれ印をつけNi-Tiワイヤで計測する．本症例の場合，下顎は切縁より6.3mm内側を，上顎は切縁より12.6mm内側を口腔模型上でそれぞれ印をつけ，Ni-Tiワイヤでavailable spaceを計測する（図Ⅲ-5）．
⑧上下顎第二小臼歯から反対側の第二小臼歯まで

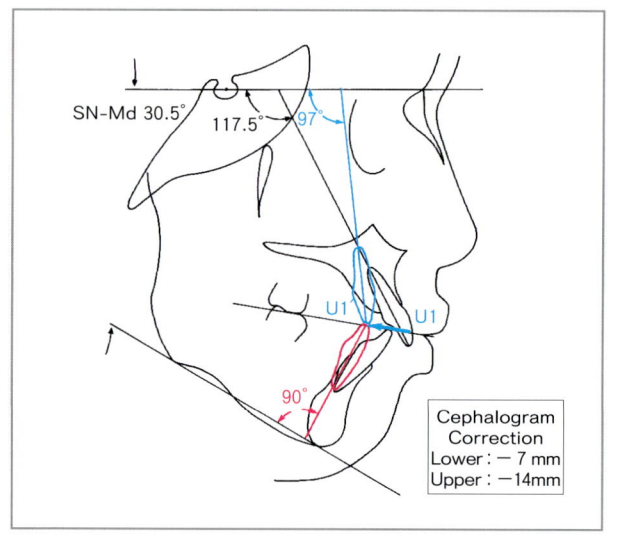

図Ⅲ-4d つぎにU1-SN 97°で治療後の予測の上顎切歯切縁を下顎切歯切縁上にのせる．治療前の上顎切歯切縁U1と治療後の予測上顎切歯切縁U1'と下顎咬合平面上に透影して，U1〜U1'で計測する．U＝（－）14mmである．

歯冠近遠心幅径の総和（required space）を計測する．未萌出歯はデンタルエックス線写真上で計測し，その計測値に0.9を乗じて算出する．本症例の場合：上顎：available space（66.0mm）－required space（77.6mm）＝アーチレングスディスクレパンシー（－11.6mm），下顎：available space（59.4mm）－required space（68.4mm）＝アーチレングスディスクレパンシー（－9.0mm）となる．

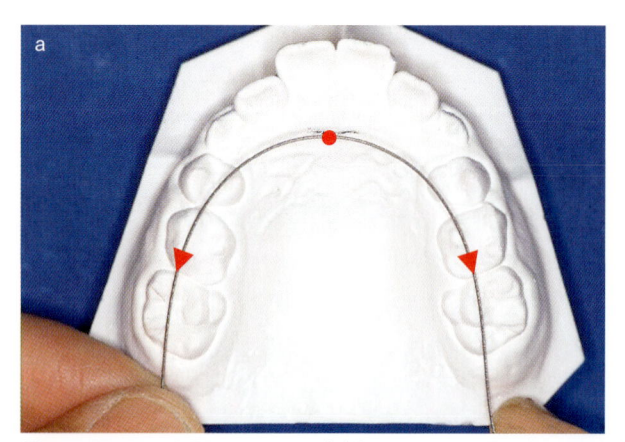

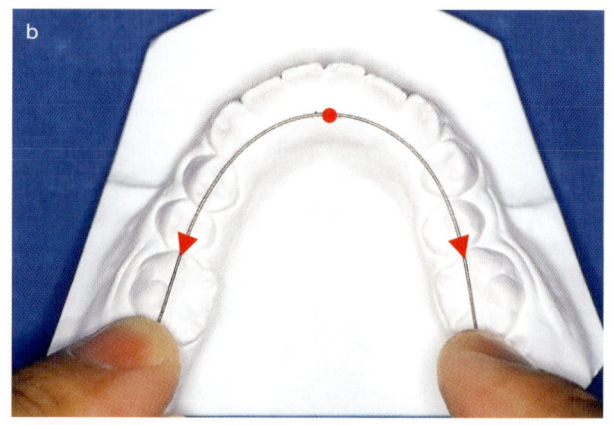

図Ⅲ-5a, b 上顎は12.6mm内側に（5a），下顎は6.3mm内側に（5b）患者の石膏模型上でそれぞれ印をつけ，セファログラムコレクションを模型上にうつす．矢頭〜矢頭はavailable spaceを示す．

Ⅲ 診断と基本的治療術式

$\frac{4|4}{4|4}$ 抜歯：$(a+b)=10.3$mm

$\frac{4|4}{5|5}$ 抜歯：$(a+b)=9.3$mm

$\frac{5|5}{5|5}$ 抜歯：$(a+b)=7.0$mm

a mm：上顎切歯後退量
b mm：下顎切歯後退量
（ただし下顎切歯を前傾させた場合は（−）をつける）

表Ⅲ-1

空隙の利用状態 固定の程度	前歯の後退量 (mm)	臼歯の前進量 (mm)
Maximum anchorage	4.5mm	1.5mm
Moderate anchorage	3.0〜4.5mm	1.5〜3.0mm
Minimum anchorage	3.0mm 以下	3.0mm 以上

固定の程度による小臼歯抜歯空隙の閉鎖．

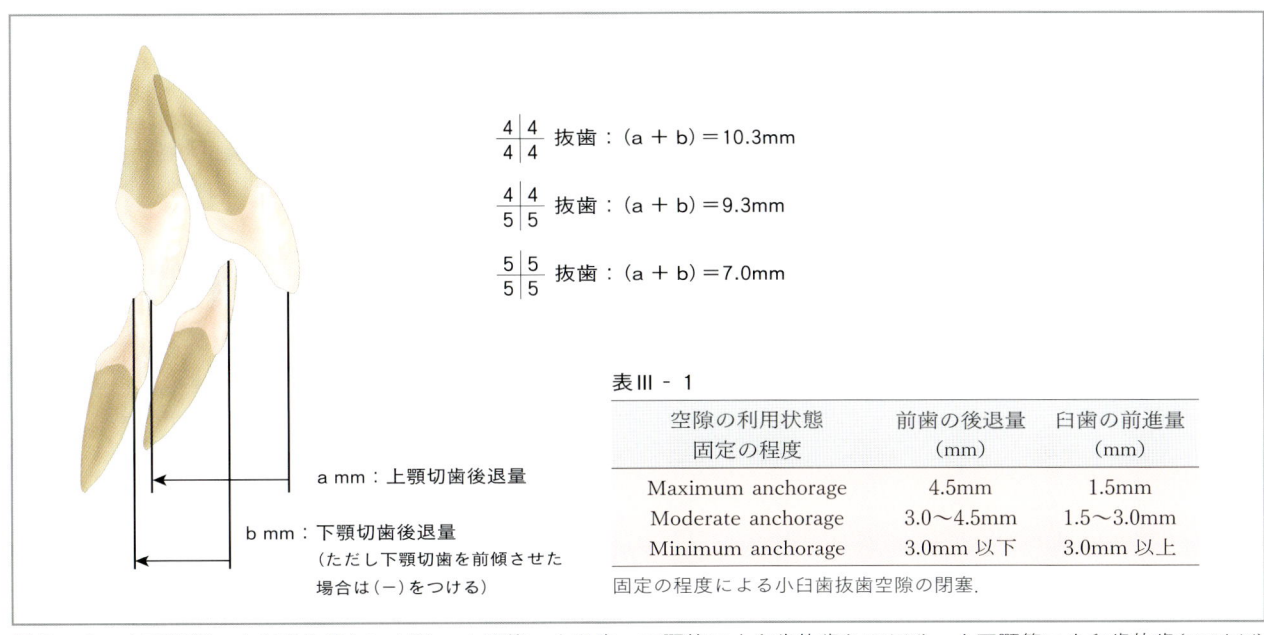

図Ⅲ-6 上下顎第一小臼歯抜歯(101症例)，上顎第一小臼歯・下顎第二小臼歯抜歯(100症例)，上下顎第二小臼歯抜歯(100症例)における上下顎切歯の合計後退量(mm)を示す(Raleigh Williams による)．

2）アーチレングスディスクレパンシーの大きさによる抜歯部位の選定法

矯正治療上もっともよく利用される小臼歯（第一，第二）に焦点を当てて記載する．アーチレングスディスクレパンシーの大きさと小臼歯抜歯部位の選定を結びつける場合に，過去に小臼歯抜歯で矯正治療が良好に行われた上顎前突症例の上下顎切歯の移動量(mm)（図Ⅲ-6），および一般的に歯科矯正学の教科書に広く記載されている固定の程度による小臼歯抜歯空隙の閉鎖状態（表Ⅲ-1）を参考資料とした．

ⅰ）第一小臼歯抜歯の診断基準（アーチレングスディスクレパンシー）について

上下顎第一小臼歯が抜歯される症例は最大限に固定を保つ必要のある症例か，または中程度に固定を保つ症例の一部までである．したがって，前歯の後退量は片側の小臼歯抜歯空隙で4.5〜3 mm 程度であり，臼歯部の前進量は1.5〜3.0mm 程度である（表Ⅲ-1）．そのため，アーチレングスディスクレパンシーが−9 mm 以下は第一小臼歯抜歯であり，−9〜−6 mm の範囲では，症例によっては第一小臼歯が抜歯される（図Ⅲ-6）．

ⅱ）第二小臼歯抜歯の診断基準（アーチレングスディスクレパンシー）について

上下顎第二小臼歯 4 本の抜歯は中程度〜最小限度の固定を必要とする場合に，最近非常に頻繁に行われる．すでに上下顎第二小臼歯 4 本抜歯により良好な安定した治療結果に仕上げられた上顎前突100症例における上下顎切歯の合計後退量は平均で7.0mmを呈しており（図Ⅲ-6），これに上下顎第二小臼歯の近遠心幅径（上顎：7.07mm，下顎：6.71mm）を参考とし，さらに必要な固定の程度（中〜最小限度）による抜歯空隙の閉鎖量（中程度の固定の場合，前歯群の後退量 3〜4.5mm，臼歯群の前進量1.5mm，最小限度の固定の場合，前歯群の後退量 3 mm 以下，臼歯群の前進量 3 mm 以上）を用いて第二小臼歯抜歯の場合のアーチレングスディスクレパンシーを決定すると−6 mm が基準となり，−9〜−6 mm の範囲か−6〜−3 mm の範囲となる．一般的には，−9〜

－6mmの範囲においては第一，第二小臼歯のいずれかが症例によって抜歯されることになり，－6～－3mmの範囲ではつねに第二小臼歯が抜歯される．

ⅲ）上顎第一小臼歯，下顎第二小臼歯抜歯の診断基準（アーチレングスディスクレパンシー）について

最近の上顎前突の矯正治療でもっともよく用いられる抜歯部位であり，上顎では最大限の固定を必要とするが，下顎では中程度の固定で十分である場合に用いられる．すでに上顎第一小臼歯，下顎第二小臼歯抜歯で良好な安定した治療結果に仕上げられた100症例の上下顎切歯の合計後退量は平均値で9.3mmを呈しており（図Ⅲ-6），必要な固定の程度（上顎で最大限，下顎で中程度～最小限）による抜歯空隙の閉鎖量（上顎で前歯群の後退量4.5mm，臼歯群の前進量1.5mm，下顎で前歯群の後退量3～4.5mm，臼歯の前進量1.5～3mm）を用いてアーチレングスディスクレパンシーを決定すると，上顎でのアーチレングスディスクレパンシーは－9mm以下および－9～－6mmであり，下顎のアーチレングスディスクレパンシーは－6～－3mmまたは－9～－6mmの範囲となる（図Ⅲ-7）．

注：ただし，この方法は治療前の時点での判断であり，その後の患者の成長発育をゼロと仮定しての選定法である．したがって成長発育途上の場合や成長発育が予測できる場合は，これから生じるであろう成長量を加味しての判断（一般的には平均成長量を加算する）が必要であることはいうまでもない．

ⅳ）非抜歯のアーチレングスディスクレパンシーについて

非抜歯の診断基準については前述（P.70, 5.）のとおりであるが，顎の成長をゼロとみなした場合，エナメル質の厚さの1/2以内のストリッピングを併用したとしてアーチレングスディスクレパンシー－3mm以内のとき非抜歯となる．ただし混合歯列期や第二大臼歯未萌出の歯列弓で顎の成長が期待されるときは，大臼歯の後退量＋成長量でアーチレングスディスクレパンシー－5mmまで非抜歯で積極的咬合誘導ができる．（P.70, 5. ⑨参照）

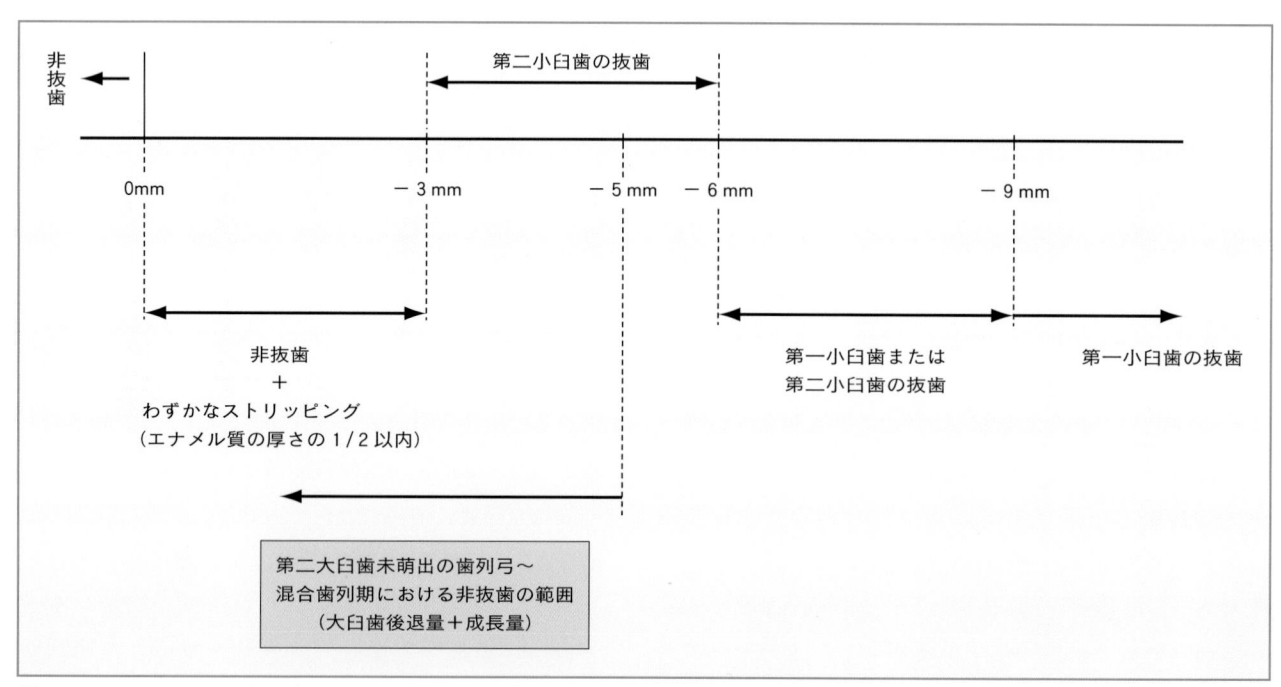

図Ⅲ-7　アーチレングスディスクレパンシーの大きさによる抜歯部位の決定．

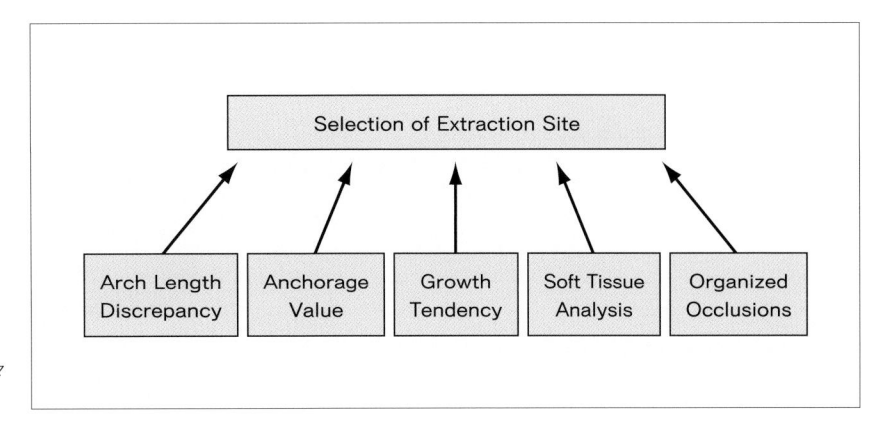

図Ⅲ-8 抜歯部位の選定に及ぼす種々の因子を示す．

8．下顎第一小臼歯か第二小臼歯抜歯かで迷う場合の判断基準

基本的にはその判断要素として図Ⅲ-8に示すようであるが，具体的には臨床上アーチレングスディスクレパンシーの大きさにより決定されることが多い．

そして，問題となるのはアーチレングスディスクレパンシーが－9～－6mmの間の第一小臼歯，第二小臼歯のいずれでも抜歯可能な場合である．上顎の場合は，バイトオープニングを必要とする症例では上顎第一小臼歯が抜歯されるが，下顎の小臼歯抜歯に関しては，つぎの事項を十分に検討して決定すべきである．

ⅰ）成人の矯正治療なのか小児の矯正治療なのか？

成人の場合は，その後ほとんど成長発育はないと考えて，－9～－6mmでは原則的に下顎は第二小臼歯抜歯である．

小児の場合は，その後の成長発育(ことに下顎の前進)によって十分良好な顎態が得られることが多い．そのため，条件がそろえば非抜歯症例となることもある．

第二大臼歯の萌出時期に相当している場合や小児の上下顎前突症例の場合は，第二小臼歯抜歯は第一大臼歯の近心移動量の増加とそのスピードが速く，治療結果を悪くするので注意が必要である．

ⅱ）ハイアングル症例か？ ローアングル症例か？

ローアングル症例の場合はあまり問題とはならないが，ハイアングル症例での抜歯では，vertical dimensionを減少させるために下顎後方歯の抜歯を選択することは大切なことである．その意味では，下顎は第一小臼歯より第二小臼歯が抜歯される．

ⅲ）顎間ゴムとアンカレッジベンドの組み合わせ作用による固定大臼歯の挺出量は？

一般に下顎第一小臼歯抜歯症例の場合，下顎固定大臼歯が顎間Ⅱ級ゴムとアンカレッジベンドの作用で挺出しやすく，vertical dimensionを増加させたい症例では有効な手段であるが，ハイアングル抜歯症例では下顎第二小臼歯を抜歯するか，顎間Ⅱ級ゴムは必要なときのみ使用でvertical dimensionのコントロールをすべきである．

ⅳ）ANBの大きさと下顎の成長方向

ANBは成長途中の個体の場合，矯正治療期間中に約2～4°の改善は咬合挙上によるオーバーバイトの減少での下顎の前進と成長発育により可能であるので，それほど神経質になる必要はない．しかし成人の場合は，ANBの大きさや治療中の増加(swing back rotation)に注意すべきである．

また，オーバージェットが著しい過蓋咬合上顎前突症例の場合，下口唇が上顎切歯舌面との間に入り込みやすい．そのため，下顎の抜歯は行わず，最初

は上顎のみにブラケットと(Spee湾曲の)ワイヤを装着し，バイトオープニングを適度に行って，下口唇が上顎切歯舌面との間に入り込まないようにしてから，下顎にブラケットとワイヤを下顎の小臼歯の抜歯・非抜歯で装着する差働矯正治療(differential orthodontic treatment)は術後の二態咬合を防止する有効な手段である．

ⅴ) その他，下顎第一小臼歯抜歯を行った場合
　顔貌としては，中凹み(dished-in appearance)となりやすい．
①下顎の成長が不十分となりやすく，二態咬合を起こしやすい．
②下顎切歯を後退しすぎると満足な咬合が得られなくなる．
③したがって顎間Ⅱ級ゴムを過剰に使用しがちであり，治療結果を悪くしやすい．

9．抜歯によりつくられた咬合(organized occlusions)について

　抜歯後，矯正治療によってつくりだされた咬合は，非抜歯の場合の咬合とは異なった面をもっている．

1) 第一小臼歯抜歯の矯正治療によりでき上がった咬合：第二小臼歯遠心と第一大臼歯近心の接触関係は良好で接触点の高さ，隣接面の形態ともに良好であるが，第二小臼歯近心と犬歯遠心の接触点の位置は適合せず，隣接面の形態もそのままでは適合しない(図Ⅲ-9a)．

対策：第二小臼歯の近心隣接面と犬歯の遠心隣接面をMD reducerを用いてストリッピングすることによって接触面をより広くそして，より良好な接触状態を確立し，保定期間中・後の犬歯の遠心傾斜や第二小臼歯の近心傾斜，沈下等を防止することができる．

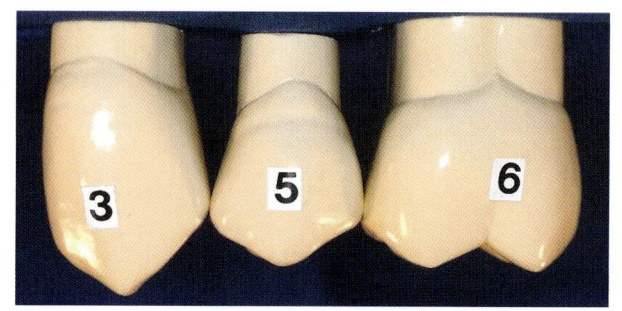

図Ⅲ-9a　第一小臼歯抜歯よりでき上がる接触関係(上顎)．

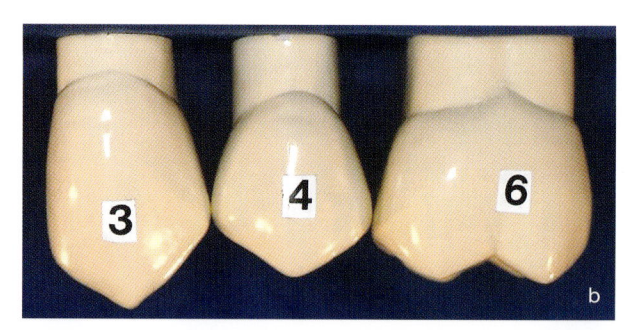

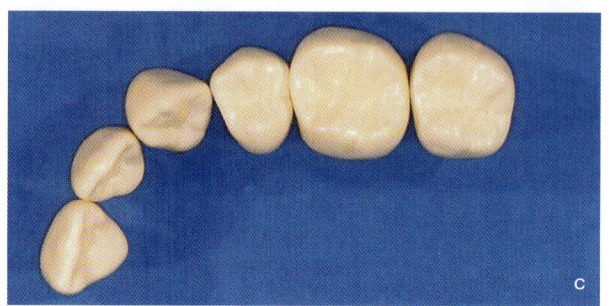

図Ⅲ-9b, c　第二小臼歯抜歯によりでき上がる接触関係(上顎)．

2) 第二小臼歯抜歯の矯正治療によりでき上がった咬合：犬歯遠心と第一小臼歯近心の接触関係は良好で接触点の高さ，隣接面の形態ともに良好であるが，第一小臼歯遠心と第一大臼歯近心の接触点の高さ，隣接面の形態(図Ⅲ-9c)もそのままでは適合しない(図Ⅲ-9b, c)．

　特に第二小臼歯抜歯では，第一小臼歯遠心隣接面の特異な形態から治療後6～18か月後に遠心頬側への回転を引き起こしたり，遠心傾斜や第一大臼歯の近心傾斜や沈下を引き起こし，側方で開咬を生じやすい(図Ⅲ-9d, e)

対策：治療期間中に上下顎第一小臼歯遠心隣接面と第一大臼歯近心隣接面をMD reducerを用いてスト

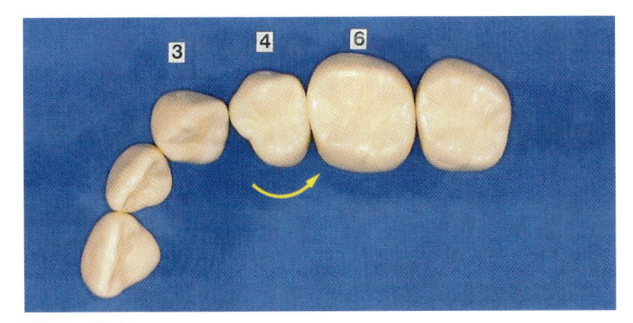

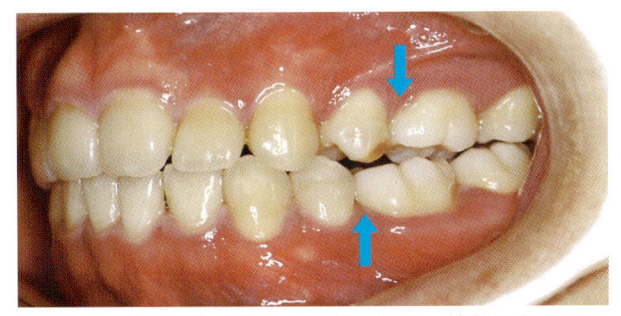

図Ⅲ - 9 d

図Ⅲ - 9 e　第二小臼歯抜歯症例の場合，接触関係のストリッピングによる対策を行わないと，やがて第一小臼歯が遠心に，第一大臼歯が近心に傾斜し，沈下して開咬状態を呈することになる．

リッピングすることによって，接触面をより広くそして，より良好な接触状態を確立し，保定期間中・後の第一小臼歯の遠心傾斜，遠心頬側への回転や第一大臼歯の近心傾斜，沈下等を防止することができる．また第二小臼歯抜歯症例では，第一大臼歯の近心傾斜や沈下は特に側方の開咬の大きな原因となるため，近心隣接面のストリッピングのみでなく，第一大臼歯バッカルチューブに付与されているバーティカルスロットにミニスプリングを装着することによって，第一大臼歯のアップライティングを十分に行っておく必要がある（図Ⅲ - 52, 53）．矯正治療後の咬合の機能的安定化の過程まで，上顎第一小臼歯の咬頭展開角の急激さ（steep）が側方運動による骨吸収，歯の破折や歯の動揺を引き起こしやすいので，適切な咬合面の削合により咬頭展開角をゆるく，第二小臼歯化しておく必要がある（第Ⅱ章 9. ストリッピングによる歯冠・隣接面形態の修正について：P.61〜65，第Ⅲ章 動的治療終了時の咬合（2）：P.98参照）．

10．動的矯正治療終了後の安定咬合とコレクトオクルージョンについて

＜近代矯正学の父 Angle 先生の直弟子の最後の一人 Begg 先生とのディスカッション（1979. 6〜1980. 6．：手紙と，1980. 8．：アデレードでお会いして）から＞

1）コレクトオクルージョンと現代におけるオプティマルオクルージョン（至適咬合）との関連性について

　コレクトオクルージョン，オプティマルオクルージョンについて，歯科医師はもっと日常臨床に十分考慮して取り組むべきという貴方の意見に賛成です．

　現代人では，石器時代人のような粗雑な食事で咬耗を起こすことが現にできないばかりでなく，咬耗を起こすためには，強力な咬合力が歯槽骨を含めて歯周組織に伝達することになるので，強力な咀嚼力に，より強力に抵抗する歯周組織が必要となり，現代人の場合は，その歯周組織を大幅に補強強化しなければならなくなる．そのため，石器時代人の食餌を人工的にシミュレートする方法を開発しても，それにより Australian aboriginals の食餌が咀嚼機構に及ぼすのと同じ効果を現代人で得ようとすることは難しい．それに，石器時代人の場合は比較的浅い関節窩と比較的平坦な下顎頭をもち，おそらく，粗雑な食餌による側方運動による咬耗によって咬頭が平坦となり，より広い側方運動が可能となった結果ということであろう．したがって現代人の丸い小さな下顎頭，深い関節窩では関節に対する負担が大きすぎるため，無理と考えるべきである（1979. 10. 25）．

2）動的治療終了時の咬合について

　この点に関連して，動的治療終了時の咬合をどのようにすべきかを Begg 先生に質問したところ，以前に貴方と議論したように現代人の丸い小さな下顎頭，深い関節窩の顎関節では動的治療の終了時で，犬歯小臼歯部にオーバージェットを少し出し，側方

運動を容易にできるようにすることにより，顎関節の負担を軽減しておくことが(とくに機能的適応範囲の少なくなった成人患者では)必要であるという．

すると，患者で術後，側方運動を良くする場合は咬耗が生じてきて，数年後，犬歯，小臼歯のオーバージェットはそのまま保たれている．術後，側方運動をあまりしない患者では咬耗があまり生じず，数年後の安定咬合では犬歯，小臼歯部のオーバージェットは自然に消失してくる．したがって，自分が過去に矯正治療を行った患者(Angle先生のスタッフ時代を除いて)で，治療後，顎関節症になった例はない．また，咬頭展開角の急な(steepな)臼歯をもつ患者では少し平坦に削合し，側方運動をしやすくする努力も必要であるという(1980. 8. 7, 8)．

私見ではあるが，急激な咬頭展開角という面では上顎第一小臼歯がポイントであり，この部分の咬頭展開角を少し緩くしておく(削合しておく)ことは，将来の小臼歯部の破折，動揺や骨の吸収などの防止に役立つことにもなり，また，補綴物の製作でも対合歯の破折防止のためにも必要と思われる．

3) 動的矯正治療終了後の安定咬合について(過去の症例からの検証)

上顎前突症例(初診年齢10歳男子)を動的治療22か月で切端咬合で犬歯部の咬合をオーバージェット0で緊密に仕上げ，大臼歯遠心部はdiscoccludeさせた(図III-10a)．そして上顎の咬合面観からは，第一大臼歯の遠心頬側への回転が見られる(図III-10b)．プリフィニッシャーで2年の保定後さらに2年を経過しての安定咬合(図III-10c〜e)では，オーバージェット，オーバーバイト1.5mmの正常被蓋となり，患者の顎の側方運動とプリフィニッシャーの熱心な咬み込みのためか，犬歯部の咬合も多少オーバージェットがプラスとなり，また，上顎第一大臼歯咬合面の回転も改善され，大臼歯部の咬合も緊密になり，安定している．後出の②基本的治療術式(手順)―3. Pre-stage III―2)手順―⑨「過去に外見的審美性(アウタービューティ)優先で仕上げた症例の経過

を示す」の項(p.99)を参照されたい．

つまり術後機能を営むことによって形態が変化し，いわゆる無理のない現代のコレクトオクルージョンをつくりだしている．この患者の場合は十代であったので，機能と形態のコーディネーションは顎関節などに負担をかけずにスムーズに行われたが，成人矯正治療患者では機能と形態のコーディネーションの許容範囲が狭いので，動的治療終了時の咬合はいわゆる無理のない現代のコレクトオクルージョンに仕上げる必要があると考えられる．

この現代のコレクトオクルージョンとは，矯正治療の目標とされるいわゆる個性正常咬合に該当するものであるが，患者の年齢や生物学的条件(歯牙素材，骨，筋肉，歯周組織，顎関節など，患者のもつ内面的審美性(インナービューティ)をエビデンスとして現状では提示できる)，それに患者のもつ機能条件によって，同じ個性正常咬合といっても，最大公約数的には規定はある程度できるが，細部まで正しい咬合を規定するのは，歯列を含めた歯周環境の長寿(denture & soft-tissue stability)からそのエビデンスはまだない．しいて言えば，別の意味での暦齢個性正常咬合(chronologically individual normal occlusions)の研究が今後必要となっていくものと思われる．その意味では，この無理のない現代のコレクトオクルージョンの概念は当を得ているものと思われる．

このコレクトオクルージョンの理論からすると，動的治療終了時の咬合の外見的審美性(アウタービューティ)と矯正治療の効率性を一気に両立させるために，ブラケットにあらかじめ理想的なアウタービューティの達成のために一定の決められたティップとトルクを組み込み，平均値的精密咬合に仕上げる方法*は患者の個々の機能，年齢や生物学的条件(インナービューティ)との適正な調和という面で，とくに，成人矯正患者によっては，治療期間中・治療後，咬合や顎関節のトラブル(骨の吸収，歯根吸収，歯肉の退縮，歯頸部の露出，歯根の露出，ブラックトライアングルの発生)を生じやすい環境をつくりだしていることにもなり，むしろ咬合はニュートラ

III 診断と基本的治療術式

[動的治療終了後の安定咬合（図Ⅲ - 10a〜e）]

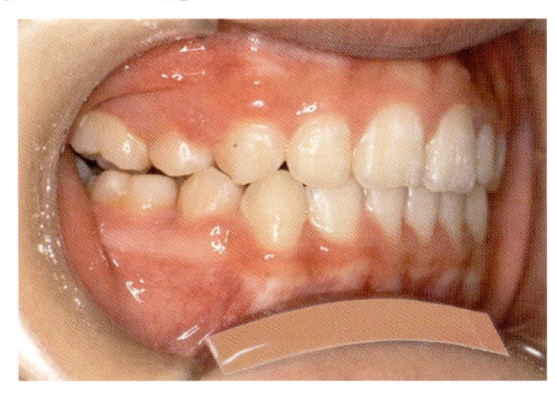

図Ⅲ - 10a　ほとんどオーバージェットなしの仕上げ．

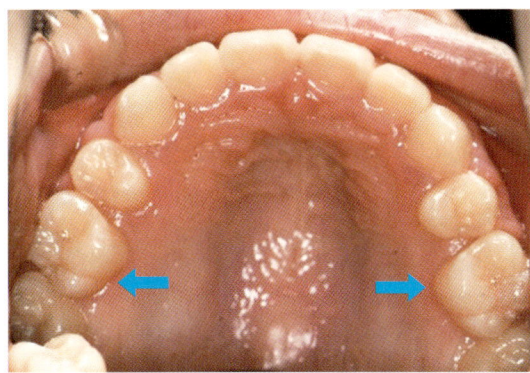

図Ⅲ - 10b　第一大臼歯の回転がある．

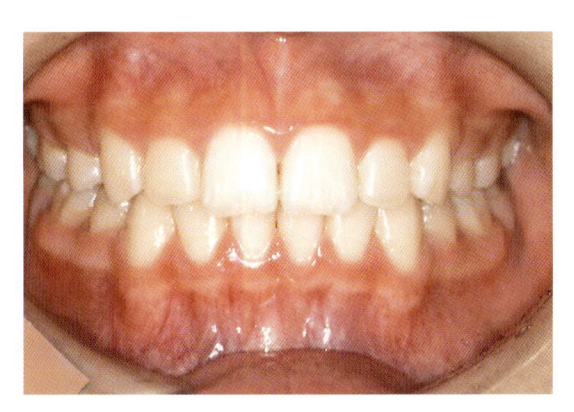

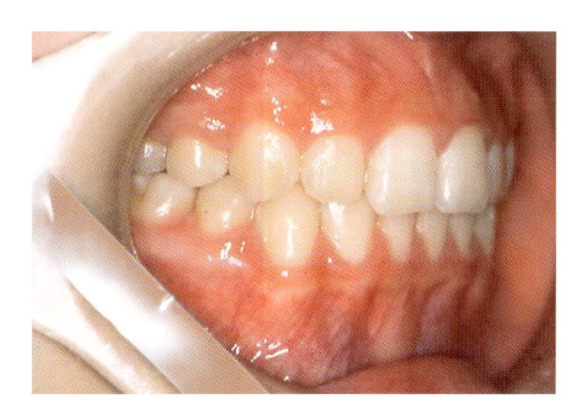

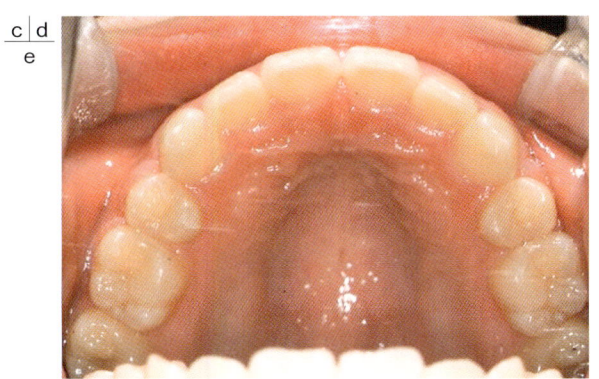

図Ⅲ - 10c〜e　4年後，犬歯・小臼歯部のオーバージェットがでてきて安定咬合化している（c〜e）．患者の側方運動により大臼歯の回転も自然に改善され，安定化している（e）．

ルに仕上げ，患者が個々に自分の機能やインナービューティに適合した咬合に，患者自身で無理なくつくりやすくする環境づくりが，歯列を含めた歯周環境の長寿という観点から大切であろう．

＊：この方法によって生じる不具合から，最近ではInsignia®という（Scholz RP, Sarver D M. Interview with an Insignia doctor. Am J Orthod 2009 ; 136 : 863 - 866. より）：患者ごとにその理想咬合状態をバーチャルに創りだし，それに合わせた患者ごとの独自のティップとトルクを設定したブラケットと，独自のワイヤをカスタムメイドでそれぞれの患者に使用するという，いわば究極のオーダーメイドの矯正治療が米国の一部では行われ話題となっている．インナービューティからの検証はされていない．

現在，使用されているブラケットとワイヤの関係

- ■原則ティップ・トルクなしのブラケットで使用ワイヤとの間に余裕のあるもの：ベッグ・スタンダードエッジワイズ
- ■原則ティップ・トルクなしのブラケットで使用フルサイズワイヤとの間に余裕のないもの：ベッグ・スタンダードエッジワイズ
- ■システムとして標準的ティップ・トルクが付いているもので，使用ワイヤとの間にフルサイズで余裕のないもの：多くのストレートワイヤエッジワイズ
- ■患者ごとに異なるティップ・トルクを付与した完全オーダーメイドブラケットとワイヤによる究極の矯正治療：Insignia®

使用ブラケット・ワイヤによる動的治療終了時の咬合とその後の安定化（1）

- ■原則ティップ・トルクなしのブラケットで使用ワイヤとの間に余裕のあるもの⇔アウタービューティ最優先の仕上がりを目指してもハードの面で細部にわたる精密咬合には少し無理があるので，標準値的な範囲の仕上がりとなる⇔しかし，インナービューティ的には無理が少ないので，術後の機能と形態の調和は保持しやすく安定咬合の確立も容易である．

使用ブラケット・ワイヤによる動的治療終了時の咬合とその後の安定化（2）

- ■原則ティップ・トルクなしのブラケットで使用フルサイズワイヤとの間に余裕のないもの⇔アウタービューティ最優先の仕上がりを目指すにはワイヤの屈曲（屈曲をしないときはブラケットの位置付け）が重要課題となるが⇔平均値的不正咬合の場合は無理をしての移動をしなければ，インナービューティにエイジングなどの悪影響を与えないですむ．

使用ブラケット・ワイヤによる動的治療終了時の咬合とその後の安定化（3）

- ■システムとして平均値的ティップ・トルクが付いているもので使用ワイヤとの間にフルサイズで余裕のないもの⇔アウタービューティ的には平均的ティップ・トルクの範囲内での精密咬合となるが⇔患者の歯牙素材・顎態・機能のいずれかが設定した平均値に合わなければ⇔何らかの不具合を術後，引き起こし，それが術中・後⇔インナービューティにエイジングとして現れてくる（歯根吸収，骨吸収による骨量の変化，歯肉退縮，歯頸部の露出，ブラックトライアングルなど）．

使用ブラケット・ワイヤによる動的治療終了時の咬合とその後の安定化（4）

- ■患者ごとに異なるティップ・トルクを付与した完全オーダーメイドブラケットとワイヤによる究極の矯正治療⇔アウタービューティ最優先の精密咬合が理論的には期待できるが⇔インナービューティ（老化防止）との調和のうえに立っての検証はできているか？
術後の機能と形態の調和に対する影響（歯列を含めた歯周環境の長寿という観点から検証はできているのであろうか？　患者のセファロ・パノラマ・3DCT画像などのエビデンスを提供しての製作は？

2 基本的治療術式(手順)

　基本的治療術式は3段階(Stage Ⅰ，Ⅱ，Ⅲ)に分かれており，順序良く進めることが治療を無難に進めるためには大切である．

＜上顎前突抜歯症例の基本術式＞

1．Stage Ⅰ

目標：レベリングとバイトオープニング

達成項目：上下顎前歯部および臼歯部の叢生・捻転の除去，犬歯関係のⅠ級化，正中線の一致，切端咬合の確立(オーバージェット，オーバーバイト0〜2mm)上下顎切歯軸のアイデアル化，大臼歯咬合関係のⅠ級または軽いⅢ級化(抜歯症例の場合．図Ⅲ-11)．

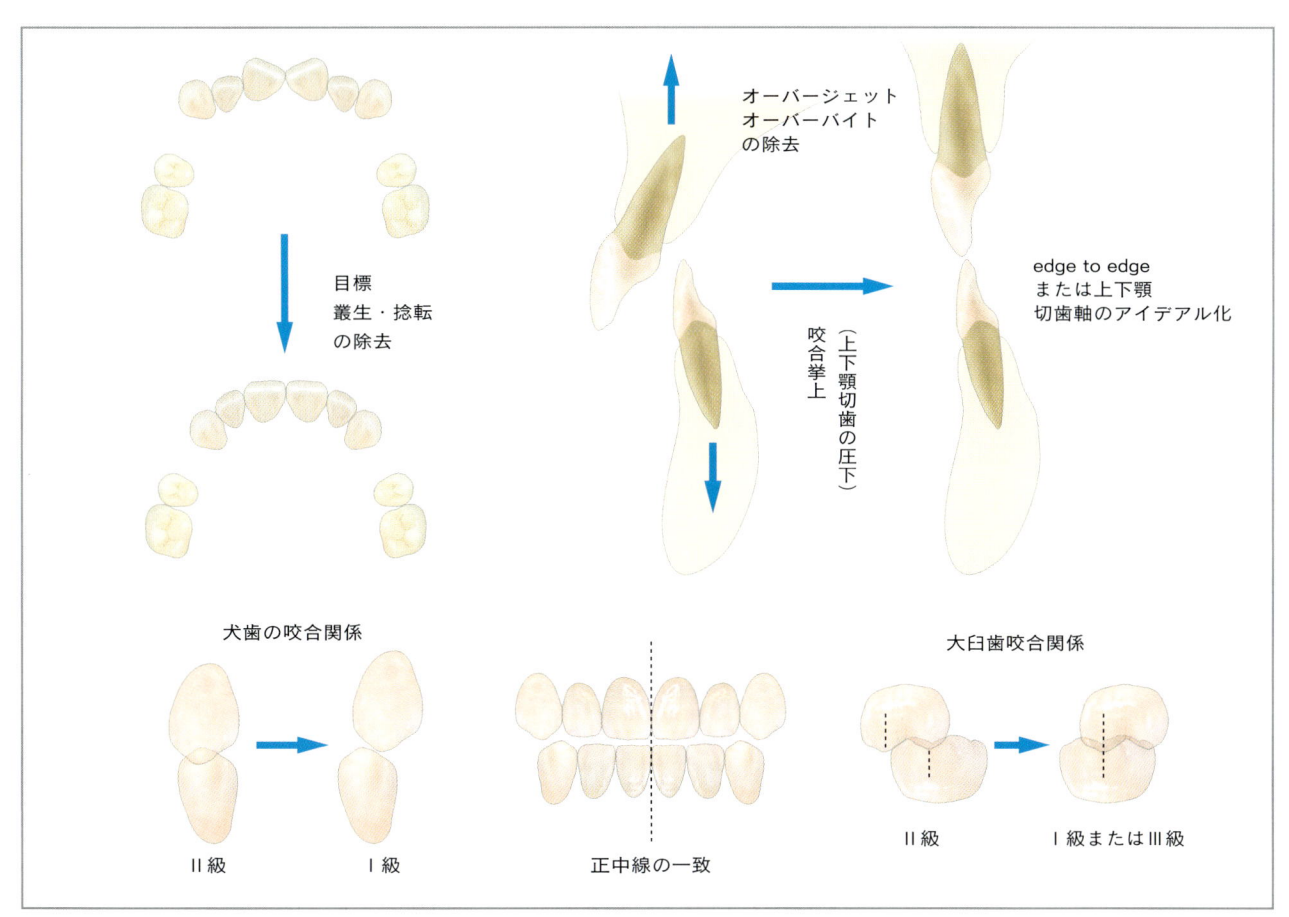

図Ⅲ-11　Stage Ⅰの達成目標を示す．

1）Stage Ⅰのポイント

❶叢生・捻転があるときは，.016″ Ni-Ti ワイヤで改善する（2～3か月使用）．ただしオーバーバイト3mm以上のときは，Spee湾曲の付与されたものとする．上下顎の前歯部の叢生が除去されたら，上下顎3＋3を.010″のシュプリームワイヤや2・3間のクリンパブルフックで前歯群を必ず一塊としておく．

❷オーバーバイトが大きく，そしてオーバージェットが比較的小さい過蓋咬合の場合，

最初から下顎にブラケットとワイヤを装着すると，患者が装置を壊しやすく患者との間でトラブルの原因となりやすい．そのため，そのような症例ではまず上顎のみにブラケットとワイヤを装着し，つぎにバイトが挙がってから下顎にもブラケットとワイヤを入れるという**差働矯正治療**(differential orthodontic treatment)を行うと良い．特に下顎の成長が期待できる混合歯列期やまだ成長が十分に残っている永久歯咬合未完成期（第二大臼歯未萌出期）には，患者の下顎の成長をまず，バイトの挙上で引きだしやすくすることができるので有効な治療法である．具体的治療手順は症例の項（図Ⅳ-1～23）を参照のこと．

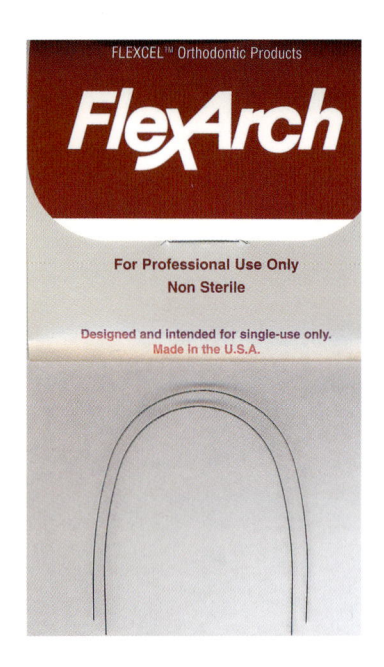

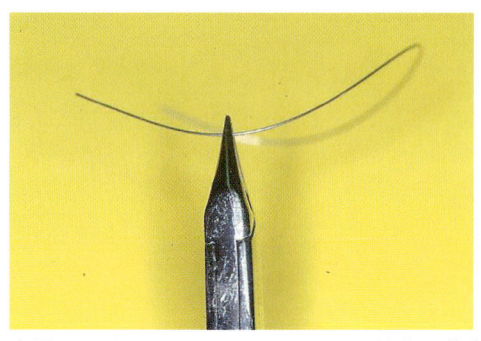

▲図Ⅲ-13 オーバーバイト3mm以上で前歯のバイトを挙げる必要のあるときに用いるSpee湾曲のNi-Tiワイヤ．バイトオープニングベンド，アンカレッジベンドがすでに付与されているので，このまま使用すればよい．

◀図Ⅲ-12 StageⅠで上顎前突でバイトを挙げる必要のない症例（オーバーバイト3mm以下）の場合はレギュラータイプのNi-Tiワイヤ（叢生・捻転をともなうとき，最初は.016″円線を使用，ともなわないときは，.016″×.016″角線から始める）を用いる．

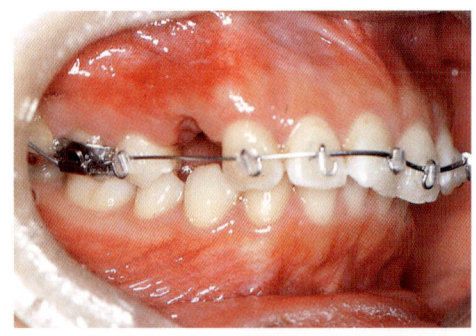

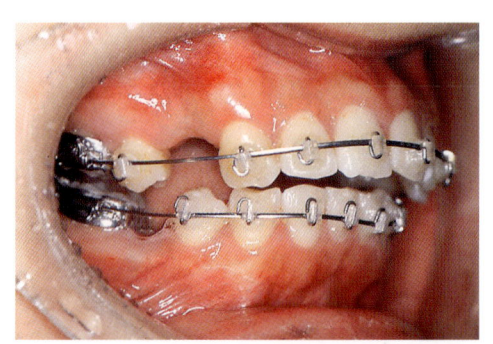

図Ⅲ-14a, b 成人症例であっても過蓋咬合がある場合はまず上顎のみブラケットとNi-Ti Spee湾曲ワイヤ（左図）でバイトを挙げ，後に下顎にブラケットとワイヤを装着する（右図），いわゆる差働矯正治療は患者の負担や術者としては装置の破損やブラケットの脱落のトラブルを防止することができる有用な方法である．

Ⅲ　診断と基本的治療術式

|治療前|装置装着2〜3か月後|Stage Ⅰ終了時|治療前とStage Ⅰ終了時の重ね合わせ|

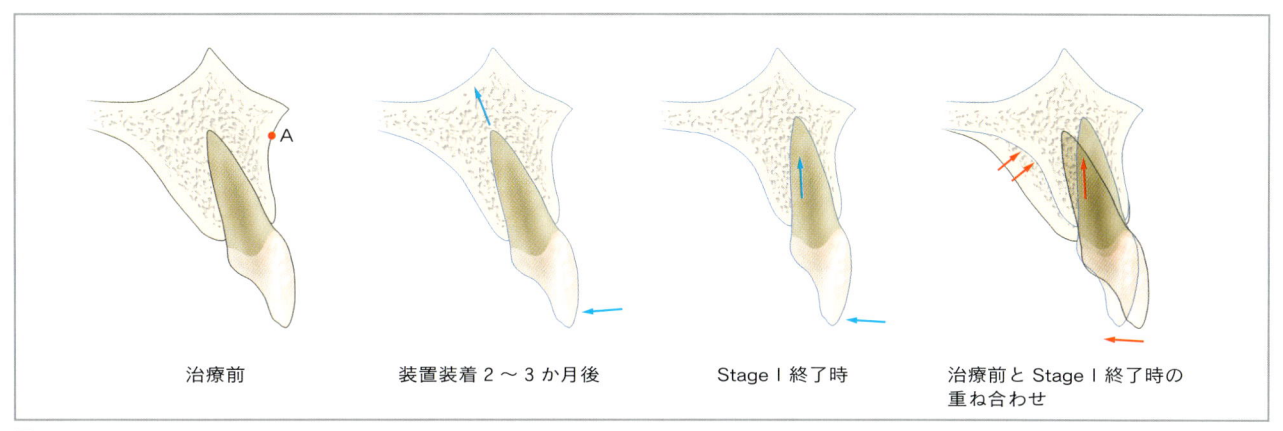

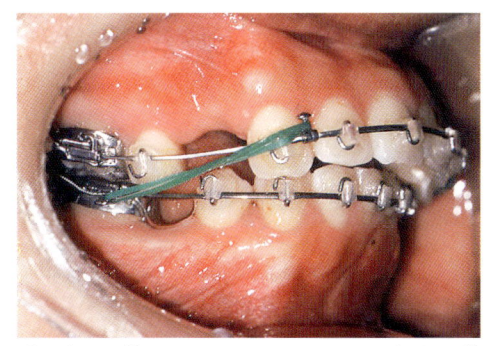

図Ⅲ-15

図Ⅲ-16　Ⅱ級ゴムの使用はオーバーバイトが十分に挙がってから，オーバージェットの改善が必要な場合にのみ用いることが大切である．

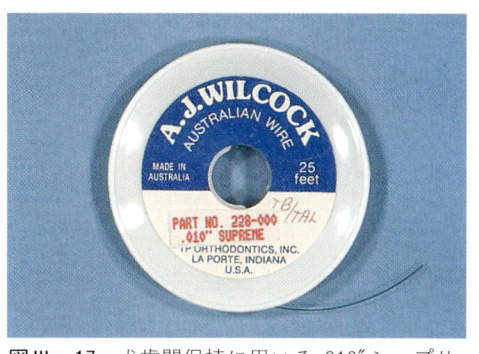

図Ⅲ-17　犬歯間保持に用いる.010″シュプリームワイヤ．

❸2回目からのNi-Tiワイヤはできるかぎり角とすることにより，それぞれの歯を三次元的に早期にアイデアル化を目指す．具体的には.016″×.016″→.018″×.018″→.020″×.020″Ni-Tiワイヤと3〜4か月ごとに交換し，グレードアップしていく．ただし，オーバーバイト3mm以上のときは，Spee湾曲の付与されたそれぞれのサイズのNi-Tiワイヤとする．

❹矯正用輪ゴムは，.018″×.018″Ni-Tiワイヤとなってから，必要なときに（オーバージェットを減少させたいとき）使用するのが好ましい（図Ⅲ-16）．

❺バイトオープニングに関しては，Spee湾曲の付与された角Ni-Tiワイヤにより上顎切歯を海綿骨の溝のより広いところまで圧下し，角ワイヤとブラケットとの間のトルク力により，上顎切歯軸を歯槽突起も含めてゆっくりと変形させていく（図Ⅲ-15）．そのため十分にバイトが挙がってから，オーバージェットの改善に必要ならばⅡ級ゴムを使用することが大切である（図Ⅲ-16）．

2）Stage Ⅰのコツ

❶前歯部の叢生が除去されたら，犬歯〜犬歯は一塊とするために，早期に犬歯間保持を行うこと（図Ⅲ-14b, 16）．犬歯間保持にはいくつかの方法がある：

a).010″シュプリームセクショナルワイヤ（図Ⅲ-17）を適当な長さにカットし，その両端を犬歯ブラケット遠心面に沿って曲げ，先にブラケットスロットに挿入し，その上からメインアーチワイヤをセットする方法（図Ⅲ-14b）．

b)メインアーチワイヤの犬歯近心部付近にクリンパブルフック（噛み潰しのフック）を専用のプライヤーで装着し，フックと犬歯ブラケットの遠心部

83

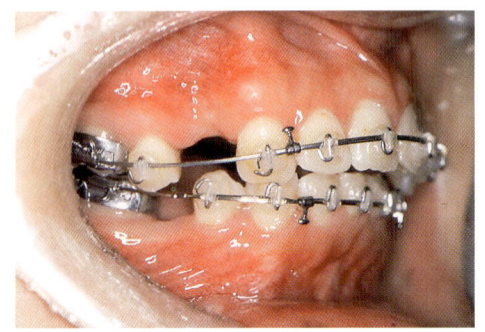

図Ⅲ-18　この症例はセラミックブラケットのため犬歯〜犬歯を.010″シュプリームワイヤで保持し，パワーピンの代わりにクリンパブルフックを装着しⅡ級ゴムのフックとしている．

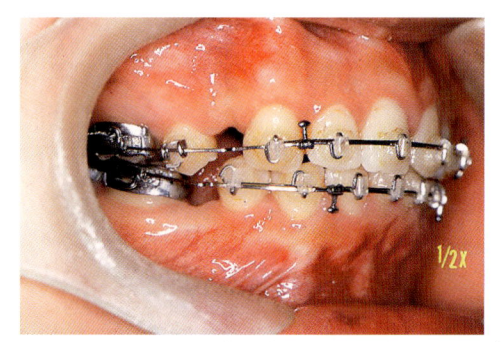

図Ⅲ-19　StageⅠ終了時の上下顎切歯のアイデアル化とⅠ級犬歯咬合関係の確立．

のワイヤを結紮線で8の字に縛る方法
c) 犬歯間にE-リンクスまたはチェーンを用いて空隙の閉鎖を行うとともに犬歯間保持を行う方法
d) 上記の組み合わせ法などである（図Ⅲ-16, 18, 19）．

❷できるだけ長い期間，十分に咬合挙上やレベリングを行うこと．
❸Ⅱ級ゴムは，必要なときのみに使用すること．できるだけ顎間ゴムの使用は避ける．
❹犬歯咬合関係に十分に注意すること．
❺上下顎切歯軸の早期アイデアル化を確立すること（図Ⅲ-11, 19）．

3）治療手順

＜初回のワイヤの装着＞

1. 最初に使用する上下顎のNi-Tiワイヤを選定する．

❶前歯・臼歯部の叢生・捻転や臼歯部の段差などがあるときは，.016″円線を使用する．オーバーバイトが3mm以上のときは，上顎にはSpee湾曲のNi-Tiワイヤとする．下顎については，Spee湾曲が急激なときは逆Spee湾曲のNi-Tiワイヤとするが，下顎のSpee湾曲が正常な場合はレギュラータイプNi-Tiワイヤとする．
❷叢生・捻転・臼歯部の段差などがないときは，最初から.016″×.016″Ni-Tiワイヤで開始もできる．
❸Ni-Tiワイヤのアーチフォームには，アイデアルアーチフォームとナチュラルアーチフォームがあるが，ナチュラルアーチフォーム（現在市販されているのはほとんどこれ）を使用する．そして，同じナチュラルアーチフォームでも白人用と日本人用があるので，普通は日本人用（Basic wideといわれているもの）を選択使用する（第Ⅱ章　Ni-Tiワイヤの項参照）．
❹バイトオープニングのために主として上顎に使用するSpee湾曲のNi-TiワイヤにはタイプⅠとⅡがあるが，通常のバイトオープニングにはタイプⅠで十分である．タイプⅡはオーバーバイトが深すぎるとき（6mm）に使用する．
❺下顎にブラケットを装着すると咬合により脱落などの不具合を生じやすいときには，上顎のみのブラケットとワイヤで開始し，バイトが挙がってから下顎に装置を装着すると良い．

2. あらかじめ患者の口腔模型の上でNi-Tiワイヤの長さを合わせておく．そして，バッカルチューブ遠心でワイヤ装着後に屈曲（end lock）できるように，最後方大臼歯遠心相当部をライターで焼鈍しておく．

3. Ni-Tiワイヤを患者のバッカルチューブに挿入し，つぎにブラケットスロットに装着するのだが，Ni-Tiワイヤはメーカーにより異なるが，正中線を示すマーク（上下顎でマークが異なる）が付与されているので，患者の正中線に一致す

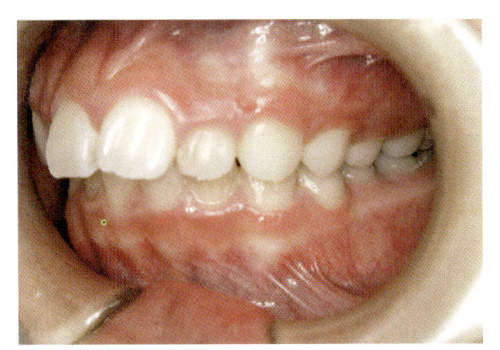

図Ⅲ-20 治療前(図Ⅲ-20, 21, 23〜25, 28, 36, 46は中澤英紀先生のご厚意による).

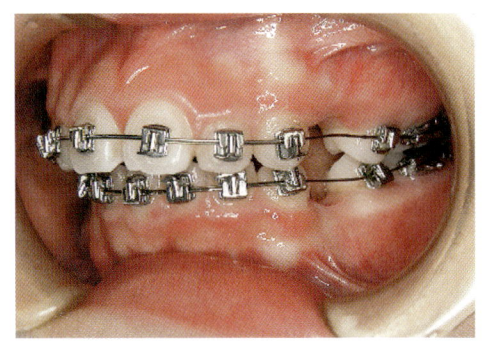

図Ⅲ-21 Ni-Tiワイヤの場合，第二小臼歯部にはTピンでロックで良い.

るように装着していく．叢生歯に対するワイヤの装着に当たっては，リガチャーディレクター(ligature director)を用いて，ブラケットスロットにあらかじめ挿入してからロックすると容易である．

4．ワイヤがブラケットスロットの奥深く挿入されたことを確認して，原則セーフティTピンでロックしていく．セーフティTピンでロックできない部位はロックピンまたは，結紮で良い．Ni-Tiワイヤはブラケットとの間の摩擦が小さいので抜歯症例での第二小臼歯のバイパスは必要なく，Tピンでロックするのが第二小臼歯の三次元的保持のためにはいちばん良い(図Ⅲ-21).

5．最後に，バッカルチューブから遠心に突出しているワイヤをディスタルエンドロックできる程度を残してエンドカッターでカットし，後に咬合圧などでワイヤがたわみ，バッカルチューブから抜けたり破断したりを防止するために，しっかりとエンドロックする．矯正用輪ゴムの使用は必要なときだけに行うが，最初の数か月間はまったく使用しない．

＜2回目以降の治療手順＞
1．患者の来院は原則1か月に1回であるので，来院時に改善された叢生部分は結紮→ロック→Tピンでのロックとグレードを上げる．

2．上下顎犬歯〜犬歯間は，整列したら早期に犬歯〜犬歯を保持し，離開空隙がでないように一塊とする．

3．もし犬歯〜犬歯間に空隙ができた場合は，チェーンなどで空隙を閉鎖してから犬歯間保持をする．

4．犬歯〜犬歯の保持法には，①.010″シュプリームワイヤによる方法(図Ⅲ-22a)，②側切歯・犬歯間にクリンパブルフックを用いる方法(図Ⅲ-22b)がある．

5．Ni-Tiワイヤの交換(バイトの挙上には上顎Spee湾曲，下顎はレギュラータイプ)は，.016″円線のとき，2〜3か月後は.016″×.016″角線にグレードアップする．その後，3〜4か月ごとに.018″×.018″，.020″×.020″とグレードを上げる．

6．上顎Spee湾曲のNi-Tiワイヤのグレードアップにつれて，オーバーバイトは確実に減少してくる．オーバージェットが残ったままのときは顎間Ⅱ級ゴムにより減少させ，切端咬合とし，stageⅠ終了に導くことができる(図Ⅲ-19, 24).

4) 注意事項とstageⅡへの移行
＜オーバーバイトが減少しオーバージェットが残ったときの手順＞
1．Spee湾曲の角Ni-Tiワイヤでオーバーバイト

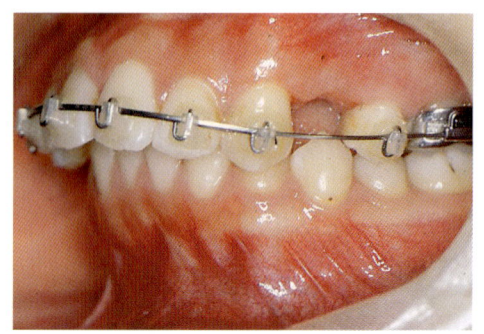

図Ⅲ-22a　犬歯～犬歯 .010″ シュプリームワイヤでの犬歯間保持.

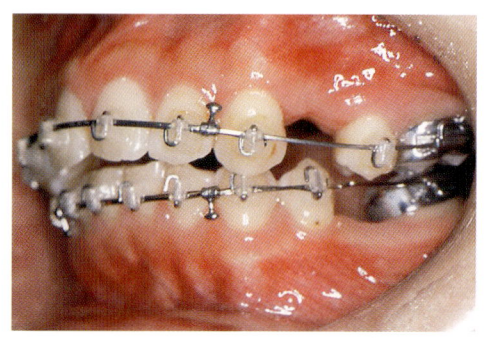

図Ⅲ-22b　犬歯～犬歯 .010″ シュプリームワイヤでの犬歯間保持の上に側切歯・犬歯間にクリンパブルフックを装着して，ゴムの装着をしやすくしている．

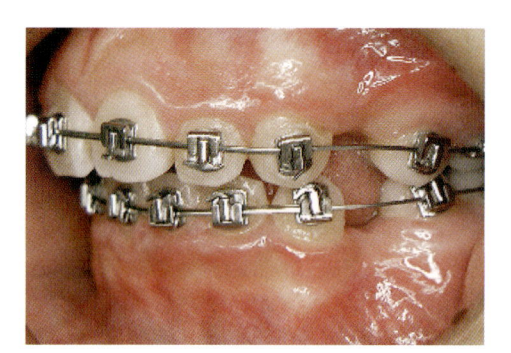

図Ⅲ-23

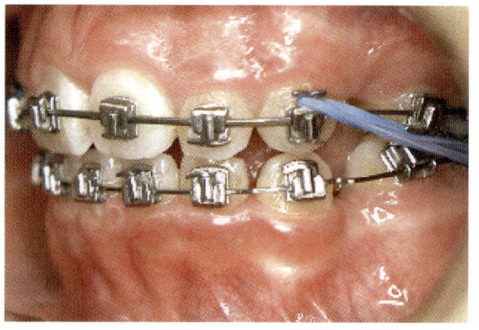

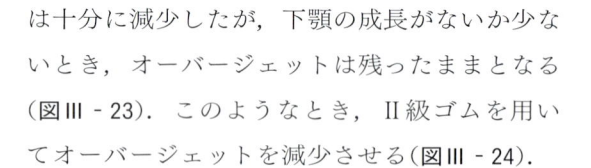

図Ⅲ-24　顎間Ⅱ級ゴムの副作用を抑えるため，上顎 .018″×.018″ Spee 湾曲 Ni-Ti，下顎 .018″×.018″ ステンレストルーアーチワイヤである．

は十分に減少したが，下顎の成長がないか少ないとき，オーバージェットは残ったままとなる（図Ⅲ-23）．このようなとき，Ⅱ級ゴムを用いてオーバージェットを減少させる（図Ⅲ-24）．

2．Ni-Ti ワイヤは角であっても顎間ゴム使用時は咬合平面の湾曲を生じやすいので，Ⅱ級ゴム使用時は下顎のワイヤを .018″×.018″ ステンレスワイヤか .020″×.020″ Ni-Ti ワイヤとして，Ⅱ級ゴムの副作用を最小限に抑えるためにスタビライズしておく必要がある（図Ⅲ-24）．

3．使用するⅡ級ゴムの強さ：100～150gr，毎日交換である．

4．Ⅱ級ゴムの代わりに上顎水平ゴムやチェーンの使用は，つぎの理由で好ましくない．

❶Ni-Ti ワイヤは角であっても，ブラケットとの間の摩擦が小さいので上顎大臼歯が近心移動しやすく，前歯の後退による空隙の閉鎖より大臼歯の前進による空隙の閉鎖となりやすい：固定崩れを起こしやすい．

❷前歯の後退に際して切歯根尖1/3付近の回転となりやすく，上顎切歯の根尖は唇側の皮質骨にふれやすく，歯根吸収を起こしやすく，かつ舌側傾斜させすぎとなり，stage Ⅱでのトルクの量も増加する．

❸上顎大臼歯の近心移動を防止するために上顎にナンスのホールディングアーチを装着する方法や，第二小臼歯・第一大臼歯・第二大臼歯舌側にBond-A-splint の接着もあるが，装置がより複雑となるので，推奨できない．

＜上下顎犬歯咬合関係Ⅰ級化と正中線一致の手順＞
1．叢生・捻転の除去後に上下顎犬歯～犬歯が整列

した時点で，上下顎とも上唇小帯および下唇小帯に対して中切歯部の正中が合っているかどうかの確認をする（図Ⅲ-25）．

2．合っていれば問題はないが，ズレているときはどこかで合わせる努力が必要であり，咬合挙上時の正中線のズレとその時点での犬歯咬合関係のⅠ級からのズレの程度で，改善の程度とその方法が決定される．

3．咬合挙上時の犬歯咬合関係がⅠ級ならば，正中線のズレは左右歯牙素材の非対称ということになるので，ストリッピングなど歯牙素材の修正で改善すべきである（図Ⅱ-25〜30参照）．

4．咬合挙上時の犬歯咬合関係が左右でズレているときは，抜歯空隙の閉鎖時の水平ゴムの使用方法や正中線の改善のための斜めや顎間のゴム（オブリークエラスティック．図Ⅲ-26a，片側Ⅱ級・反対側Ⅲ級ゴム．図Ⅲ-26b）などで改善できる．

＜上顎左右中切歯間の離開について＞

患者によっては，また歯牙素材によっては，犬歯間保持を十分に行っても歯の移動の途中で上顎左右中切歯間の離開が生じてくる，あるいは生じやすくなる場合がある．そのような場合，チェーンなどで空隙を閉鎖したら，上顎中切歯舌面に左右中切歯保持用のBond-A-splintを装着しておくか（図Ⅲ-27），左右中切歯部ブラケット間にコの字型の.010″シュ

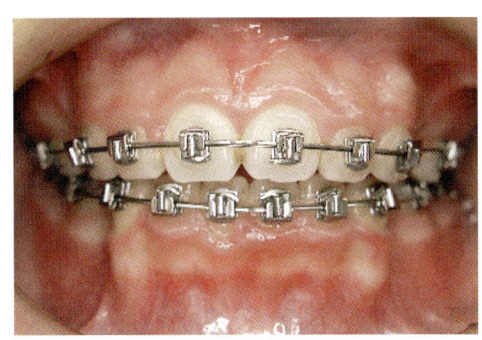

図Ⅲ-25 上下顎歯正中線が一致するかどうかは，犬歯咬合関係，歯牙素材の左右対称性，オーバージェットの大きさなどにより異なる．

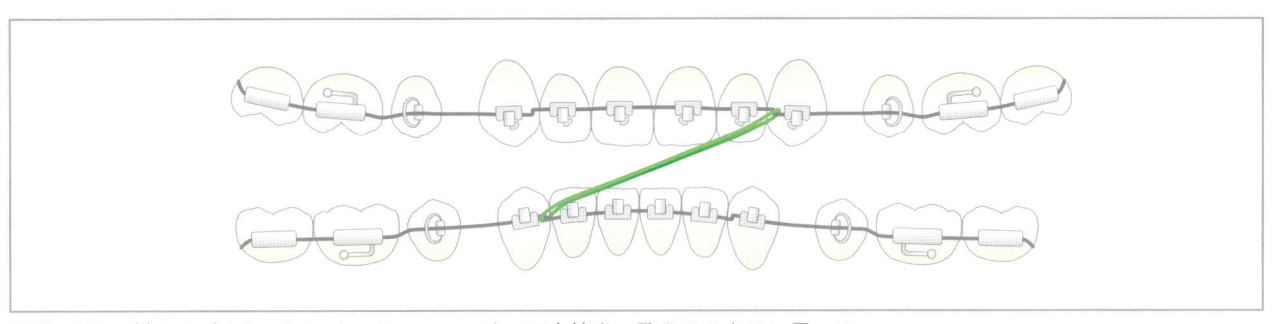

図Ⅲ-26a 斜めのゴム（オブリークエラスティック）．正中線を一致させるために用いる．

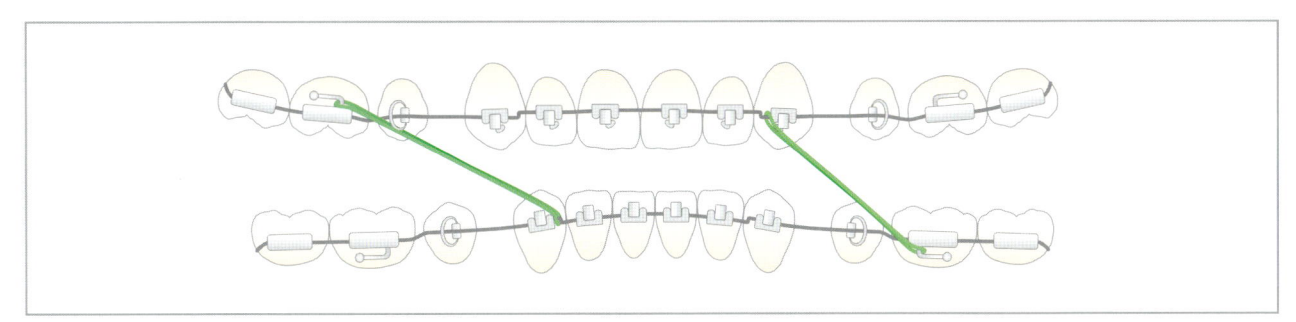

図Ⅲ-26b 顎間Ⅱ級ゴムとⅢ級ゴムを片側ずつ掛けて，正中線のズレや犬歯咬合関係のズレを改善する方法もある．

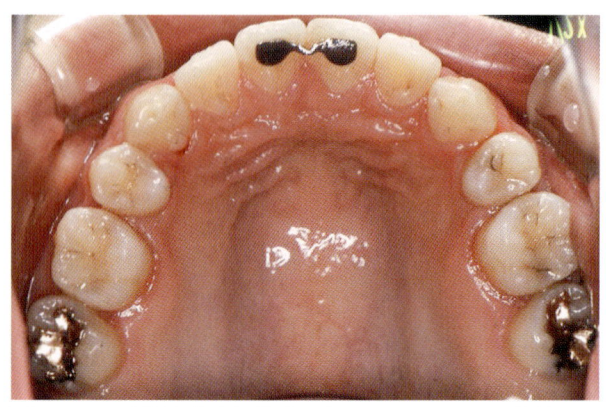

図Ⅲ-27　上顎左右中切歯舌面をBond-A-splintで保持している．

プリームワイヤで保持しておくと，その後の歯の移動で上顎左右中切歯間の再離開に神経質にならずにすむ．

＜上下顎切歯軸のアイデアル化について＞

　Stage Ⅰで上下顎切歯軸のアイデアル化が確立されていると，その後の矯正治療が非常に容易となる．つまり，stage Ⅰの途中からNi-Ti角ワイヤの生体にやさしいトルク力を利用して切歯軸のアイデアル化を図る努力をする必要がある．

1．上顎切歯軸の正常化は，バイトオープニングベンドの付いたSpee湾曲の角Ni-Tiワイヤをno elasticsで使用することで，海綿骨の溝の広くて深いところまで圧下することによって咬合挙上されるとともに，根尖が治療前より舌側に移動される．そして，下顎切歯との間のオーバージェットを減少させるためにⅡ級ゴムを使用し上顎切歯の舌側移動を図るが，そのときのワイヤは.018″×.018″, .020″×.020″であるのでブラケットスロット内での遊びは少なく，切歯根尖を中心としたトルクがかかり上顎切歯軸はアイデアル化され，オーバージェット，オーバーバイト0～2mmの切端咬合が確立される．

2．下顎切歯軸の正常化は，上顎切歯軸ほど簡単にはいかない．その理由は，オーバージェット減少のために途中から用いたⅡ級ゴムにより反作用として，下顎切歯が前傾する．したがってリバーストルクブラケット（－10°．図Ⅲ-29下段）を最初から下顎前歯群には装着しておくか，すでに下顎切歯が前傾している場合は，下顎水平ゴムにより下顎切歯軸を整直し，いずれの場合でも，.018″×.018″, .020″×.020″ Ni-Tiワイヤによるリバーストルクにより，下顎中切歯軸は85～90°を確立できる．

＜第二大臼歯のコントロールについて＞

❶第二大臼歯に関しては，治療の最初からバッカルチューブ（角）を装着し，ワイヤでのコントロールは必要である．

❷途中から萌出してきた場合は可及的早期にバッカルチューブ（角）を装着し，ワイヤによるコントロールをすべきである．

❸理由は：ブラケット（頬側の）とワイヤを装着しての矯正治療では，とくに下顎の臼歯部は患者の咀嚼機能によりモンソンピッチが影響を受けアンチモンソンピッチとなりやすい（図Ⅰ-9）．そのため，装置を装着していない第二大臼歯との間で咬合平面間によじれを生じ，術中・後に顎関節症などのトラブルの原因となりやすい．したがって第二大臼歯は第一大臼歯と咬合平面を角チューブで合わせ可及的早期にコントロール下におくべきである．

＜stage Ⅱへの移行（stage Ⅰの終わらせ方）＞

❶まずオーバーバイト，オーバージェットの減少（とくにオーバーバイト）を目標とし，0～2mmとする．

❷下顎切歯軸（L1-Md）を85°程度とする．下顎切歯が前傾しているときは下顎水平ゴムを用いてL1-Mdを85°程度に確立し，その際のオーバージェットの増加が生じた場合には，下顎前歯部にリバーストルクブラケット（－10°）を使用しⅡ級ゴムで対処し，オーバージェットの減少を図り切

端咬合とする．
❸U1-SN 97°が目標値であるが，下顎切歯軸が優先なので，U1 to SN が90°付近までになることもある．
❹この時点で切端咬合で，L1-Md：85°，U1-SN 97°が確立し，犬歯咬合関係のⅠ級化，上下顎正中線のズレを改善する．
❺上下顎とも角の Ni-Ti ワイヤを主として no elastics で矯正治療しているので，上下顎大臼歯の咬合関係に関してはワイヤサイズがたとえ太くなっても，口腔内の温度変化や咀嚼機能の影響を受けやすく，ことに側方運動が活発な患者の場合は下顎歯列が拡大し，大臼歯が交叉咬合ぎみになっていることもある．Ni-Ti ワイヤが .018″×.018″，.020″×.020″になっていれば，交叉ゴムでの改善ができる．しかし stage Ⅱの抜歯空隙の閉鎖後，ステンレス角ワイヤで本格的に改善できるので神経質になる必要もない．

2．Stage Ⅱ

目標：抜歯空隙の閉鎖と上下顎前歯のトルキング
1）Stage Ⅱのポイント
1．すべての抜歯空隙を閉鎖すること
❶抜歯空隙の閉鎖にあたっては，上下顎前歯の歯軸がアイデアルとなっていれば，残りの空隙は大臼歯群の近心移動で閉鎖することになる．
❷上下顎前歯の歯軸がアイデアルとなっていなければ，上下顎前歯の歯軸をトルキング，リバーストルキングブラケットでアイデアル化しながら，大臼歯の近心移動で抜歯空隙を閉鎖する．
❸その際，上下顎のワイヤは .018″×.018″，.020″×.020″ Ni-Ti ワイヤならば，ブラケットスロット内での摩擦が少ないので，第二小臼歯のバイパスループの必要はなく，T ピンでのロックでよい．

2．トルキング：.018″×.018″ または .020″×.020″ Ni-Ti ワイヤと上顎前歯はトルキングブラケット，下顎前歯はリバーストルクブラケットとの組み合わせで（図Ⅲ-29），大臼歯に関しては角チューブとの組み合わせで，抜歯空隙閉鎖までの間，自動的にトルキングが行われる．使用するブラケットにより，側方歯群のトルクの状態や皮質骨への接触・歯根吸収など心配な場合は 3DCT 画像で確認する．

2）Stage Ⅱで使用するアーチワイヤ

Stage Ⅰで切端咬合となっているので，stage Ⅱでは Spee 湾曲の Ni-Ti ワイヤの必要はなく（ただし，まだ咬合挙上を必要とする場合は Spee 湾曲の角 Ni-Ti ワイヤ），レギュラータイプの .018″×.018″ または .020″×.020″ Ni-Ti ワイヤが上下顎とも抜歯空隙の閉鎖完了まで使用される．抜歯空隙の閉鎖時に多少バイトは深くなるが，つぎの pre-stage Ⅲのステンレス角ワイヤで歯列弓の細部の修正などとともに改善できるので心配は無用である．

3）Stage Ⅱで使用する輪ゴムと抜歯空隙の閉鎖
❶Stage Ⅱで使用する輪ゴムは，犬歯咬合関係がⅠ級ならば原則上下顎とも顎内水平ゴム（120〜150gr, 毎日交換）である（図Ⅲ-28）．
❷犬歯咬合関係がⅡ級の場合は，顎間Ⅱ級ゴム（100〜120gr, 毎日交換）と下顎水平ゴムである．
❸犬歯咬合関係がⅢ級の場合，上顎抜歯空隙がすでに少ない場合は，下顎のみ水平ゴム（120〜150gr）を用いて犬歯咬合関係をⅠ級にするか，または
❹犬歯咬合関係がⅢ級でも上顎の抜歯空隙が比較的残っているときは，顎間Ⅲ級ゴム（100gr）を追加

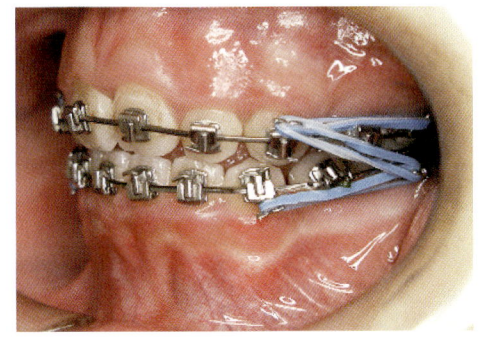

図Ⅲ-28

使用する．

❺ 上顎切歯のトルキングと下顎切歯のリバーストルクによりオーバージェットが増加してきた場合，一時的に顎間Ⅱ級ゴム(100gr)で改善する(図Ⅲ-30)．

❻ 上下顎正中線にズレのあるときは，上下顎ともに抜歯空隙が残っていれば，上顎と下顎でそれぞれ片側ずつ水平ゴム(120～150gr)を使用することで正中線は徐々に改善され，そのとき咬合平面に歪みは生じないですむ．

❼ そのほか，上下顎正中線のズレの改善には，顎間Ⅱ級ゴムと顎間Ⅲ級ゴムを片側ずつ使用し，正中線の改善と犬歯咬合関係の改善も図ることができる(図Ⅲ-26b)．

❽ 抜歯空隙の少ないときや，まったくないときの正中線の改善には，正中線の改善ゴムである斜めのゴム(オブリークエラスティック．図Ⅲ-26a)を使用するが，長期にわたって使用すると，副作用として咬合平面の歪みや犬歯の舌側傾斜を引き起こすので注意すべきである．

❾ 抜歯空隙の閉鎖に関しては，上下顎のワイヤはすでに.018″×.018″，.020″×.020″ Ni-Ti ワイヤを使用しているので，ブラケットスロット内での摩擦が少なく，かつ三次元的に保持されているので，そして第二小臼歯はTピンでロックされているので，顎内水平ゴムのみでなく犬歯・大臼歯舌面のリンガルボタンどうしのチェーンによる牽引で，より短期間で容易に閉鎖することができる．そのため stage Ⅱ はステンレス角ワイヤの必要はなく，抜歯空隙の閉鎖までは生体にやさしいトルクが特徴の Ni-Ti 角ワイヤで十分である．このことは，minimum patient compliance および minimum doctor compliance の面から大切なことである．

4）Stage Ⅱ でのトルク

Stage Ⅰ においては歯槽突起が変形し，基底骨上に切歯が整直する．この状態から stage Ⅰ で下顎切歯が85°となると，これに合わせて上顎切歯が多少内傾し切端咬合となる．上顎切歯ならびに歯槽突起は理想的状態を超えて多少内傾状態となる(図Ⅲ-

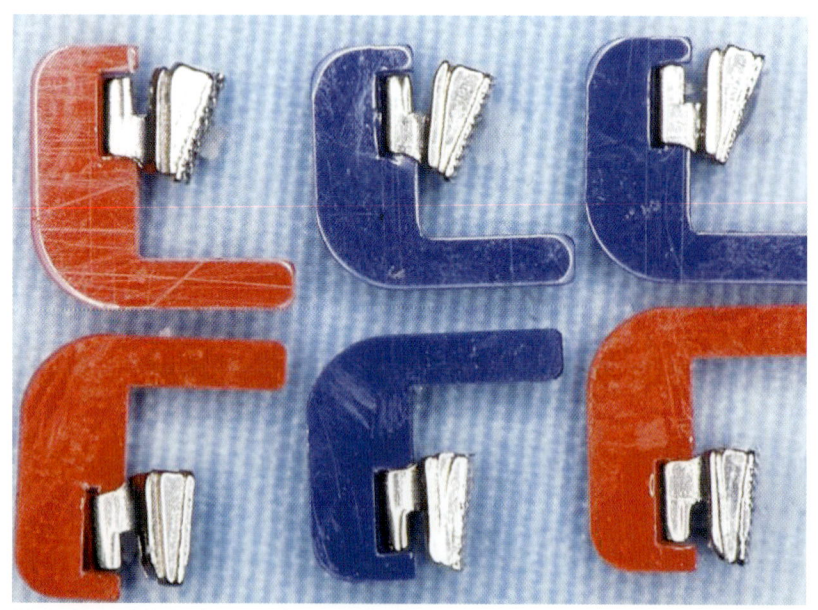

図Ⅲ-29 上顎切歯には20°のトルキング，下顎切歯には−10°のリバースブラケットを装着し，上顎切歯のトルキングと下顎切歯のリバーストルクを行う．ジグの色はその歯の状態と咬合で決める．

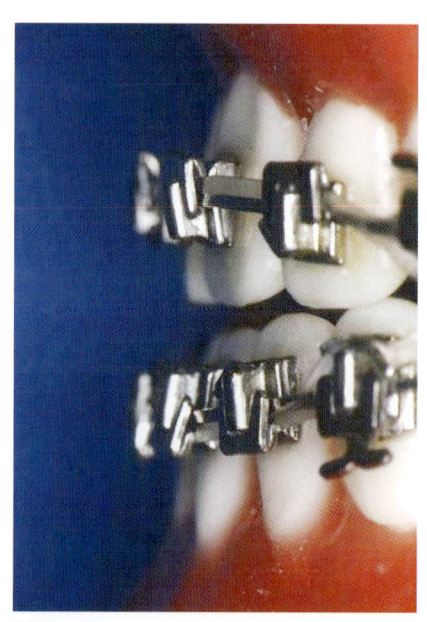

図Ⅲ-30
注）オーバージェットの増加にはⅡ級ゴム(約120gr)が必要である．

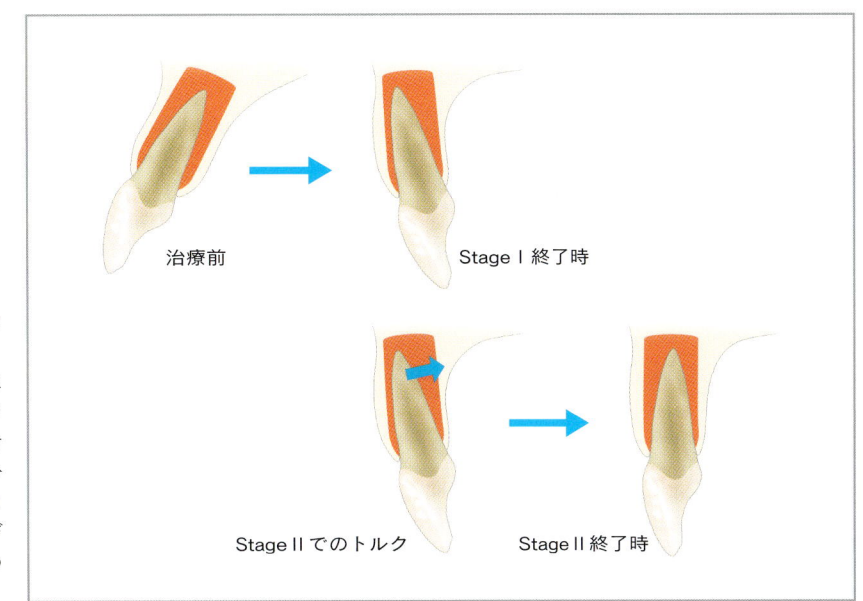

図III-31 上顎切歯のトルクと海綿骨の溝と歯根の位置関係.

治療前からstage I 終了時まではNi-Tiワイヤの角線を使用してマイルドなトルクが行われても，歯槽突起も含めて切歯は海綿骨の溝の中で舌側に多少傾斜する．Stage II で本格的トルクによりstage II 終了時，上顎切歯軸はアイデアルとなり歯根は海綿骨の溝の中央のニュートラルな位置にくる．

28, 31)．この状態でstage II において .020″×.020″ Ni-Tiワイヤとトルキングブラケット（図III-29）により上顎切歯は約10°くらいトルクされ，海綿骨の中央に歯根が位置づけられることになる（図III-31）．

5）治療手順

1．Stage II で使用するNi-Tiワイヤを選定する．

❶基本的に切端咬合が確立されているので，使用ワイヤはすでに上顎はSpee湾曲，下顎はレギュラータイプの .018″×.018″ または .020″×.020″ Ni-Tiワイヤになっているが，引き続き咬合挙上したいときはワイヤのサイズ（.020″×.020″），タイプはそのままとする．

❷十分に咬合が挙上されているときはSpee湾曲のNi-Tiワイヤの必要はなく，レギュラータイプの .018″×.018″ または .020″×.020″ Ni-Tiワイヤが上下顎とも抜歯空隙の閉鎖完了まで使用される．抜歯空隙の閉鎖時に多少バイトは深くなるが，つぎのpre-stage III のステンレス角ワイヤで歯列弓の細部の修正などとともに改善できるので，心配は無用である．

2．選定したNi-Tiワイヤをブラケットスロットに装着する．

❶まず上下顎犬歯間保持のため，.010″シュプリームセクショナルワイヤを上下顎3＋3のブラケットスロットに挿入する．その上から主線となるNi-Tiワイヤを挿入する．

❷ワイヤがブラケットスロットの奥深く挿入されたことを確認して，原則セーフティTピンでロックしていく．Ni-Tiワイヤはブラケットとの間の摩擦が小さいので抜歯症例の第二小臼歯でバイパスは必要なく，Tピンでロックが第二小臼歯の三次元的保持にいちばん良い．

❸つぎに，犬歯ブラケットスロットの舌面の隙間にゴムを装着するためのパワーピンを装着する．パワーピンが装着不可能なときは，輪ゴムがかかりやすいように犬歯Tピンの脚を近心に屈曲しておく．

3．顎内水平ゴム（舌側ではエラストメリックチェーンまたは輪ゴム）を装着し，stage II のメカニックスはでき上がる（図III-28, 32）．

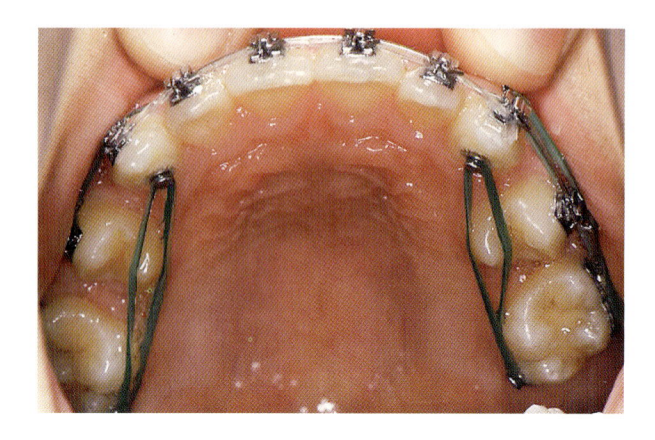

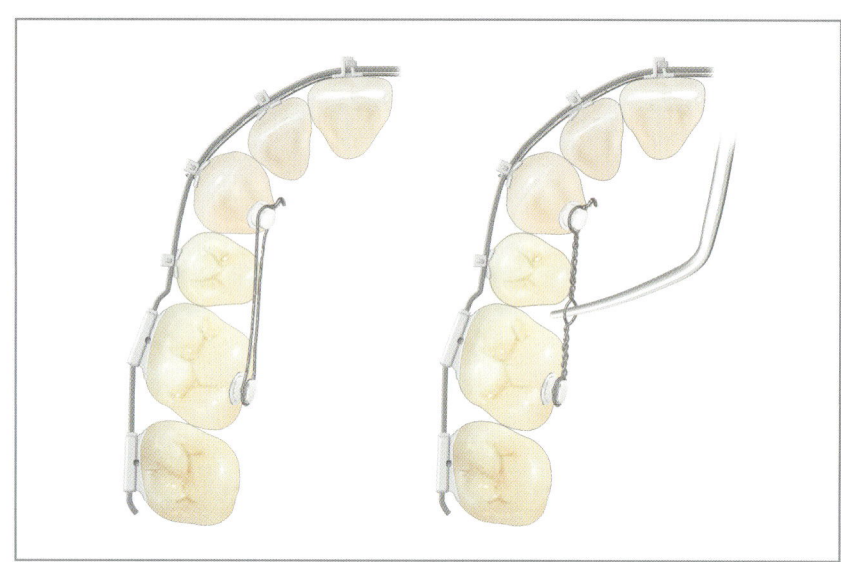

◀図Ⅲ-32

図Ⅲ-33 Spanish windlass ligature(スペイン式巻上げ機：雑巾しぼり)．抜歯空隙の閉鎖後再び離開しないように犬歯・大臼歯のリンガルボタンどうしを結紮線で結び，探針などを用いて巻き上げる．

❶原則として顎内水平ゴムであるが，3)StageⅡで使用する輪ゴムと抜歯空隙の閉鎖の項で，記載のように犬歯咬合関係，大臼歯咬合関係，オーバージェット，オーバーバイトの量などで顎間Ⅱ，Ⅲ級ゴム，斜めのゴム，交叉ゴム(大臼歯部の交叉咬合のとき)など，多彩に使用される．

❷使用グラム数は顎間ゴムで100gr，水平ゴムで120〜150grである．

❸顎内水平ゴムのみでなく，犬歯・大臼歯舌面のリンガルボタンどうしのチェーンによる牽引で，より短期間で容易に抜歯空隙の閉鎖をすることができる．それと同時に，抜歯空隙の閉鎖にともなう大臼歯の頬側遠心への回転を防止できる(図Ⅲ-32)．

4．トルキングに関してはすでにstageⅠの途中から半ば自動的に行われているが，.018″×.018″または.020″×.020″Ni-Tiワイヤと上顎前歯はトルキングブラケット，下顎前歯はリバーストルクブラケットとの組み合わせで，大臼歯に関しては角チューブとの組み合わせで，抜歯空隙閉鎖までの間，さらに自動的にマイルドなトルキングが行われる．

5．抜歯空隙が閉鎖されたら，犬歯舌面のリンガルボタンから大臼歯舌面のリンガルボタンまで，Spanish windlass ligature(スペイン式巻上げ機：雑巾しぼり．図Ⅲ-33)で空隙の再離開を防止しておく．

III 診断と基本的治療術式

> **抜歯空隙が閉鎖されたら Ni-Ti ワイヤのうちに行っておくべきことは：**
>
> ■ ブラケット・チューブの位置づけの再検討
> ■ 犬歯（特に下顎犬歯）の捻転の改善（図III‑34）
> ■ 犬歯・第一大臼歯ボタンどうしの Spanish windlass ligature による空隙閉鎖
> ■ 前歯部に空隙のあるときは完全閉鎖
> ■ 上下顎犬歯間の保持（.010" シュプリームワイヤまたはクリンパブルフック）
> ■ ステンレス角ワイヤになる前に萌出途中の第二大臼歯のコントロール

> **ブラケットポジショニングは現在どのマルチブラケット法でも悩みの種である**
>
> ■ ブラケットポジショニングに関しては、Ni-Ti ワイヤのときには、多少不備があっても断面が丸みを帯びた角なので目立たないが、ステンレス角線になると明確な角線なので、ブラケットとの間の隙間はなくなり、摩擦は大きくなり部分的にブラケット、チューブのポジショニングの不備が目立ち、急にオープンバイトが部分的や広範囲に生じることがある．
> ■ ブラケットポジショニングの不備は、Ni-Ti ワイヤの時期に改善しておくことが大切である．特に、バッカルチューブの位置、犬歯、小臼歯、ブラケットの位置など．

6．そして、つぎのステップ（pre-stage III）に入る．

6）Stage II での注意事項と pre-stage III への移行

1．Stage II でワイヤが Ni-Ti ワイヤのうちに行っておくことは上左参照．

2．大臼歯の近心移動中の回転（捻転）に注意
原因として：①頬側からの強いゴムで強引に抜歯空隙を閉鎖するとき、②バッカルチューブが角でないとき、③第二大臼歯に角チューブをつけてコントロールしていないときなどである．

対策：第二大臼歯まで角チューブを装着し、頬側のみでなく舌側からもエラストメリックチェーンで軽く牽引する．

3．抜歯空隙の閉鎖にともない下顎犬歯の遠心頬側への回転に注意：抜歯空隙の閉鎖を短期間で強いゴムやチェーンで行ったときに下顎犬歯が遠心に急激に傾斜するとともに遠心頬側に回転し、犬歯・第二小臼歯間、側切歯・犬歯間の接触状態が損なわれる．対策：犬歯にローテーションスプリングを装着し改善する（図III‑34）．

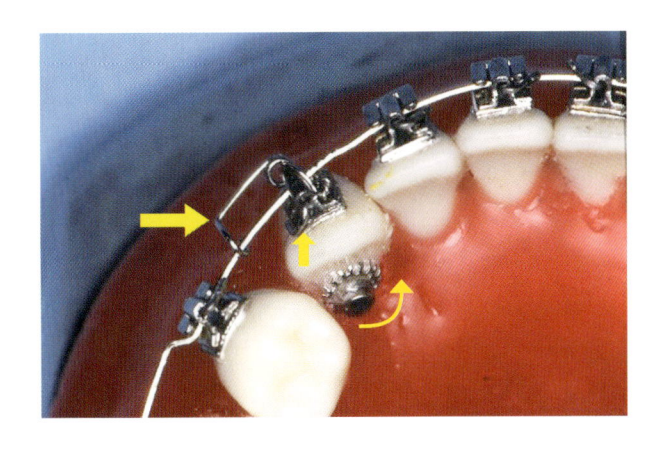

▶図III‑34　下顎犬歯の遠心頬側への捻転を stage III 開始前にローテーションスプリングで改善しておくことが大切である．

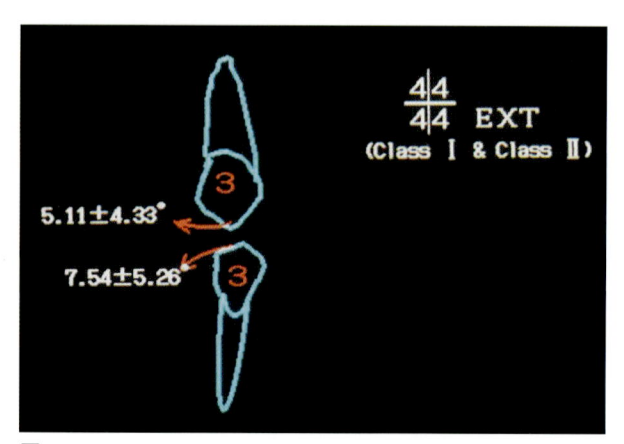

図Ⅲ-35a

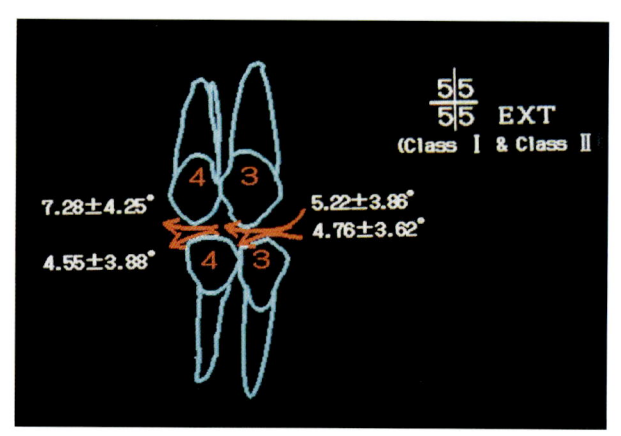

図Ⅲ-35b

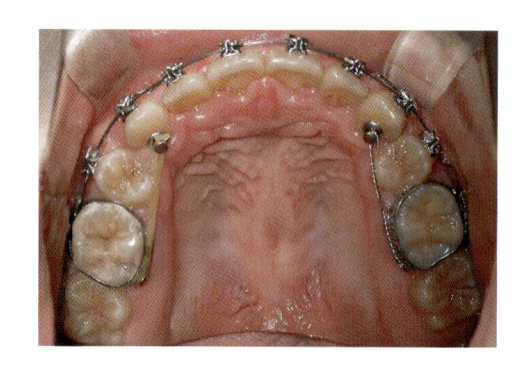

◀図Ⅲ-36　1mm程度の空隙(図の左側エラストメリックチェーンで閉鎖を試みている)ならば，つぎのステンレス角ワイヤでのpre-stage Ⅲに入ることもできる．

4．最小限の犬歯・小臼歯傾斜で抜歯空隙を閉鎖する：
- 第一小臼歯抜歯症例の治療前からstage Ⅱ終了時までの平均傾斜角：犬歯の遠心傾斜角は，ブラケットへのロックがしっかりしていれば平均5～8°と考えると良い(図Ⅲ-35a)．
- 第二小臼歯抜歯症例の治療前からstage Ⅱ終了時までの平均傾斜角：犬歯よりも第一小臼歯の傾斜角が大きいと考えると良い(図Ⅲ-35b)．

いずれにしてもstage Ⅲでのアップライティングスプリングによるアップライティングの速度は，レギュラータイプのスプリングで1か月に2.5°なので，オーバーアップライティングも含めて5か月程度で十分に歯軸が改善される．

5．ごくわずかな抜歯空隙が閉鎖されないとき
　現在のテクニックでは，診断治療方針が適切で空隙管理(space management)が適切に行われていればNi-Tiワイヤのすべりの良さであまり問題にはならないが，原因として第二小臼歯の歯根が第一大臼歯の近心根に接触しているときがある→デンタルエックス線像で確認し，第二小臼歯を一度アップライティングスプリングでアップライティングしてからスプリングを除去し，水平ゴムをかけ，舌側ではエラストメリックチェーンで，つまりダブルトラクションで空隙閉鎖をする．なお1mm程度の空隙ならば，つぎのステンレス角ワイヤでのpre-stage Ⅲに入ることもできる(図Ⅲ-36)．

6．Stage Ⅱにおけるトルクと歯根吸収
　このテクニックではstage Ⅰの早い時期から角のNi-Tiワイヤを用いるので，その特徴である①角の太いワイヤであっても口腔内の温度変化により弾性

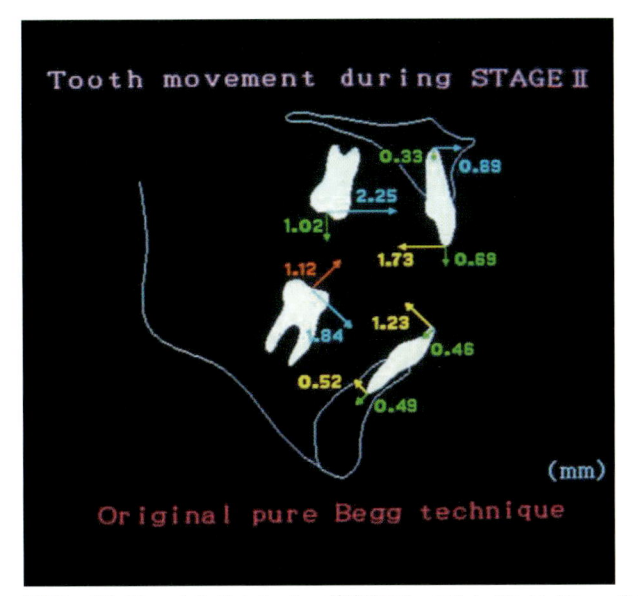

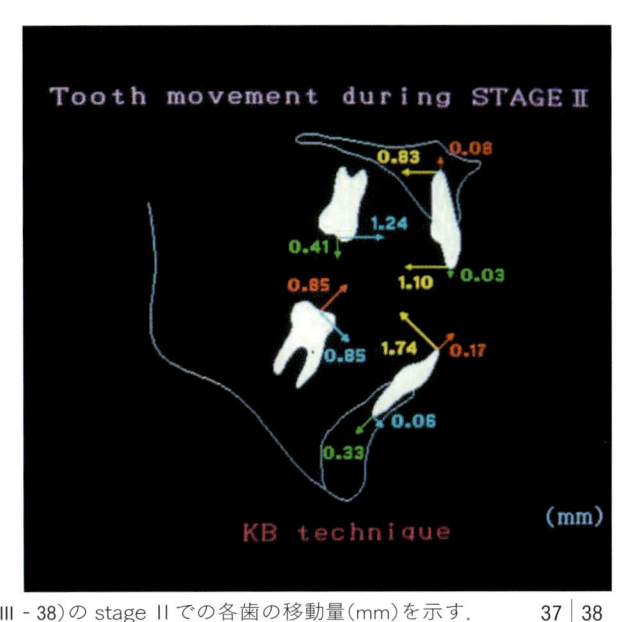

図III-37, 38　オリジナルベッグ法（図III-37）とKBテクニック（図III-38）のstage IIでの各歯の移動量（mm）を示す．KBテクニックでは上顎切歯根のトルクが行われながら，抜歯空隙が閉鎖されていく．

が異なること，②角であってもステンレスとは異なりその断面は角が丸みを帯びていること，③ブラケットが縦長のプレスのベッグブラケットであり，non-tipであることなどにより，より生体にやさしいマイルドなトルクやリバーストルクがstage IIの終了まで皮質骨にふれるのを避けながら，海綿骨の溝（trough of cancellous alveolar bone）の中で時間をかけてかかっていくので，歯根膜線維に硝子様変性を引き起こす危険性が少なく，また歯根吸収の危険性もきわめて少ない．

そして，確実にstage IIで歯根吸収を起こすことなくトルクが行われていく（図III-37, 38）．結果として歯・歯列の長寿（denture stability）や内面的アンチエイジングに寄与することになる．このことは角Ni-Tiワイヤを使用したこのテクニックの最大の特徴であり，最大の利点である．

7．Pre-stage IIIへの移行：上下顎前歯の唇舌的歯軸のトルキングが行われ，すべての抜歯空隙が閉鎖したら，ワイヤをステンレス角としてpre-stage IIIに移行できる．

3．Pre-stage III

1）目標とポイントは

Pre-stage IIIは最終咬合を決める重要な段階である

■目標：咬合の緊密化，再レベリング（水平・垂直的）オーバーバイト，オーバージェットの再コントロール

ポイント：

①Pre-stage IIIのステンレス角ワイヤで最終咬合が決定される．

②患者のアーチフォームをどのような形態に仕上げたいか？

③どの程度までオーバーコレクションを取り入れるか？

④アウタービューティのみでなく，denture stabilityインナービューティからも個々の患者で必要ならば，3DCT画像で患者のもつ海綿骨の溝の状態をエビデンスとして提示し，どのようなフォームにすべきか検討する必要がある．

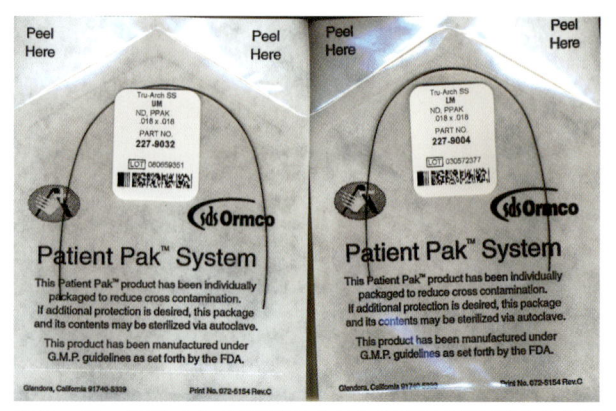

図Ⅲ-39 使用される既製ワイヤ：.018"×.018"（焼き入れ済みを使用）.

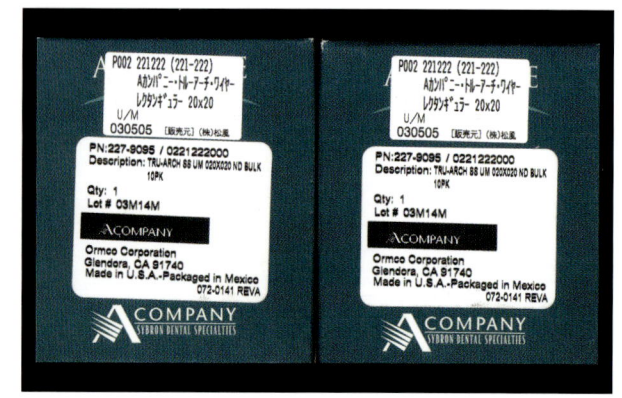

図Ⅲ-40 .020"×.020"のワイヤ.

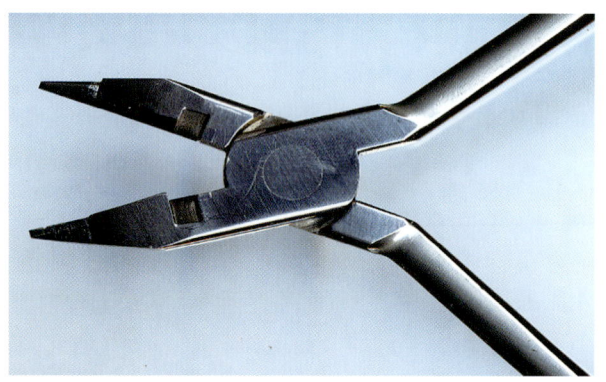

図Ⅲ-41

アーチフォームについて（図Ⅲ-42a, b参照）

- 切歯の切端と犬歯の尖頭を同一線上に合わせるために唇面までの距離の差（約0.5mm）をオフセットとして2・3間で屈曲付与する．
- 第二小臼歯と第一大臼歯の近遠心裂溝を同一線上に合わせるために頬面までの距離の差（約1.6mm）をモラーオフセットとして屈曲付与する．
- 第一大臼歯と第二大臼歯の近遠心裂溝から頬面までの距離の差の調整をするため約5°のトウインを付与する．
- でき上がったら上・下顎のワイヤのコーディネートをする．

2）手　順

　ステンレス角ワイヤ（オルソフォーム，ナチュラルアーチフォームですでに焼き入れしてあるゴールドトーンタイプを使用のこと）の屈曲：ワイヤは.018″×.018″（図Ⅲ-39）または，.020″×.020″（図Ⅲ-40）を目的に応じて使用する．

❶使用ステンレス角ワイヤ（図Ⅲ-39, 40）

❷アーチフォームの原則について：犬歯部のオフセット（0.5mm）と大臼歯部のオフセット（1.6mm）

❸ステンレス角ワイヤのオフセットの屈曲に便利なアーチシェイピングプライヤー（図Ⅲ-41）．1.6mmのモラーオフセットの溝が付与されているので，容易に屈曲できる．

Ⅲ 診断と基本的治療術式

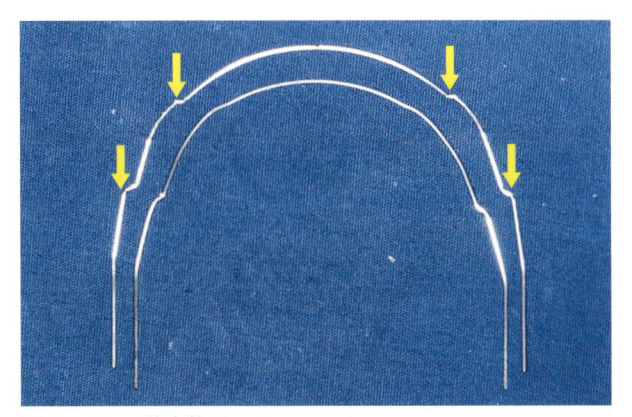

図Ⅲ-42a 基本的アーチフォーム.

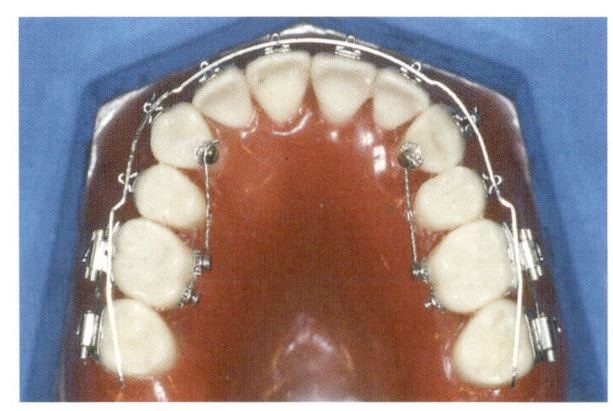

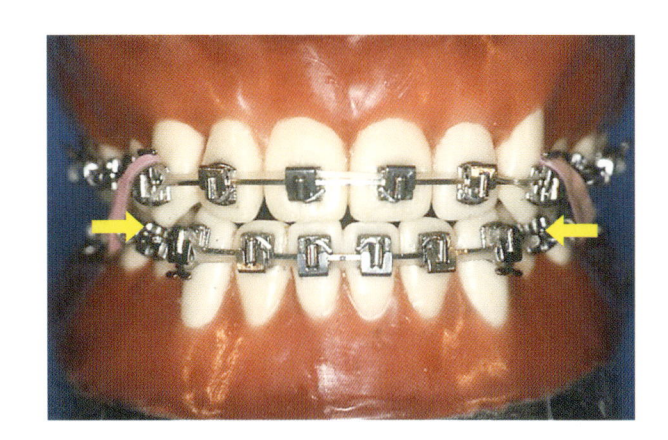

図Ⅲ-42b

図Ⅲ-43 顎関節部の保護と側方運動の余裕を創出するために，犬歯部に多少のオーバージェットをつけている.

❹でき上がった上下顎のステンレス角(.020″×.020″)のアーチワイヤ(図Ⅲ-42a, b).
❺でき上がったアーチワイヤのフォームを目的に応じて調整をする(図Ⅲ-42b).
❻上下顎犬歯部に多少のオーバージェットをつくり患者の側方運動に際して余裕をつくり，顎関節部を保護するか？　あるいは外見的審美性(アウタービューティ)から上下顎犬歯部の咬合を緊密に仕上げるか？　によって調整は異なる.

　これは術者の好みや典型的正常咬合へのこだわりで決めるべきではなく，患者の機能や内面的審美性(インナービューティ)をエビデンスとして提示し，それらとの調和によって決めることが大切である(図Ⅲ-43).

でき上がったアーチワイヤのフォームの調整

■ Ni-Ti角ワイヤで抜歯空隙の閉鎖まで行って得られた歯列弓の形態を修正したいときはステンレス角ワイヤで行う．具体的な修正部位は，犬歯・小臼歯・大臼歯部の形態が膨らんでいたり，この部のオーバージェットが大きかったりして，外見的審美性で頬側から見て緊密な咬合としたい時は，アーチフォームを少し狭めに絞り，側方のカーブをより直線に近くする.
■ また，上顎犬歯・小臼歯にリバーストルクブラケットを下顎犬歯・小臼歯にトルキングブラケットを装着しても良い(図Ⅲ-44).

❼動的治療終了時に外見的審美性(アウタービューティ)優先の咬合とするとき(図Ⅲ-44, 45a, b)

❽動的治療終了時に機能と形態の調和を目的としたコレクトオクルージョンとし，安定咬合への移行期間における顎関節部への負担を少なくしたいとき(図Ⅲ-43).

動的治療終了時の咬合(1)

- Pre-stage Ⅲのステンレス角のアーチフォームで終了時の咬合は決まるので，どのような形態にしたいか？　患者の内面的審美性や機能状態や患者の求める審美性(アウタービューティ)を考慮に入れて決定する．
- 外見的審美性(アウタービューティ)を最優先にするなら，犬歯・小臼歯・大臼歯部のオーバージェットは少なく設定(特に犬歯・小臼歯)する．そして，アーチフォームはワイドより少し狭くし，犬歯・小臼歯部を直線的とする．
- また，犬歯・小臼歯のブラケットを上顎をリバーストルキング(－10°)，下顎をトルキング(20°)に変更する．
- 咬合を緊密に仕上げすぎた場合，顎関節部や歯・歯周組織に対する負担の状態を十分に経過観察する必要がある．

動的治療終了時の咬合(2)

- 機能と形態の調和を目的とするなら，Beggの言うコレクトオクルージョンのように，犬歯・小臼歯部に少しオーバージェットをつくり患者の側方運動を容易にし，安定咬合への移行期間における顎関節への負担を少なくする．
- また，上顎小臼歯の咬頭展開角の急な場合(特に第一小臼歯が該当することが多い)，咬合面の削合などで展開角を少し平坦にしておくと良い．
- いずれにしても現代人の場合，関節窩が深く，関節頭が丸く小さく華奢なので，安定咬合への過程で側方運動により歯周組織に負担過重にならない配慮は必要と思われる．

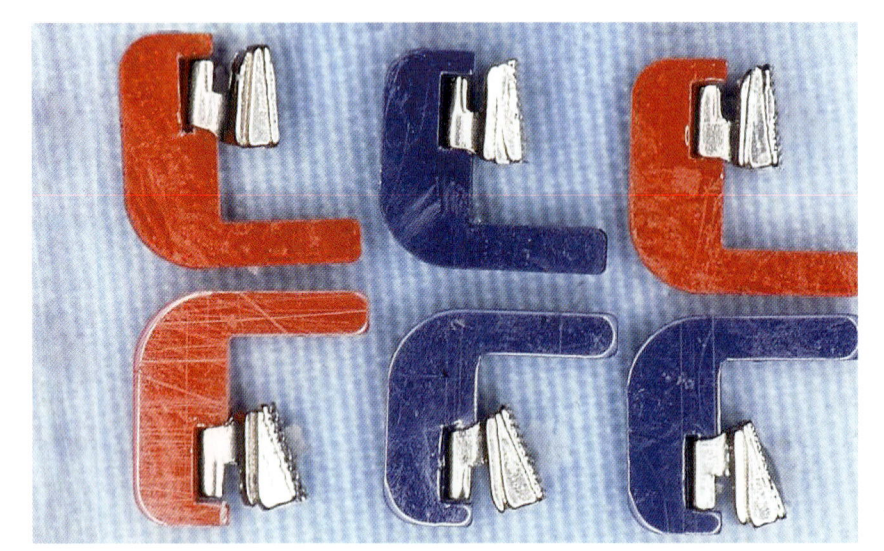

図Ⅲ-44　 $\overline{345}$ にリバーストルキング， $\overline{345}$ にトルキングブラケットを装着する．ジグの色は歯の状態や咬合状態で決める．

Ⅲ 診断と基本的治療術式

[動的治療終了時犬歯・小臼歯のオーバージェットを少なく仕上げた症例]

図Ⅲ-45a, b　ほとんどオーバージェットなしの仕上げ．

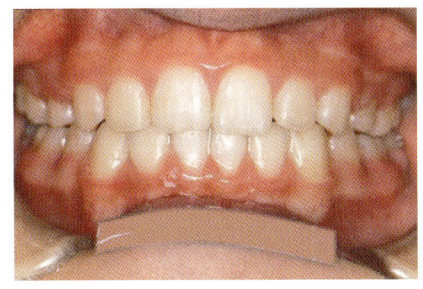

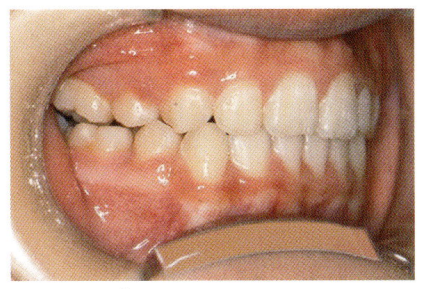

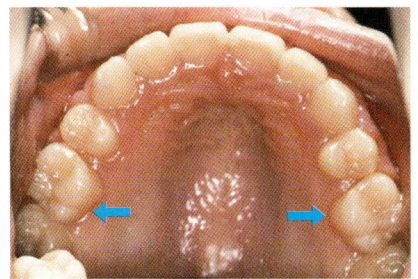

図Ⅲ-45c　第一大臼歯の回転がある．

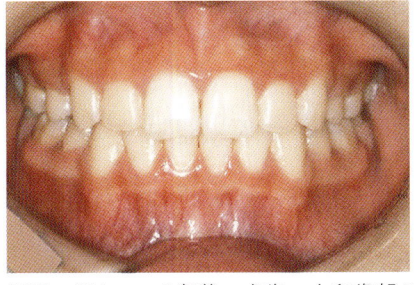

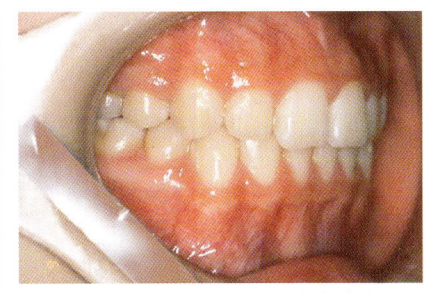

図Ⅲ-45d, e　4年後，犬歯・小臼歯部のオーバージェットがでてきて安定咬合化している．

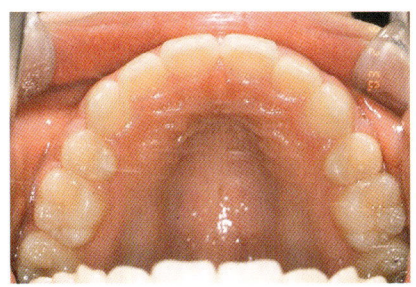

図Ⅲ-45f　患者の側方運動により大臼歯の回転も自然に改善され，安定化している．

a	b	c
d	e	f

❾ 過去に外見的審美性（アウタービューティ）優先で仕上げた症例の経過を示す（図Ⅲ-45a〜f）．

　この症例の場合，動的治療終了時12歳6か月であり，その後の4年間の顎の成長と患者の旺盛な顎機能の発達と機能的適応範囲の広さにより良好な安定咬合を呈することができたが，成長発育完了後の成人患者などで機能的適応範囲が狭くなっている場合は，患者のもつインナービューティの制約を越えてアウタービューティ優先で犬歯部のオーバージェットをまったく作らずに仕上げた場合，術後の機能と形態の調和が十分にできたか？　は疑問である．おそらく，長期安定咬合の確立の過程で，顎関節部や歯・歯周組織にエイジングを引き起こして，患者のもつ内面的アンチエイジングが低下している場合は，顎関節症，歯根の露出，歯肉の退縮，骨吸収量の増加等が生じることになったかもしれない．

❿ 動的治療終了時の咬合についての私見

> **動的治療終了時の咬合（3）**
>
> 　動的治療終了時の咬合の審美性と矯正治療の効率性を一気に両立させるために，ブラケットに，あらかじめ平均値的ティップとトルクを同時に組み込み，精密咬合に仕上げる方法は，患者個々の機能との形態の調和という面で，特に成人矯正歯科治療患者においては，治療期間中・治療後，骨の余分な吸収・歯肉の退縮，ブラックトライアングルの出現や，咬合や顎関節のトラブルを生じやすいことにもなり，むしろ咬合は，精密咬合に仕上げるのではなく，ニュートラルに仕上げ，患者が個々に自分の機能に適合した安定咬合に患者自身が自分でしやすくする環境づくり（その患者のもつインナービューティに合わせた仕上げのアウタービューティとする）をすることが術者としては，大切であろう．

❶できあがったアーチワイヤを大臼歯チューブに左右同時に変形なく挿入し，ブラケットスロットの奥深く挿入しＴピンでしっかりとロックする．

❷これで，pre-stage Ⅲのメカニックはでき上がる（図Ⅲ-46, 47a, b, 48a, b）．

	Ⅲ-46
Ⅲ-47a	Ⅲ-47b
Ⅲ-48a	Ⅲ-48b

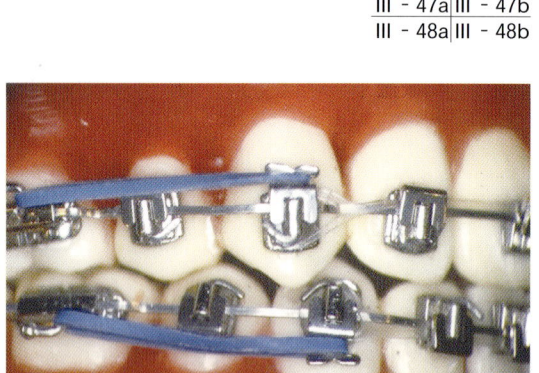

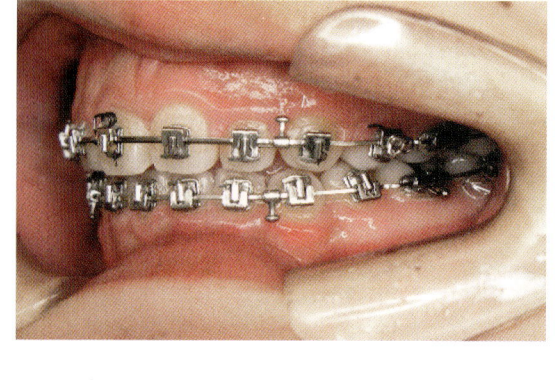

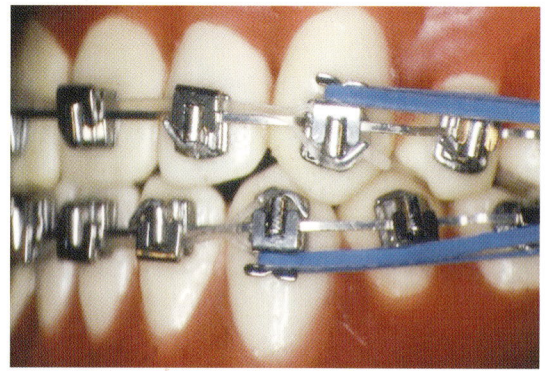

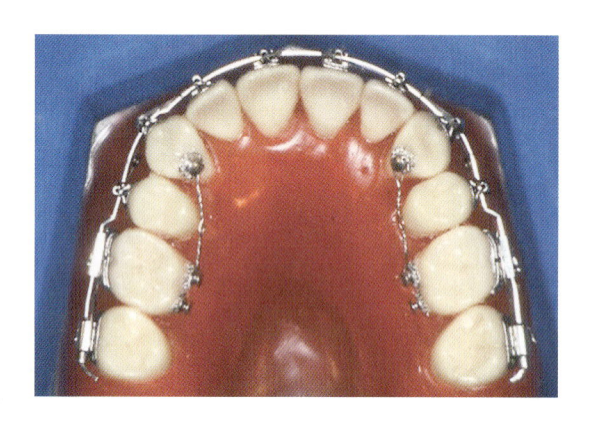

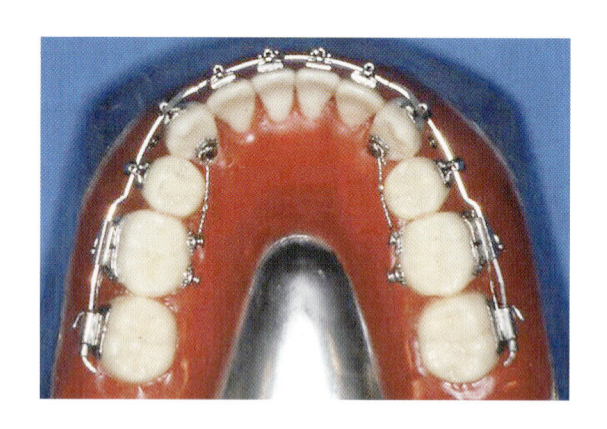

3）注意事項

①オーバーバイトを少し挙げたいとき：

オーバーバイトをもう少し挙げたい時（図Ⅲ-49）
（Stage Ⅱ終了時のバイトが少し深い）

- 上顎犬歯・小臼歯の間と小臼歯・大臼歯間にそれぞれバイトオープニングベンド，アンカレッジベンドを付与する．
- その度数はオーバーバイトの残留状態で異なるが，約5°（最大10°）位である．
- 要は小臼歯を中心に切歯部と大臼歯部を圧下するようにベンドを付与する．
- それにより，切歯部はさらにトルクが作用し，大臼歯は遠心咬頭がディスクルードされる．

② Pre-stage Ⅲでの輪ゴムの使用方法：
　原則輪ゴムは掛けないが，図Ⅲ-49のように輪ゴムを掛けることもある．

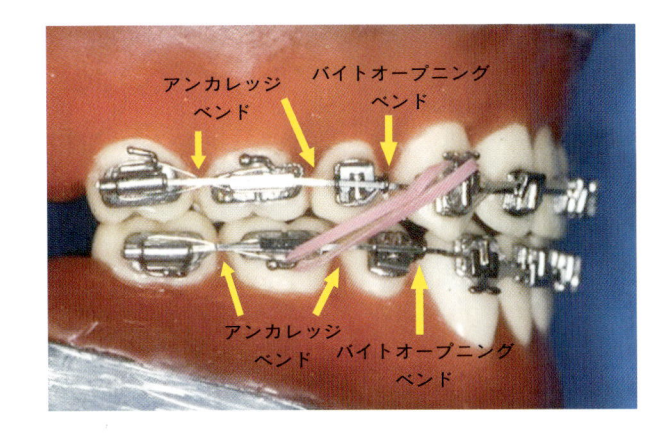

▶図Ⅲ-49

Pre-stage Ⅲにおける輪ゴムの使い方

- 原則は no elastics である．
- オーバージェットを減少させたいとき：Ⅱ級ゴム
- オーバージェットを少し増加させたいとき：軽いⅢ級ゴム（短期間）
- 犬歯・小臼歯部の咬合を緊密にしたいとき up&down elastics, box elastics, vertical elastics, triangle elastics.
- 正中線のズレの改善：oblique elastics または片側Ⅱ級・反対側Ⅲ級ゴム．
- 犬歯咬合関係の改善：Ⅱ級またはⅢ級ゴム．
- 抜歯空隙の開大防止：上下顎顎内水平ゴム（図Ⅲ-47a, b）．

Pre-stage Ⅲの終了条件

- 前歯のオーバーバイトが減少し，咬合が十分に挙上されていること．
- 上下顎前歯は切端咬合またはわずかに開咬を呈していること．
- 犬歯咬合関係はⅠ級のこと．
- 上下顎切歯・犬歯のトルキングが終了し，歯軸がアイデアルとなっていること．
- 抜歯空隙を含めてすべての空隙は閉鎖されていること．
- 側方歯群の咬合が緊密なこと：特に犬歯・小臼歯部．
- アーチフォームが良好なこと．
- 捻転歯などの改善が完了していること．
- 第一小臼歯抜歯症例で maximum anchorage の場合は，上顎歯列弓には Spee 湾曲が，下顎歯列弓には，逆 Spee 湾曲が，それぞれ付与されていること．

4．Stage Ⅲ

1）目　標

① すべての歯の歯軸を正しくすること．
② すべての歯の近遠心的歯軸を正しく整直（アップライティング）すること．
③ トルキング（唇舌的に歯根の位置を正しくすること）は stage Ⅱ で終了しているはずであるが，不足していれば stage Ⅲ でも行うことができる．

2）Stage Ⅲの手順

❶ Pre-stage Ⅲのアーチワイヤを上下顎ブラケットより除去する．そして，stage Ⅲを開始するための患者の資料を採取する．必要な資料は以下のとおりである．
・口腔内模型
・口腔内写真
・デンタルエックス線写真
・パノラマエックス線写真

・頭部エックス線規格側貌写真
・オブリークエックス線写真

（必要があれば，患者のインナービューティのエビデンスとしての3DCT画像）

❷Stage IIIを開始するにあたり，採取したこれらの資料より，上顎中切歯のさらなるトルクが必要であるか？　可能であるか？　すでにトルクは終了しているか？　を頭部エックス線規格側貌写真計測値から判断する：U1-SNが93°以上のとき：さらなるトルクは必要ない，U1-SNが93°以下のとき：トルキングブラケット（20°）を用いてのトルクがさらに必要となる．

❸Stage IIIを開始するにあたり，採取した資料より下顎中切歯のリバーストルクが必要であるか？可能であるか？　を判断する：L1-Mdが90°以上のとき，下顎中切歯にリバーストルクブラケット（－10°）を用いてのリバーストルク（歯根の唇側への移動）が必要となる．

L1-Mdが85°以下のとき，原則として下顎中切歯根の舌側へのトルクが必要となるが，II級ゴムの反作用で下顎切歯は前傾してくるのでブラケットの変更は不要である．

❹Stage IIIを開始するにあたり，stage II終了時の上下顎口腔模型，オブリークセファロ，パノラマ，デンタルエックス線写真により，歯軸の近遠心的傾斜をチェックし歯軸の近遠心的整直の必要な（と思われるものも含めて）歯とその所要期間（1か月に2.5°の歯軸の整直量で計算する）を明確にしておく．

❺具体的にアップライティングスプリングの装着が必要な部位は，
・上下第一小臼歯抜歯のとき：側切歯（後戻りの検証から側切歯軸の整直は重要），犬歯，第二小臼歯，場合によっては第一大臼歯
・上下顎第二小臼歯抜歯のとき：側切歯，犬歯，第一小臼歯，第一大臼歯（第一大臼歯に関しては術後，後戻りしやすいので必ず整直しておく）

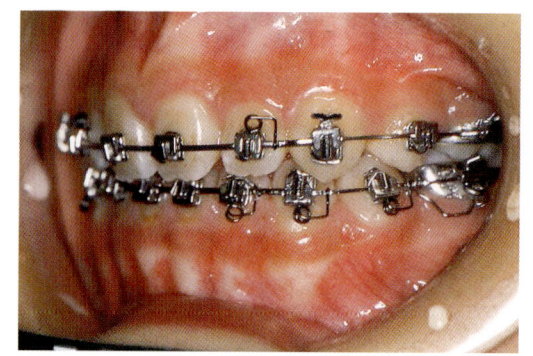

図III-50　下顎第二小臼歯抜歯症例のアップライティングスプリングの装着を示す．
下顎側切歯・犬歯・第一小臼歯とミニスプリングの装着方向はアームが遠心方向の主線にフックされている．そして第一大臼歯にはユニバーサルスプリング（図III-53参照）より製作したアップライティングスプリングが装着されている．

❻その他，特殊なトルクが必要なとき：
・治療前に舌側転位していた上顎側切歯はリバーストルクブラケットでの唇側への歯根の移動がstage IIIになっても必要であることもある．
・埋伏していた上顎犬歯を矯正的に牽引誘導したときには，上顎犬歯にトルキングブラケットによる歯根の舌側への移動が必要なことが多い．
場合によっては側切歯リバーストルク，犬歯トルキングが必要となる（相反トルク：reciprocal torque）．

❼Stage IIIのアーチワイヤは，変形などがなければpre-stage IIIの.018″×.018″または.020″×.020″ステンレスをそのまま，または変形など（バイトオープニングベンド，アンカレッジベンド，アーチフォーム，犬歯部オフセット，モラーオフセット）を調整してセーフティTピンでブラケットスロットにしっかりロックして用いる．最初に犬歯間保持のワイヤ（.010″）をブラケットスロットに挿入した上から主線を挿入し，セーフティTピンでロックする．

❽つぎに，歯軸の整直を必要とする歯にTピンをロックしたままで，その隙間にミニアップライティングスプリングを挿入（図III-50, 51）し，ブラケット切端縁から出た脚を屈曲し，つぎにスプリングのアームをワイヤにフックする．

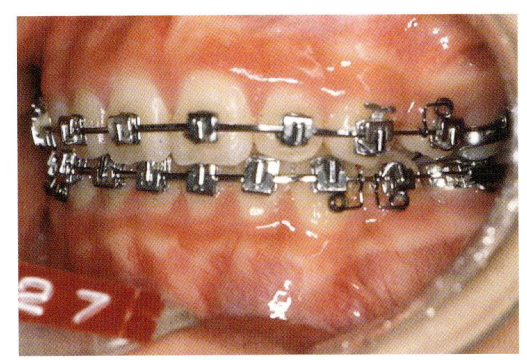

図Ⅲ-51 上顎第二小臼歯・下顎犬歯・第二小臼歯にミニスプリングが装着されている．Tピンでロックした裏側に挿入できるので，入れたままとしても約5〜7°のオーバーアップライティングで停止するので，ミニスプリングを装着したまま動的治療終了までおくことができる．

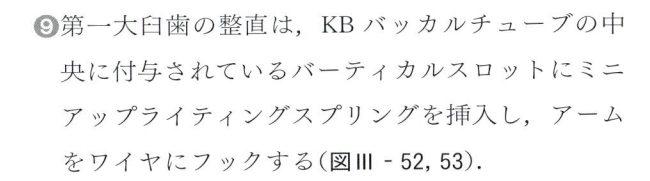

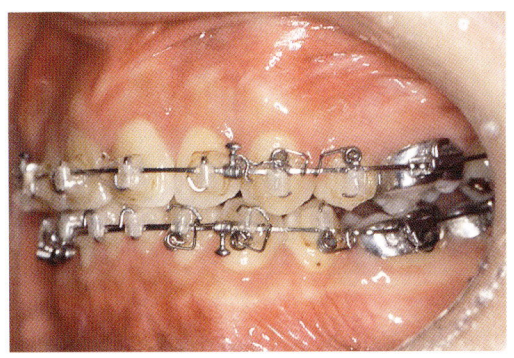

図Ⅲ-52 下顎第一大臼歯のチューブのバーティカルスロットにミニスプリングを挿入し，大臼歯の整直をしている．その他に用いているスプリングはセラミックブラケットを使用しているのでTピンが使用できず，TP Orthodontics Japanのスプリングピンである．
注）下顎側切歯のアップライティングは術後の後戻りの防止のために必ず行っておくこと．

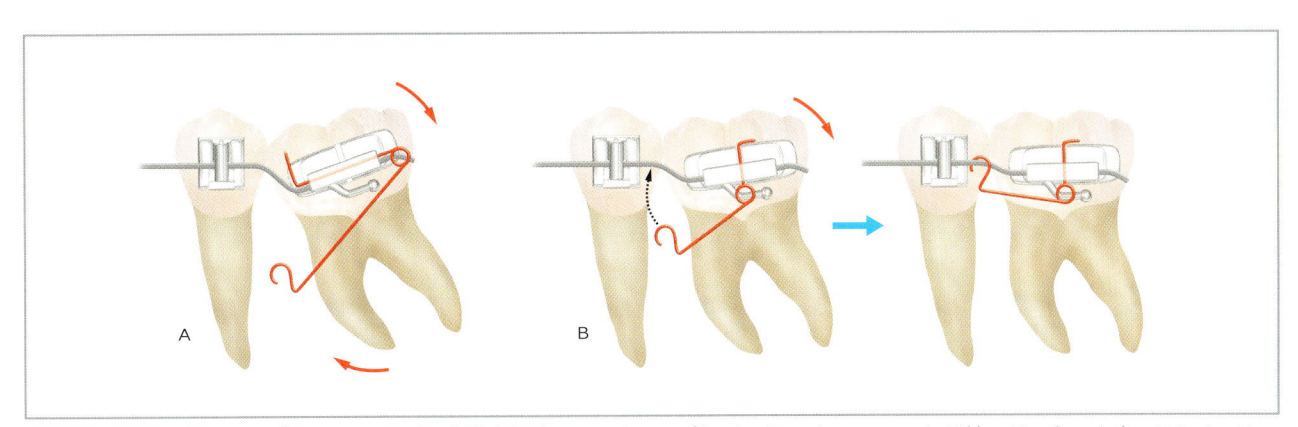

❾第一大臼歯の整直は，KBバッカルチューブの中央に付与されているバーティカルスロットにミニアップライティングスプリングを挿入し，アームをワイヤにフックする（図Ⅲ-52, 53）．

図Ⅲ-53 大臼歯のアップライティングの方法を示す．A：チューブにバーティカルスロットが付いていないとき．B：バーティカルスロットが付与されているとき．

❿つぎに犬歯・大臼歯舌面のリンガルボタンどうしの結紮（Spanish windlass）の緩みがあれば，探針を用いて締め上げておく（図Ⅲ-32, 54）．

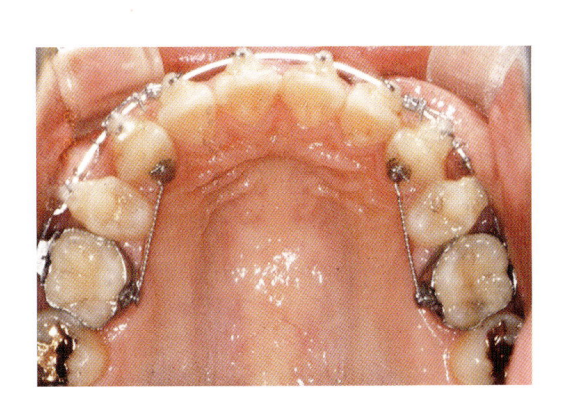

▶図Ⅲ-54

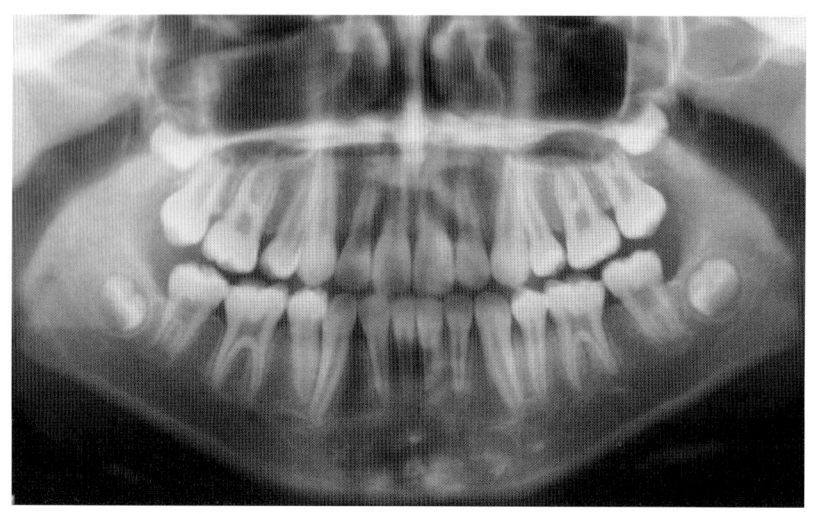

図Ⅲ-55　動的治療終了時のパノラマエックス線像．後戻りを見越しての抜歯空隙を挟んで犬歯，第二小臼歯の歯軸のオーバーアップライティングに注意．

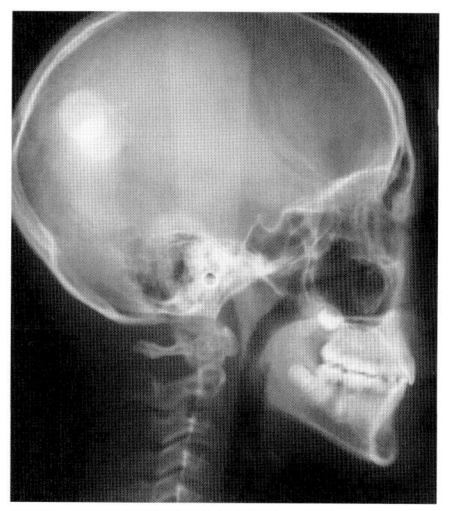

図Ⅲ-56　動的治療終了時の頭部エックス線規格側貌写真．

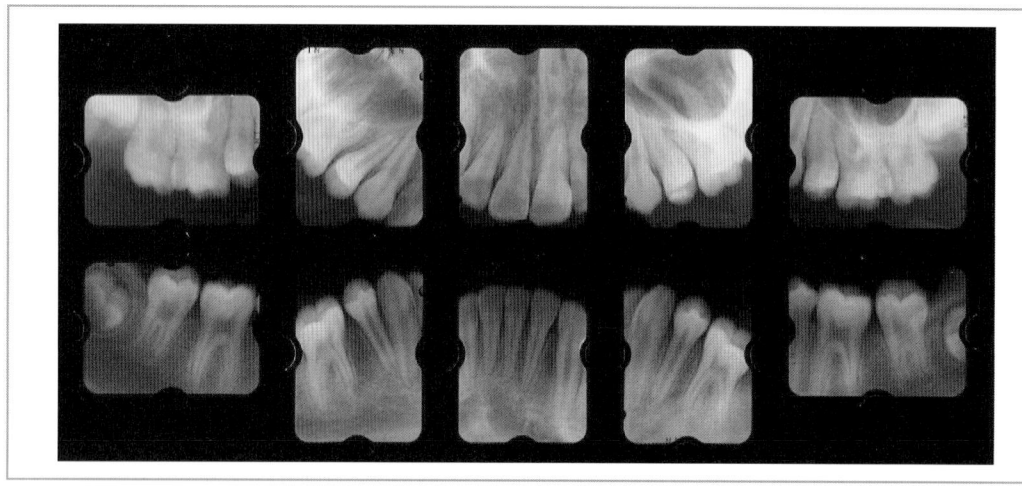

図Ⅲ-57　動的治療終了時のデンタルエックス線像．歯根吸収がほとんどないことに注意．

⓫これで，stage Ⅲのメカニックスはでき上がる．輪ゴムが必要ならば犬歯咬合関係，大臼歯咬合関係，正中線のズレなどにより適切な輪ゴムやチェーンを使用する．

⓬Stage Ⅲはアップライティングスプリングが1か月に2.5°のペースでの整直能力なので，歯軸のオーバーアップライティングも含めて約4～5か月を要する．

3）注意事項と動的治療終了

❶大臼歯のアップライトの必要性はデンタル・パノラマエックス線像やオブリークセファロ像で確認し，必要ならばアップライティングスプリングを必ず装着する．ことに第二小臼歯抜歯症例では必須である（図Ⅲ-50～53）．

❷側切歯根の唇舌的位置を確認しておくこと．歯根の位置が舌側に転位しすぎているときは，リバーストルクブラケット（-10°）による側切歯根のリバーストルク（ラビアルルートトルク）が必要である．

❸Stage Ⅲで用いる輪ゴムは上下顎犬歯の対咬関係に注意し，またオーバージェットの大きさに注意し，Ⅱ級ゴムとすべきか？　Ⅲ級ゴムを一時的に用いるべきか？　ボックスタイプや垂直ゴムとす

べきか？ を臨機応変に決める．

❹固定大臼歯の回転はstage Ⅱやpre-stage Ⅲで改善が終了しているはずであるが，不幸にして残っている場合は，犬歯・大臼歯舌面のリンガルボタンどうしのチェーンによる牽引で改善する．改善後は，犬歯・大臼歯舌面のリンガルボタンどうしの結紮(Spanish windlass)を探針を用いて締め上げしておく(図Ⅲ-32, 33, 54)．

❺Stage Ⅲでは動的治療終了に向けて最終調整を行う．

　a)術後の機能と形態の調和やでき上がった咬合(organized occlusions)の安定化のために治療期間中，気がついた時に随時行っている個々の歯の形態修正(ことに上下顎切歯の逆三角に近い形態，分厚い上顎切歯の辺縁隆線)や隣接面・接触点の形態修正(第一小臼歯抜歯症例の際の犬歯遠心面，第二小臼歯近心面や接触点の擦り合わせ，第二小臼歯抜歯症例の場合の第一小臼歯遠心面，第一大臼歯近心面や接触点の擦り合わせ，上顎第一小臼歯のsteepな咬頭展開角の多少の削合)をチェックする．

　b)成人矯正治療の場合の歯周環境の整備(たとえば，ブラックトライアングルの防止など)の最終調整を行う(具体的手順や理論，症例などはⅤ章「内面的アンチエイジング」の項を参照のこと)．

❻Stage Ⅲ終了の状態

ⅰ．すべての歯軸が正しく整直していること(図Ⅲ-55, 57)．

ⅱ．上下顎切歯の唇舌的歯軸が正しくトルキングされていること．

・上顎前突症例の場合：SN-Mdが30°以上40°以下のときANB＜4°，U1-SN 97°(93～100°)，U1-L1 135°(125～140°)，L1-Md 90°(87～93°)，オーバージェット，オーバーバイト0～2mmを示していれば理想的である(図Ⅲ-56)．

ⅲ．上下顎犬歯咬合関係がⅠ級で，側方歯群の咬合状態が良好なこと．とくに犬歯の咬合関係は大臼歯の咬合関係に優先する(図Ⅲ-58a～c)．

ⅳ．上下顎歯列弓の形態が良好で，しかもコーディネートされていること(図Ⅲ-58d, e)．

ⅴ．上下顎とも第二大臼歯の頰舌的，近遠心的位置が正しいこと．ことに第一大臼歯との水平的・垂直的ズレのないこと(図Ⅲ-58a～c)．

以上の条件が満たされていれば，動的治療を終了し保定に入ることができる(図Ⅲ-55～58)．

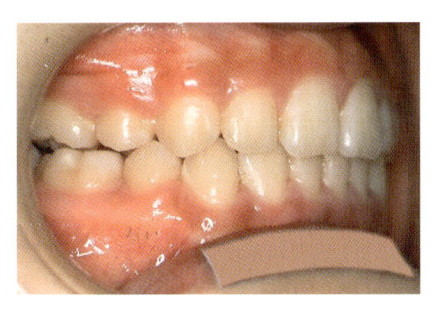

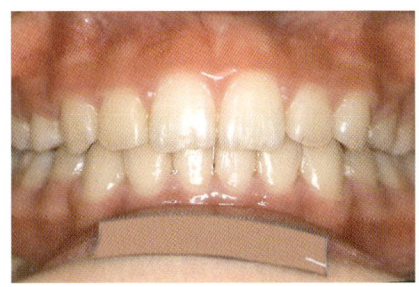

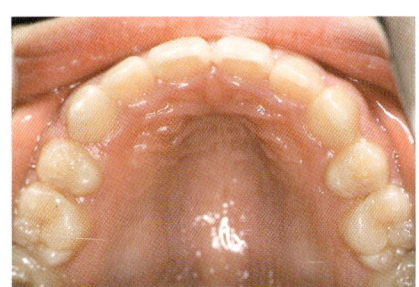

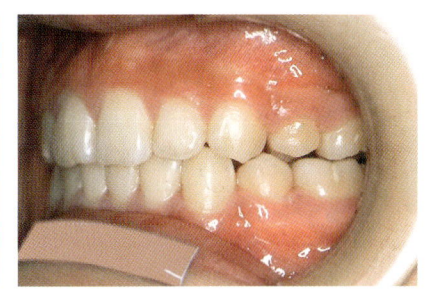

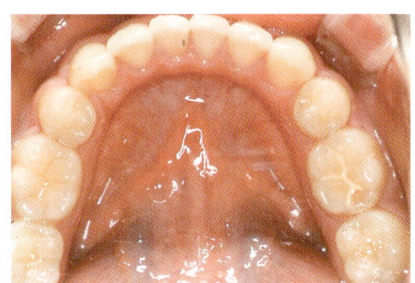

図Ⅲ-58a～e　動的治療終了時の口腔内．

5．保　定

1）目標：咬合の安定化

矯正治療によって変化させた形態（フォーム）に機能（ファンクション）がついていくまでの間，自然保定が成立するまで器械的保定をする．

2）手　順

❶矯正装置を患者の口腔内よりリムービングプライヤーなどで除去する．

　この際に，患者，両親らと十分に保定と後戻り，保定装置の装着義務，期間などについて，患者と術者の責任分担について話し合う必要がある．矯正装置が装着されていれば9割方は術者の責任であり，患者の自己責任は，治療に対する協力という面で10％くらいである．しかし，矯正装置を除去して保定に入ると，患者の自己責任によって保定装置を装着することになり，患者の責任は90％を超え，術者の責任は10％以下になる．したがって，動的治療終了後は患者の自己責任が90％以上になることを十分に説明納得させ，保定装置の正しい装着によってのみ患者・術者が期待する安定咬合が得られうることを伝え，保定装置の正しい装着を約束させた後に矯正装置の除去をすべきである．

❷口腔内歯面に残った接着剤，ブラケットの破片，プラーク等をリムーバーやスケーラーなどで除去し，歯面をロビンソンブラシ，ラバーカップに液状のスケーリングパウダーを付与し十分に研磨する．

❸この時点で動的治療終了時の患者の資料を採取．

・動的治療終了時の口腔模型（平行模型で十分）
・顔面写真（正貌，側貌，斜貌）
・口腔内写真（正面，左右側面，上下顎咬合面）
・デンタルエックス線写真
・パノラマエックス線写真
・頭部エックス線規格写真（側貌，必要に応じて正貌ならびにレストポジション）
・オブリークセファロ（側方歯群の歯軸の平行状態の確認）
・インナービューティのエビデンスとしての3DCT像（治療前・中に3DCT像を採取した場合は特に）

3）保定法の選択法

❶咬合の安定化を目標とするとき：
・原則的には保定床（ホーレータイプ，ベッグタイプ．図Ⅲ-59a）およびプリフィニッシャー（既製のトゥースポジショナー．図Ⅲ-59b）を装着する．

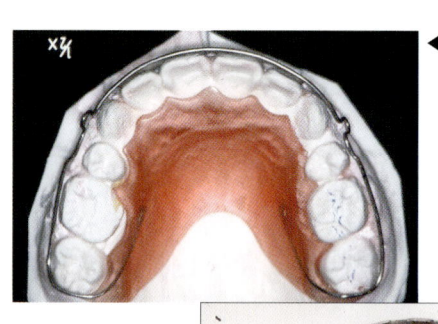

◀図Ⅲ-59a

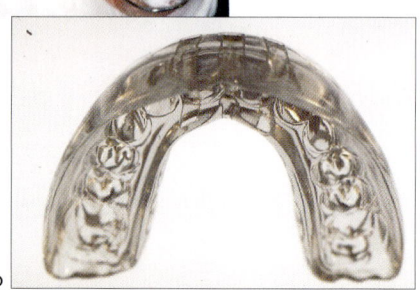

▶図Ⅲ-59b

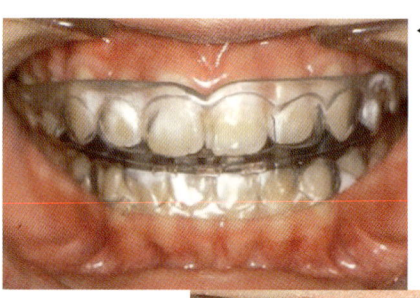

◀図Ⅲ-60a

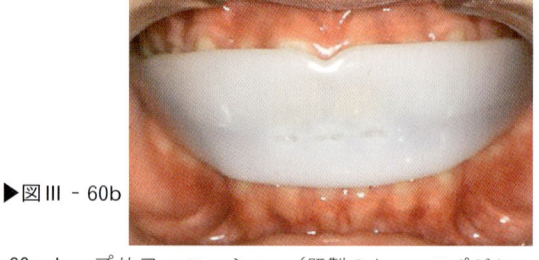

▶図Ⅲ-60b

図Ⅲ-60a, b　プリフィニッシャー（既製のトゥースポジショナー）については，昼間1時間（15分×4回）意識のあるときに咬み込むことにより（咬み込むと白濁する．図b），早期に三次元的に安定咬合を実現することができる．

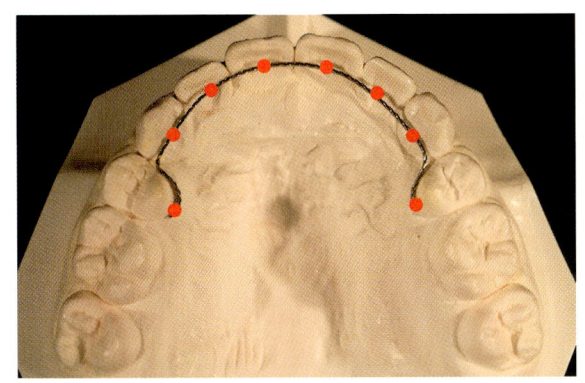

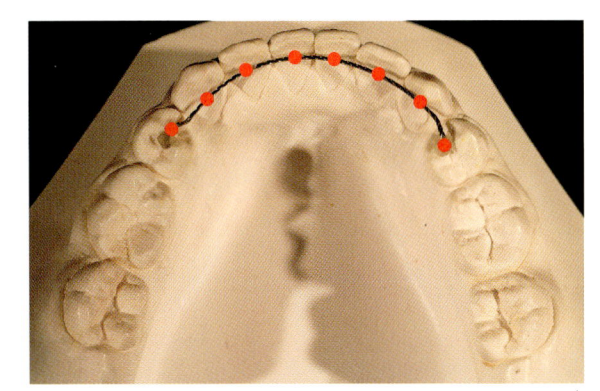

図Ⅲ-61a, b　角ツイストワイヤでの固定(永久保定)．●印は歯面との接着部位を示す．　　a｜b

- 成人矯正治療終了後の患者の場合：動的治療終了後，機能と形態の調和の過程で，骨・線維を含めた歯周組織の修復機転が遅れる可能性が大であるので，保定装置として固定式の使用(上下顎前歯部舌側面でのツイストワイヤでの固定(図Ⅲ-61a, b)，Bond-A-splint や抜歯部位を挟んでの短いワイヤでの固定)が，当分の期間必要である．

❷動的治療で達成できなかった部分の改善と咬合の安定を目標とするとき：

- 咬合安定装置として保定床(ホーレータイプ，ベッグタイプ)は二次元的保定のため顎関係の保定ができない欠点がある，そのため精密咬合仕上げ装置であるプリフィニッシャー(既製のトゥースポジショナー)を患者に使用させること．昼間1時間(15分×4回)意識のあるときに咬み込むことにより，患者自身で早期に三次元的に安定咬合を実現することができる(図Ⅲ-60a, b)．

4) 既製のトゥースポジショナー(プリフィニッシャー)の使い方

プリフィニッシャーは1979年5月，フランスのストラスブールでのEBS学会で著者の60分間の講演の後，米国のPeter C. Kesling との数時間にわたる別室での話し合いの際，氏に依頼されたものである．具体的には著者の主張をもとに日本人(東洋人)の数々の歯牙素材・歯列弓の形態や大きさなどの計測値や，各種不正咬合の上下顎第一小臼歯抜歯および第二小臼歯抜歯の治療前後の口腔模型，頭部エックス線規格側貌写真，日本人成人男女100名の頭部エックス線規格側貌写真の計測値やフリーウェイスペース等を著者が提供した．その後米国での数回にわたる Peter C. Kesling, TP Orthodontics 社とのディスカッションと，著者の下での臨床試験を経て1982年に Oriental (Asian) Prefinisher として完成し，以後28年経過した現在でも使用テクニックを問わず多用されている．

＜基礎となった日本人正常咬合者(男女，各50名)の選定基準＞：

1．20～25歳で顔面の非対称を感じさせない者
2．良好な側貌を有している者
3．上下顎歯列弓の近遠心的・頰舌的咬合関係が正常であること．とくに，犬歯・大臼歯咬合関係がⅠ級で，正中線が一致しているもの
4．オーバージェット，オーバーバイトの小さいもの(オーバージェット　2 mm，オーバーバイト3 mm 以内)
5．Available space と required space との差が3 mm 以内で，下顎切歯部にわずかな歯の重なり合いがあっても，下顎切歯部にわずかな空隙があっても，その和が3 mm 以内のものを選択した．
6．Over-all ratio, anterior ratio ともに良好な値を呈しているもの．
7．人工歯あるいは補綴物が装着されていないもの

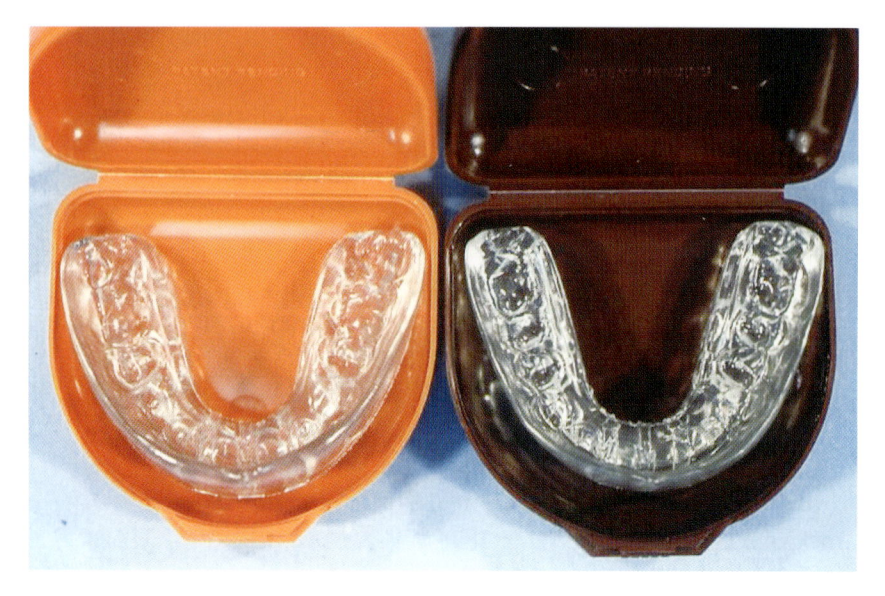

図Ⅲ-62

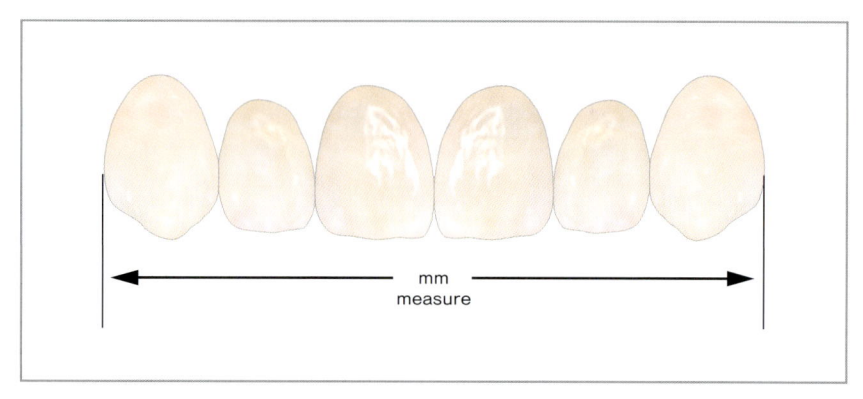

図Ⅲ-63

＜基礎となった上下顎第一小臼歯抜歯症例，第二小臼歯抜歯症例，上顎第一小臼歯・下顎第二小臼歯抜歯症例の治療後の頭部エックス線規格側貌写真の平均計測値＞：

SN-Md：30〜40°で，U1-SN：97°（93〜105°），L1-Md：90°（85〜93°），U1-L1：135°（125〜140°），ANB＜4°，オーバージェット・オーバーバイト：2mmである．

したがって，このプリフィニッシャーは日本人の平均的フリーウェイスペース3mmで作成されているので，上顎前突症例のみでなく下顎前突症例の保定にも使用できる．第一小臼歯・第二小臼歯いずれの抜歯症例にも使用でき，治療目標が合えば，いずれのテクニックでも使用できる．また，動的治療終了時のオーバーコレクトされた咬合をできるだけ早い時期に，すなわち歯根膜線維が再配列しないうちに，プリフィニッシャーの助けを借りて患者が日常の咀嚼機能を営むうちに機能と形態の調和を図り，アイデアルオクルージョン，またはコレクトオクルージョンを確立することを目的とする．そのためこのプリフィニッシャーはアイデアルオクルージョンにセットアップされている．そして小臼歯抜歯（図Ⅲ-62左）用と非抜歯用（図Ⅲ-62右）とがあり，いずれも犬歯間幅径を上顎犬歯遠心部より反対側犬歯遠心部まで，上顎切歯の切縁上を通して計測し選定する（図Ⅲ-62, 63）．

❶プリフィニッシャーのセットから患者で計測した犬歯間幅径のものを選定し，上顎歯列弓にセットし前歯・臼歯ソケットへの適合状態を確認する．

図Ⅲ-64
図Ⅲ-65
図Ⅲ-66　昼間1時間(15分×4回)咬み，夜間装着したままならば白濁している．

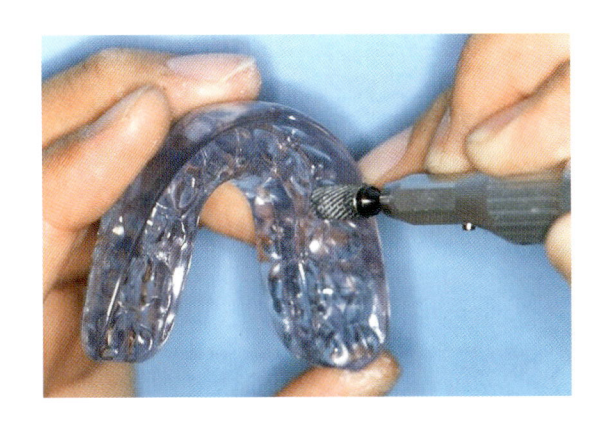

❷つぎに下顎歯列弓にも同様にセットし，前歯・臼歯ソケットへの適合状態を確認する．
❸上下顎で咬み込ませ，ソケットに歯が確実に挿入されていることを確認すれば装着は終了する（図Ⅲ-64）．適合不十分のときは骨バーなどで削り，適合させ白色の即時重合レジンで修正し調整する（図Ⅲ-65）．
❹患者には昼間，約1時間(15分連続使用×4回)意識的に咬み込ませ，夜間は装着したまま就寝させるよう指示する．昼間の咬み込みはホワイトニングトレーを兼ねてホワイトニングジェル(16%くらい)をソケットに貼付し使用させると，ホワイトニングもできるので好評である．ただしホワイトニングに関しては，2日に1回程度が望ましい．
❺昼間・夜間ともに使用していれば白濁（図Ⅲ-66）し，夜間のみの使用では半透明を呈し，まったく使用していなければ透明のままであるので，来院時に持参させたプリフィニッシャーで患者の使用状況が判別できる．

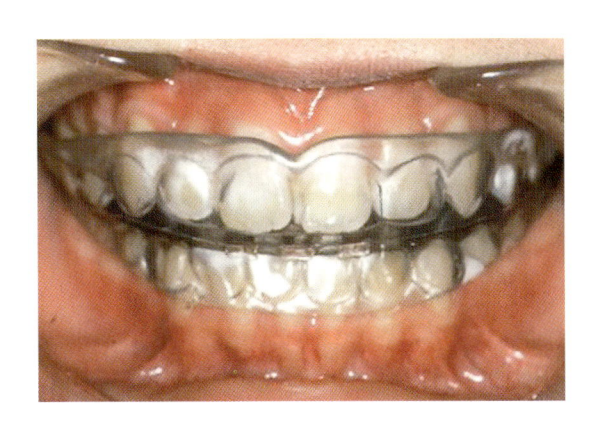

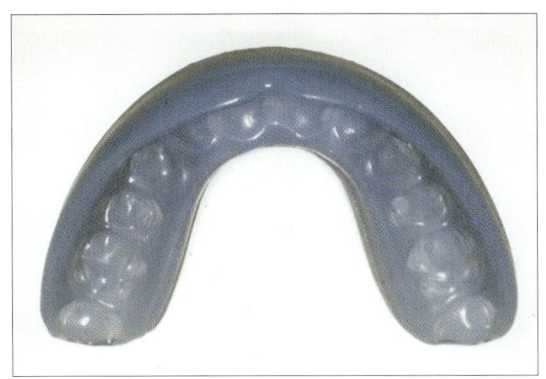

5）プリフィニッシャーの選定基準
❶初診時の不正咬合が上顎前突，過蓋咬合でさらにオーバーバイトを浅くしたいとき，またはその状態を保持したいとき：計測した犬歯間幅径－1～2mm小さなものを選定し使用する．
❷初診時の不正咬合が下顎前突(含，反対咬合)，開咬などでオーバーバイトをさらに増加させたいとき，または浅くなっては困るとき：計測した犬歯間幅径そのまま～1mm程度大きなものを選定し使用する．
❸プリフィニッシャーの臼歯部のソケットが患者によく適合しないときは，骨バーなどで削って適合させ，白色の即時重合レジンで修正し調整する．また，上顎小臼歯がソケットより小さいときは，その隙間を白色の即時重合レジンで添加調整しておく．

・選定基準のポイント
　治療後のオーバーバイト，オーバージェットを減少させたいとき，またはそのまま保持したいときは，犬歯間幅径の小さめのプリフィニッシャーを使用す

ると，前歯部は咬み込み不足となり，オーバーバイトは大きくならない．逆にオーバーバイト，オーバージェットを増加させたい場合や臼歯部の咬合を圧下したいときには，少し大きめのプリフィニッシャーを使用すると，臼歯部が圧下され前歯部が挺出し，オーバーバイトは大きくなっていく．

6）プリフィニッシャーで矯正可能な範囲
①上下顎アーチフォームの形態（ストリッピング併用），個々の歯の多少の不正
②上下顎犬歯咬合関係の多少のズレ（上下顎前歯の歯のサイズが調和していること）
③側方歯群の咬合関係のわずかなズレ
④犬歯・小臼歯の舌側傾斜の改善（アップライティングは無理である）
⑤大臼歯の回転や舌側傾斜の改善
⑥上下顎前歯の唇舌的歯軸
⑦TMJ dysfunction で clicking-on している症例

7）保定期間中の患者の取り扱い方
　動的治療終了時と同様に保定期間中6か月後，12か月後，2年後，3〜4年後の時点で以下の資料を採取し，患者が日常の機能を営むなかで，形態がどのように調和し，患者個人の安定咬合が確立するか？　そして，それが外見的審美性（アウタービューティ）と内面的審美性（インナービューティ）から妥協できる範囲（acceptable range）にあるかどうか，や保定方法の妥当性などの検証をすることができる大切な過程である．
・口腔模型（平行模型で十分である）
・顔面写真（正貌，側貌，斜貌）
・口腔内写真（正面，左右側面，上下顎咬合面）
・デンタルエックス線写真
・パノラマエックス線写真
・頭部エックス線規格写真（側貌，必要に応じて正貌ならびにレストポジション）
・インナービューティのエビデンスとしての3DCT像（治療前・中・動的治療終了時に3DCT像を採取した場合は特に）

1．保定1か月後
　保定装置装着後1か月で来院させ，つぎの事項を確認する．
❶患者の持参したプリフィニッシャーにより，昼（15分×4回咬み込む）も夜間も使用しているか？を患者に聞くと同時に，持参したプリフィニッシャーの白濁状態で判断する．
❷保定床の場合は，昼間確実に装着しているか？
❸動的治療終了時の資料と比較して安定化の状態をチェックし，後戻りの傾向（上下顎前歯部，抜歯空隙，オーバージェット，オーバーバイト）があれば，早めに察知し対策を立てる．
❹成人矯正治療後の患者で，上下顎前歯舌面に固定式の保定装置（Bond-A-splint やツイストワイヤー）を装着してある場合は，口腔刷掃状態や部分的な脱落がないかの確認をする．
❺後戻りの傾向を示していれば，昼間のプリフィニッシャーの咬み込み訓練，保定床の調整と確実な装着を義務づけし，プリフィニッシャー，保定床の修正，上下顎前歯部の形態修正などを行い，5か月後に来院させる．

2．保定6か月後
　動的治療終了時と同種類の資料を採取し，比較検討する．安定咬合化の傾向にあれば，昼間保定床，夜間プリフィニッシャーとすることができる．そして，つぎに6か月後に来院させる．

3．保定12か月後
　動的治療終了時と同種類の資料を採取し，比較検討する．さらに安定咬合化の傾向があれば，昼間保定床のみとすることができる．しかし，プリフィニッシャーも使用できれば，できるだけ長期に使用したほうが三次元的に良好な安定咬合が得られる．

4．保定期間は：

　原則的には2年であるが，患者・術者が期待する安定咬合を呈しないときは保定期間の延長もあり，さらに部分的に再排列を試みる必要もある．上下顎前歯舌面に固定式の保定装置(Bond-A-splint，ツイストワイヤ)を装着している場合は口腔衛生状態に留意し，できるかぎり長期間装着させておくことが大切である(図Ⅲ-61a, b)．

6．安定咬合と再発防止：矯正治療後の再発をいかに防止すべきか？

　動的治療終了時の咬合が，種々の因子により患者自身が咀嚼，会話などの日常の機能を営むうちにどのように形態的変化を受けていき longterm results になるかに関して，長い矯正治療の歴史のなかで現時点ではあまりエビデンスが検証されていないのは残念である．

　ただ患者も術者もひとつの症例をアウタービューティから，理想的に仕上げれば機能や歯，歯列，顎の長寿と安定性を含めてインナービューティも良好となるであろうという，そして患者・術者ともに満足できる安定咬合が得られるであろうとの希望的観測の下に矯正治療を行っているが，そのエビデンスがはっきりと示されてはいない．そこで，動的治療終了時のオーバーコレクトされた咬合に影響を与える因子について，現在まで明らかにされている(されつつあるも含めて)事項を検討し，いわゆる long-term results の確立に結びつけていく試みが臨床的に行われている．

1) 動的治療終了時のオーバーコレクトされた咬合に影響を与える因子

- 顎顔面の成長発育
- 機能(function)と形態(form)の調和
- その後生じた口腔周囲の癖(筋肉の問題)
- 歯根膜線維の適応性
- 上下顎歯の咬頭嵌合に関する問題
- Organized occlusions の状態
- その他の因子

と分類でき，これらが複雑に影響因子として作用し，いわゆる longterm results ができ上がるが，患者のもつ生物学的要素とテクニカルファクターの両方の因子が作用すると考えられる．

ⅰ) 顎顔面の成長発育が及ぼす影響

❶下顎の成長方向(下方，前方，前下方)

　Longterm results への影響因子としては，FMA(SN-Md)の角度の変化で示される．

- 変化せず→成長している場合には，主として前下方への成長→側貌は変化しない．
- 増加しているとき→下方への成長(前顔面の成長＋＋，後顔面の成長小)→上顎前突，下顎前突ともに側貌は悪くなる，上下顎前突ではⅢ級傾向となる．
- 減少しているとき→後顔面高の成長大→側貌は良好となっていく．

❷上顎の成長方向→これに関しては日本人の場合あまり問題とはならない，主として上顎劣成長をともなう下顎前突の場合，12～13歳までに上顎劣成長は改善しておかないと，その後の矯正治療ではそれにともなう成長発育によって改善は望めない．

❸顎顔面の成長発育が及ぼす影響なのか，機能的要因が関与しているものか，区別がなかなかできない場合もある．多くの場合，機能的因子と成長発育の両方の因子が作用する．

　たとえば：Respiratory obstruction syndrome(呼吸障害性症候群)による上顎の狭窄や下顎の過成長も扁桃の肥大→口呼吸→常時口をあけている→舌低位→上顎の狭窄と劣成長→鼻腔の狭窄→下顎の過成長→下顎の前方への移動と，機能的因子と成長発育の両方が関与してでき上がる．

ⅱ) 機能と形態の調和が及ぼす影響：これに関する基本的因子は少なくとも5因子ある．

❶口唇圧と舌圧とのバランスで下顎切歯軸がどう落ち着いていくか？

- 下顎切歯軸の安定はオーバージェット，オーバー

バイトの維持には重要な役割を演じる．
- 下顎切歯部の叢生や捻転との関係が非常に大きい．
- 思春期性の成長との関係もある．

a) L1-Md は基本的には口唇圧と舌圧で（外側から口輪筋・頰筋・上咽頭収縮筋，内側から舌の力により，いわゆるバクシネータメカニズム：頰筋機能機構によって）バランスのとれた状態に，術後なる．

- 術後 L1-Md が減少すると→オーバージェット，オーバーバイトは増加する．同時に下顎切歯部の叢生が生じてくる．
- L1-Md が術後増加してくると→オーバージェット，オーバーバイトは減少していく．これに下顎の成長がプラスファクター（上顎前突のとき）やマイナスファクター（下顎前突のとき）として作用していく．

　L1-Md の安定性は大切である：Stage Ⅰ，Ⅱにおける歯の移動の方法によっても異なる．要は二態咬合を創らないようにすることである．

＜上顎前突の術後のとき＞
- 思春期性の成長で下顎が前方・前下方に成長するとプラスファクターとなり，L1-Md は小さくなりオーバージェット，オーバーバイトはさらに改善され側貌は良好になっていく．
- しかし下方への成長が大きくなると，ことに頸椎の垂直方向への増加により首が長くなると，口唇圧と舌圧のバランスが崩れ下顎切歯部の叢生が生じ L1-Md は小さくなるが，オーバージェットは増加する．保定として Bond-A-splint，Bondable lingual retainer が必要となる．

＜下顎前突の術後のとき＞
　思春期性の下顎の成長はプラスファクターとはならない．チンキャップなどによる積極的な顎関係の保定が必要である．

❷オーバーバイトがどのように落ち着いて安定していくか？　上顎前突の場合，下顎の成長方向との関係で，とくに前方や前下方の場合，そして下方であってもプラスファクターとなるので問題ないが，成人矯正治療のように成長が期待できない場合，矯正治療の方法（歯の移動の方法）が大きな要素を占めてくる．

- 上顎前突の場合：使用する咬合挙上のメカニズムによって術後の歯の動態が異なる．

a) 主として上顎切歯の圧下によるとき→ガミーフェイスの防止に有効であるが，術後の安定には十分なトルクやオーバーバイトのオーバーコレクションが必要である．
b) 下顎切歯の圧下によるとき→圧下は容易であるが，戻りやすい．
c) 臼歯部の挺出によるとき→後戻りは比較的少ないが，ハイアングル症例やアゴなし症例では側貌が悪化するので利用できない．
d) 上下顎切歯の圧下と臼歯部の挺出の組み合わせ→一般的に使用されている方法で妥当なメカニズムである．
　―オーバーコレクションがどのように安定化していくか？―

- オーバーバイトのオーバーコレクションは大切であり，後戻りを考慮すると0.5〜1.0 mm までオーバーコレクションしておく必要がある．しかし，治療前にオーバージェットが大きく，オーバーバイトが小さい上顎前突では，オーバーバイトのオーバーコレクションの必要はない．その理由は，このような症例はハイアングルに多く，大臼歯の挺出（大臼歯の1 mm 挺出で前歯部の3 mm の咬合挙上となる）で簡単にバイトが挙がるので後にオープンバイトで終了しやすく，側貌も悪化し，オーバーバイトを増加させることに苦労する．
- 上顎切歯のトルク不足がオーバーバイトの後戻りにどのように影響するか？
　海綿骨の溝の中央に上顎切歯の根尖が位置づけられていることが理想であるが，U1-SN で92〜102°の範囲にあれば，ほぼ良い．
- 上下顎切歯軸傾斜角の大小は側貌という面やガミーフェイスという面で long-term results に大き

く影響する．日本人ではU1-L1で120°以下となると，NB to Pog. (mm) が大きくないとアゴなしとなりやすく，側貌は悪くなる．140°以上となるとオーバーバイトは後戻りしやすいことが知られている．

❸オーバージェットがどのように落ち着いて安定化していくか？

・術後のオーバージェットは増加していくか？

下顎の成長方向との関係や，顎関節頭と顎関節窩との位置により影響される．

下顎の抜歯・非抜歯（非抜歯よりも抜歯のほうがオーバージェットは増加しやすい）や抜歯部位（4番抜歯のほうが5番抜歯よりもオーバージェットは増加しやすい）とも関係する．

下顎の前進を意図とした装置（Ⅱ級ゴム，FKO，バイオネータ，フレンケル等）の多用（とくに成長をともなわないとき）とも関係してくる．

・術後オーバージェットは減少していくか？ 主として下顎の成長との関係である．

・術後のオーバージェットは変化しないか？

特に関節窩内の関節頭の位置に関してはテクニックの違いではなく，歯の移動の方法との関係が深い．術後デュアルバイトを起こさない歯の移動が必要となる．つまり，オーバージェットを減少させるとき，上顎切歯の後退を主体とするか？ 下顎の前進を主体とするか？ 下顎切歯の前傾を主体とするか？ それらの混合でいくか？ によって異なる．つまり，顎関節窩内における関節頭の位置は適応に限界がある．下顎切歯を前傾させるテクニックでは術後下顎切歯を内傾させない保定装置を装着しておかないと，どうしてもデュアルバイトを生じやすくなる．

❹犬歯咬合関係がどのように安定化していくか？

Ⅰ級・Ⅱ級・Ⅲ級の場合の安定化

a) 近遠心的犬歯の咬合関係

・犬歯のアップライティングにより影響をうける．
・犬歯，第二小臼歯の抜歯空隙に対する閉鎖の仕方によっても影響を受ける．
・犬歯の尖頭の状態も関係する．
・下顎の成長発育の方向によっても異なる．
・Ⅰ級関係がもっとも安定するが，つねに後戻りはないと見ることはできない．
・Ⅱ級関係は側方歯群の咬合がスリップしやすく，多少オーバージェットが大きくなって安定咬合となりやすい．
・Ⅲ級関係はオーバージェット，オーバーバイトの極端な減少を起こしやすくなる．

b) 唇舌的犬歯の咬合関係

・唇舌的にはもっとも安定する位置（海綿骨の溝の中央）が決まっている．
・犬歯部は前歯と臼歯の交叉点にあたり，咬合的にも唇舌的にきわめて大きな力を受けるので，側方運動をよく行う患者ではオーバージェットを少し出して仕上げるか，尖頭部を削合しておくかして安定咬合への移行期間における顎関節への負担を少なくしておくと，術後のTMDや骨の負担過重による吸収の対策に良い．

❺正中線のズレはどのように安定化していくか？

・歯軸（ことに前歯）の近遠心的傾斜の程度と，犬歯の近遠心的ならびに唇舌的咬合関係によってきわめて左右される．
・正中線のズレは犬歯の咬合関係が正常ならば，そして下顎切歯の歯軸が正常ならば問題とはならない．
・したがって，犬歯咬合関係の確立が優先である．

iii）矯正治療後に生じた口腔周囲筋の癖

❶異常嚥下癖や舌癖をもつ患者の不正咬合を，筋機能療法（MFT）などであらかじめ悪習癖除去をして矯正治療を行い，矯正治療後どのように安定化していくか？

❷悪習癖除去を積極的に行わなかった症例がどのように安定化するか？

❸術中には口腔周囲筋に問題なく正常で，術後問題が生じてくる場合など，いずれの問題も長期にわたって詳細に検討され，エビデンスが示されていないのが現状である．そして，口腔周囲筋の癖と矯正治療後の安定咬合との関係の有無について，

やMFTの有効性も明確なエビデンスは判明していない.

ⅳ）歯根膜線維（ことに歯間水平線維を含めた歯槽上部線維）が矯正治療後の歯列の安定化にどのような影響を与えるか？
①第二大臼歯まで矯正治療でコントロールされていなかったとき→顎関節症の原因となることがある.
a)動的治療期間が長期になる場合や，第二大臼歯が萌出途上の場合は第二大臼歯まで装置を着け，第一大臼歯と第二大臼歯の咬合平面のよじれを防止し，モンソンピッチの同一化を図るべきである（図Ⅰ-9）.

その理由は：

ブラケットとワイヤを装着すると，歯列は機能の影響を（とくに下顎は）より受けやすく，上顎第一大臼歯の近心舌側咬頭と下顎第一大臼歯頬側咬頭に咬耗が生じ，モンソンピッチは早い時期から逆になりやすい.

そのため，動的治療期間が長期の場合や第二大臼歯が萌出途上の場合は第二大臼歯まで装置を着け，第一大臼歯と第二大臼歯の咬合平面のよじれを防止し，モンソンピッチの同一化を図り，術後の顎関節症の発現をさけるべきである.

b)第二大臼歯の上顎と下顎での萌出時期の差が6か月以上になると，先に萌出した下顎第二大臼歯は対咬歯がないので過萌出し，第一大臼歯との間に垂直的段差ができやすく，その後萌出した上顎第二大臼歯も第一大臼歯との間で段差ができ，顎関節症の原因になりやすいので，三次元的保定や下顎第一大臼歯との連結（図Ⅲ-67）により，下顎第二大臼歯の過萌出を防止するなどの配慮が必要である.

②矯正治療後の抜歯空隙の離開（再発）について
a)原因として咬頭嵌合の問題，アップライティング，オーバーアップライティング不足が一般に考えられるが，アップライティングしてから十分な期間が経過していないと，歯槽骨の残留応力で離開（再発）することが知られている.
b)下顎の抜歯空隙の閉鎖・アップライティング後，抜歯部位が陥凹して縦のスジが残っているとき，術後抜歯部位は離開してくることが知られている．この現象については，以下に示すように硬組

硬組織（骨）と軟組織（歯肉・口唇・頬等）とは再配列・調整に時間差がある

■抜歯空隙を挟んだ部位：歯根膜線維の再配列，骨の再生と修復は進行していくが，その間に骨の残留応力が残っているので，後戻りしやすく，しっかりと保定（固定）が必要である（図Ⅲ-68, 69a, b）．

■軟組織に関しては，硬組織（骨）の改造現象・修復機転が一段落してから，機能と形態の調和による再調整が行われる．それにより，抜歯空隙の離開などの後戻りが生じることもある．

■側貌などの軟組織も，動的治療終了時よりも後に機能との調和で良好となることが多い．

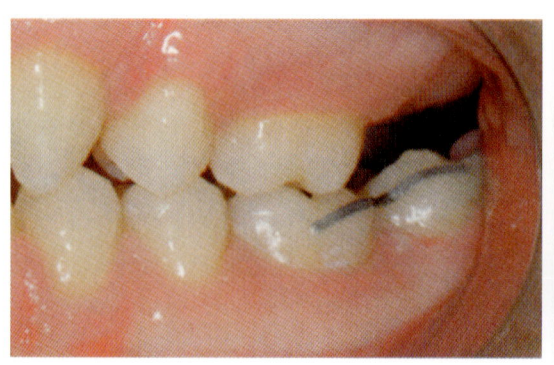

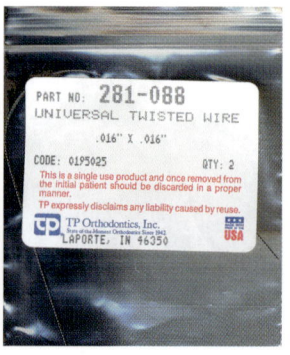

Ⅲ-67 | Ⅲ-68

図Ⅲ-67 Breuning KH. Correction of Class Ⅲ malocclusion with over 20mm of space to close in the maxilla by using miniscrews for extra anchorage. Am J Orthod 2008；133(3)：P.464, Fig13[22]. を引用．

図Ⅲ-68 歯軸の整直を十分行った後に，舌側で（3〜3，または抜歯症例のとき5〜5）連結固定に用いる角ツイストワイヤ．

III 診断と基本的治療術式

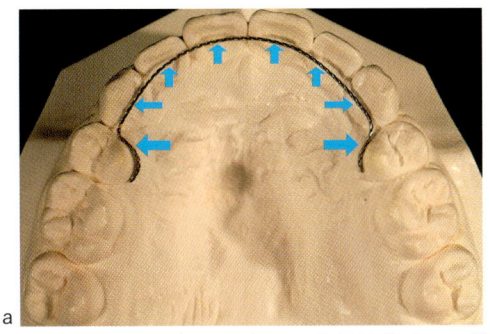

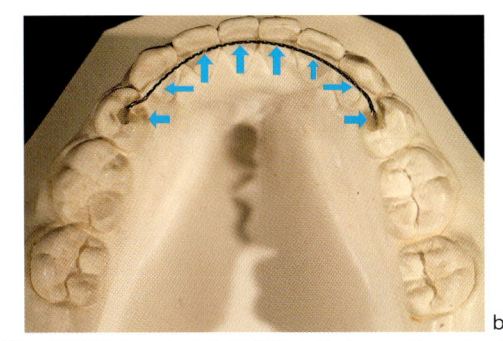

図III-69a, b　矢印で示した部分を歯面に直接接着する．抜歯空隙の離開防止のため抜歯部位を挟んでの角ツイストワイヤ（図III-68）での連結固定が良い．

織と軟組織における回復の時間差と同じ軟組織でも，骨からセメント質に走向する歯根膜線維の再配列が先に起こり，歯肉を中心とした軟組織の再調整が遅れることで説明される．

③術後の歯・顎を取り巻く結合組織の膜（Extra alveolar connective tissue envelope）つまり Biologic splint の収縮による下顎切歯部の叢生について（図III-70〜74）

図III-70　歯根膜・骨膜その他の結合組織は互いに連結して1つの結合組織の膜（extra alveolar connective tissue envelope）となり，すべての歯を1つのアーチに保持し，結び留めているという考え方である．

Extra alveolar connective tissue envelope

これは結合組織の1つのシート（膜）という概念であり，これにより歯根膜，骨膜構造物が1つの結合したユニットになり骨を囲み，すべての歯を1つのアーチに支持し結び留めるというものである．

↓

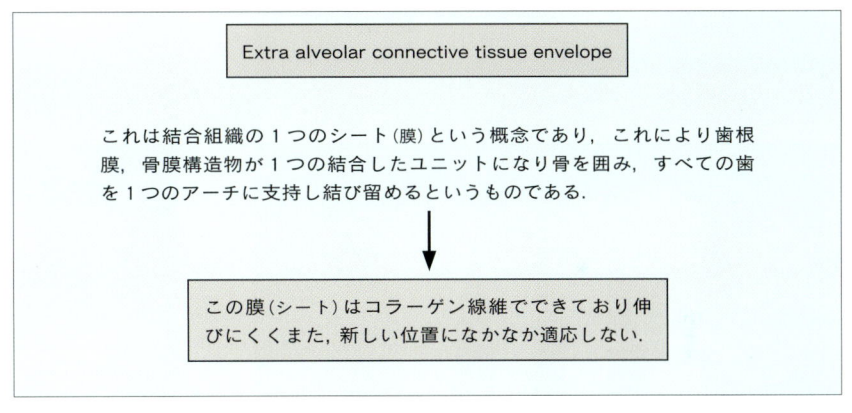

この膜（シート）はコラーゲン線維でできており伸びにくくまた，新しい位置になかなか適応しない．

図III-71　この biologic splint は増齢的に収縮し，術後，下顎前歯部の叢生などを引き起こすが，線維の切断や歯槽骨の吸収による支持を失うとバランスが大きく崩れ，歯間離開，前傾，歯の挺出，ワンダリングなどを引き起こす．

Biologic splint (an envelope of connective tissue fibers)

↓

歯の位置を安定化させるのに重要な役割

ある歯の片側のシステムが破壊されると
↕
歯の位置を安定化させるシステムに片側のみアンバランスを生じる
↕
歯の位置が変わってくる

コラーゲン線維は歯の位置を安定化させるための抵抗因子のみでなく　移動因子にもある
↓
コラーゲン線維は増齢的に収縮していく

歯周疾患でないのに年齢が進むと下顎切歯部に叢生がでてくる　　バンドスペースが自然に閉鎖される　　矯正治療後の後戻りの問題など

115

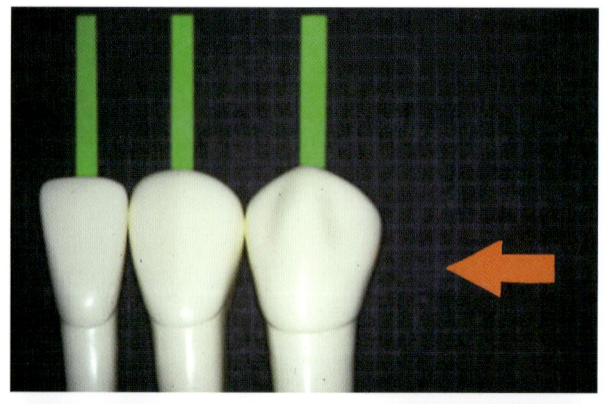

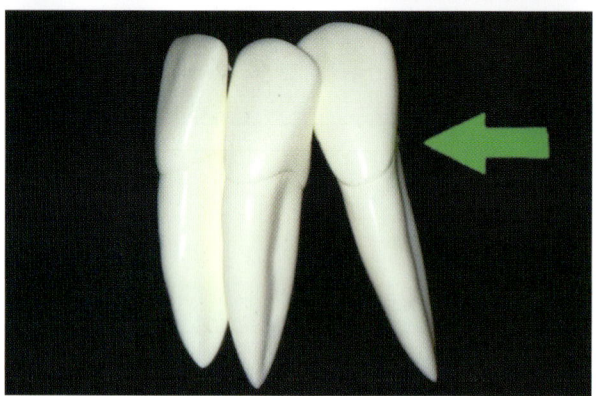

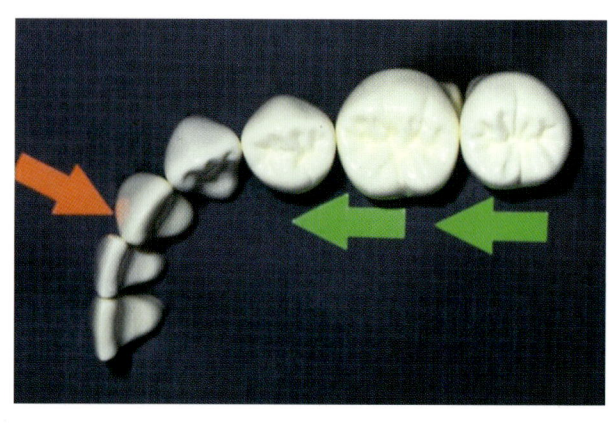

図III-72a　図III-72b
図III-72c

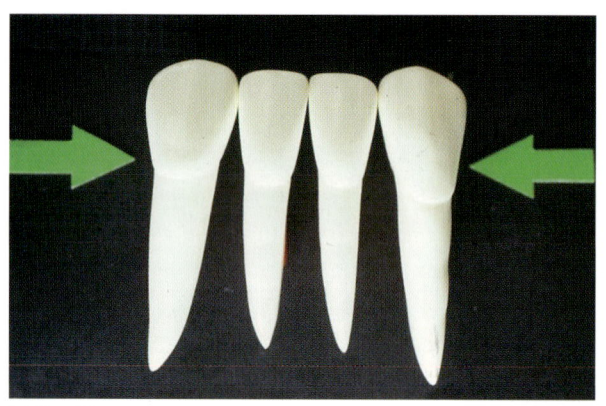

図III-73a

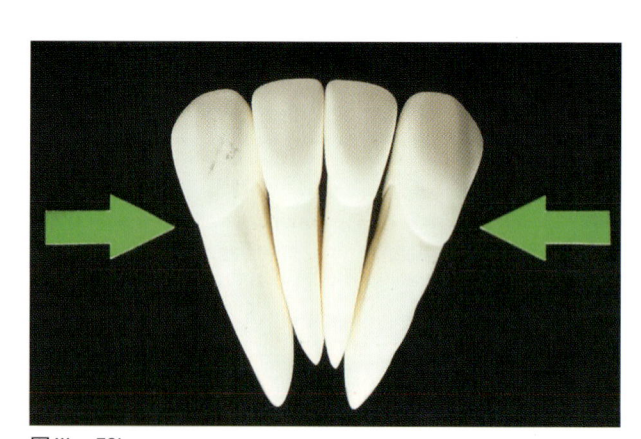

図III-73b

a) 歯牙素材の形態や数など，歯列を構成する成分がlong-term results にどのような影響を与えるか？
・隣接面や接触点付近の形態が良くない歯牙素材の場合，排列しても術後，biologic splint の増齢的収縮，咬合圧の前方分力やその他の外力によって叢生や捻転を引き起こす原因となりやすい(図III-72)．

b) 本来の歯牙素材の形態そのものが，ことに上下顎切歯など逆三角形の形態を呈しているとき，biologic splint の増齢的収縮や側方からの圧力により簡単に傾斜し前歯部が扇形の歯列を呈してくる(図III-73)．

III 診断と基本的治療術式

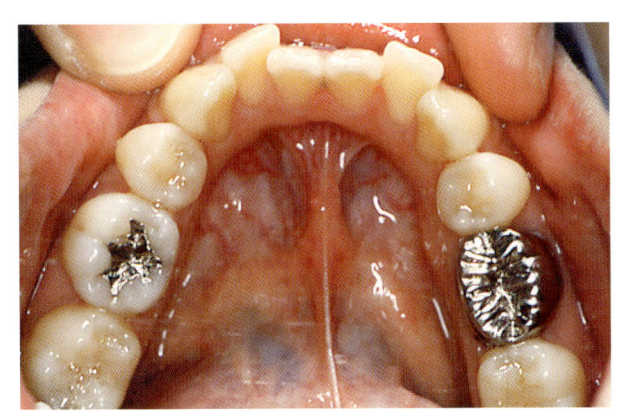

図III-74

図III-75a   図III-75b

c) 上顎中切歯などの辺縁隆線の厚い場合，下顎切歯の叢生（図III-74）やオーバージェットの増加の原因となる（図III-75a, b）．

d) 上顎切歯の形態が三角形（歯頸部が幅径で切端部より大きいとき）の場合，long-term results 的には空隙歯列弓的状態を呈する．

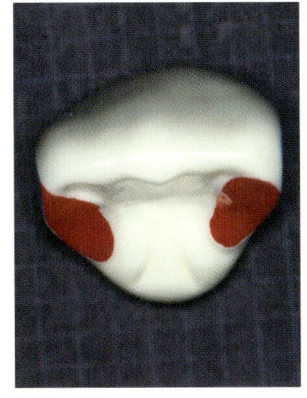

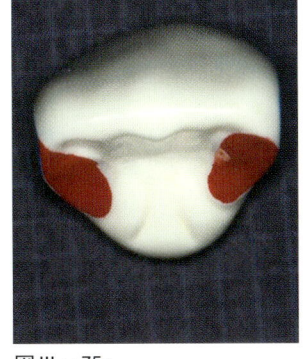

v) 上下顎歯の咬頭嵌合が long-term results に及ぼす影響について

① 1歯対1歯の咬合で仕上がった場合 long-term results でどのように安定化するか？

このことに関しては，咬頭対咬頭で動的治療を終了（11歳11か月）した症例を7年間追跡し，咬合がどう安定したか？　を示すことで解答が得られよう．

症例

下顎3本切歯の上顎前突過蓋咬合（初診時年齢：10歳0か月），抜歯部位：上顎左右第一小臼歯2本・下顎非抜歯，動的治療期間：23か月，保定：プリフィニッシャーと保定床《約2年》

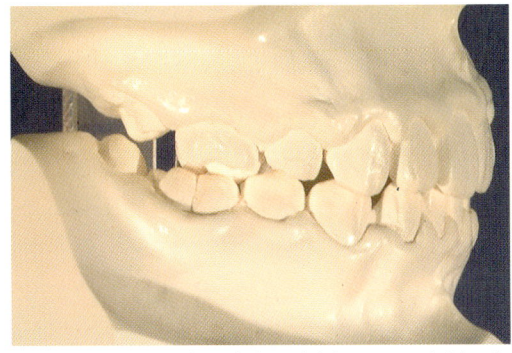

図III-76a　動的治療終了時の咬合：片側（右側）1歯対1歯のII級咬合関係を示している．

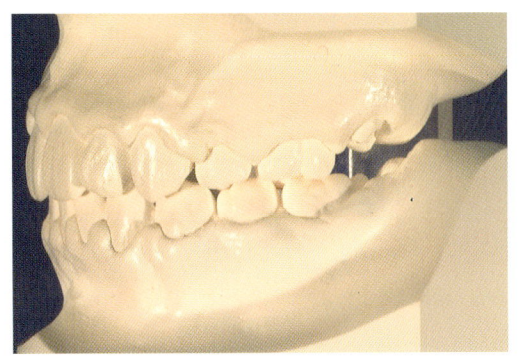

図III-76b　反対側は完全II級関係に咬合している．

117

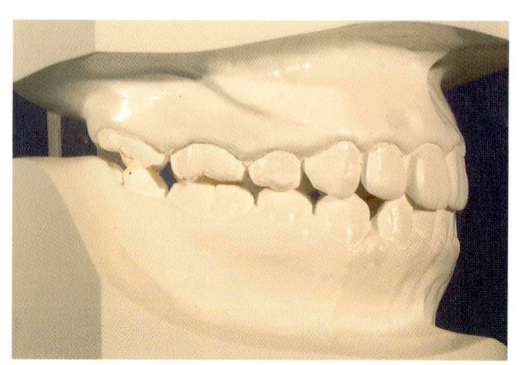

図Ⅲ-76c 保定1年後(13歳時)の咬合状態：まだ右側は咬頭対咬頭のままである．

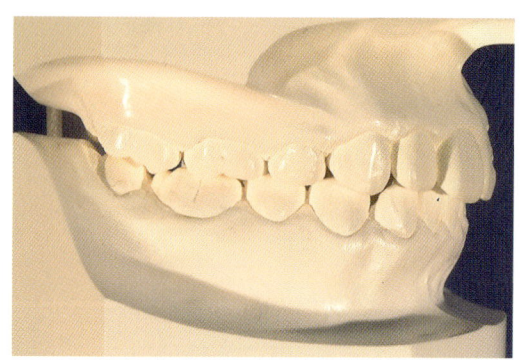

図Ⅲ-76d 保定2年7か月後(14歳6か月)の咬合状態：右側側方歯群は完全にⅡ級の咬合状態で緊密に咬合してきている．13歳から14歳6か月の間にオーバージェットが増大して安定咬合化している．

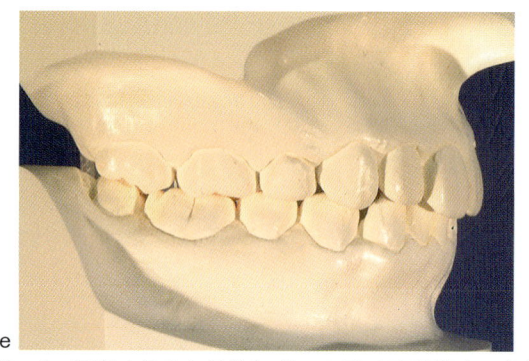

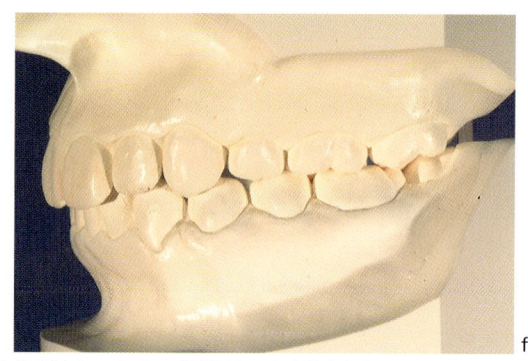

図Ⅲ-76e, f 保定4年2か月後(16歳1か月)の安定咬合：右側側方歯群(e)→完全Ⅱ級関係，左側側方歯群(f)→完全Ⅱ級関係を呈して両側完全Ⅱ級で安定したまま保持されている．

　ここで，この症例の安定咬合の成立を見返りで評価するためにtooth-size ratio の anterior ratio に上顎第二小臼歯～第二小臼歯，下顎第一小臼歯～第一小臼歯の歯冠近遠心幅径の総和をグラフに代入してみると，1歯対2歯の完全Ⅱ級咬合となるときは上顎歯が2 mm程度大きい，つまりオーバージェットが少し大きくなってⅡ級の安定咬合になるとの結果が示されている（図Ⅲ-77, 78）．

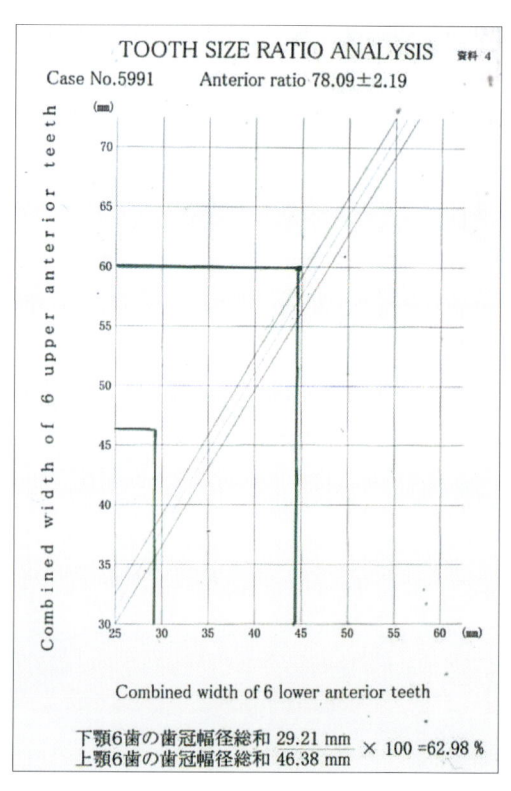

図Ⅲ-77

III 診断と基本的治療術式

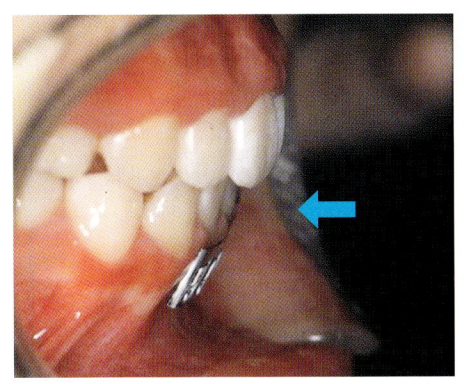

図III-78 多少のオーバージェットが生じて完全II級で安定化している(14歳6か月時).

咬頭対咬頭の咬合の安定化

■動的治療終了時は大臼歯I級もしくは，1歯対2歯の咬合関係が望ましいが，咬頭対咬頭として動的治療を終了しても，注意深く経過観察を行っていくと，その後の患者の機能的適応や場合によっては，顎の成長により咬合が変化し，安定化してacceptable rangeに落ち着くので問題なしと考えるべきであろう．

②第一大臼歯までの動的矯正治療で終了し，その後第二大臼歯が萌出した場合の全体の咬合に及ぼす影響について：矯正治療の開始時期と関連する問題であり，不正は早いうちにその芽を摘み，早期に正常化することにより，患者本来の個々の成長を最大限に引き出し利用しようとの考えから，特に上顎前突過蓋咬合では第二大臼歯の萌出前に早期非抜歯治療が好んで行われ，良好な結果が生じているのは周知の事実である．しかし治療後，保定期間中・後に第二大臼歯の萌出位置不正により垂直的，水平的に第一大臼歯までの歯列と段差を生じ，顎関節症などの原因をつくる場合もあることも事実である．

ここで症例を示すことによって，成長発育期間中の機能と形態の調和の過程における第二大臼歯の萌出とそのコントロールについて記載したい．

症例

動的治療終了時(11歳0か月)：上下顎とも第二大臼歯は未萌出である(図III-79a〜c)．

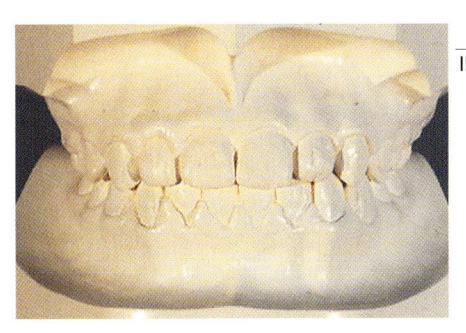

III-79a
III-79b	III-79c

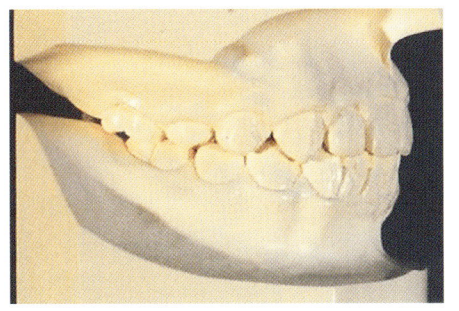

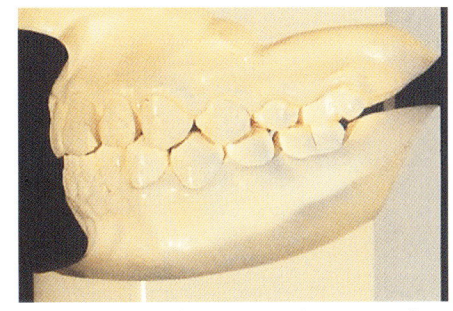

図III-79a〜c　動的治療終了時．正中線は一致しており，左右側面は第一大臼歯の咬合関係はIII級に近いI級であり，犬歯小臼歯の咬合関係はI級関係で緊密に咬合している．

119

[動的治療終了時（11歳0か月）]

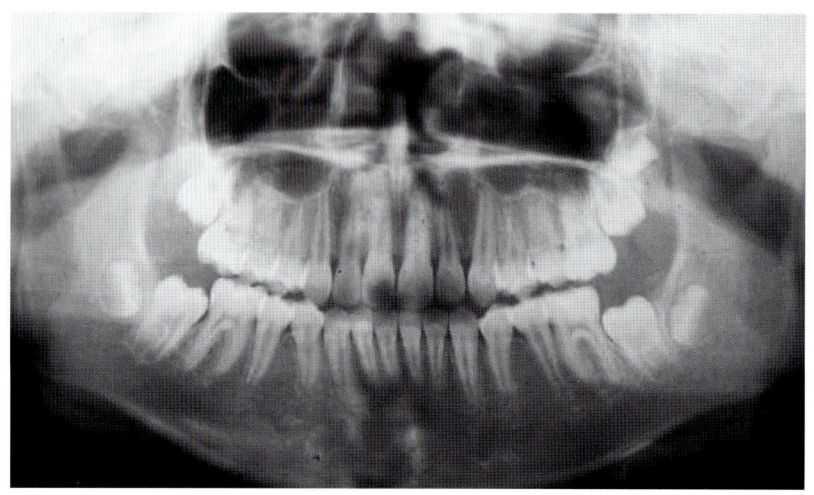

図Ⅲ-80　動的治療終了時（11歳0か月）のパノラマエックス線像．

[動的治療終了後10か月（11歳10か月）]

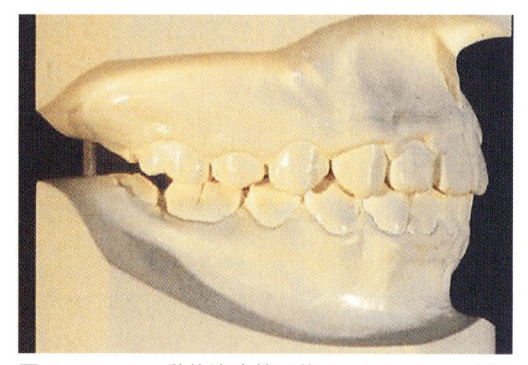

図Ⅲ-81a, b　動的治療終了後10か月（11歳10か月）．　a｜b

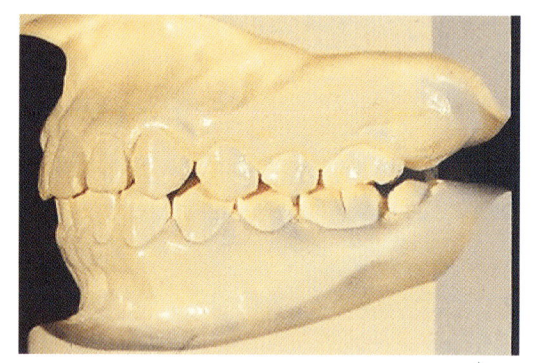

　動的治療終了時のパノラマエックス線像（図Ⅲ-80）で示すように上下顎第二大臼歯は未萌出であり，その萌出方向は近遠心的には正常であり，第三大臼歯の歯胚も上下顎とも観察される．

　動的治療終了後10か月（11歳10か月．図Ⅲ-81a, b）：保定期間中の口腔模型では，正中線は下顎が左側にわずかにズレ始めているが，左右側面とも第一大臼歯の咬合関係はⅢ級に近いⅠ級のままであり，犬歯・小臼歯の咬合関係もともにⅠ級で緊密な咬合を呈している（図Ⅲ-81a, b）．そして，下顎では第二大臼歯の萌出が開始されている．そこで，プリフィニッシャーの半分しか付与されていない上下顎の第二大臼歯部のソケット（図Ⅲ-59b）を即時重合レジン（ユニファースト：白）で延長補強し，第二大臼歯のソケット内への誘導を試みた．一般的に下顎第二大臼歯と上顎第二大臼歯で，萌出時期に1年以上の差があると下顎第二大臼歯が過萌出し，第一大臼歯との間に段差ができやすく，これが後に機能と形態の調和がとりにくい患者では顎関節症の原因になる場合もあるという．そのため，プリフィニッシャーは昼間15分×4回でしっかりと意識して咬み込ませることとした．

［動的治療終了後18か月（12歳6か月）］

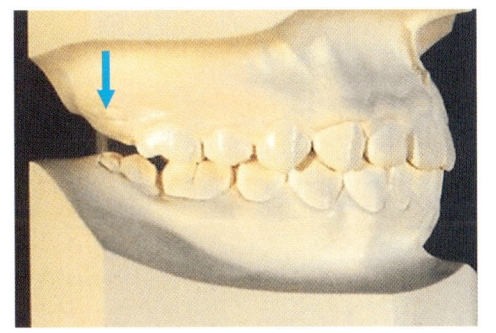

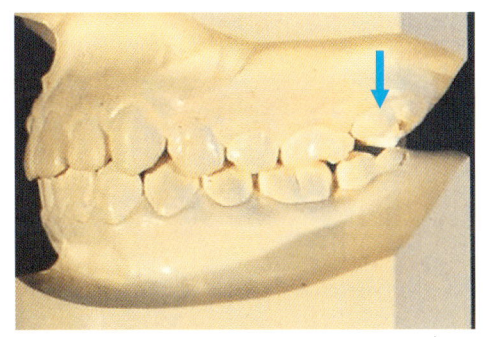

図Ⅲ-82a, b　動的治療終了後18か月（12歳6か月）．　　a｜b

［動的治療終了後2年10か月（13歳10か月）］

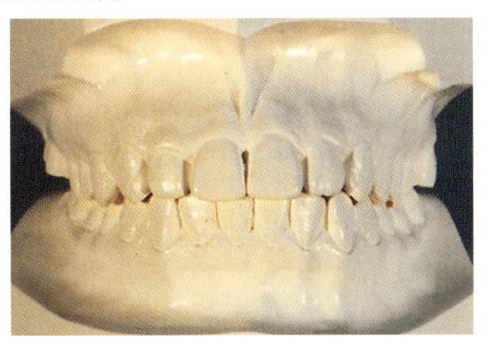

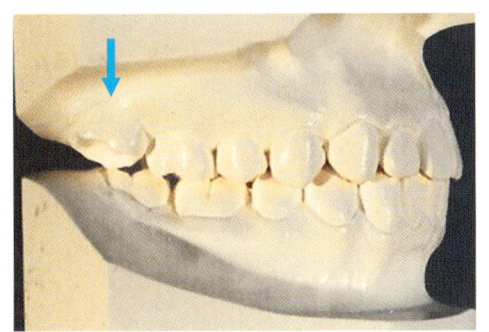

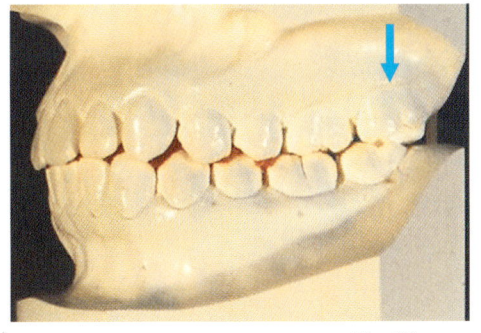

図Ⅲ-83a～c　動的治療終了後2年10か月（13歳10か月）．

Ⅲ-83a
Ⅲ-83b｜Ⅲ-83c

　動的治療終了後18か月（12歳6か月．図Ⅲ-82a, b）：下顎第二大臼歯はソケット内に誘導され第一大臼歯との段差もなく良好となり，上顎第二大臼歯の萌出が開始されてきた．即時重合レジンによるプリフィニッシャーの上顎第二大臼歯ソケット頬側面のいっそうの補強を図り，第二大臼歯の正常位置への誘導を試みた．

　動的治療終了後2年10か月（13歳10か月．図Ⅲ-83a～c）：患者（女性）は，13歳10か月といういわゆる思春期性成長のピーク時期に入り，下顎の成長が旺盛となるにつれて，下顎の成長速度の左右差からか左側への正中線のズレが目立ち（図Ⅲ-83a），下顎左側の犬歯・小臼歯部の咬合が不安定となり軽い開口状態を示してきた（図Ⅲ-83c）．この現象は成長発育旺盛期の保定期間中・後にしばしば観察されるので，成長が落ち着くまで患者には心配なしと伝え，上顎第二大臼歯のプリフィニッシャーによる誘導に専念させた．

[動的治療終了後4年(15歳0か月)]

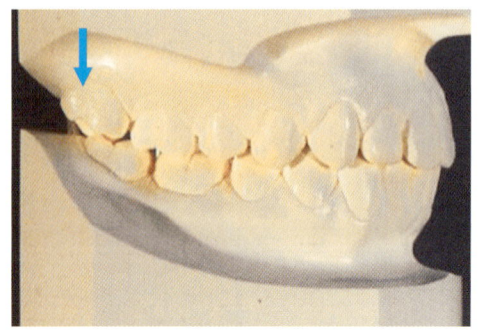

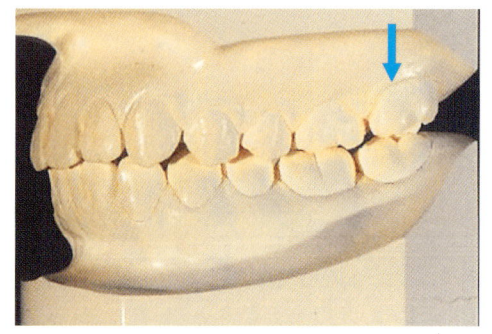

図Ⅲ-84a, b　動的治療終了後4年(15歳0か月). a｜b

[動的治療終了後5年7か月(16歳7か月)]

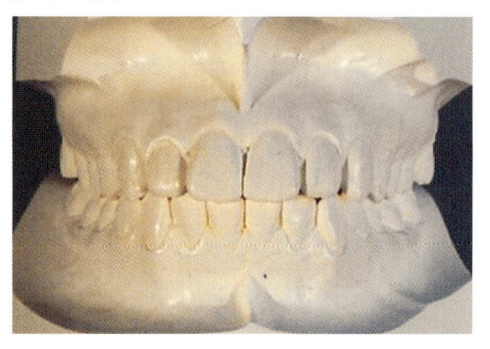

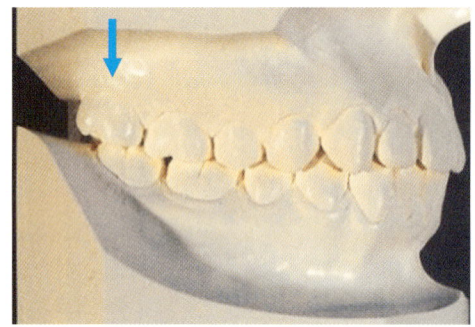

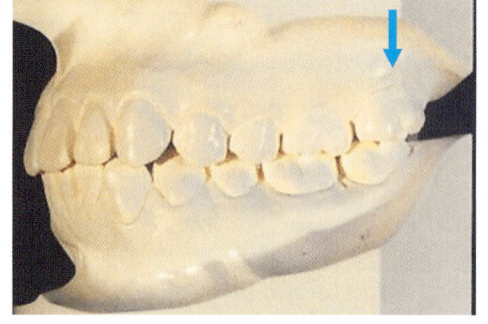

図Ⅲ-85a～c　動的治療終了後5年7か月(16歳7か月).

Ⅲ-85a
Ⅲ-85b ｜ Ⅲ-85c

　動的治療終了後4年(15歳0か月．図Ⅲ-84a, b)：上顎第二大臼歯は患者の熱心なプリフィニッシャーの装着(昼間1時間)により，右側は徐々に方向を変化させ咬合に参加してきた．左側も，もう一息の状態となった．また下顎の成長も一段落し，左側犬歯・小臼歯部の軽い開咬状態も改善されてきた(図Ⅲ-84b)．

　動的治療終了後5年7か月(16歳7か月．図Ⅲ-85a～c)：思春期性の成長のピークも過ぎて咬合もさらに安定し，左側犬歯・小臼歯部の開咬状態もすっかりなくなり，口腔模型正面観に示すように，それにともない正中線もいつの間にか一致し，良好な状態を呈している．

III　診断と基本的治療術式

［保定6年後（17歳0か月）］

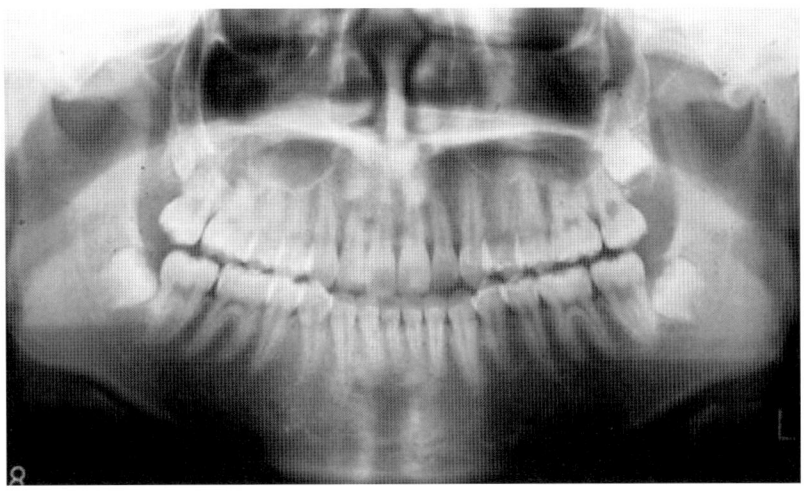

図III-86　保定6年後（17歳0か月）.

　上顎第二大臼歯は，ソケットの側面を補綴強化したプリフィニッシャーの使用でほとんど正常に誘導され，第一大臼歯との段差もなく上下顎でしっかりと咬合している．保定後6年（17歳0か月）のパノラマエックス線像（図III-86）で明らかなように第三大臼歯の埋伏・未萌出があるので，その対処に関して患者と相談し抜歯の依頼をすることとした．

　この症例に示すように，早期矯正治療により第二大臼歯の萌出を待つことなく非抜歯で動的治療が終了する場合には，第二大臼歯の三次元的誘導のできる保定装置の装着とその調整が必要である．一方，術者側の利便性から早期治療を避け，第二大臼歯の萌出を待って動的治療を開始するという考えの術者もあるが，その場合は非抜歯治療の確率は当然低下し，患者・術者とも抜歯空隙の閉鎖，歯軸のアップライティング等の過程が余分にかかり，何よりもminimum patient complianceやdenture stabilityさらに，将来の内面的アンチエイジングに対する影響という観点から多少逸脱する方法と思われる．

vi）Organized occlusions（矯正治療でつくり上げた咬合）がlong-term resultsに与える影響：非抜歯症例ではあまり問題とならないが，抜歯症例では，歯列弓の一箇所で突然歯牙素材を除去するので，歯列の連続性に多少の影響がでてくる．基本的には患者の咬合をつくるのは個々の患者の歯牙素材であるので，その素材のもつ形態的特長はそのままorganized occlusionsに影響を与える．したがって，動的治療中に何らかの可能な範囲での形態修正や歯軸のアップライティング等の対策の有無がlong-term resultsに影響を与える．

❶第一小臼歯抜歯症例の場合（図III-87）：
　第二小臼歯・第一大臼歯間の接触関係や接触点の位置や高さ，隣接面の形態等は良好であるが，犬歯・第二小臼歯間の接触点の高さ，位置，隣接面の形態はもともと互いに連続していないので，接触関係は良好とはいかず（図III-87），術後，犬歯・第二小臼歯の倒れ込みの原因となりやすい．そのため，動的治療終了までの間に犬歯遠心面・第二小臼歯近心面接触点付近のストリッピングにより，良好な接触関係の確立が必要である．

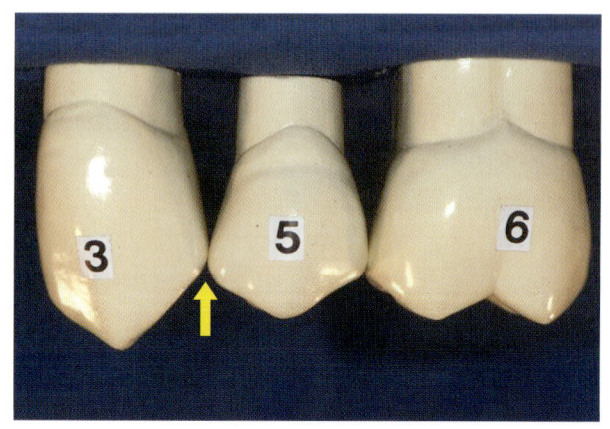

図III-87　第一小臼歯抜歯時の接触状態.

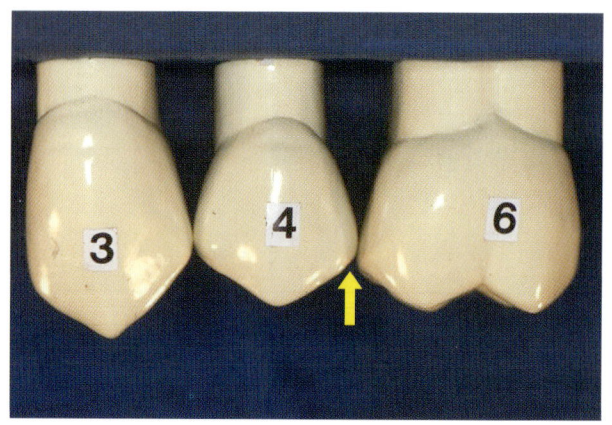

図III-88a　第二小臼歯抜歯時の接触状態.

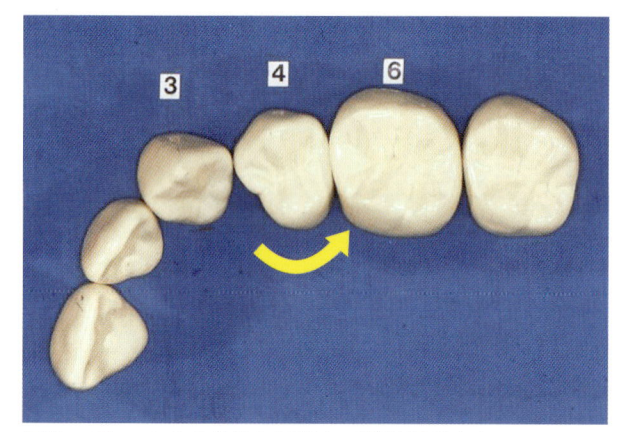

図III-88b　6か月後位に回転して隣接面が合う.

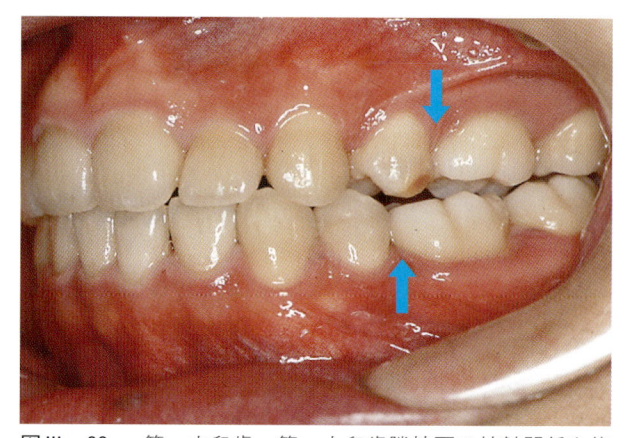

図III-88c　第一小臼歯・第一大臼歯隣接面の接触関係を修正しなかった症例では，上下顎第二小臼歯4本抜歯による矯正治療後3年を経過して，第一小臼歯の遠心傾斜に，第一大臼歯が近心に沈下して側方歯群に開咬状態が生じてきた（第二小臼歯抜歯の欠点でもある）.

❷第二小臼歯抜歯症例の場合（図III-88a）：

　第一小臼歯・第一大臼歯間の接触関係，接触点の高さ，位置，そして特に隣接面の形態が合わないため（図III-88a），どんなにきれいに仕上げても，術後一定の期間で機能と形態の調和の過程で第一小臼歯の回転や遠心傾斜（図III-88b），第一大臼歯の近心傾斜，それにともなう側方歯群の開咬などを引き起こしやすい（図III-88c）．そのため動的治療終了までの間に，第一小臼歯遠心面と第一大臼歯近心隣接面の接触点付近を中心にストリッピングを広範囲に行い，隣接面の形態を可能なかぎり修正し，また同時に第一小臼歯の歯軸の十分なアップライティングのみでなく第一大臼歯歯軸の十分なアップライティングが必須であり，それぞれ患者のもつ歯牙素材の範囲内で organized occlusions が最良な状態で安定咬合となるように努力する必要がある.

　また第二小臼歯抜歯症例では，不正咬合時期に十分な咬耗を受けていない上顎第一小臼歯の咬頭展開角は急激な（steep）場合が多く，これが術後，顎の側方運動を制約しやすく，当該歯の動揺，破折，骨吸収の原因となりやすい．したがって，上顎第一小臼歯の咬頭展開角が急激な場合，ポイントを用いて多少角度が緩くなるような調整が望ましい．

vii）矯正治療後の保定方法の違いにより，long-term resultsがどのように変わるか？

　具体的には，動的治療終了後の顎性の後戻りはないとの考えから，歯列の保定により歯槽性の保定を主体とする保定方法とするか？　動的治療終了後の顎性の後戻りの可能性も考慮に入れて歯列の保定のみでなく，顎・歯列の三次元的保定も行っていくか？

動的治療終了時のオーバーコレクションされた咬合
↓
周囲器官・組織とのいわゆる形態と機能の調和による相互作用を受けて
↓
理想的咬合状態あるいは機能によって正しくされたコレクトオクルージョンが数年間かけて確立される

　どちらがlong-term results的には良いかということになる．当然，答えは「備えあれば憂いなし」であり，三次元的保定もすべきということになる．しかし保定・安定咬合に関しては，術者側の管理の方法にも少しは関係するが，大部分は患者側の保定装置の装着義務の確実な履行の有無によるところが大きい．そして安定咬合に関しては，機能と形態の調和に対する個々の患者のもつ生物学的諸条件や制約が大きく関与し，機能と形態がうまく調和すればコレクトオクルージョンができ上がることになる．

　見返りの評価になるが，先人の数々の研究から保定・後戻り・安定咬合に関しては，いくつかのエビデンスが得られている．それは，動的治療期間の長い症例は保定期間が短く後戻りも少ないが，術中の歯根吸収の危険性と程度は大きい．動的治療期間の短い症例は後戻りしやすく，そのため保定期間は長期を要する．成長発育が完了した成人矯正治療患者では，動的治療期間の長短によらず保定は固定とすべきであり，歯列の長寿（Denture & Soft tissue stability）や患者のもつ内面的アンチエイジング（インナービューティ，ビューティフルエイジング）をエビデンスとして提示し，それらを考慮した術後管理をす

べきである．Minimum patient compliance・minimum doctor complianceからすれば，最小の動的治療期間で最小の保定期間で，しかも最大の術後安定性とインナービューティが望まれるが，現在，残念ながらそのような矯正治療法はまだ完成されていない．

7．再発した下顎切歯部の叢生・捻転の比較的簡単な改善法：部分舌側矯正のすすめ

　日常の矯正臨床では動的治療数年後や，すでに保定を終了した後で下顎切歯部の叢生・捻転の再発を訴えて来院する例は，原因はさまざまであるが比較的多い．そのような患者の場合，いくら審美的ブラケットといっても唇側からの装置の再装着を受け入れる患者は稀である．多くの場合，保定装置やポジショナーなどの簡単なインビジブルな可撤式装置の改変で術者も患者も対応する．しかし本気で改善しようとすると，大変な努力と期間を要し，多くの患者が途中で脱落するのはよく経験することである．再発した下顎切歯部の叢生・捻転の比較的簡単な，そして短期間で結果をだす改善法として注目されているのは部分舌側矯正である．実際の症例を示し，その手順を記載する（図Ⅲ-89〜94）．

症　例

　32歳4か月，女性．動的治療7年後，下顎切歯の捻転の再発で来院（図Ⅲ-89）．

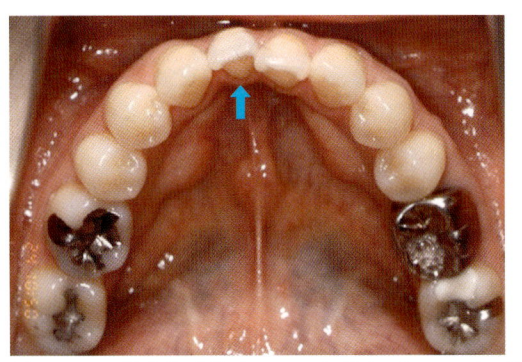

図Ⅲ-89　動的治療終了から7年後（32歳4か月）．下顎切歯（矢印）の捻転が再発．

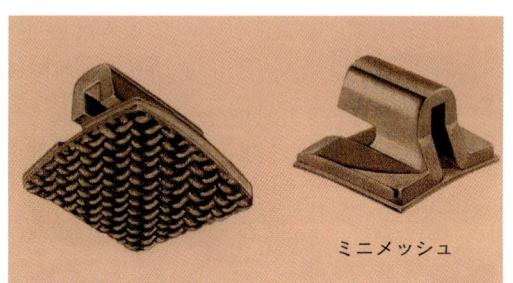

図Ⅲ-90　局所的に舌側矯正を使用するときは，ベッグのミニメッシュブラケット（TP Orthodontics Japan）を切端側から Ni-Ti 角ワイヤが入るように装着する．

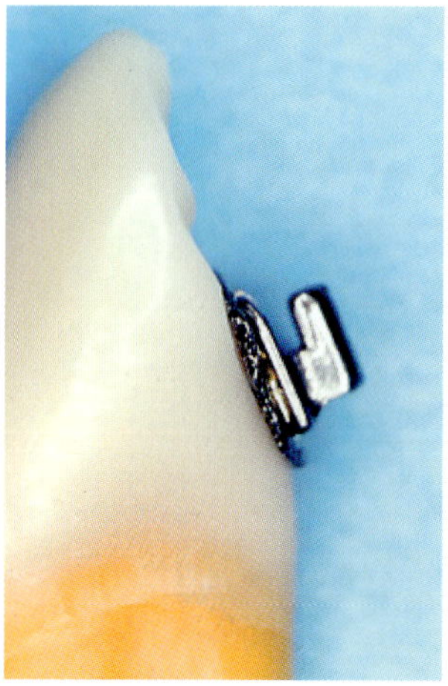

図Ⅲ-91　切端側からワイヤが装着できるように，通常とは逆さに切端側にスロットが開くように接着する．

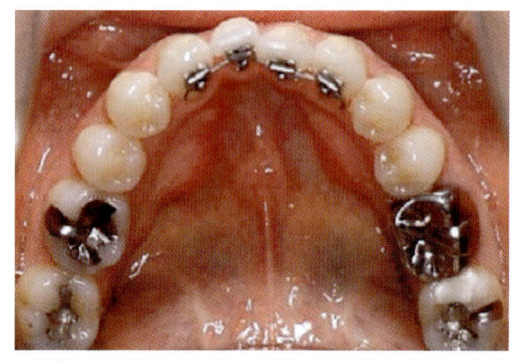

図Ⅲ-92　既製の下顎の .016″×.016″の Ni-Ti ワイヤの前歯部を適当な長さに切断し，両側を焼鈍し，犬歯ブラケットの遠心側でワイヤの遠心端を直角に屈曲（エンドロック）できるようにしたものをブラケットスロットに挿入し，T ピンを切端側のスロットに挿入し，ハウズまたはユーティリティのプライヤーでロックする．

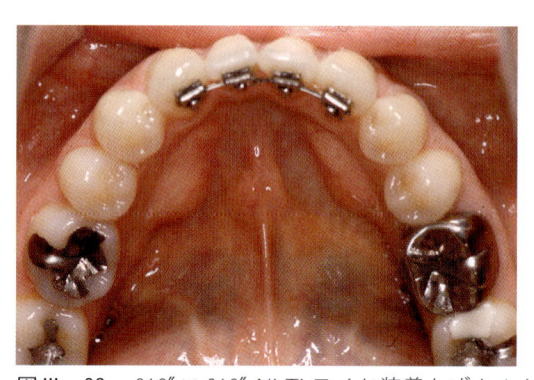

図Ⅲ-93　.016″×.016″ Ni-Ti ワイヤ装着わずか 1 か月で捻転の改善が見られた．患者は多少痛みを感じたそうだが，大満足であった．このままの状態で 3 か月経過させ，ボンダスプリントで固定した．

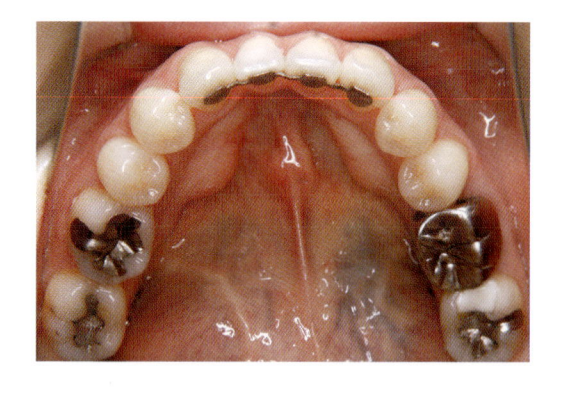

図Ⅲ-94　ボンダスプリントで固定をした状態．患者に十分舌側での口腔清掃を義務づけ，6〜10 か月ごとの定期診査をすることとした．

現在，さらに 4 年経過しているが予後良好である．再発した下顎切歯部の叢生・捻転症例に悩まされている術者はぜひ試してみることを薦める．コツは角の既製の Ni-Ti ワイヤを使うことである．

CHAPTER IV

症 例

Ⅳ 症　例

症例1：上顎前突の早期矯正治療非抜歯症例

症例1の概要と診断

初診時年齢：7歳11か月，女子（図Ⅳ-1，2）
主　訴：上顎前歯の前突
不正咬合の種類：上顎前突アングルⅡ級1類，オーバーバイト：5mm，オーバージェット：7.5mm
初診時頭部エックス線規格側貌写真の主な計測値：
SNA：80.18°，SNB：75.64°，ANB：4.53°，FMA：34.2°，SN-Md：31.45°，U1-L1：108.58°，U1-SN：116.58°，L1-Md：103.01°，Pog to NB(mm)：2.20.
Quad diagnosis system によるアーチレングスディスクレパンシー：上顎　-14.23mm，下顎　-0.23mm となり，この患者の今後の成長を0と考えると，上顎左右第一小臼歯2本の抜歯となる．

診　断：混合歯列期特有のふくれ顔であるが，患者の側貌が良いこと（NB to Pog. 2.20mm），ハイアングルでないこと（SN-Md 31.45°），第二大臼歯が未萌出であることから今後の下顎の成長を期待して，一定期間（6～12か月）成長傾向の観察を行って，途中で再診断の結果，小臼歯抜歯もありうるかもしれないことを患者・両親に伝え，非抜歯で早期矯正治療を行うこととした．

治療の概要

①成長傾向の把握のため1年3か月観察（6か月ごとに頭部エックス線規格側貌写真，パノラマ・デンタルエックス線写真等，資料の採取と比較を行う）（図Ⅳ-3～7）

②第一期治療（9歳2か月．図Ⅳ-9～11）：上顎のみブラケットとワイヤで上顎前歯の咬合挙上と側方歯群の咬合誘導（12か月間）
③第二期治療（10歳2か月）：下顎にもブラケットとワイヤを装着し，上下顎前歯歯軸の正常化と側方歯群の排列（10か月）（図Ⅳ-12～17）
④第二期治療の終了：11歳0か月
⑤第一期・第二期合わせた動的治療期間：22か月
　使用装置，使用ワイヤと使用ゴム
⑥第一期治療：上顎のみベッグブラケットとワイヤで no elastics（下顎には何も装置は使用しない）．
　 i　.016″ Spee 湾曲 Ni-Ti ワイヤ（upper only）
　ii　.016″×.016″ Spee 湾曲 Ni-Ti ワイヤ（upper only）
　iii　.018″×.018″ Spee 湾曲 Ni-Ti ワイヤ（upper only）
⑦第二期治療：下顎にもベッグブラケットとワイヤを装着
　 i　Upper：.018″×.018″ Spee 湾曲 Ni-Ti ワイヤ
　　　Lower：.016″×.016″ Spee 湾曲 Ni-Ti ワイヤで輪ゴムの使用なし
　　　　　　　　↓
　ii　Upper/Lower：.018″×.018″ ステンレス角ワイヤでオーバージェットを減少させるため，顎間Ⅱ級ゴム（100～120gr 毎日交換）を使用

保定および安定咬合への経過

保　定：保定床およびプリフィニッシャー（三次元的保定と第二大臼歯誘導のため）を使用，保定床の使用は約2年で終了し，その後は三次元的保定と第二大臼歯誘導のためプリフィニッシャーのみを3年間（16歳まで）患者の希望によりホワイトニングのトレーも兼ねて使用．

治療経過の詳細

[初診時（7歳11か月）（図Ⅳ-1, 2）]

| 1a | 1b |

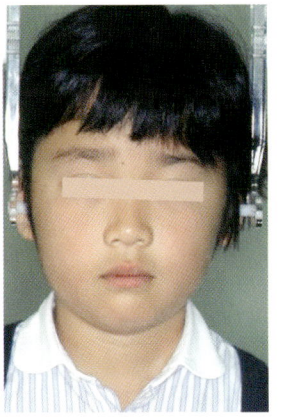

図Ⅳ-1 a, b　初診時の顔面.

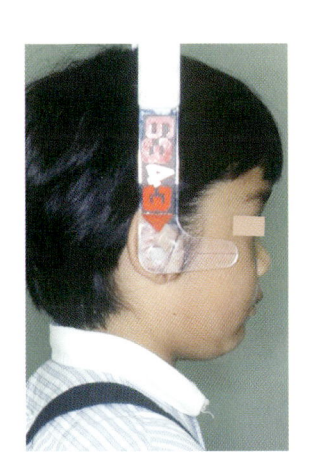

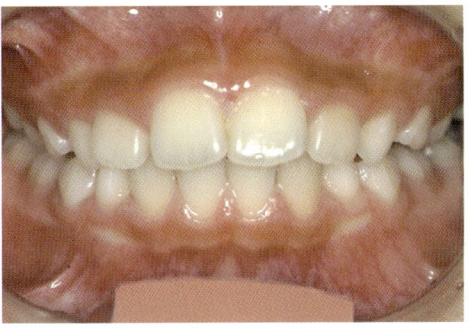

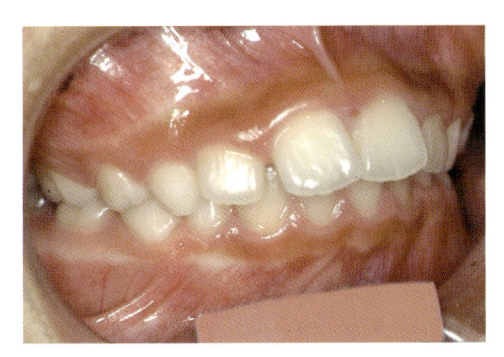

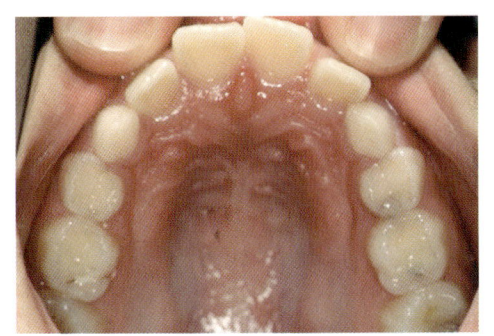

2a	
2b	2c
2d	2e

図Ⅳ-2 a～e　初診時の口腔内.

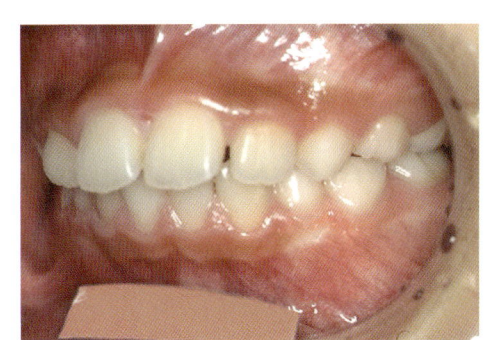

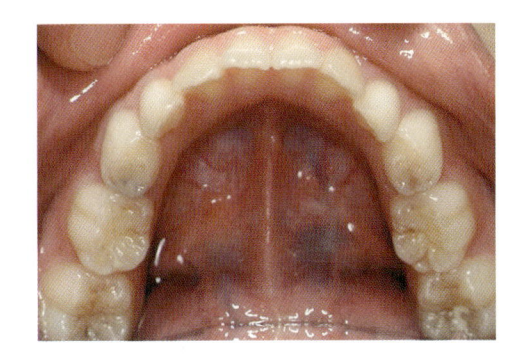

[成長傾向の観察終了時（9歳2か月）（図Ⅳ-3〜6）]

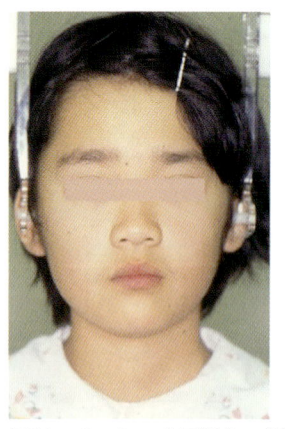

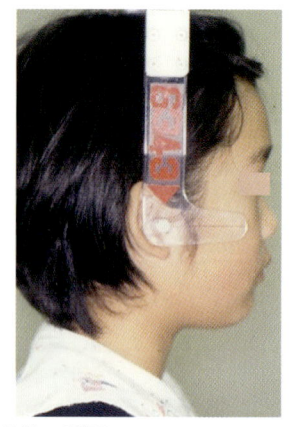

図Ⅳ-3 a, b　成長傾向の観察終了時の顔面．

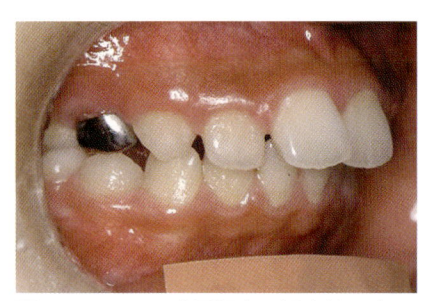

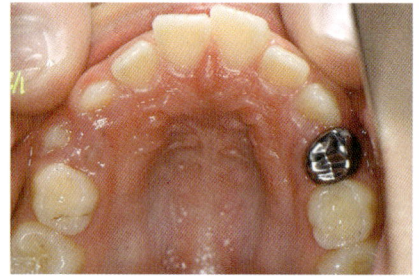

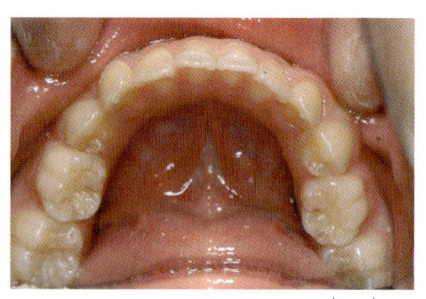

図Ⅳ-4 a〜c　成長傾向の観察終了時の口腔内．

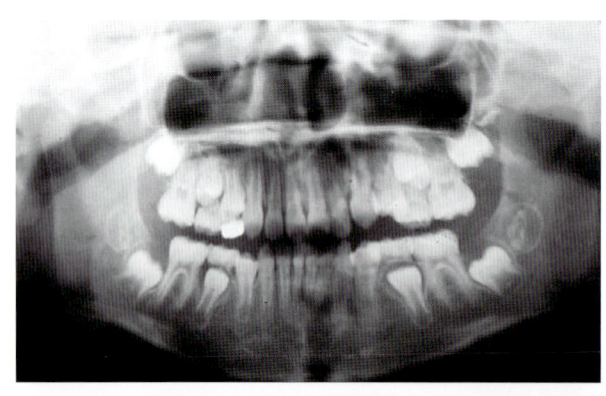

図Ⅳ-5　動的治療開始時のパノラマエックス線像．
図Ⅳ-6　動的治療開始時のデンタルエックス線像．
図Ⅳ-7　初診時（7歳11か月）から第一期治療開始（9歳2か月）までの成長観察期間中の変化．

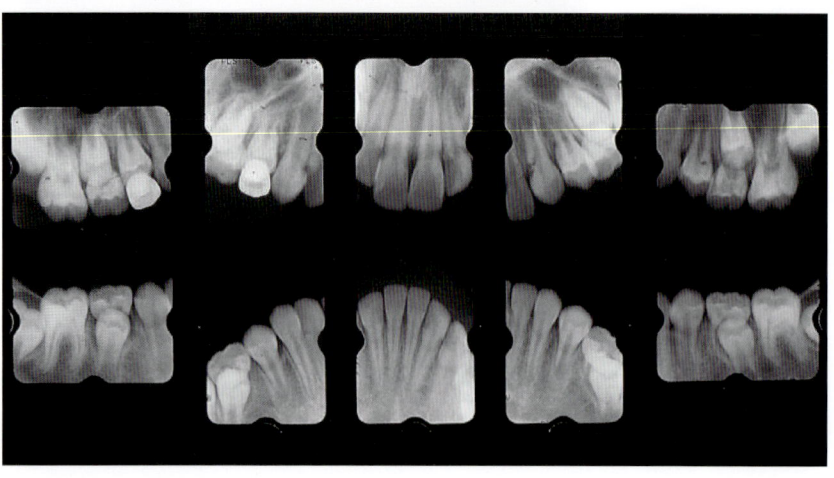

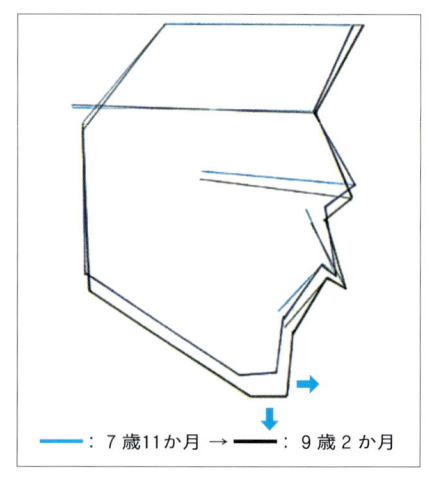

―：7歳11か月　→　―：9歳2か月

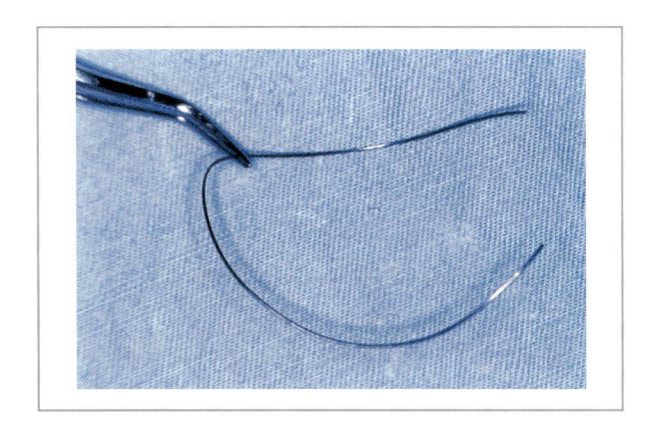

IV 症例

図IV‐8　バイトオープニングには Spee 湾曲 Ni-Ti ワイヤ（日本人用）の上顎のみ装着が最適．

[第一期治療開始時．9歳2か月(図IV‐9)]

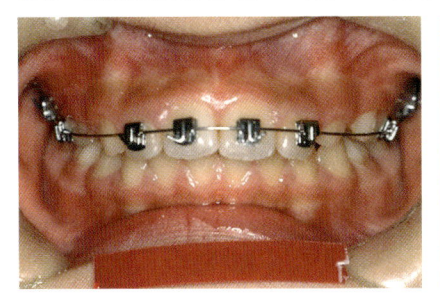

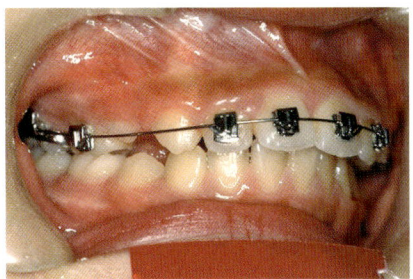

図IV‐9b　切歯の圧下を確実にするためには E|E にもブラケットは接着する．

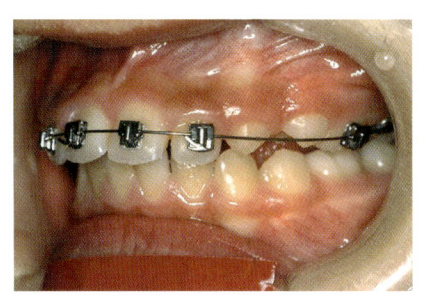

図IV‐9c　装置の破損防止のために下顎には装置を装着しない（最初の数か月）．

図IV‐9a〜c　第一期治療開始時の口腔内．
　まず，咬合挙上のために上顎のみブラケット(E 2 1|1 2 E)と KB チューブ(6|6)を装着し，オーバーバイトの減少と前歯部のレベリングのため，.016″ Spee 湾曲 Ni-Ti ワイヤを装着した(2か月間)．

第一期治療の考え方

オーバーバイトの改善は，オーバージェットの改善に優先させる

- 圧下は歯の移動のなかで最も時間のかかる過程なので，できるだけ早期に開始する．
- オーバージェットを減少させてからオーバーバイトの減少を開始すると，バイトの挙がりはかえって時間がかかるので，オーバーバイトの減少を先に行う．
- オーバーバイトの減少により，下顎が成長も含めて前進(ANBで約2〜4°位)し，オーバージェットは減少してくる．

　その後，上顎切歯の圧下の方向づけを確実にするためと圧下の速度を早めるために，3〜4か月ごとに Spee 湾曲 Ni-Ti ワイヤを.016″×.016″，.018″×.018″と，角線で太いものに順次グレードアップしていき，その結果，確実にバイトオープニングされていくとともに下顎の前進が生じてきた(図IV‐10, 11)．

［第一期治療終了時（図Ⅳ-10）］

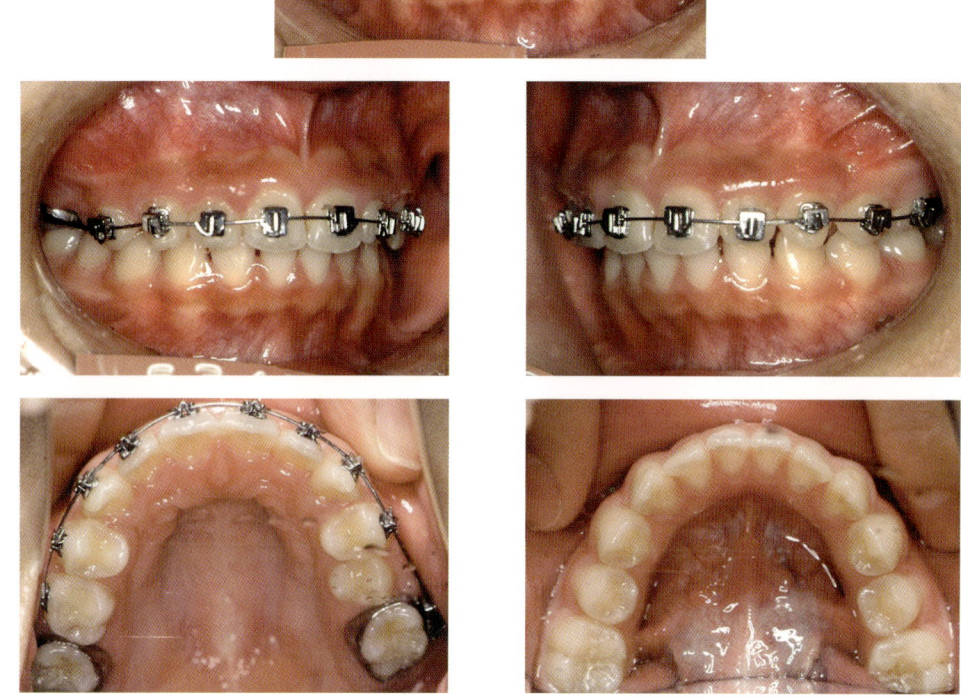

図Ⅳ-10a〜e　第一期治療終了時の口腔内．上顎に装着されているのは，.018″×018″ Spee 湾曲 Ni-Ti ワイヤであり，下顎には何も装着されていない（これが重要である）．

［第一期治療期間（10か月）中の顎態の変化（図Ⅳ-11）］

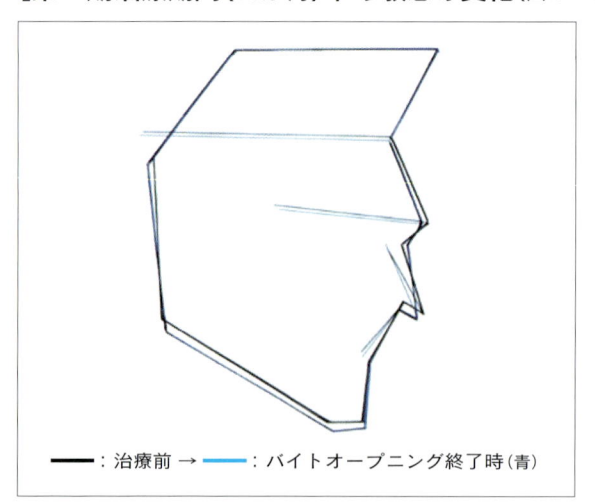

図Ⅳ-11a　第一期治療期間中の下顎の成長．

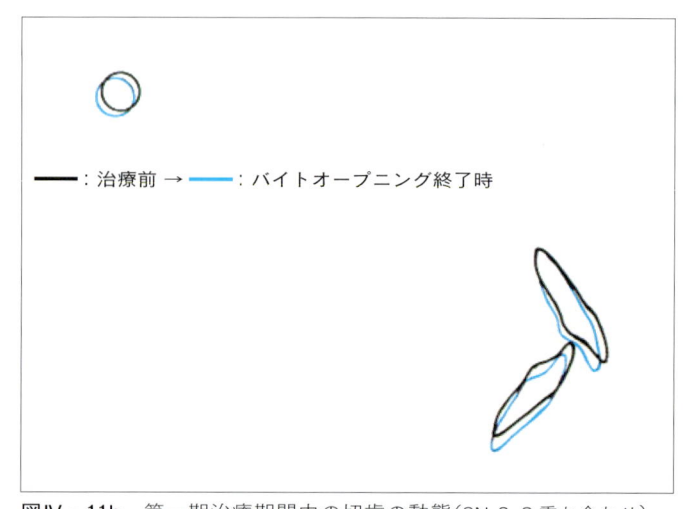

図Ⅳ-11b　第一期治療期間中の切歯の動態（SN-S, S 重ね合わせ）．

第二期治療

第二期治療時の口腔内（図Ⅳ-12）：オーバーバイト，オーバージェットの改善も進み，下顎にブラケットとワイヤを装着しても患者に不具合を及ぼすことが少ないと判断され，また下顎歯列に叢生がなかったので，下顎には最初から.016″×.016″ Spee 湾曲 Ni-Ti ワイヤを装着し，輪ゴムの使用なし（図Ⅳ-12a）で2か月後に.018″×.018″ Spee 湾曲 Ni-Ti ワイヤにグレードアップし，顎間Ⅱ級ゴム（100gr）でオーバージェットの減少を図った（図Ⅳ-12b）．第二期治療開始6か月後に歯列弓の形態修正と最終仕上げのために，上下顎とも犬歯オフセットと大臼歯オフセットを付与した.018″×.018″ステンレス角ワイヤに変更し（図Ⅳ-12c〜g），さらに4か月後に動的治療を終了し（図Ⅳ-13〜18），保定に移行した．

［第二期治療時（10歳2か月）（図Ⅳ-12）］

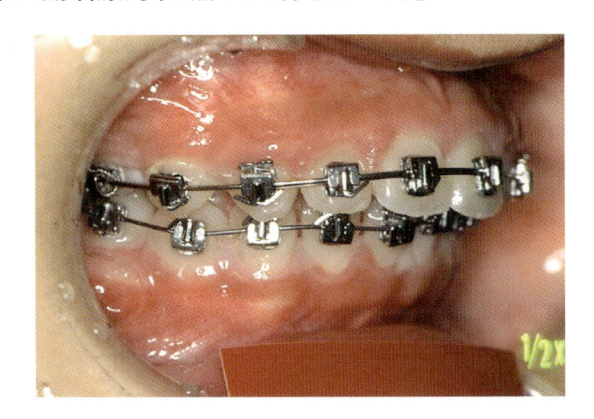

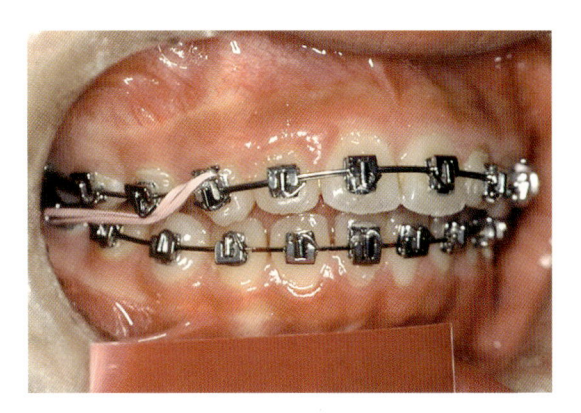

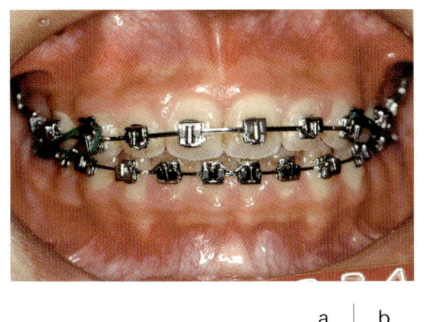

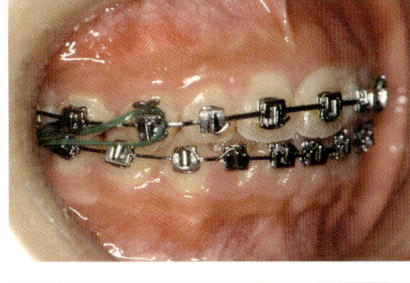

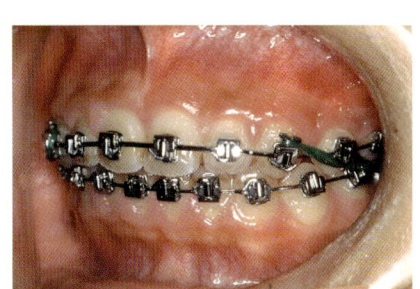

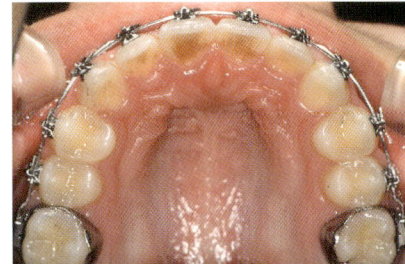

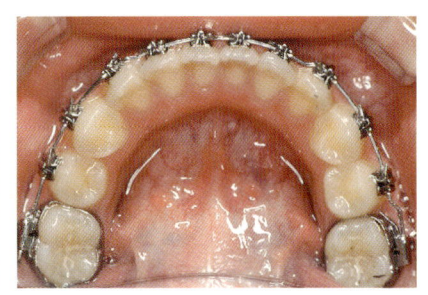

a	b
c	d	e
f	g

図Ⅳ-12a〜g　第二期治療時の口腔内．a, b　上下顎とも.018″×.018″ Spee 湾曲 Ni-Ti ワイヤ．c〜g　上下顎とも.018″×.018″ステンレス角ワイヤ．

[第二期治療終了時(11歳0か月)(図Ⅳ-13〜16)]

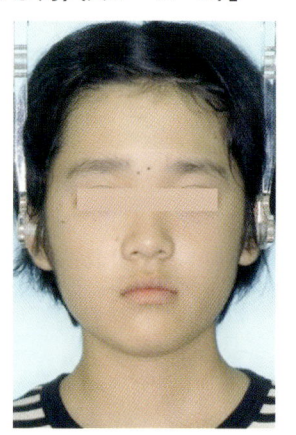

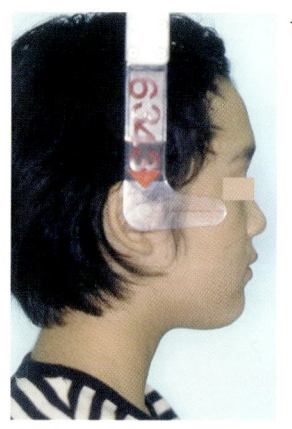

図Ⅳ-13a, b　第二期治療終了時の顔面．

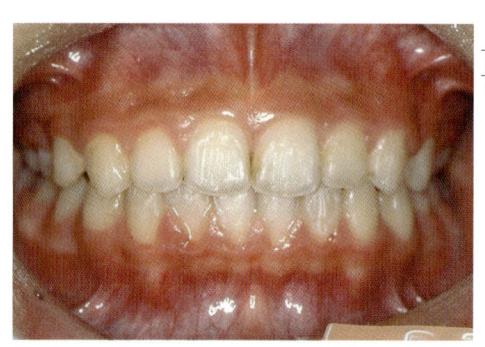

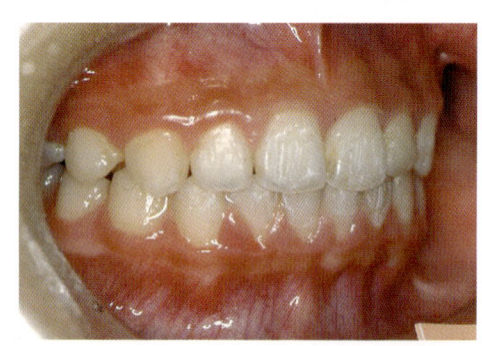

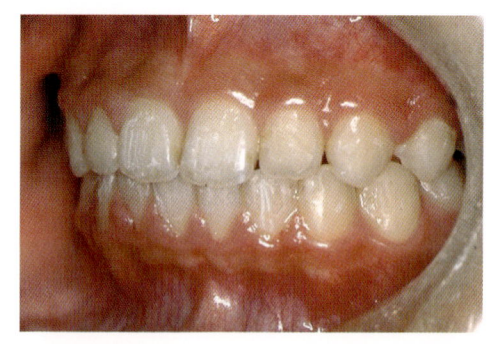

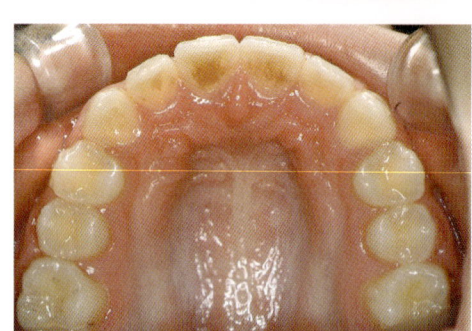

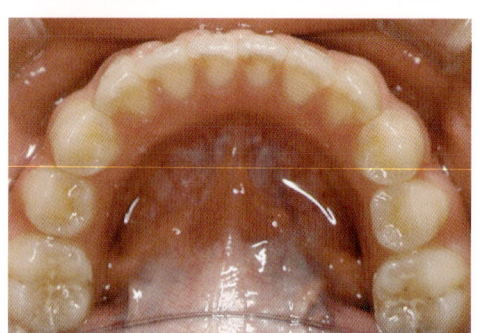

図Ⅳ-14a〜e　第二期治療終了時の口腔内．図Ⅳ-14a〜c：切歯部には故意に接着剤の一部を患者の清掃目標とするために残した．患者に不評のため現在ではできるかぎり除去し，研磨仕上げをしている．

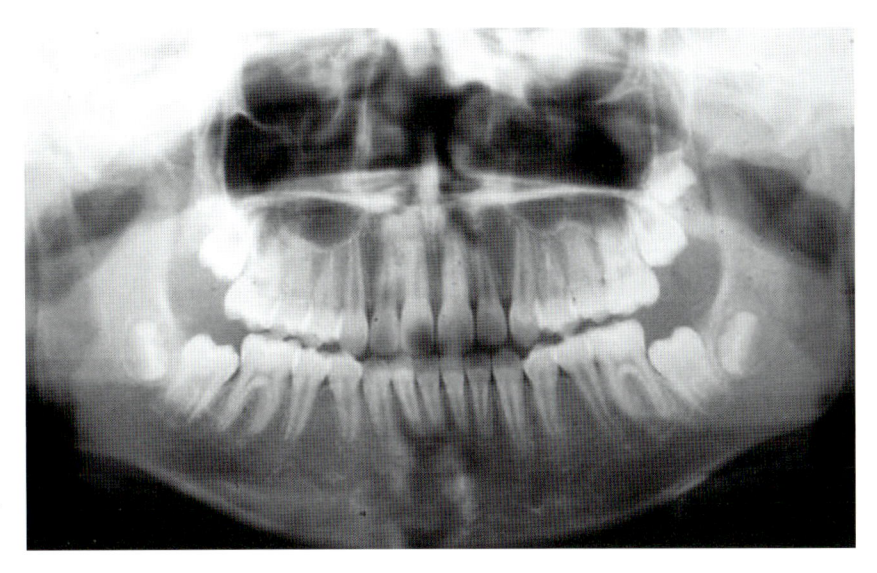

図Ⅳ-15　第二期治療終了時のパノラマエックス線像.

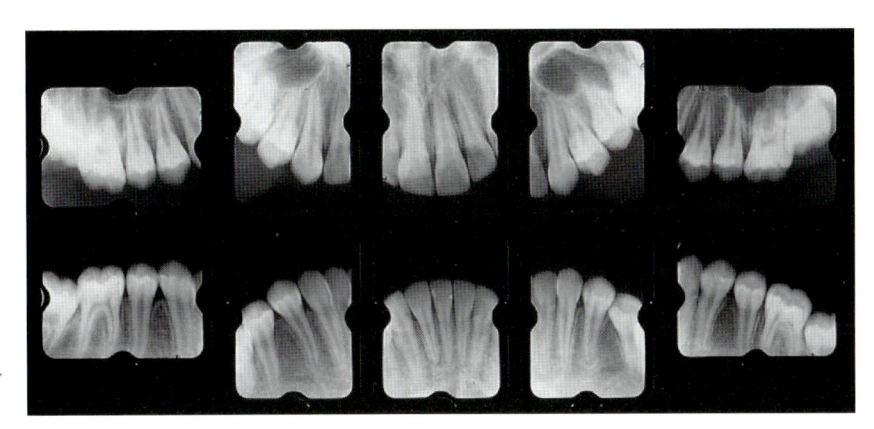

図Ⅳ-16　第二期治療終了時のデンタルエックス線像.

[第二期治療期間の顎および歯の動態（図Ⅳ-17）]

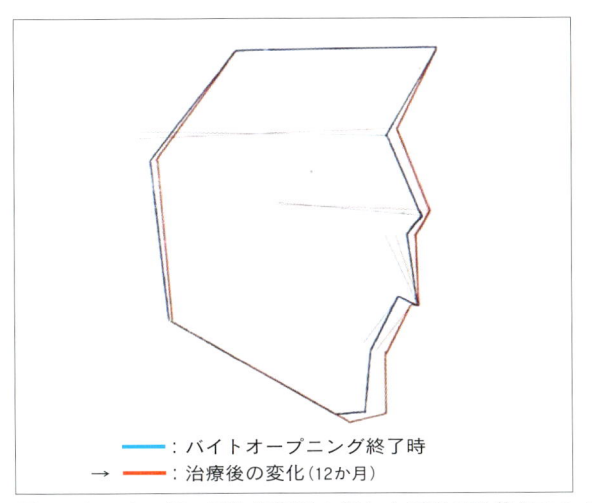

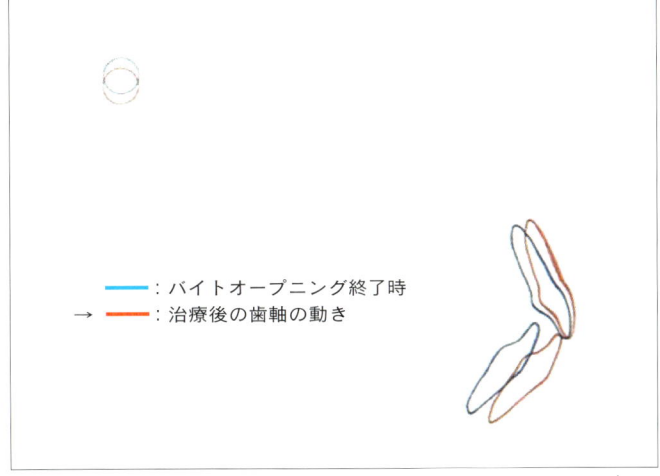

―――：バイトオープニング終了時
→ ―――：治療後の変化（12か月）

―――：バイトオープニング終了時
→ ―――：治療後の歯軸の動き

図Ⅳ-17a, b　第二期治療期間の顎および歯の動態（SN-S, S 重ね合わせ）.

17a|17b

[動的治療期間中の顎および歯の動態(図Ⅳ-18)]

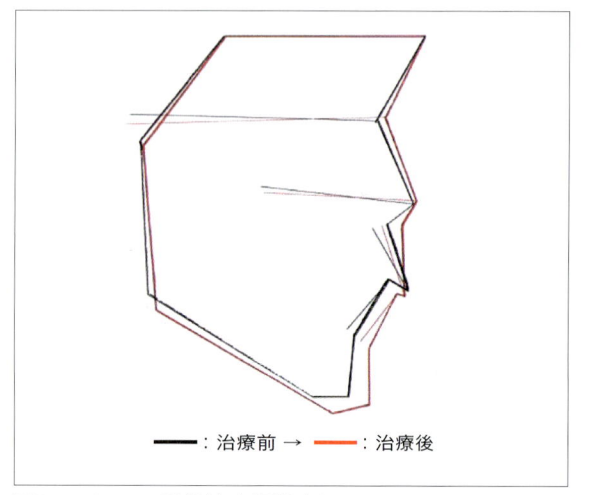

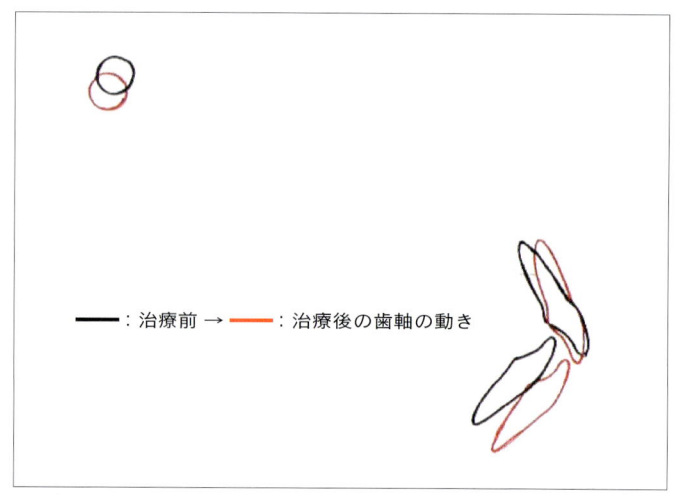

図Ⅳ-18a, b　動的治療期間中(一・二期治療：計22か月)の顎および歯の動態(SN-S, S重ね合わせ).

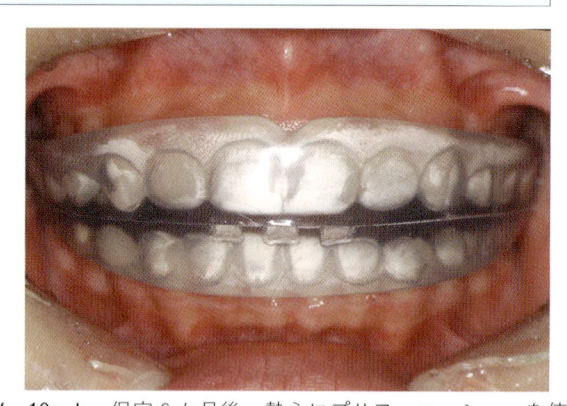

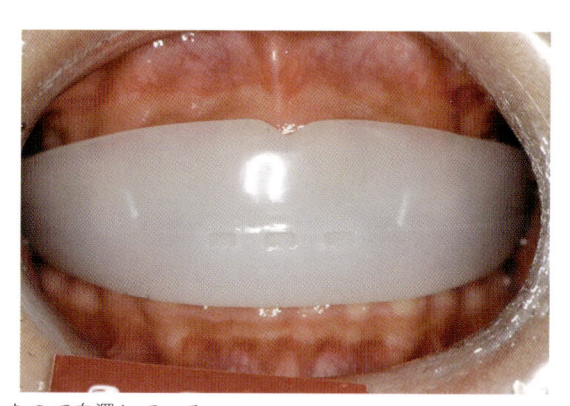

―：治療前　→　―：治療後
―：治療前　→　―：治療後の歯軸の動き

保定6か月後(図Ⅳ-19a, b)

図Ⅳ-19a, b　保定6か月後，熱心にプリフィニッシャーを使用したので白濁している．

保定後2年10か月の変化(図Ⅳ-19c, d)

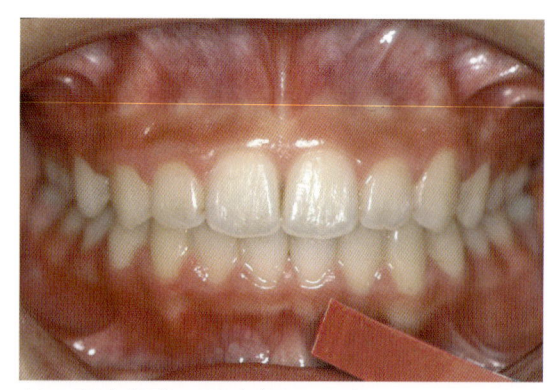

図Ⅳ-19c　正中がズレてきた(図Ⅳ-19c).

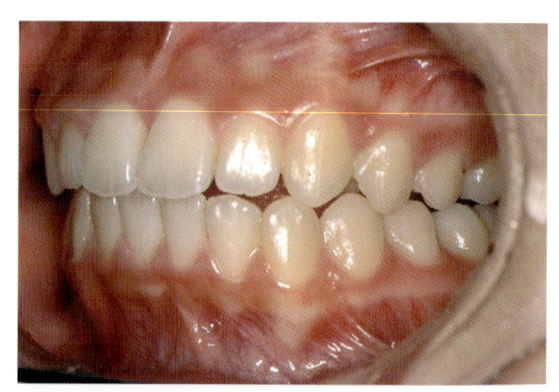

図Ⅳ-19d　左側の犬歯部の咬合が成長の左右差によりズレてきた(13歳10か月).

保定3年後(14歳0か月．図Ⅳ-20, 21)

[保定3年後(図Ⅳ-20, 21)]

| 20a | 20b | 20c |

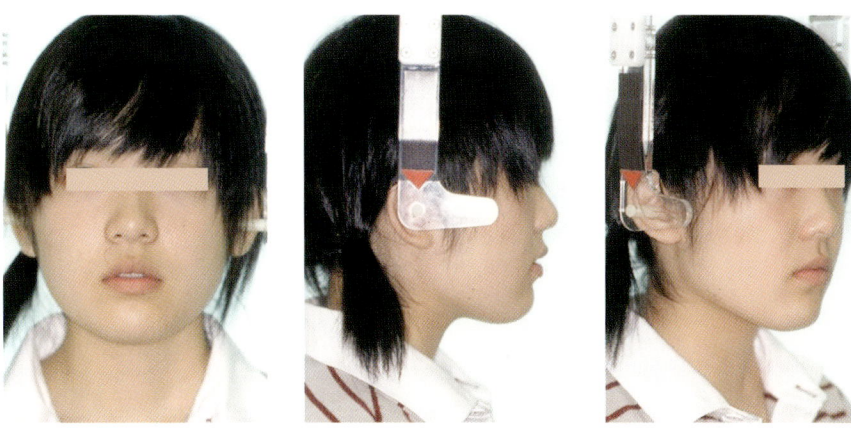

図Ⅳ-20a～c　保定3年後の顔面．

21a
21b	21c
21d	21e

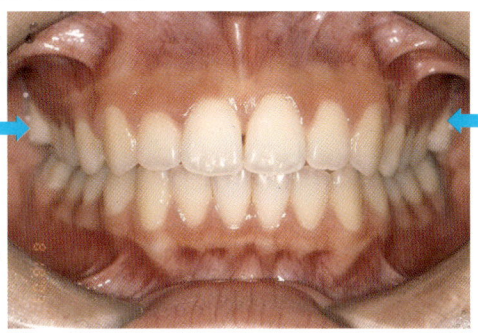

図Ⅳ-21a　ブロックアウト(矢印)の 7|7 をプリフィニッシャーで改善することとした(14歳0か月)．

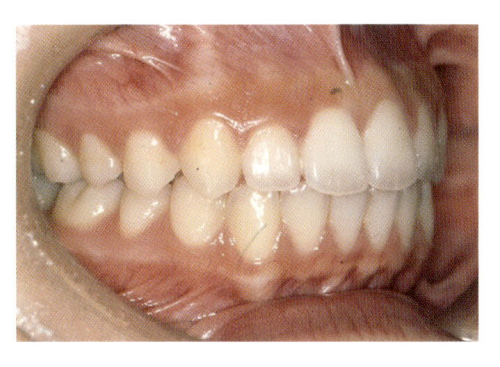

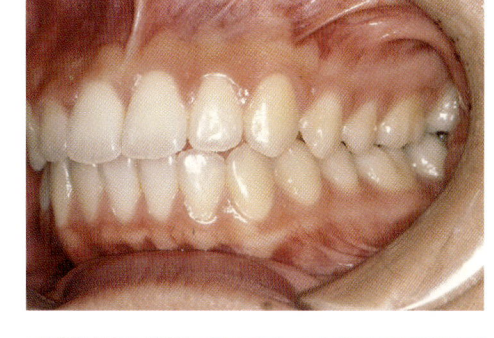

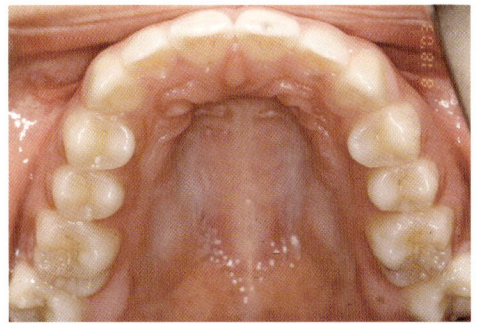

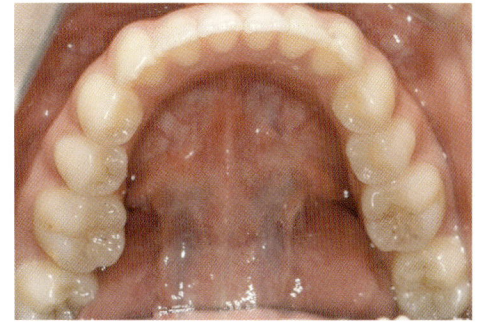

図Ⅳ-21a～e　保定3年後の口腔内．下顎の成長の左右差もその後なくなり，左側犬歯部の開咬状態も自然に解消されてきた(図Ⅳ-21a, c)．

このブロックアウトした上顎第二大臼歯の誘導に関しては，第Ⅲ章 6．安定咬合と再発防止：矯正治療後の再発をいかに防止すべきか？ Ⅴ）上下顎歯の咬頭嵌合が long-term results に及ぼす影響について，2）第一大臼歯までの動的矯正治療で終了し，その後第二大臼歯が萌出した場合の全体の咬合に及ぼす影響についての項にプリフィニッシャーで改善し，17歳（保定6年後）まで経過観察をして安定咬合しているのを記載しているので参照のこと（P.119～123，図Ⅲ - 79～86）．また，上下顎第三大臼歯に関しては，患者と抜歯の約束をした．

治療前後および保定5年後まで（図Ⅳ - 22, 23）

[治療前後および保定5年後までのセファロの分析値（図Ⅳ - 22）]

	OBS前 （7Y11m）	Before （9Y2m）	Bite opening （10Y0m）	After （11Y0m）	Post. R （15Y10m）
SNA	80.18	78.01	79.79	82.79	80.68
SNB	75.64	76.30	76.64	79.58	78.54
ANB	4.53	1.71	3.15	3.21	2.35
Mand. p. to SN	31.45	31.33	30.10	29.97	29.48
Occ. p. to SN	15.16	13.05	12.26	13.55	13.36
U1 to L1	108.95	107.65	116.99	122.90	126.43
U1 to SN	116.58	120.26	114.45	108.35	103.93
L1 to Mand. p.	103.01	100.76	98.46	98.78	100.15
Pog to NB(mm)	2.20	2.95	2.89	3.70	3.04

図Ⅳ - 22　治療前後および保定5年後までの各段階での頭部エックス線規格側貌写真分析値の推移．

[治療前後および保定5年後までの顎・歯の動態（図Ⅳ - 23）]

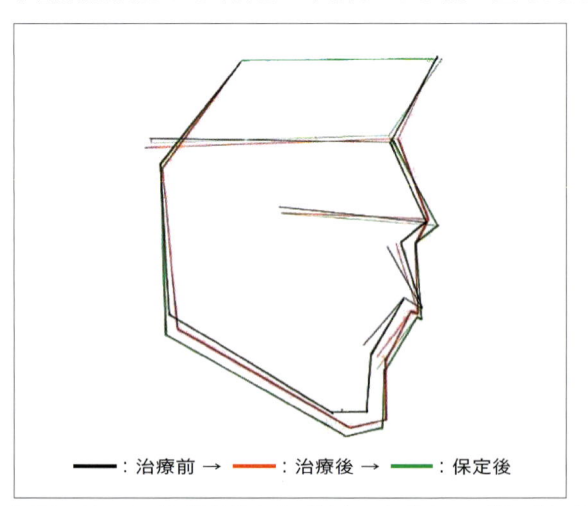

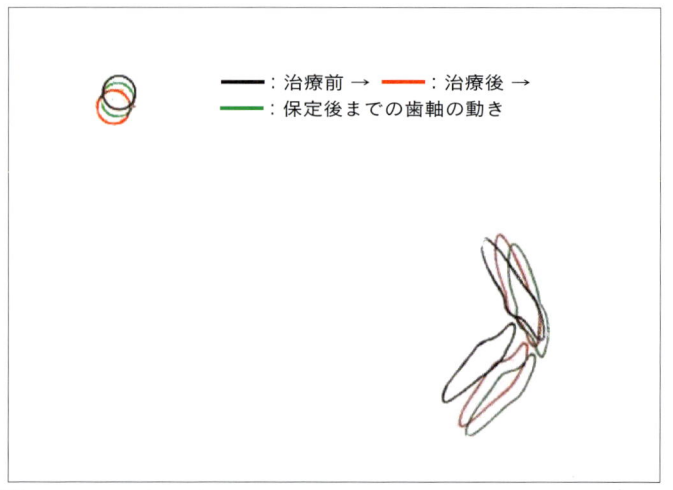

図Ⅳ - 23a, b　治療前後および保定5年後までの顎・歯の動態（SN-S, S重ね合わせ）．　　23a|23b

上顎前突過蓋咬合の非抜歯早期矯正治療の要点

A. 症例の選択基準：
1）初診時の側貌の良いこと（NB to Pog. がプラスであること）
2）ハイアングル症例でないこと（SN-Md が40°以上でないこと）
3）口唇の閉鎖時にオトガイ筋の緊張のないこと（オトガイ部に"ウメボシ"のできないこと）
4）上顎第二大臼歯が萌出していないこと

B. 治療法：
1）オーバーバイトの改善を最優先すること（オーバージェットの改善は後で行うこと）
2）差働矯正治療を行うこと，つまり，最初は脳頭蓋に付着している上顎のみブラケットとワイヤの装着により，小臼歯部を支点とし，Spee 湾曲のワイヤで切歯を圧下し大臼歯を遠心傾斜させ，オーバーバイトを減少させ，それにより，下顎の機能的前進と成長によりオーバージェットを減少させる．残りのオーバージェットに関しては下顎にブラケットとワイヤを後から装着し，咬合を整えるとともに，オーバージェットの減少のためここで初めてⅡ級ゴムで改善するという治療法である．

C. 治療手順：
1）上顎切歯・小臼歯（未萌出のときは第二乳臼歯）にブラケット，第一大臼歯に角チューブを装着する．
2）上顎に .016″ Spee 湾曲 Ni-Ti ワイヤをしっかりと装着し，輪ゴムの使用なし（図Ⅳ - 9 a～c）で 2 か月間レベリングする．
3）つぎに .016″×.016″ Spee 湾曲 Ni-Ti ワイヤを装着し，輪ゴムの使用なしで 3 ～ 4 か月間，切歯の圧下と大臼歯の遠心傾斜を促進させる．
4）つぎに .018″×.018″（または .020″×.020″）Spee 湾曲 Ni-Ti ワイヤを装着し，輪ゴムの使用なし（図Ⅳ - 10a～c）で 3 ～ 4 か月間，切歯の圧下と大臼歯の遠心傾斜をさらに促進させる．
5）オーバーバイトは減少してくるが，オーバージェットは残っているので，下顎にもブラケットとワイヤ（.016″ Ni-Ti ワイヤ）を装着し，歯列のレベリングを輪ゴムの使用なしで行う．
6）2 か月後に下顎のワイヤを .016″×.016″ Ni-Ti ワイヤに変更し（図Ⅳ - 12a），さらに 2 か月後に .018″×.018″（または .020″×.020″）Ni-Ti ワイヤにグレードアップし，初めてオーバージェットの減少のためのⅡ級ゴム（100gr）が使用できる（図Ⅳ - 12b）．
7）オーバージェットが減少し，オーバージェット・オーバーバイトがアイデアルとなったら，上下顎歯列弓とも角ステンレス（.018″×.018″）ワイヤで細部の修正を行ってから，動的治療を終了させ，保定に入る（図Ⅳ - 12c～g, 13, 14）．
8）もし途中で（上顎）第二大臼歯が萌出してきたら，ステンレス角ワイヤとせず，.018″×.018″ Ni-Ti ワイヤのままでボタン，チューブ，ブラケット等を早期装着し，第二大臼歯の誘導をしてからステンレス角ワイヤとする．
9）動的治療終了後，第二大臼歯が萌出してきたときは，プリフィニッシャーのソケットを修正し第二大臼歯の誘導を図る（図Ⅳ - 19, 21, 図Ⅲ - 65）．
10）第三大臼歯に関しては，適当な時期に原則抜歯とする．

症例2：早期矯正治療で開始し，途中で抜歯となった症例

症例2の概要と診断

初診時年齢：11歳1か月，女子(図Ⅳ-24, 25)
主　訴：上顎前突感，上下顎前歯群の叢生
不正咬合の種類：上顎前突アングルⅡ級1類，オーバーバイト：5.80mm，オーバージェット：7.40mm
顔貌のタイプ：コンベックスタイプ
機能的問題：オトガイ部の緊張あり，上口唇の長さ不十分
オトガイ部：アゴなしタイプ(Retrognathic)
下顔面の長さ：ノーマルより少し長い
初診時頭部エックス線規格側貌写真の主な計測値：SNA：75.23°，SNB：75.78°，ANB：-0.45°，SN-Md：42.14°(ハイアングル)，Occl.p-SN：21.01°，U1-L1：108.58°，U1-SN：118.61°，L1-Md：80.77°，Pog to NB(mm)：-0.34
・Quad diagnosis systemによるアーチレングスディスクレパンシー：上顎 -2.84mm，下顎 4.91mmとなり，この患者の今後の成長を0と仮定しても上顎下顎とも非抜歯となる．

診　断：Quad diagnosis systemによるアーチレングスディスクレパンシーでは非抜歯となるが，患者の側貌が悪く(NB to Pog. -0.34mm)，ハイアングル(SN-Md 2.14°)症例であり，抜歯が妥当と思われるが，第二大臼歯が未萌出であることから今後の下顎の成長の反時計方向を期待して，途中で小臼歯抜歯もありうるかもしれないこと，その際には，患者・両親・術者での側貌を診ての話し合いを行うことを患者・両親に伝え，非抜歯で早期矯正治療を行うこととした．

治療の概要

動的治療期間：21か月(患者・両親との話し合いおよび抜歯依頼期間2か月を除いて)
①非抜歯による咬合挙上(Stage Ⅰ)：6か月
②側貌からの再診断と患者・両親との話し合いと抜歯依頼期間：2か月
③抜歯による矯正治療期間：15か月(Stage Ⅱ：10か月，Stage Ⅲ：5か月)

保定および安定咬合への経過

保　定(13歳3か月～15歳3か月)：当初保定床による二次元的保定とプリフィニッシャーによる三次元的保定の組み合わせで開始したが，患者本人の意思により主としてプリフィニッシャー(ホワイトニング併用)とし，ときどき昼間登校などの外出時に上下顎保定床の装着として2年間行った．熱心にプリフィニッシャーを使用したので，実に使用したプリフィニッシャーの数は8個となった．
その後の観察：2.5年間(15歳3か月～18歳)経過の観察を行い，将来の第三大臼歯の抜歯の必要性に関してのアドバイスを行い，終了とした．

治療経過の詳細

[初診時(11歳1か月)(図Ⅳ-24, 25)]

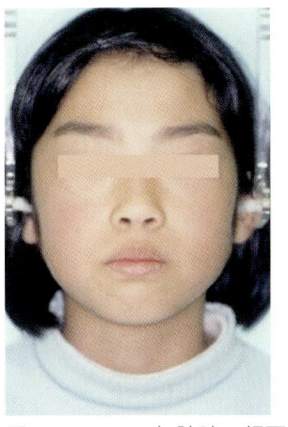

図Ⅳ-24a, b　初診時の顔面.

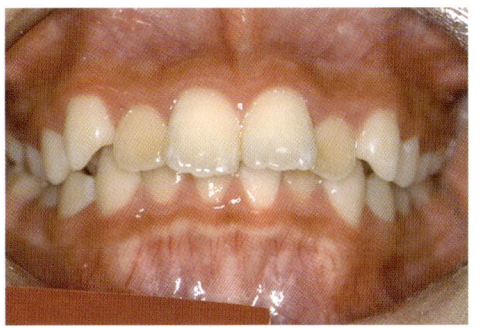

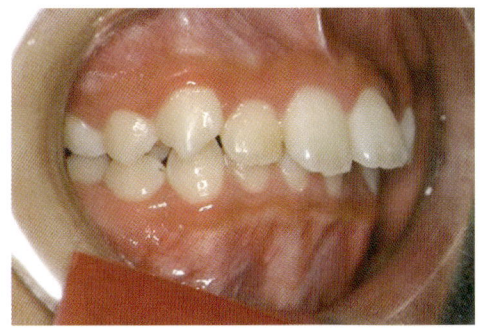

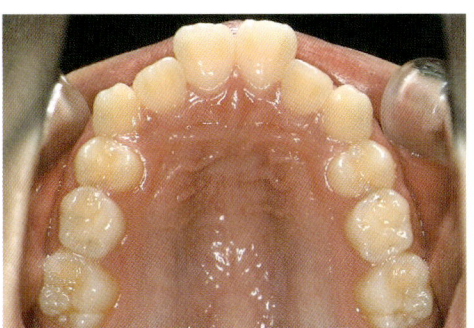

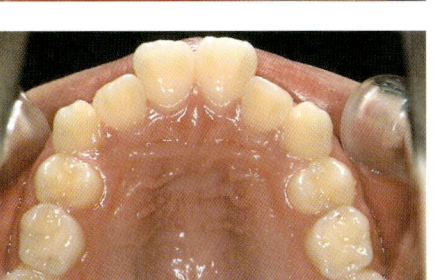

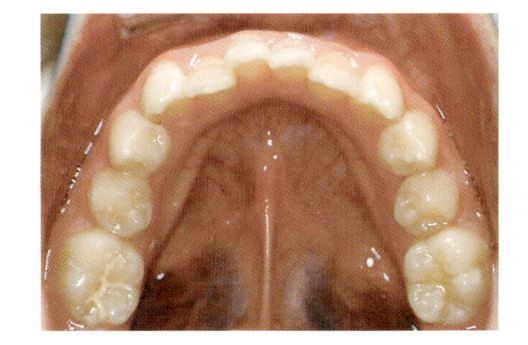

図Ⅳ-25a〜e　初診時の口腔内.

[**動的治療開始時（11歳1か月）**（図Ⅳ-26，27）]

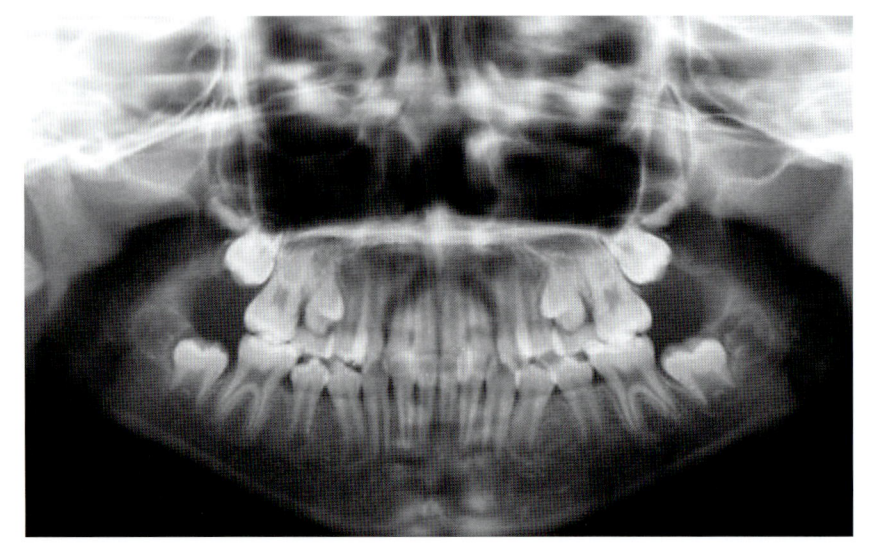

図Ⅳ-26　動的治療開始時のパノラマエックス線像．
図Ⅳ-27　動的治療開始時のデンタルエックス線像．

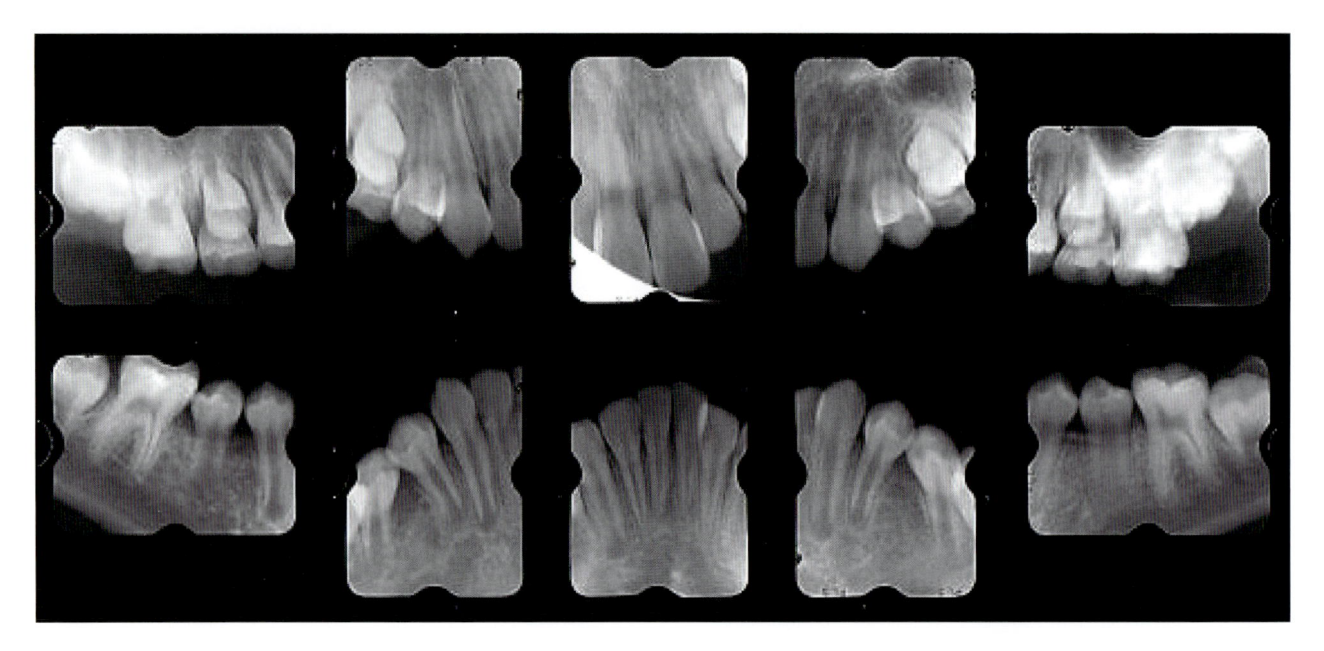

Stage Ⅰ開始時（11歳4か月）

　矯正治療の効率性と minimum patient compliance（患者さんに優しい治療）の立場から，差働矯正治療の考え方を導入して，まず，上顎切歯根を海綿骨の溝のより広い部位まで圧下によって移動させるために上顎のみに .016" Spee 湾曲 Ni-Ti ワイヤを2か月間装着した．この方法の利点は，最初数か月間は下顎に装置を何も装着しないので，治療開始時に多い装置の破損を少なくすることができ，患者との信頼関係が早期に実現できることである．

［非抜歯動的治療開始時（Stage Ⅰ）（図Ⅳ - 28）］

まず，咬合挙上のために上顎のみブラケット（ E 2 1 ｜ 1 2 E ）とKBチューブ（ 6 ｜ 6 ）を装着し，オーバーバイトの減少と前歯部の叢生のレベリングのため，.016″ Spee 湾曲 Ni-Ti ワイヤを装着した（2か月間）（図Ⅳ - 28）：この方法は，前述の考え方から著者が行っている差働矯正治療法である．

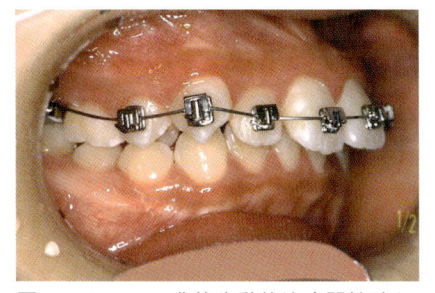

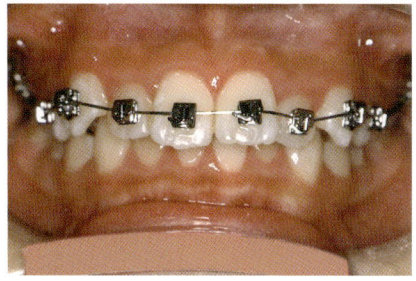

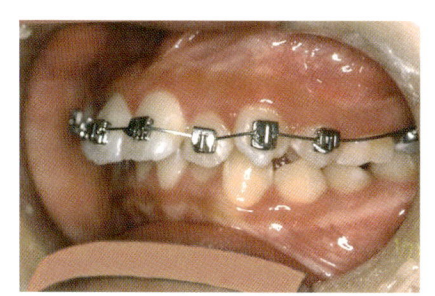

図Ⅳ - 28a〜c 非抜歯動的治療開始時（Stage Ⅰ）の口腔内． 28a｜28b｜28c

［治療開始3か月時（図Ⅳ - 29）］

その後，上顎切歯の圧下の方向づけを確実にするためと圧下の速度を早めるために，1〜2か月ごとに Spee 湾曲 Ni-Ti ワイヤを.016″×.016″，.018″×.018″と角線で太いものに順次グレードアップしていき，その結果，確実にバイトオープニングされていくとともに下顎の前進が生じてきた（図Ⅳ - 29）．

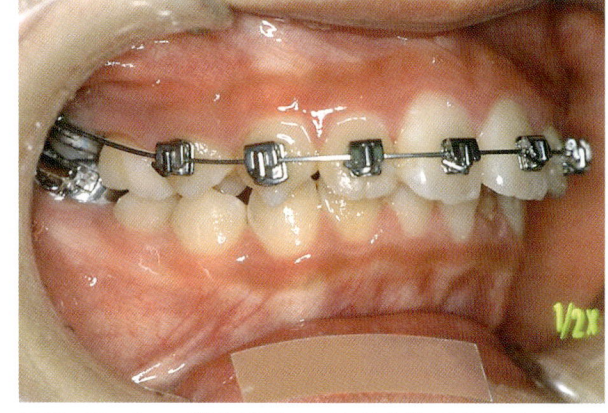

図Ⅳ - 29 Spee 湾曲 Ni-Ti ワイヤは角線で圧下の方向が決まる．上顎に装着されているのは.018″×.018″ Spee 湾曲 Ni-Ti ワイヤであり，下顎には何も装着されていない．

オーバーバイト，オーバージェットの改善も進み，下顎にブラケットとワイヤを装着しても患者に不具合を及ぼすことが少ないと判断され，また下顎歯列に叢生が少しあったので，最初.016″ Spee 湾曲 Ni-Ti ワイヤを装着（図Ⅳ - 30）．

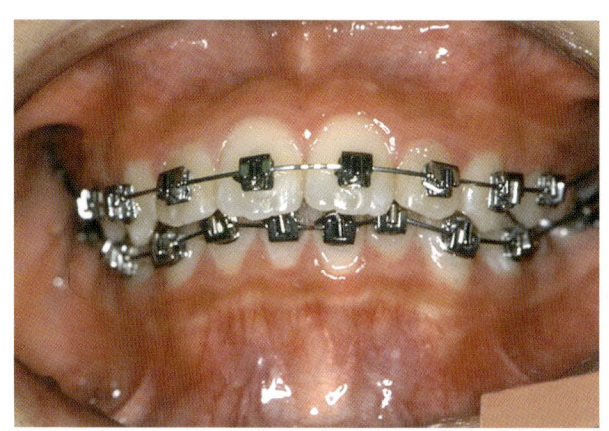

図Ⅳ - 30 オーバーバイトが減少してきたので，下顎にも.016″ Spee 湾曲 Ni-Ti ワイヤを装着（上顎は.018″×.018″ Spee 湾曲 Ni-Ti ワイヤに変更）．

[動的治療開始4か月後(図IV-31)]

下顎に装置を装着1か月後，.016″×.016″ Spee 湾曲 Ni-Ti ワイヤを下顎に装着し，輪ゴムの使用なしでさらに1か月後に下顎を .018″×.018″ Spee 湾曲 Ni-Ti ワイヤにグレードアップし，また途中から下顎を .018″×.018″ ステンレスワイヤとし，顎間II級ゴム(100gr)でオーバージェットの減少を図った(図IV-31)．

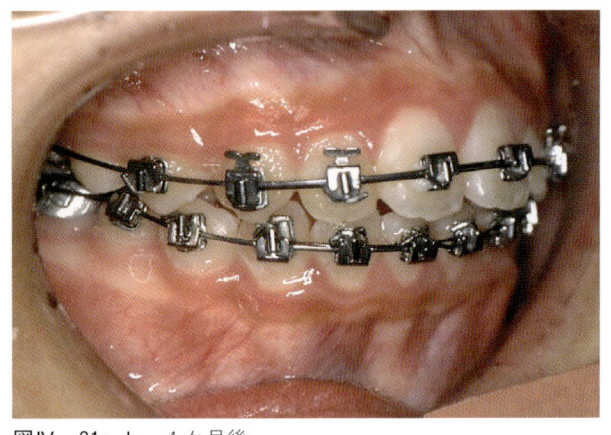

図IV-31a, b　4か月後．

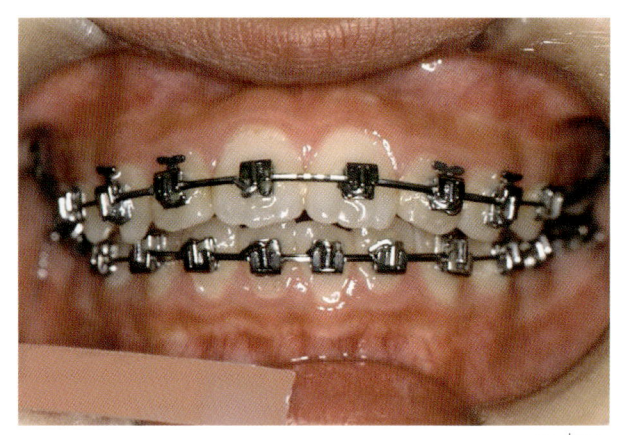

31a|31b

[動的治療開始6か月後(図IV-32～35)]

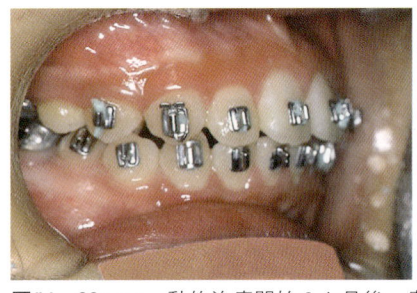

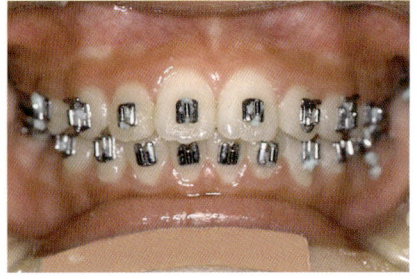

図IV-32a～c　動的治療開始6か月後．患者と母親と術者との話し合い時の口腔内．

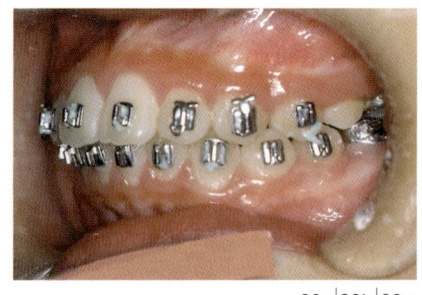

32a|32b|32c

動的治療開始6か月後，上下顎の歯列弓の整列も完了し，オーバージェット，オーバーバイトも改善されたが患者の側貌が悪化し，患者・両親を含めて小臼歯抜歯により歯列の後退と側貌の改善を行うかどうか，この時点の資料を採取し提示して話し合いを行った(図IV-32～35)．

＜話し合いの際に提示した資料＞
・初診時と現時点の口腔模型(平行模型で十分)
・初診時と現時点の顔面写真(正貌，側貌，斜貌)
・初診時と現時点の口腔内写真(正面，左右側面，上下顎咬合面)
・初診時と現時点のデンタルエックス線写真
・初診時と現時点のパノラマエックス線写真
・初診時と現時点の頭部エックス線規格写真(側貌，正貌)

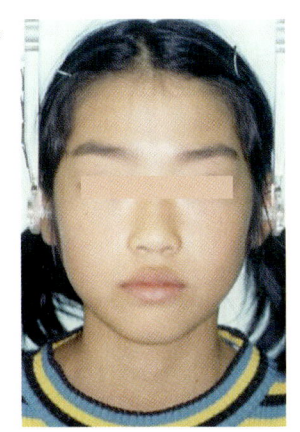

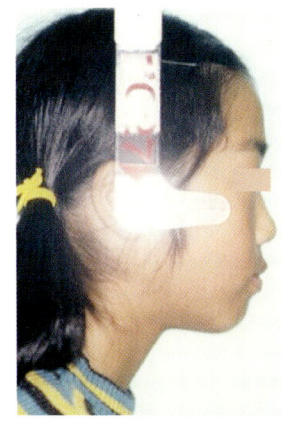

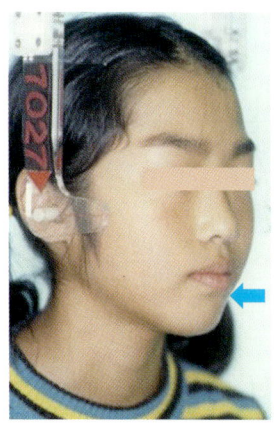

図Ⅳ-33a〜c　動的治療開始6か月後の顔面．口唇閉鎖時にオトガイ筋の緊張（ウメボシ）が，より目立つようになった（図Ⅳ-33c 矢印）．

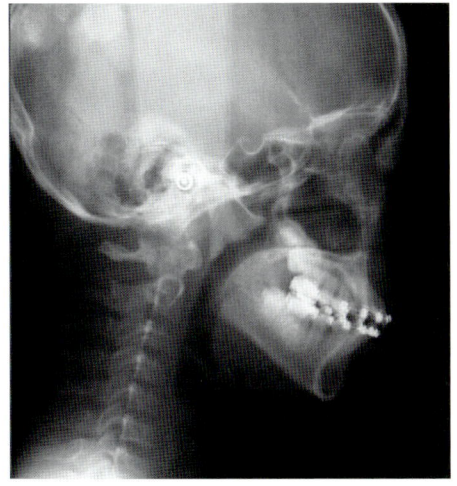

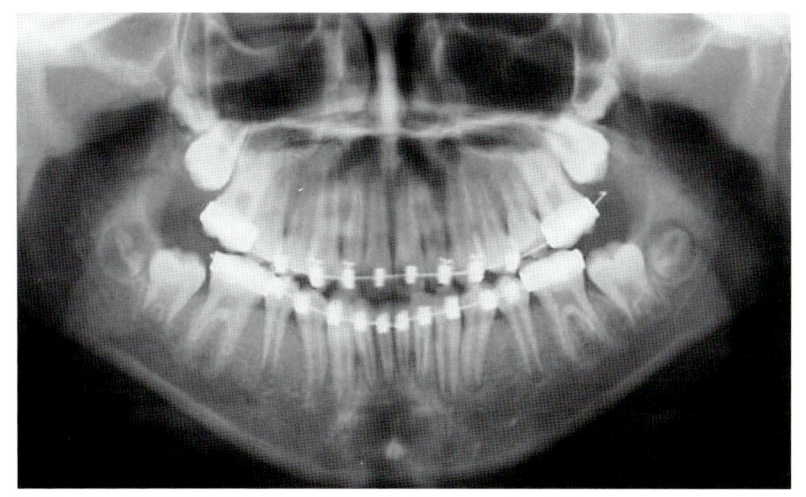

図Ⅳ-34　動的治療開始6か月後の頭部エックス線規格側貌写真．

図Ⅳ-35　動的治療開始6か月後のパノラマエックス線像．

<治療開始6か月後のセファロの計測値>

- SNA：78.25
- SNB：77.17
- ANB：1.08 ←
- ■SN-MD：39.58と counter clockwise rotation
- ■Occl. p-SN：18.67と counter clockwise rotation と上下顎骨の成長は著しく，治療前ハイアングルを示した顎態は好ましい方向に向かって来ているが，歯槽型の計測項目は：

- ■U1-L1：110.37と上下顎前突状態
- U1-SN：111.45と前傾
- L1-MD：98.61と前傾
- ■Pog-NB（mm）：-0.78mmと，治療前よりさらにオトガイ部が後退型を示し，上下口唇の閉鎖がしにくく側貌が悪化してきたことを客観的に示しているので患者，母親，術者の話し合いで上下顎第一小臼歯4本の抜歯を行うこととなった．

[Stage Ⅱ開始時（12歳0か月）（図Ⅳ - 36）]

上下顎第一小臼歯抜歯後，stage Ⅱ開始に際し，上下顎とも犬歯遠心に1.6mmのモラーオフセットを付与したステンレス角ワイヤとし，第二小臼歯にバイパスループ（図Ⅲ - 36a～e）を装着した顎内水平ゴム（100～150gr）で上下顎前歯群の後退と抜歯空隙の閉鎖を図った．

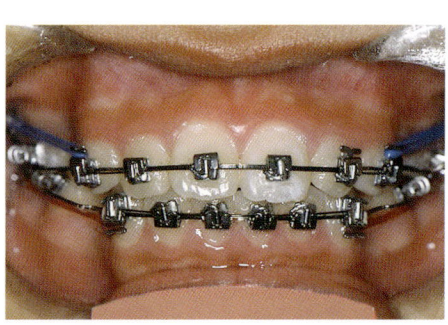

36a	
36b	36c
36d	36e

図Ⅳ - 36a　上下顎とも .018″×.018″ ステンレスワイヤで開始．

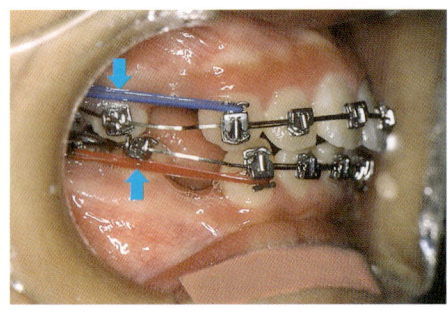

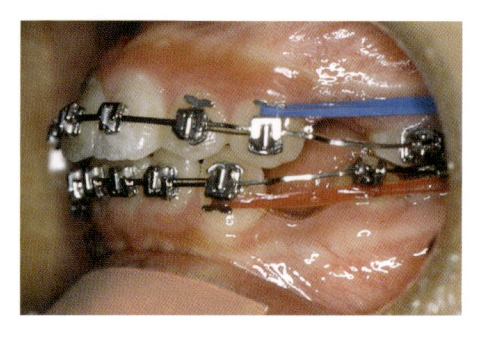

図Ⅳ - 36b　上下顎とも顎内水平ゴム（150gm）で第二小臼歯にバイパスループ（矢印）．

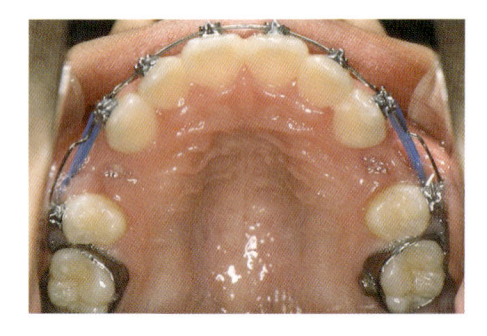

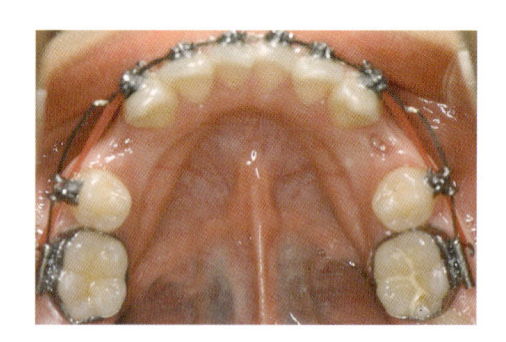

[Stage Ⅱ途中での変化（図Ⅳ - 37）]

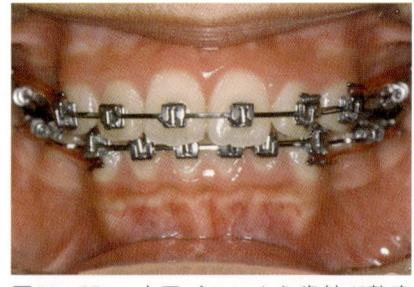

図Ⅳ - 37a　水平ゴムにより歯軸が整直するのでバイトは深くなる．

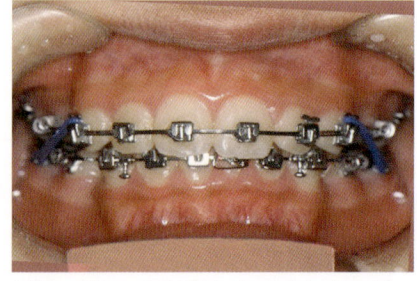

図Ⅳ - 37b　上下顎ともバイトオープニングベンド（上顎：20°，下顎：10°）を付与．

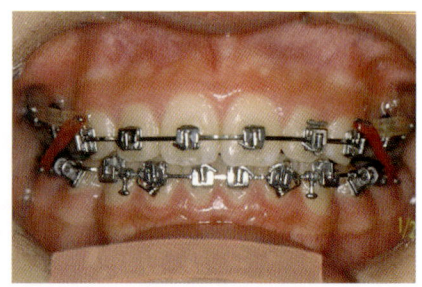

図Ⅳ - 37c　Stage Ⅱ開始5か月後．オーバーバイトも改善された．

[Stage III 開始時(図IV - 38)]

38a	
38b	38c
38d	38e

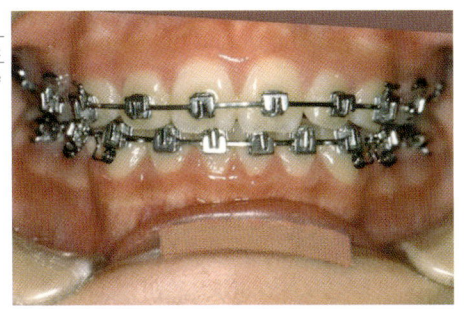

図IV - 38a〜e　Stage III 開始時.

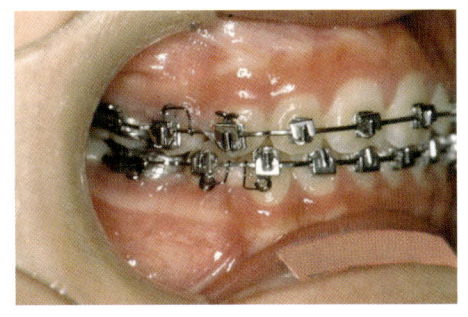

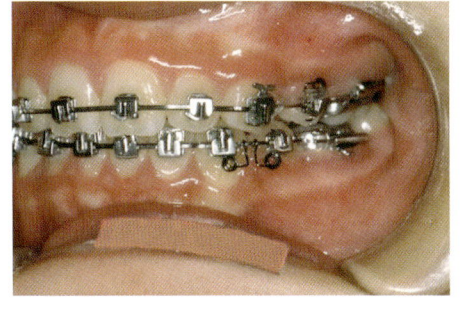

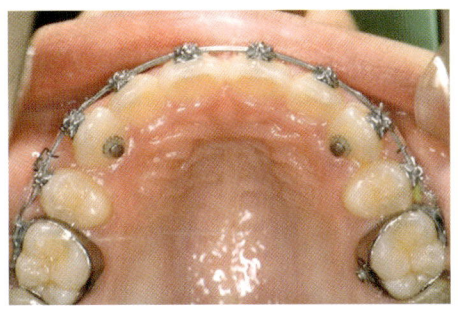

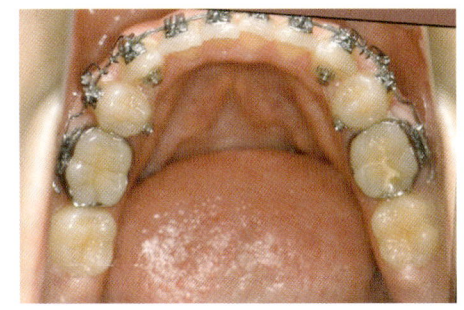

[動的治療終了の検討(図IV - 39)]

　動的治療を終了させても良いと思われる時点の側貌(図IV - 39b)を非抜歯時の側貌(図IV - 39a)と比較を行って患者・両親に確認してもらい，終了することとした．

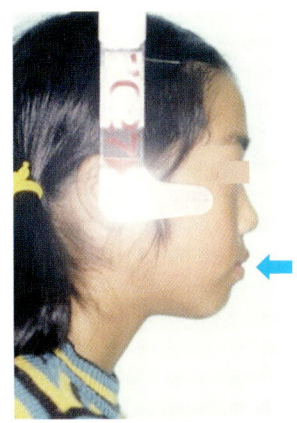

図IV - 39a　非抜歯時の側貌．

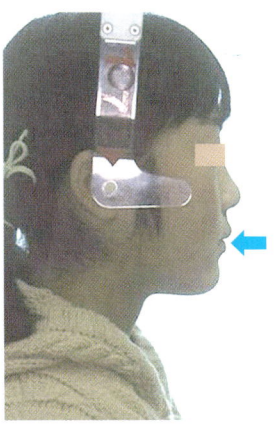

図IV - 39b　動的治療を終了させても良いと思われる時点の側貌．

[動的治療終了時(13歳3か月)(図Ⅳ-40～44)]

40a|40b|40c

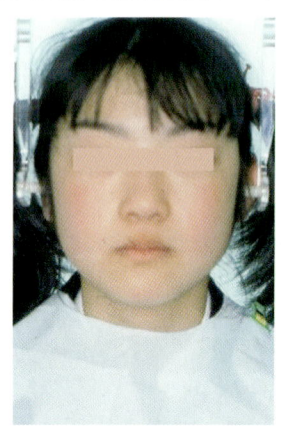

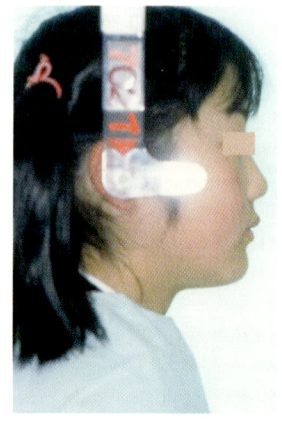

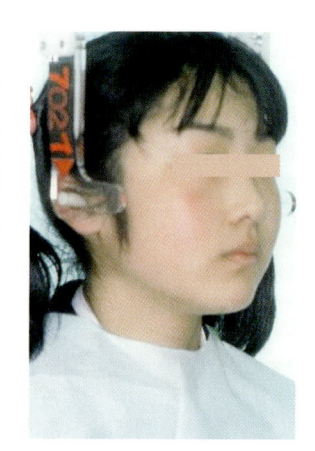

図Ⅳ-40a～c　動的治療終了時の顔面.

41a
41b|41c
41d|41e

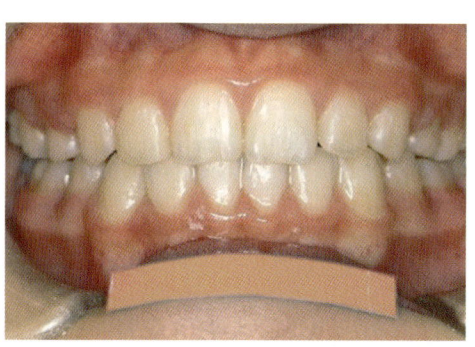

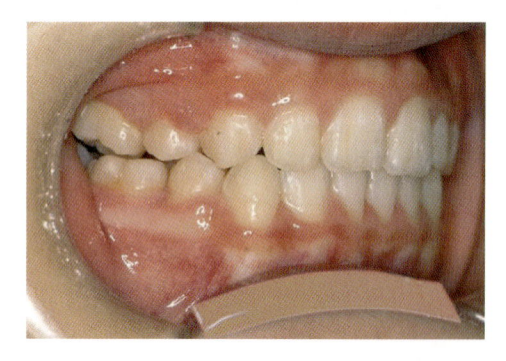

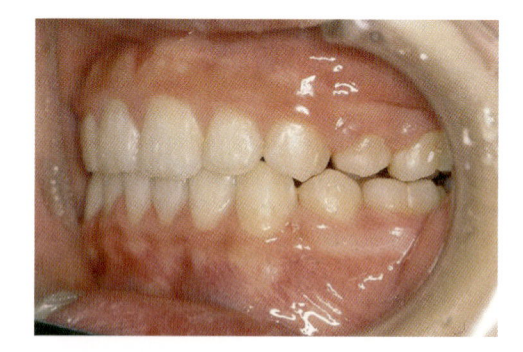

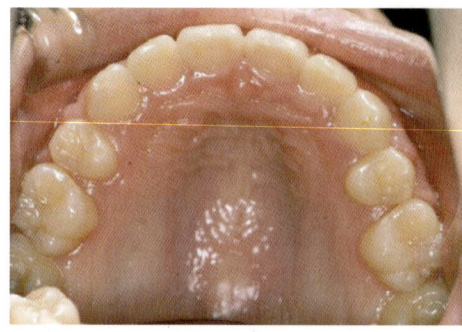

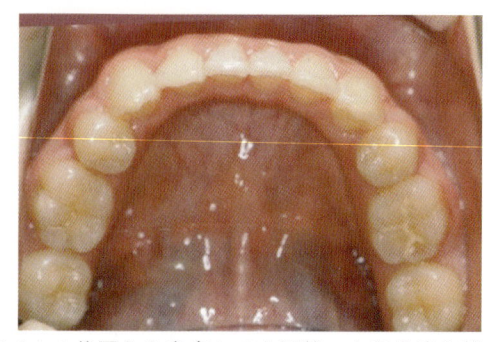

図Ⅳ-41a～e　動的治療終了時の口腔内(オーバーバイトの後戻りを考慮して上顎第一大臼歯遠心部をディスクルードさせている).

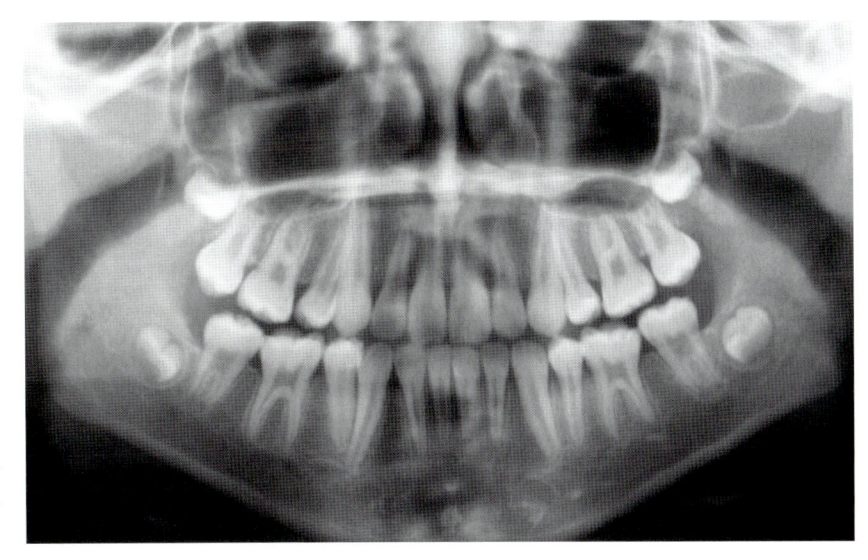

IV 症 例

図IV-42 動的治療終了時のパノラマエックス線像（犬歯，第二小臼歯のオーバーアップライティングが十分できている）．

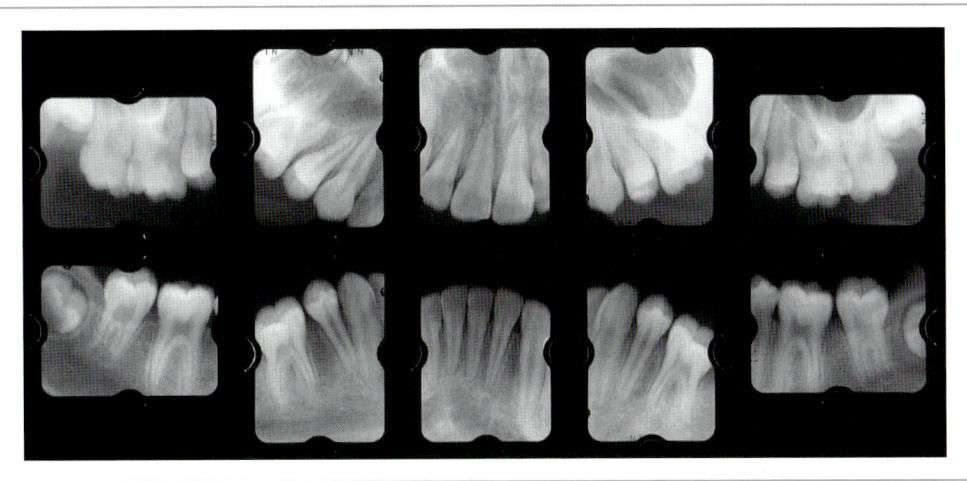

図IV-43 動的治療終了時のデンタルエックス線像．

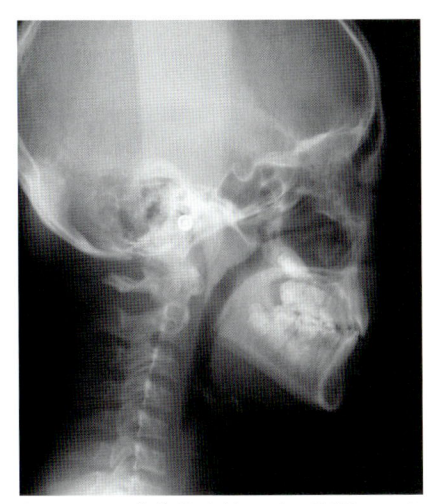

図IV-44 動的治療終了時の頭部エックス線規格写真．

＜動的治療終了時（13歳3か月）のセファロの主な計測値＞

- SNA：82.06
- SNB：78.71
- ANB：3.35
- SN-MD：35.49 ←
- Occl.p-SN：19.20
- U1-L1：144.80
- U1-SN：91.45
- L1-MD：88.26
- Pog.-NB(mm)：+1.79mm ←

矢印に示すようにハイアングルが改善され，また側貌も良好となった．

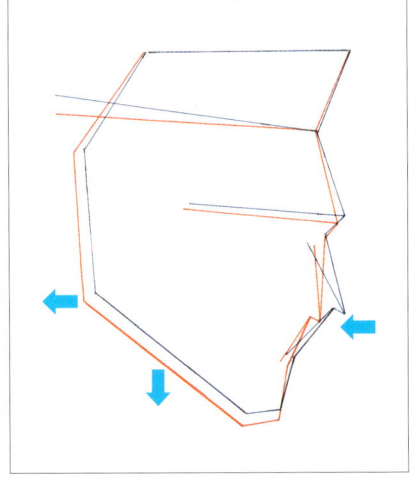

図IV-45 抜歯治療開始時（青）と治療後（赤）の重ね合わせ（SN, S重ね合わせ）．

149

[保定 2 年後（15 歳 3 か月）（図Ⅳ - 46）]

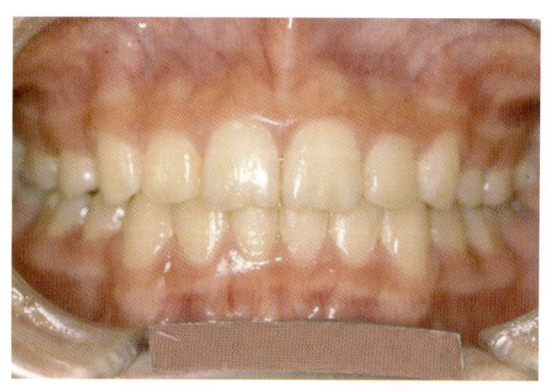

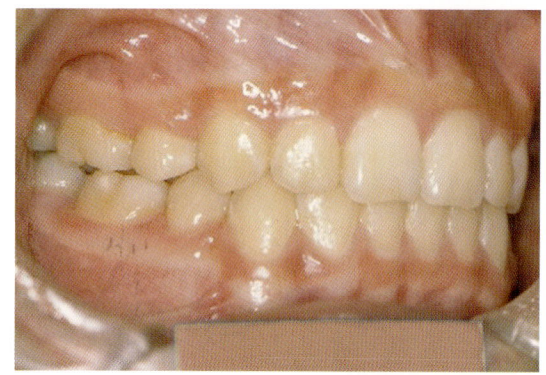

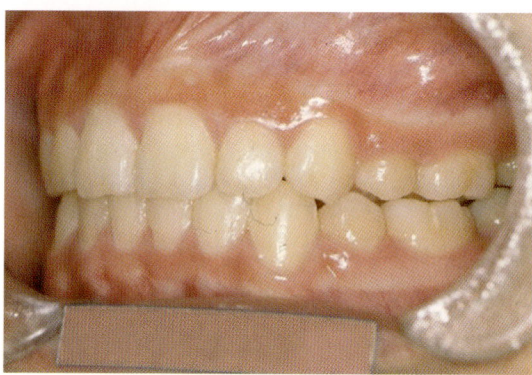

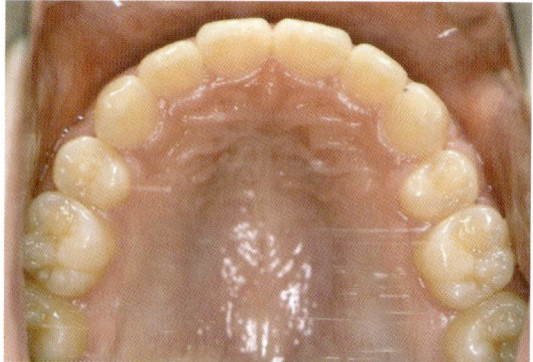

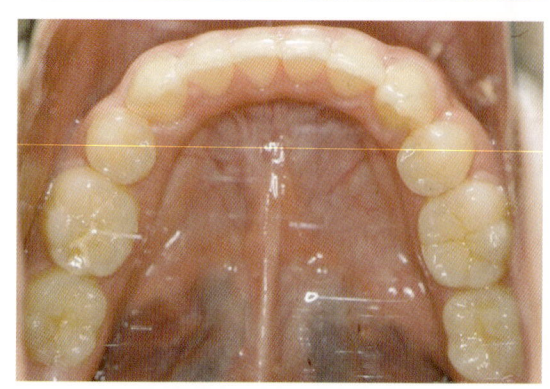

図Ⅳ - 46a〜e　保定 2 年後の口腔内．

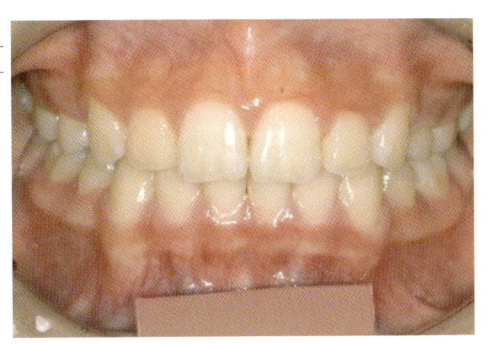

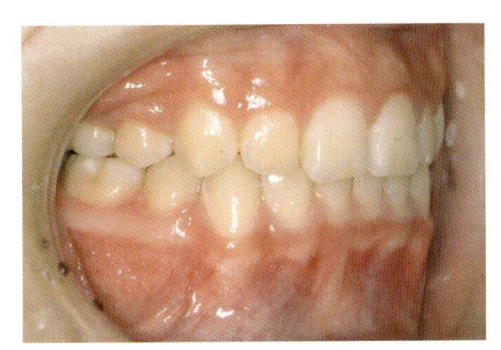

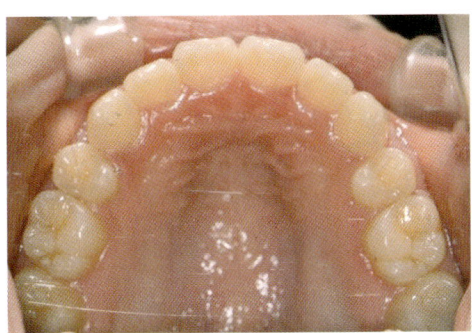

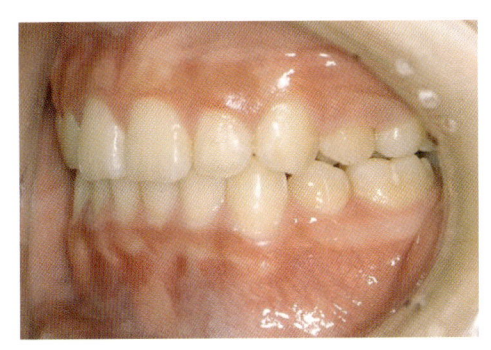

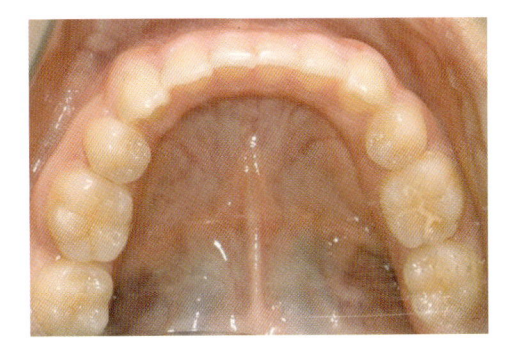

[2年間の保定終了後，1年経過時（16歳3か月）（図Ⅳ-47〜51）]

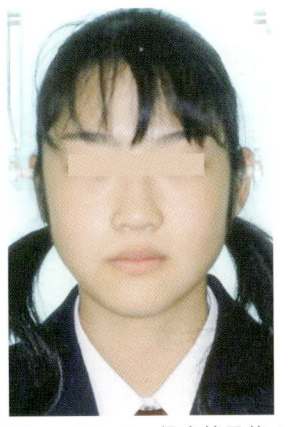

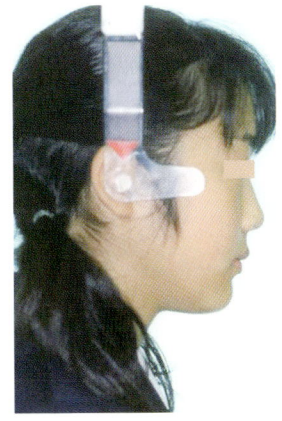

図Ⅳ-47a, b　保定終了後1年経過時の顔面．

図Ⅳ-48a〜e　保定終了後1年経過時の口腔内．

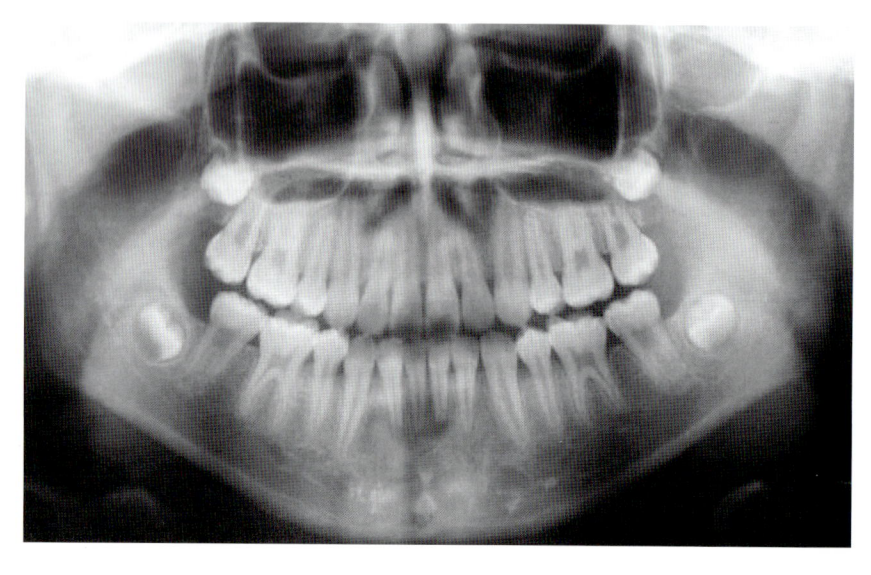

図Ⅳ-49 2年間の保定終了後，1年経過時のパノラマエックス線像（16歳3か月）．

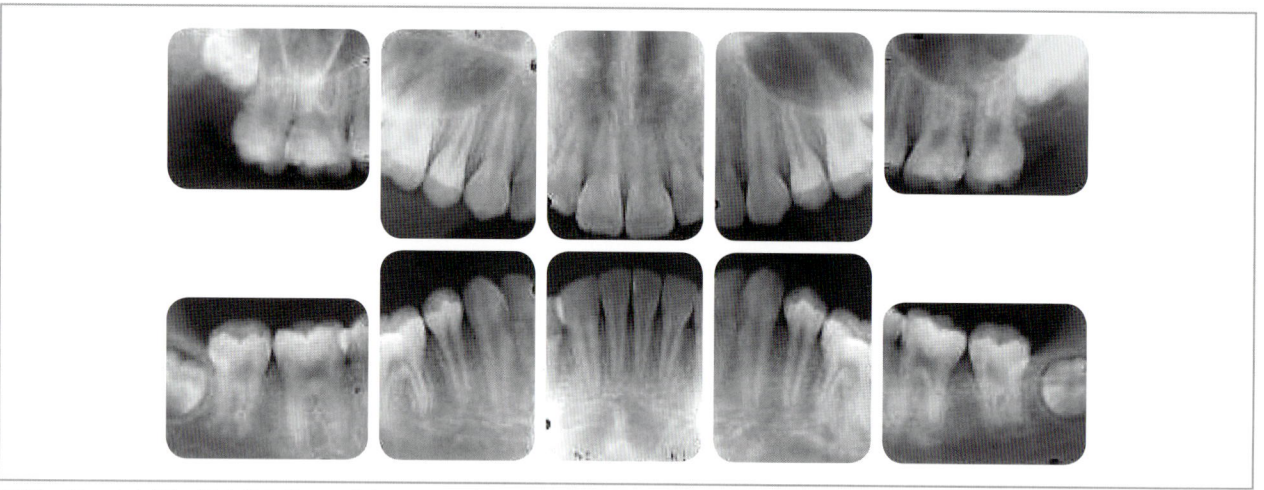

図Ⅳ-50 2年間の保定終了後，1年経過時のデンタルエックス線像．

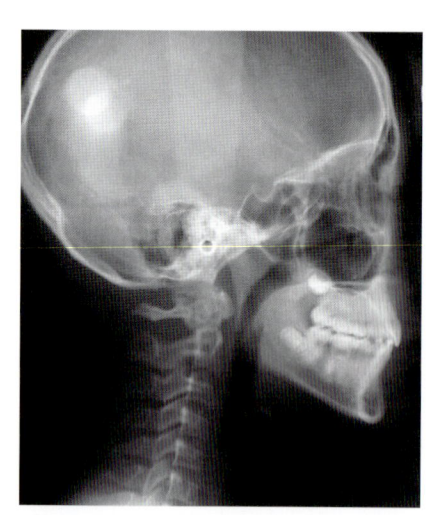

図Ⅳ-51 2年間の保定終了後，1年経過時の頭部エックス線規格側貌写真．

＜保定2年後，1年経過時（16歳3か月）のセファロの主な計測値＞

- SNA：79.39
- SNB：78.03
- ANB：1.36
- SN-MD：36.26
- Occl.p-SN：17.88
- U1-L1：131.78 ←
- U1-SN：102.35
- L1-MD：89.61
- Pog.toNB(mm)：3.56mm ←

上下顎の成長により切歯歯軸も安定化し，側貌もさらに良好となっている（矢印）．

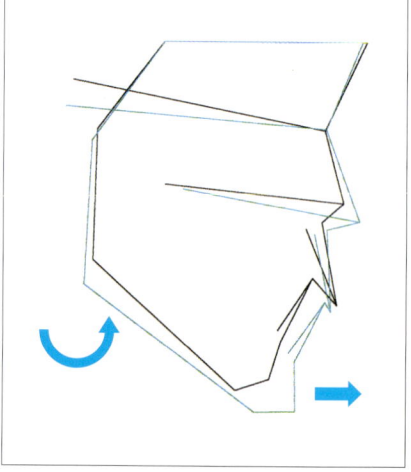

図Ⅳ-52 初診時と保定3年後のプロフィログラムの比較．

IV 症例

[その後2年経過時（18歳3か月）（図IV‐53, 54）]

| 53a | 53b | 53c |

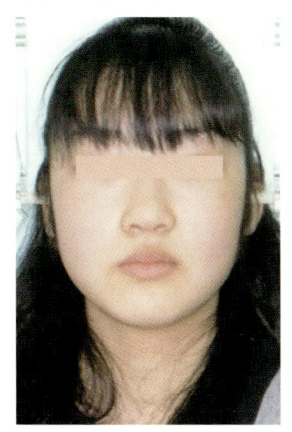

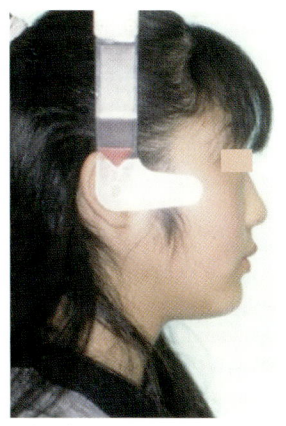

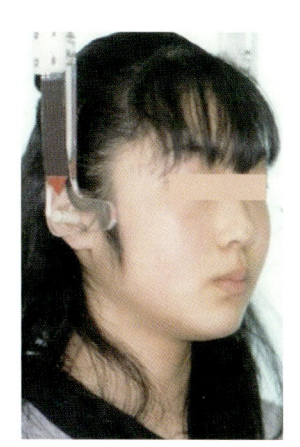

図IV‐53a〜c　その後2年経過時の顔面（18歳3か月）．

| 54a |
| 54b | 54c |
| 54d | 54e |

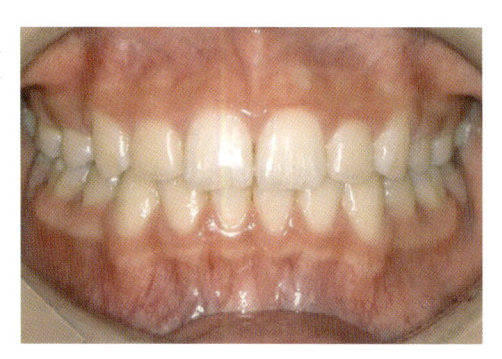

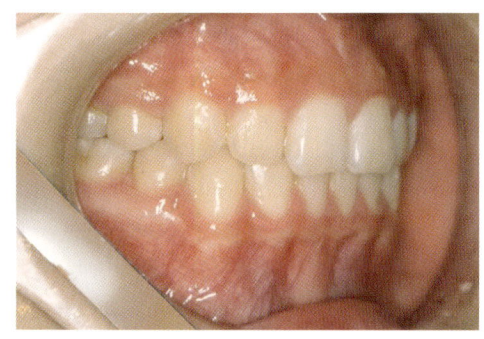

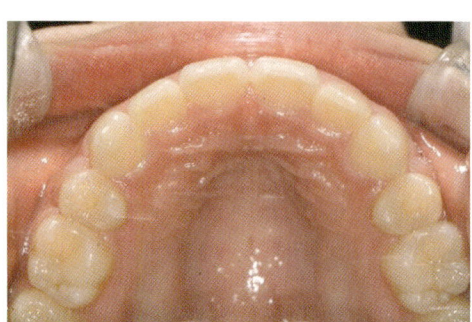

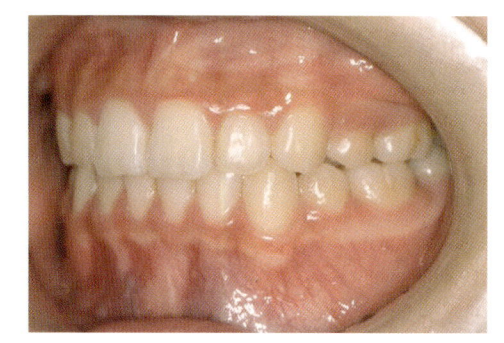

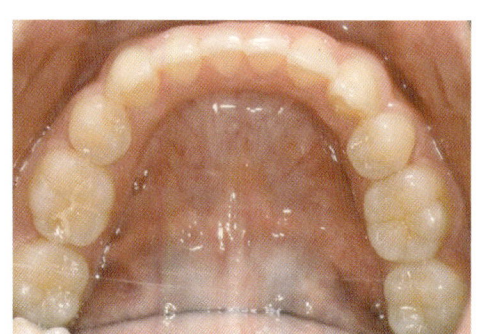

図IV‐54a〜e　その後2年経過時の口腔内（18歳3か月）．

153

上顎前突・過蓋咬合の早期矯正治療に関するまとめ

成長発育途中の上顎前突過蓋咬合症例の効率的治療法まとめ：1

- ディスクレパンシーが5mm以内で，第二大臼歯が未萌出で側貌が悪くなければ，たとえ多少ハイアングルケース（ハイアングルは抜歯が原則だが）であっても，患者が希望すれば，最初の数か月間は非抜歯でオーバーバイト減少の努力をすることは大切なことである．
- この症例のようにオーバーバイトの減少により下顎は前進し，さらに下顎の成長が促進されて，ハイアングルも解消されてくる．バイトの挙がった時点で患者の資料を採取し，側貌との関係を患者・両親に確認してもらい，さらに再評価して，患者・両親と話し合い，抜歯治療に移行すべきかの判断をすることが大切である．
- 途中から抜歯治療に移行する方法の短所は治療期間が多少長びくことであり，これをできるだけ短く（6か月以内）する努力が大切である．

成長発育途中の上顎前突過蓋咬合症例の効率的治療法まとめ：2

- ディスクレパンシーの大きな症例では，抜歯の場合も多いが，最初から上下顎第一小臼歯の抜歯は効率的方法ではない．最初上顎の抜歯を行い，バイトを挙げてから下顎の抜歯（すべきかどうかの判断も含めて）が好ましい（差働抜歯という考え方）．
- その理由は，上下顎小臼歯の同時抜歯をするとオーバージェットの大きな症例では治療の途中で下口唇が入り込みやすく，結果として治療後オーバージェットが残りやすくなる．またオーバーバイトの大きな症例では，バイトが挙がる時に下顎前歯が内傾しやすく，バイトの挙がりが著しく遅れるからである．

まとめ3（具体的手順）

上顎前突過蓋咬合症例では側貌が良好ならば非抜歯矯正治療を試みる．その手順は，6～6または7～7にブラケット，KB角チューブを装着し，上顎のみSpee湾曲角Ni-Tiワイヤを装着しno elasticsで上顎切歯を圧下し，その後，下顎にもブラケットとワイヤを装着（差働矯正治療）し，下顎の成長による下顎の前進が不足する場合や期待できない場合には，II級ゴムの助けによりオーバージェットを減少させる．しかし，途中で側貌が悪化してくれば，患者・両親と相談のうえ，早めに抜歯症例とする．その際，最初の治療計画書はあくまでも青写真であり，患者・両親と相談のうえ，必要があれば書き直す場合もあると患者・両親にあらかじめ説明し了解を得ておくことが大切である．歯・歯列の長寿や内面的アンチエイジングの観点から，できるかぎり非抜歯で努力することは，われわれ矯正歯科医の責務であるが，ハイアングル症例は側貌との関係で抜歯となるという原則は，正しいと考えるべきである．

まとめ4：つなぎの矯正装置をつぎつぎ追加する"足し算の矯正治療"はできるだけ避ける

- つなぎの矯正装置の使用効果については足し算の矯正治療は患者の将来について明確にプラスとなるか？
- そして同時に，術者にとってもその患者の将来の（本格的）矯正治療の簡素化や治療期間の短縮等の効率化と経済性に確実につながるか？
- キーワードはminimum patient complianceとminimum doctor complianceの両立である．

症例3：成人の上顎前突・過蓋咬合症例

症例3の概要と診断

初診時年齢：18歳2か月，女子（図Ⅳ-55〜59）
主　訴：上顎前突感，審美障害
不正咬合の種類：上顎前突アングルⅠ級，オーバーバイト：8.00mm，オーバージェット：14.50mm
顔貌のタイプ：コンベックスタイプ．（口唇を閉鎖させると）少し口の開いた状態でややストレートタイプ
機能的問題：オトガイ部の緊張あり，上口唇の長さ不十分
・オトガイ部：アゴありタイプ（Prognathic）
・下顔面の長さ：ノーマル
・下顎側切歯2本の先天的欠如（2本切歯症例）
初診時頭部エックス線規格側貌写真の主な計測値：
SNA：85.72°，SNB：78.60°，ANB：7.13°，SN-Md：35.17°，U1-L1：118.31°，U1-SN：121.52°，L1-Md：85.00°，Pog to NB(mm)：8.53

診　断：Quad diagnosis systemによるアーチレングスディスクレパンシーが，上顎で-13.22mm，下顎で-0.02mmとなり（図Ⅳ-61），この患者のPog to NB(mm)：8.53，L1-Md：85.00°，SN-Md：35.17°から（図Ⅳ-60），側貌も悪くないので非抜歯での努力も検討に値するが，オーバージェット：14.50mm（図Ⅳ-56a）と下顎2本切歯の先天的欠如（図Ⅳ-56f）を考慮して，上顎左右第一小臼歯2本抜歯となる．

　ただし下顎犬歯を側切歯に，第一小臼歯を犬歯にしてでき上がる咬合なので，tooth-size ratiosのうえで不調和が生じ，咬合の安定化に工夫が必要となる（図Ⅳ-62a, b）．

治療の概要

動的治療期間：24か月
①Stage Ⅰ：15か月（オーバーバイト，オーバージェットの改善，そしてオーバーコレクションに大半の時間を費やした）
②Stage Ⅱ：6か月（上顎のみの空隙閉鎖であったが，予想以上の時間がかかった）
③Stage Ⅲ：3か月

保定および安定咬合への経過

保　定(20歳2か月〜22歳3か月)：当初保定床による二次元的保定と抜歯用のプリフィニッシャーを選定し，骨バーにて下顎側切歯・犬歯部の改変を行い即時重合レジンで調整したものによる三次元的保定の組み合わせで開始したが，患者本人の意思により主としてプリフィニッシャー（ホワイトニング併用）とし，ときどき登校などの外出時に上下顎保定床の装着として2年間行った．熱心にプリフィニッシャーを使用したので，実に使用したプリフィニッシャーの数は5個となった．

その後の観察：3年間（22歳3か月〜25歳）経過の観察を行い，当初予測された歯のサイズの不調和による咬合の不具合もなく安定化したので終了とした．

治療経過の詳細

[初診時（18歳2か月）（図Ⅳ-55〜59）]

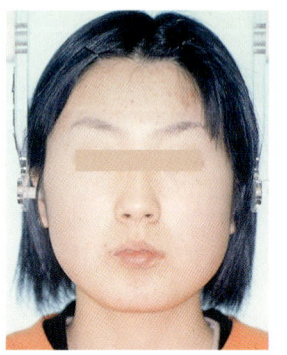

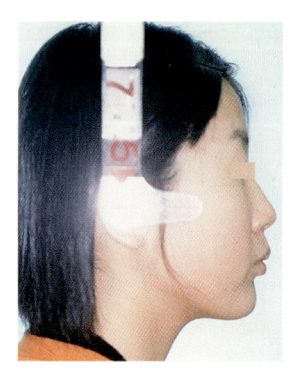

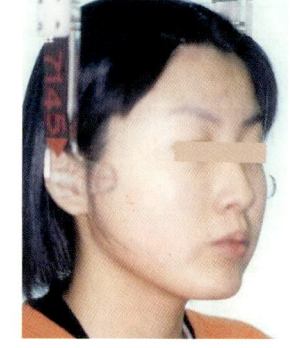

図Ⅳ-55a〜c　初診時顔面．

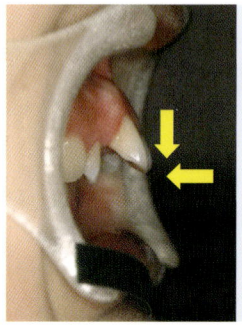

オーバーバイト：8.0(mm)

オーバージェット：14.5(mm)

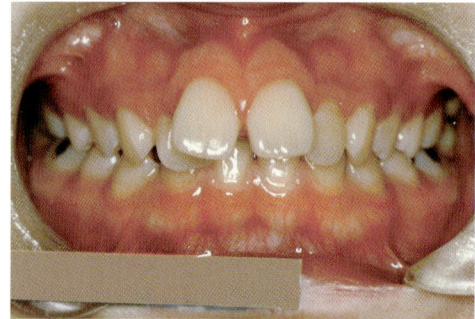

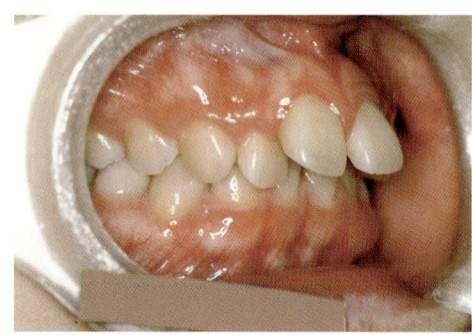

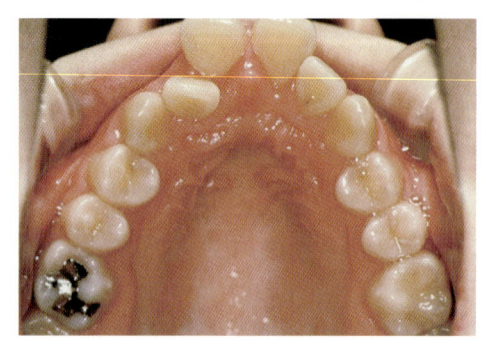

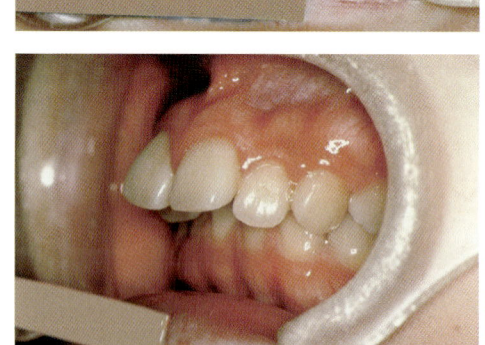

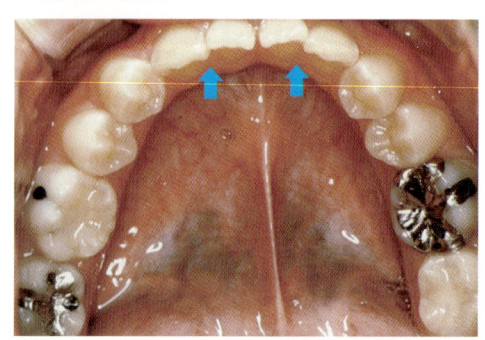

図Ⅳ-56a〜f　初診時口腔内．下顎2本切歯の先天的欠如がある（矢印）．

IV 症例

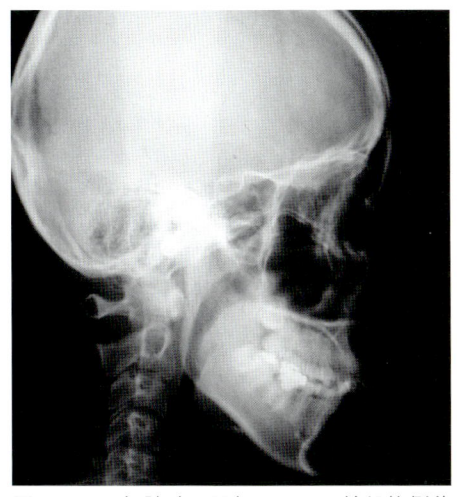

図IV-57 初診時の頭部エックス線規格側貌写真.

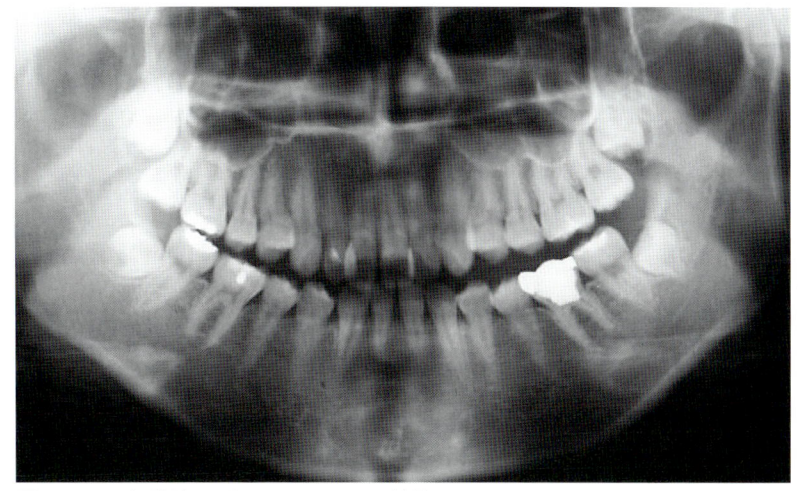

図IV-58 初診時のパノラマエックス線像.

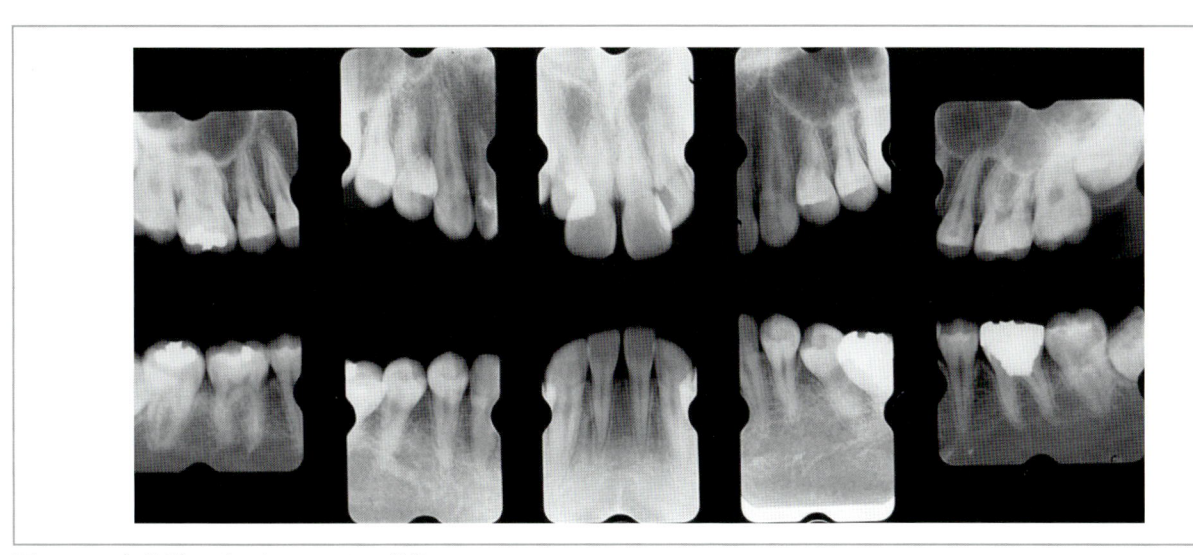

図IV-59 初診時のデンタルエックス線像.

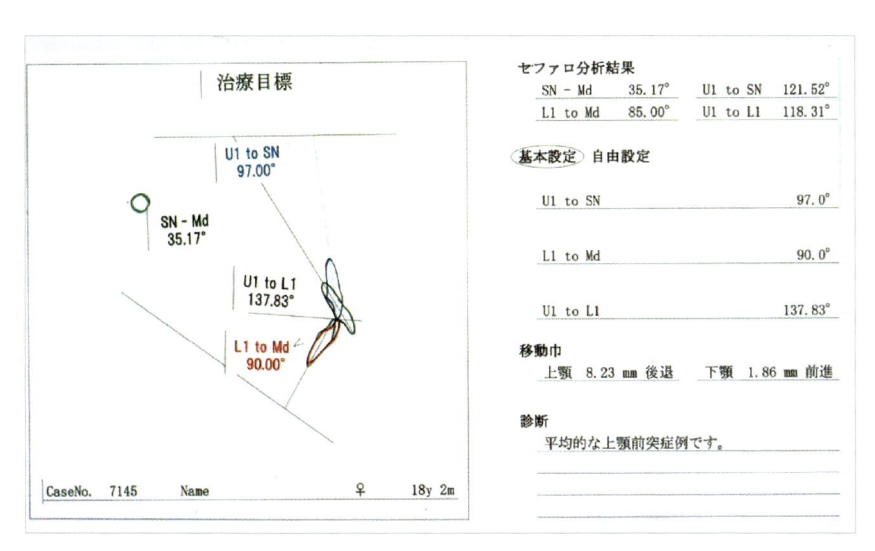

[QDSによる診断過程]

図IV-60 治療目標の設定. U1-SN 97°, L1-Md 90°, U1-L1 137.83°で治療目標が設定され, セファログラムコレクションが上下顎別々で算定された.

セファログラムコレクションからのアーチレングスディスクレパンシーの算定手順

セファログラムコレクションは
　　上顎中切歯切端で：8.23mm後退
　　下顎中切歯切端で：1.86mm前進である．
　この数値がスキャナーでスキャンされた患者の石膏模型上に移されてavailable spaceが上顎と下顎別々に算出される．個々の歯のサイズの計測値からrequired spaceが上下顎別々に算出され，その差としてアーチレングスディスクレパンシーが上下顎別々に算出され，抜歯部位が選定される．

●上顎
Available Space：64.4mm
Required Space：77.6mm
上顎骨の拡大：0mm
移動幅：8.2mm 後退
アーチレングスディスクレパンシー：－13.22mm

●下顎
Available Space：57.3mm
Required Space：57.3mm
移動幅：1.9mm 前進
アーチレングスディスクレパンシー：0.00mm

図Ⅳ-61

抜歯部位の選定

■セファログラムコレクションと連動したアーチレングスディスクレパンシーの計測値（上顎：－13.22mm，下顎：0.00mm）と下顎切歯2本の先天的欠如から
■上顎左右第一小臼歯のみの抜歯とした．
■先天的欠如をともなうsingle arch extractionの場合tooth size ratiosを確認してorganized occlusion（でき上がりの咬合）をあらかじめ知ることができる．

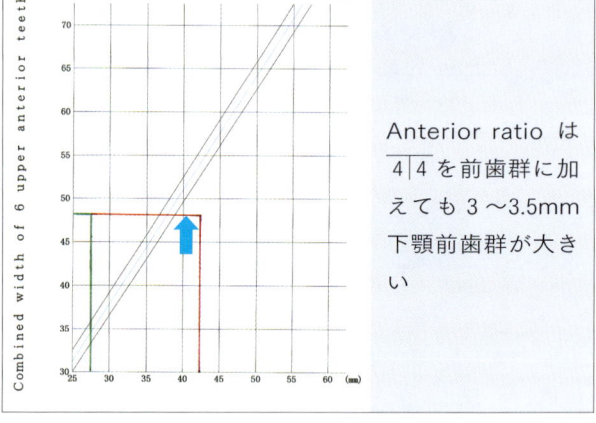

Anterior ratioは $\overline{4|4}$ を前歯群に加えても3〜3.5mm下顎前歯群が大きい

図Ⅳ-62a

Anterior, over-all ratios の結果から

■前歯部の咬合関係（上顎犬歯と下顎第一小臼歯）はⅢ級か片側Ⅰ級関係となりやすい（図Ⅳ-62a, b）．
■上顎歯に対する下顎歯全体での咬合関係は $\overline{4|4}$ の抜歯でも，やはり下顎歯が大きい（約1.5mm）．
■したがって仕上がりは切端咬合となりやすくオーバーコレクションとなる（図Ⅳ-75a〜g）．このことは，数年後の安定咬合もオーバージェット，オーバーバイトの比較的小さなものとなることが，予測できる（図Ⅳ-82a〜e）．

Over-all ratioでも上顎 $\overline{4|4}$ のみの抜歯（赤）でも1.5mm程度下顎歯が大きい

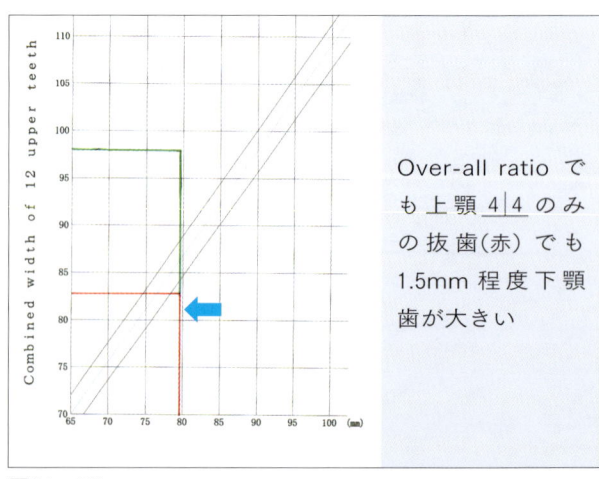

図Ⅳ-62b

［Stage Ⅰの治療方法と口腔内(図Ⅳ-63〜65)］

Stage Ⅰ開始時

　矯正治療の効率性(治療の初期は，患者が装置を壊しやすいので装置は単純に)と minimum patient compliance(患者に負担のかからない治療)の立場から差働矯正治療の考え方を導入して，まず，上顎切歯根を海綿骨の溝のより広い部位まで圧下によって移動させるために上顎のみに Spee 湾曲の Ni-Ti ワイヤ(最初 .016″，つぎに .016″×.016″)を 2〜3 か月間ごとに装着．

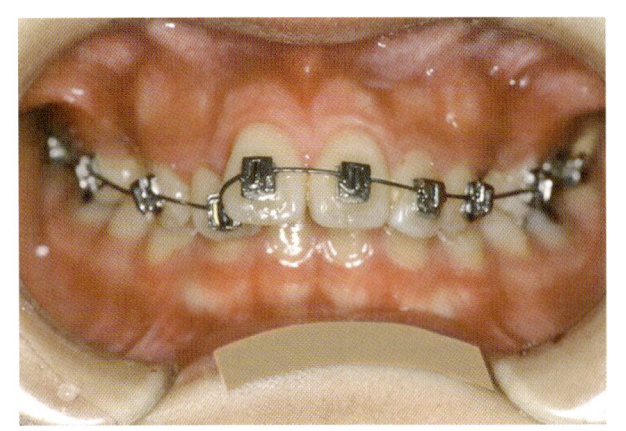

図Ⅳ-63 .016″×.016″ Spee 湾曲 Ni-Ti ワイヤ(3 か月間上顎のみ使用)．

その後の使用ワイヤと輪ゴム

- .018″×.018″ Spee 湾曲 Ni-Ti ワイヤ(upper：curve of Spee & lower：reverse curve of Spee)
  3 か月：no elastics
- .018″×.018″ ステンレス レクタンギュラーワイヤ(upper & lower) 6 か月：Ⅱ級エラスティック 100〜150gr 毎日交換

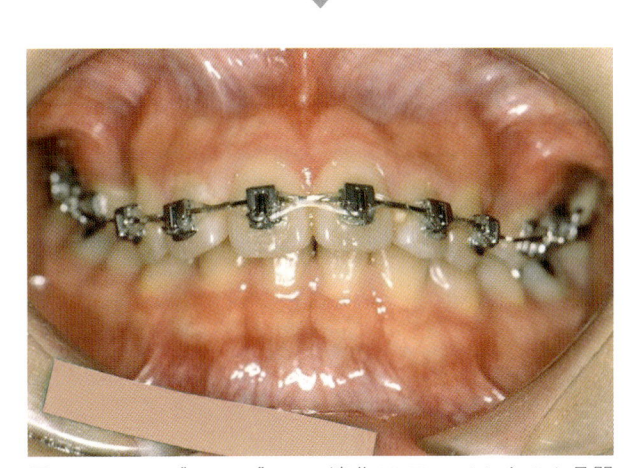

図Ⅳ-64 .018″×.018″ Spee 湾曲 Ni-Ti ワイヤを 3 か月間使用．

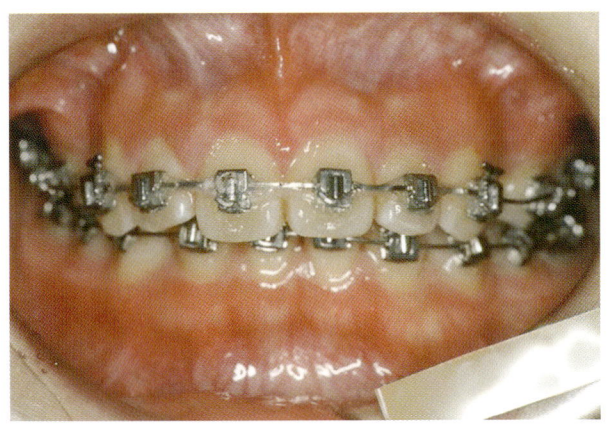

図Ⅳ-65a ここで初めて下顎にもブラケットとワイヤを装着した．

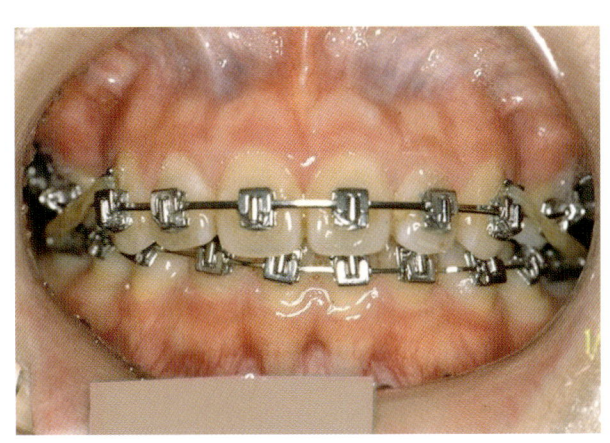

図Ⅳ-65b 下顎もステンレスワイヤを装着し，Ⅱ級ゴムによりオーバージェットの改善を開始．

[Stage I（15か月）終了時(図IV - 66)]

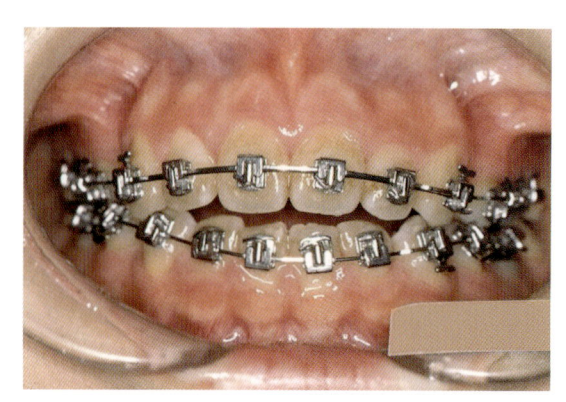

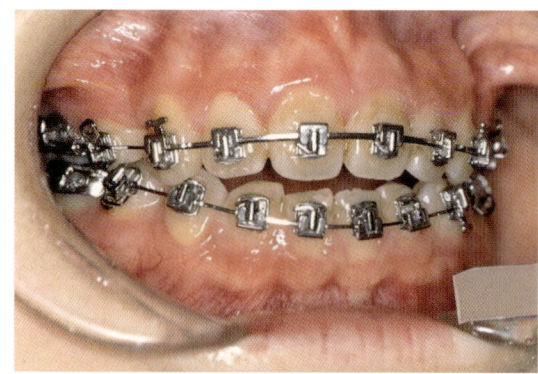

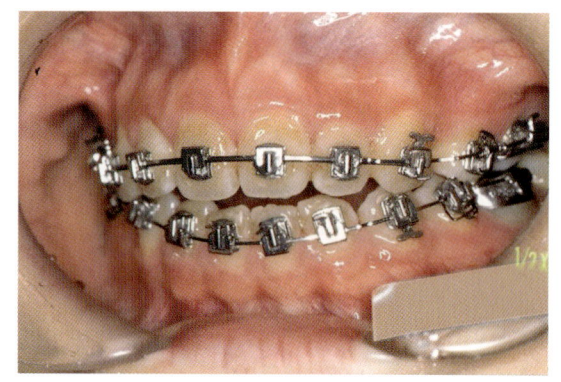

66a
66b | 66c
66d
66e

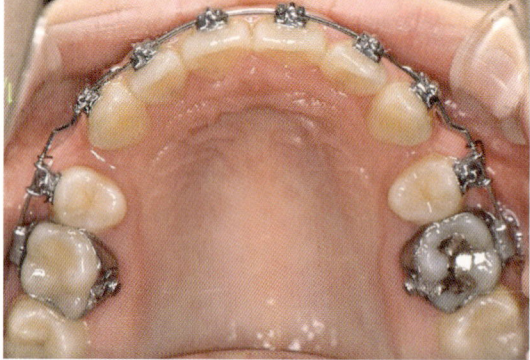

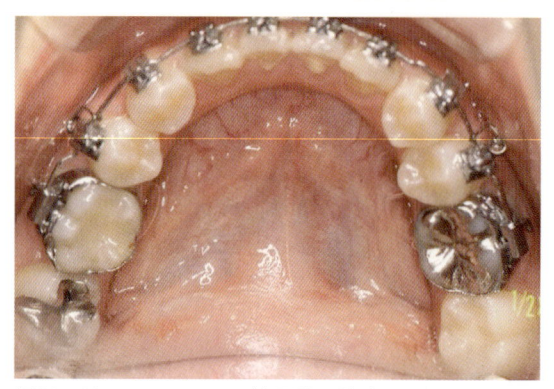

図IV - 66a〜e　Stage I 終了時口腔内.

[Stage I 終了時（Stage II 開始時）（図IV - 67～71）]

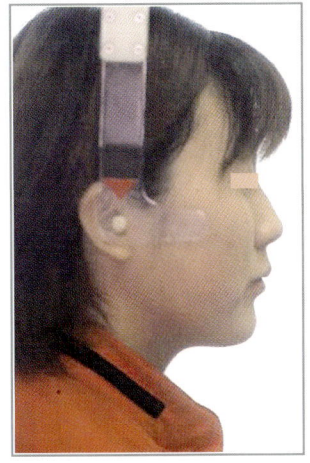

図IV - 67　Stage I 終了時の顔面．

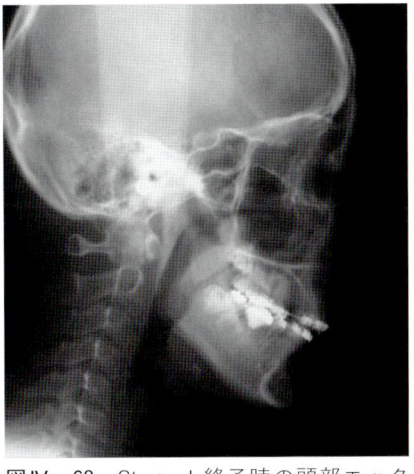

図IV - 68　Stage I 終了時の頭部エックス線規格側貌写真．

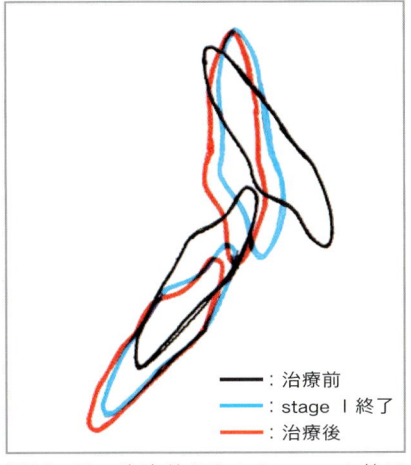

図IV - 69　治療前（黒）から stage I 終了（青）までの上下顎切歯の動態（赤：治療後）．

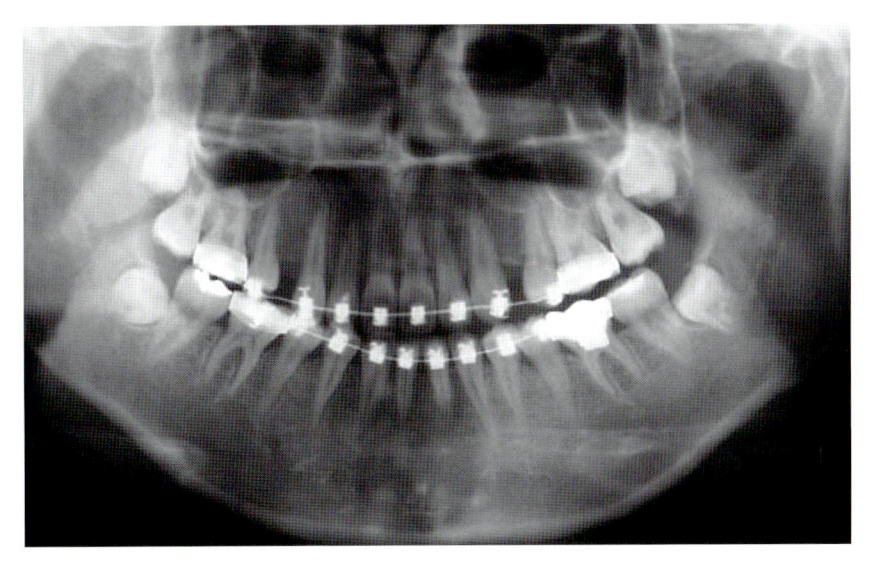

図IV - 70　Stage I 終了時のパノラマエックス線像．15か月間 Ni-Ti 角線，ステンレス角線で上顎切歯の圧下が行われたが，歯根吸収はない．

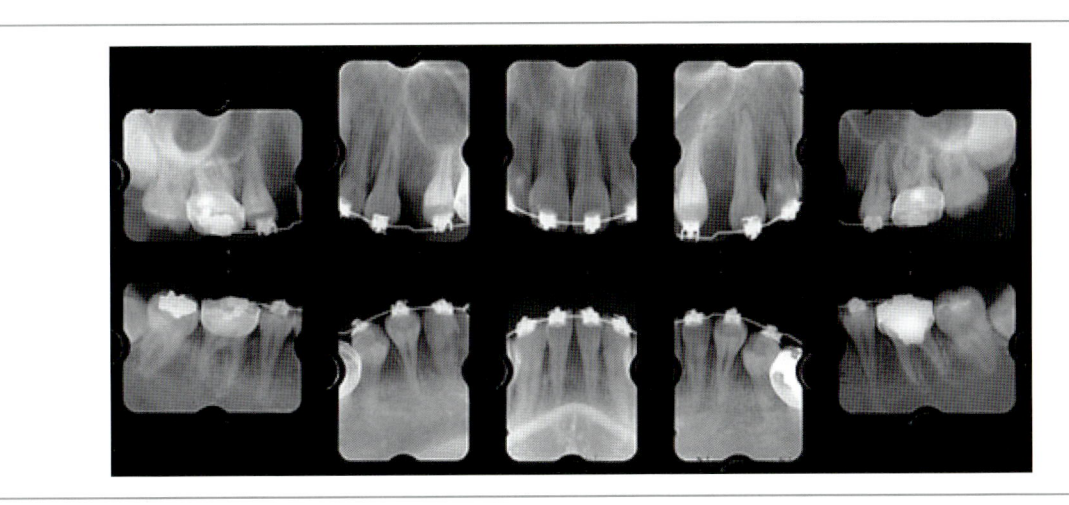

図IV - 71　Stage I 終了時のデンタルエックス線像．歯根吸収は認められない．

[Stage II (図IV-72)]

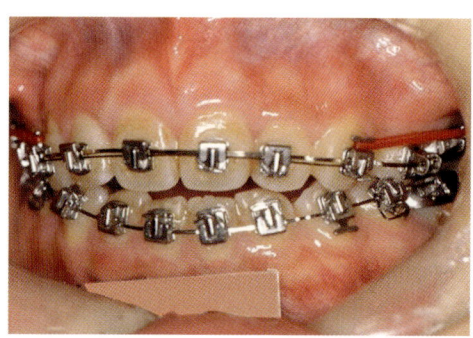

図IV-72a　Stage II の口腔内．Stage II は II 級ゴムと上顎のみ水平ゴム（途中から舌側でもチェーンで牽引した．図72c 矢印）．

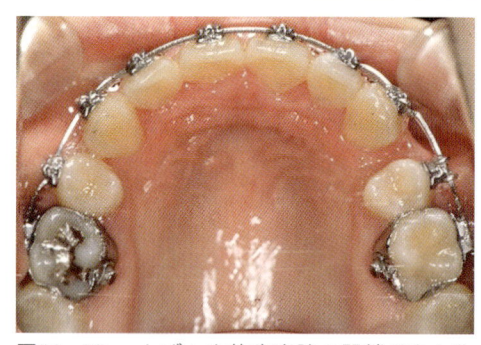

図IV-72b　わずかな抜歯空隙の閉鎖がなかなかできないので犬歯舌面にリンガルボタンを装着することとした．

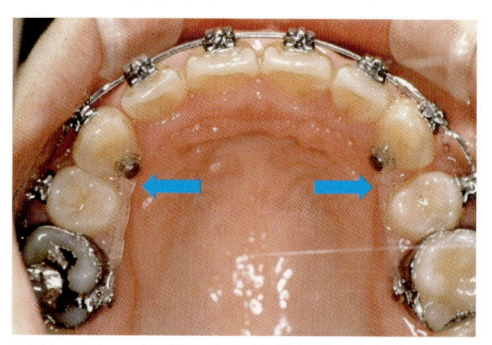

図IV-72c　上顎のみの抜歯は抜歯空隙閉鎖に思わぬ時間（6 か月）を要した．

[Stage III (図IV-73)]

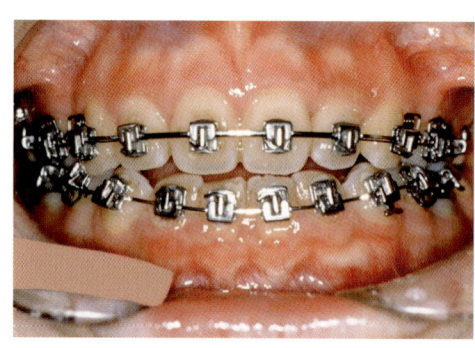

図IV-73　Stage III の口腔内．アップライティングのみのためわずか3 か月であった．

＜症例3　使用ワイヤ一覧＞

Stage I	①Upper：.016″×.016″ Spee 湾曲 Ni-Ti ワイヤ	3 か月
	②Upper：.018″×.018″ Spee 湾曲 Ni-Ti ワイヤ	3 か月
	Lower：.018″×.018″ Ni-Ti Reverse curve of Spee	3 か月
	ここまで no elastics	
	③Upper：ともに .018″×.018″ ステンレストルーアーチ	6 か月
	Lower：	
	II 級ゴム100〜120gr 併用	
Stage II	①Upper：ともに .018″×.018″ ステンレストルーアーチ	6 か月
	Lower：	
	II 級ゴム＋上顎水平ゴム	
Stage III	①Upper：ともに .020″×.020″ ステンレストルーアーチ	3 か月
	Lower：	
	II 級ゴム併用	

［動的治療終了時（20歳2か月）（図Ⅳ-74〜78）］

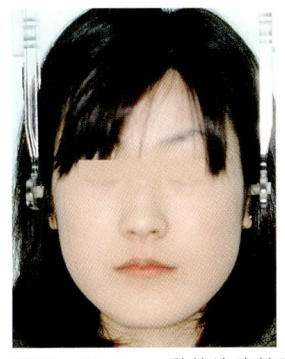

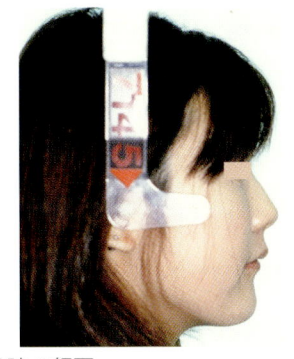

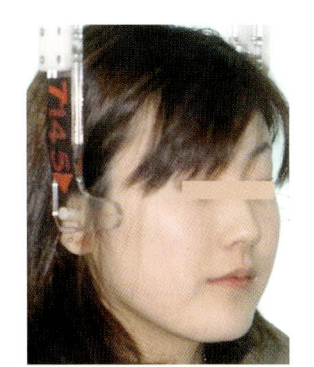

図Ⅳ-74a〜c　動的治療終了時の顔面．

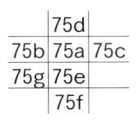

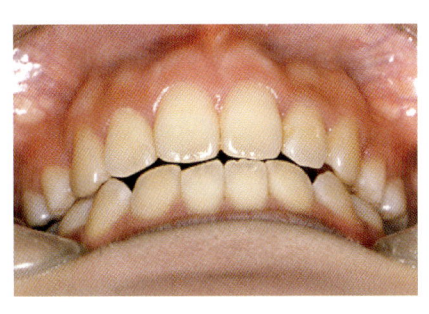

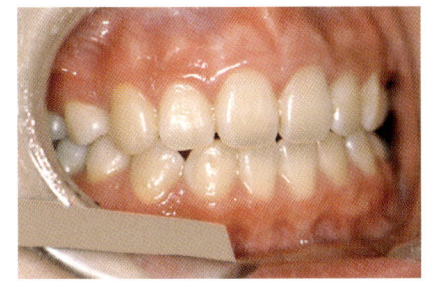

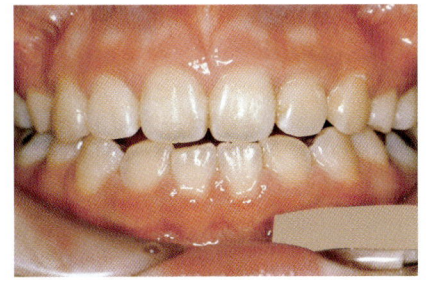

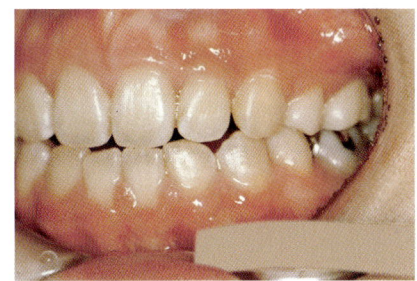

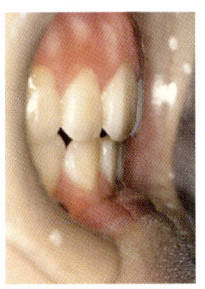

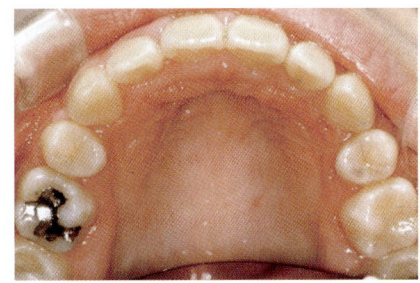

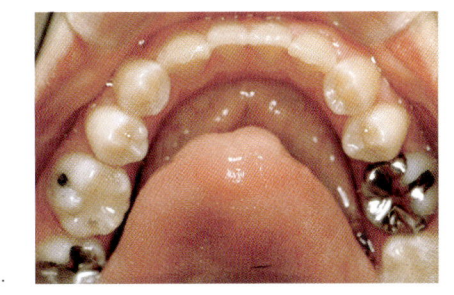

図Ⅳ-75a〜g　動的治療終了時の口腔内．

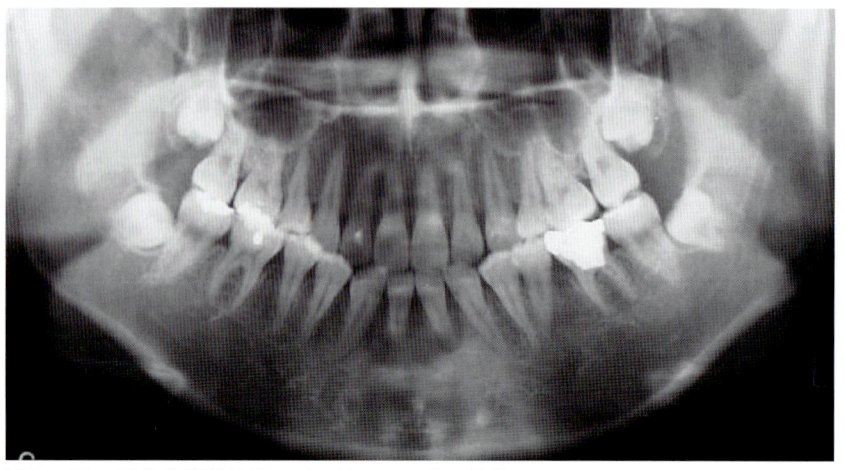

図IV-76 動的治療終了時のパノラマエックス線像.

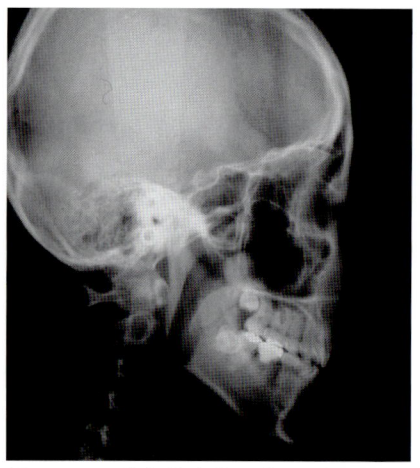

図IV-78 動的治療終了時の頭部エックス線規格側貌写真.

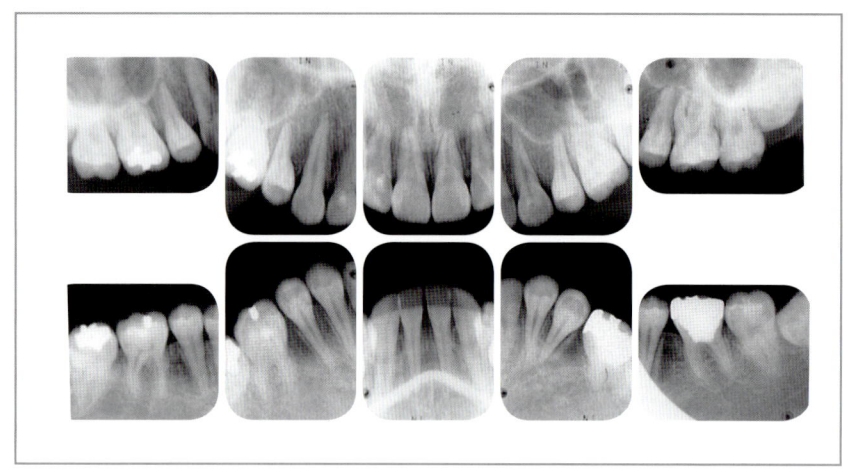

図IV-77 動的治療終了時のデンタルエックス線像. 歯根吸収はない.

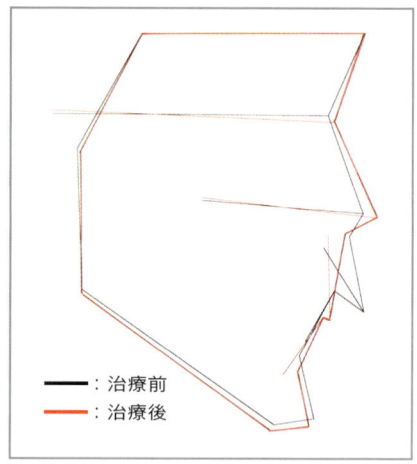

図IV-79 治療前後の顎態.

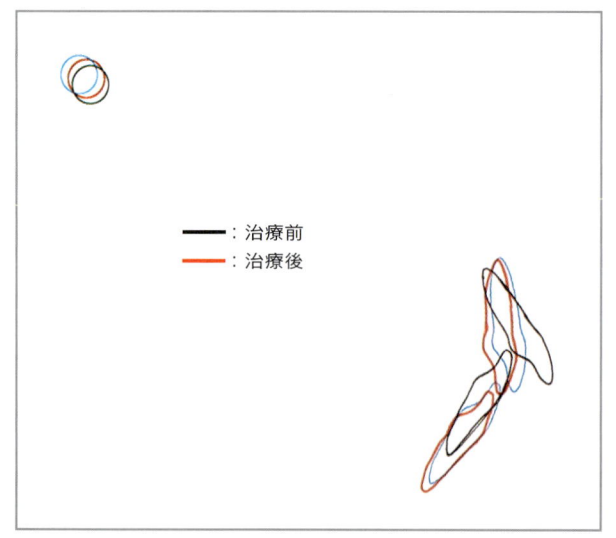

図IV-80 治療前後の上下顎切歯の動態(SN-S, S 重ね合わせ).

＜治療前後のセファロの主な計測値＞

	（治療前）	（治療後）
SNA	85.72°	83.83°
SNB	78.60°	78.73°
ANB	7.13°	5.46°
SN-Md	35.17°	35.90°
U1-L1	118.31°	143.95°
U1-SN	121.52°	90.86°
L1-Md	85.00°	89.25°
Pog .to NB(mm)	8.53	6.97

[動的治療終了後4年経過時（保定後2年）（24歳2か月）（図Ⅳ-81, 82）]

81a|81b|81c

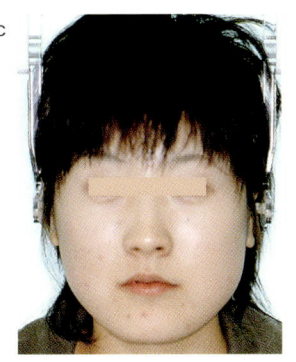

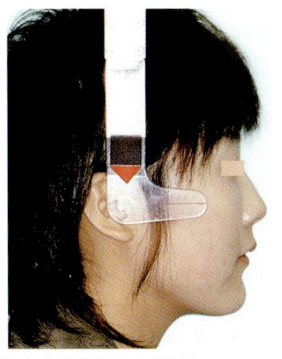

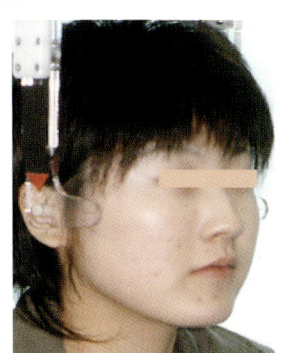

図Ⅳ-81a〜c　動的治療終了後4年経過時の顔面.

82a
82b|82c
82d|82e

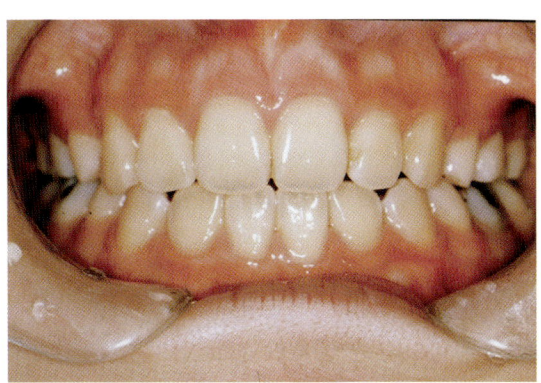

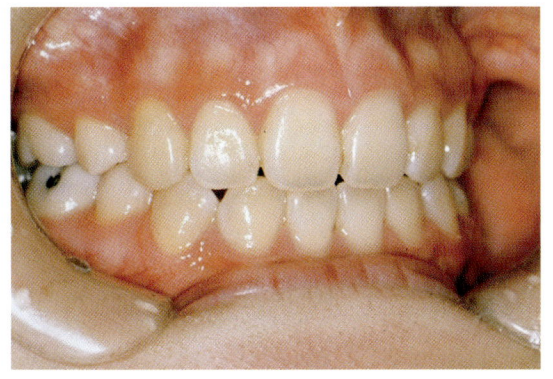

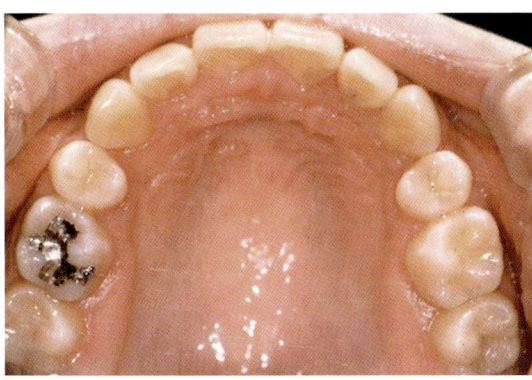

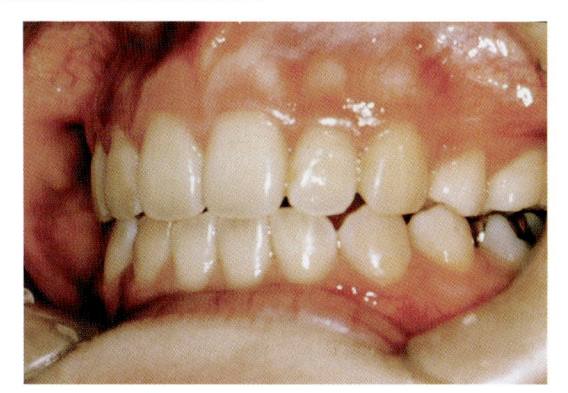

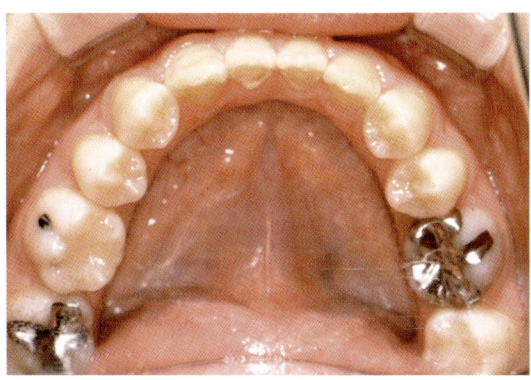

図Ⅳ-82a〜e　動的治療終了後4年経過時の口腔内．治療後4年を経過しても，患者のインナービューティ（内面的アンチエイジング）に悪影響を与える歯肉の退縮，歯根の露出，歯根吸収，ブラックトライアングルなどの発現はない．

[成人の上顎前突・過蓋咬合症例の治療法 まとめ]

本症例の側貌からの見返りの評価

- 本症例では治療前 NB to Pog が＋8.53mm とオトガイ部突出型であり，SN to Md も平均値的なので，オーバージェット＋14.5mm であっても下顎2本の切歯の先天的欠如がなければ，非抜歯症例としての挑戦は必要であったと思われる．
- そのため，抜歯症例としての治療後の側貌の凹みすぎがアウタービューティから心配であったが，治療後 NB to Pog が＋6.79mm と相対的な B 点の前進で少し改善されたので，上顎切歯後退による中顔面部の凹みが少し改善されたのは術者としては幸いである．
- 非抜歯で下顎切歯に空隙を開け，治療後，補綴またはインプラントの選択肢もあったが，確実に患者将来の denture stability や内面的アンチエイジングに結びつくと考えられないので，妥当な治療法の選択であったと評価する．

成人の患者であってもオーバーバイトの改善は，オーバージェットの改善に優先させる

- 圧下は歯の移動のなかで最も時間のかかる過程なので，できるだけ早期に開始する．
- 最初は上顎のみに装置を装着しバイトの適度の挙がりを観察し，つぎに下顎にもブラケットとワイヤを装着する（差働矯正治療）．
- オーバージェットを減少させてから，オーバーバイトの減少を開始するとバイトの挙がりは，かえって時間がかかる．
- したがって，上顎切歯の挺出に作用するゴムなどの付加物は使用しない（バイトが挙がるまで no elastics）．
- オーバーバイトの減少により下顎が成長も含めて（成長がなくても）前進（ANB で約2～4°位）し，オーバージェットは減少してくる．

今後の成人の矯正治療の進むべき道

- Minimum patient compliance と minimum doctor compliance を両立させた（win-win の関係による）患者ごとの治療目標の樹立と治療方法の選択
- 内面的アンチエイジング治療（インナービューティ，エイジマネジメントによるビューティフルエイジング）の考えを矯正歯科に導入（ことに診断・治療方針・保定面でその時点で患者のもつインナービューティをエビデンスとして導入）
- 治療後の機能と形態の調和による安定咬合の確立の過程で，結果として歯，歯列，顎それ自体および，その機能の長寿（denture & soft tissue stability）に寄与する患者ごとの矯正歯科治療法をエビデンスとして確立することと実践すること
- Orthodontic Responsibility（矯正歯科医としての責任）を自覚した診断・治療方針を内面的アンチエイジングからエビデンスを示して樹立すること．

CHAPTER V

歯・歯列・顎の長寿から見た 矯正歯科の責任と 内面的アンチエイジングについて

V 歯・歯列・顎の長寿から見た矯正歯科の責任と内面的アンチエイジングについて

これからの矯正歯科のキーワードは内面的アンチエイジング(インナービューティ,ビューティフルエイジング:審美的加齢―抗加齢作用)であろう.本章では,"アンチエイジングと矯正歯科とのかかわり"をテーマとし,矯正歯科における内面的アンチエイジングの概念の確立の必要性を問題提起するとともに,今後の発展を期して内面的アンチエイジングについて,著者の日頃の考え,実践していることを記載することとした.

1. 外面的アンチエイジング(アウタービューティ)と内面的アンチエイジング(インナービューティ)

われわれ矯正歯科治療を専門とする歯科医師は,歯を並べることに非常に熱心であるが,歯の移動ができるのは,それが植わっている骨(歯根膜を含めて)が健全で,十分にあっての話である.骨(組織)は成長が完了して以後は,特殊な場合を除いて,減ることはあっても増えることはない.近年,東京大学医科学研究所が患者から採取し,培養した骨髄細胞を注入することによる歯槽骨の再生臨床実験に成功し,内面的アンチエイジング(以下,インナービューティ)の本質として期待されているが,臨床応用の実用化にはまだ時間がかかるようである.

また医科においては,化学療法で使用されている抗がん剤に代わって患者のリンパ球を採り,NK細胞を増殖させ患者に戻すという,いわゆるANK療法が一部で行われ効果を挙げているといい,さらに最近では,ANK免疫療法と抗体医薬の併用療法による高い効果が見込まれ,延命でなく,治癒を目指す方向に進みつつあるという.

外面(見)的アンチエイジング(アウタービューティ:外見的審美.以下,アウタービューティ)の最先端をいく化粧品の世界でも,化学物質で皮膚のバリアを壊して有効成分を浸透させ合成皮膜で覆うという,外観をきれいにするという従来からの化粧品の考え方の主流に懐疑的な人が最近では多くなり,ヒトの皮膚の本来もつ天然のバリアを大切にし,さらに強化し,肌そのものを健康にし,足りない皮脂や水分を自然のもので補うというインナービューティ的発想が加わり,すでにそれが主流になっている.

矯正歯科治療に,歯科におけるインナービューティの本質でもある歯,骨(組織),歯周組織のアンチエイジングを,エビデンスを提示してどのように取り入れるか本格的に考える時期にきている.そして,この方面の確立は矯正治療を行うわれわれの責務(orthodontic responsibility)でもある.

Appearance(外形),function(機能),social interaction(見栄),general health(健康)から見て,矯正歯科治療はそれなりに外面的に一定の効果(アンチエイジング効果も含めて)を上げてきているのは,多くの人の認めるところである.アウタービューティは見た目に関係してくるのでスタンダードがあいまいで一定とならず,歯は白いのが好ましい人も,年相応の落ち着いた色が好ましい人も,歯列はきれいに並んだほうが良い人も,自然の並びが良い人も,横顔に至ってはストレートが良い人も,少し凸型が良い人も,少しオトガイの出ているのが良い人もあり,ダブルどころではなく,マルチスタンダードである.

最近では人種による審美性の違い(racical and ethnic differences)も論議の対象となり,つまるところアウタービューティは,いったんは術者の信奉している基準により薦めに応じたかに見えても,最終的には患者のpersonal norms(審美的個人基準)が基準とならざるをえず,治療結果が自己の,あるいは周囲の予測したものと異なるというアウタービューティに関するトラブルも当然多くなる.またアウ

タービューティを技術的・理論的に追求しすぎ，術後，その患者の本来もつ生物学的適応範囲を逸脱し，機能と形態の調和による安定咬合の確立の過程で不具合を生じ，インナービューティの観点から，たとえば歯根吸収，歯肉の退縮，歯槽骨の異常吸収，ブラックトライアングルの生成，不必要な抜歯やいき過ぎた外科的矯正治療による骨量の減少などの悪影響を与えている事例も報告され，また矯正治療の観点からはアウタービューティ的に立派な仕上がりであっても，エビデンスを提示して観点を変えてみると歯周環境をかえって悪化させている例もあり，問題視されてきている．いずれにしても，これらいき過ぎたアウタービューティの追求の結果生じるインナービューティの不具合は見返りの評価がエビデンスを示して必要であり，矯正歯科医は気がつかない場合が多いが，まさに矯正治療を行う歯科医師の責任でもある．

一方，米国においては，会員数5,000名以上の米国のアンチエイジング学会である A4M(American Academy of Anti-Aging Medicine)が，インナービュー

> ＜インナービューティの3原則＞
> 第1原則：私は死なない
> 第2原則：死なないためには，疾患にならない
> 第3原則：疾患にならないためには，自ら免疫性を高めること─そのためには，心と身体にプラスとなることを，つねに心掛けること

ティのつぎの3原則をモットーとしている．

時代はすでに，アウタービューティのみでは飽き足らず，すなわち外見上からのアンチエイジング，審美的効果はすでに技術的にも限界に達し，歯，歯列，骨(組織)，歯周環境の長寿や若返り，つまりインナービューティ(若返りや機能と形態の調和による長持ち：ビューティフルエイジング)を求め始めている．このインナービューティは，年齢ごとの管理(age-management)により，いわゆるビューティフルエイジング(審美的加齢)，うまく加齢するサクセスフ

ルエイジングが実際の洗練された医療の場では求められているし，医療を行う者の本来の責務でもある．

もともと矯正歯科治療には，あいまいな基準ではあるがエビデンスとしてアウタービューティは十分すぎるほど備わっており，すでに理論的，技術的に限界まで追求しすぎの感がある．そして実際の臨床でも，し尽くされている．ここで骨(組織)，歯，歯列，歯周組織，顎のアンチエイジング，具体的には骨量の減少防止，歯数の減少防止，歯根吸収，歯肉の退縮，歯槽骨の異常吸収，ブラックトライアングルの生成，不必要な抜歯やいき過ぎた外科的矯正治療による骨量の減少など，歯周環境をかえって悪化させることを防止し，患者のもつ生物学的制約をエビデンスを提示して，そのなかで機能と形態の調和により，美しく健康に機能させることができるというインナービューティ効果を加える必要がある．それにより今まで行われてきたアウタービューティを再評価し，患者に，本当の意味での内外面からの本質的な健康効果(若返りや長持ち効果も含めたアンチエイジング効果)：ビューティフルエイジングや若返りや長持ちによる経済的効果を与えることができる．もちろん，このインナービューティはアウタービューティと同様，保険適用外となるが，保険診療と保険適用外診療の両方に接点をもつ患者自身のみが，どのような治療の組み合わせが自身にとってベストなのかを決めることができる．

2．矯正歯科におけるインナービューティ

矯正歯科治療に，今までの基本的なアウタービューティをベースにして，具体的にどのような内面的アンチエイジング処置を適用していくのがもっとも効果的，効率的か？　また，今まで追求してきたアウタービューティが，インナービューティから見て妥当であるかどうかをエビデンスを提示して再検討すべき時期にもきている．インナービューティにおいても費用対効果(effective から efficient へ)が求められているのは，当然のことである．

インナービューティに関して矯正歯科において考えるべき課題はつぎの事項である．

1）抜歯，非抜歯の問題――抜歯した歯は戻らない（歯の数を減らさない）．抜歯にともなう骨の減少（骨量を減らさない）．抜歯によって早期に成熟型の側貌をつくることによる老け顔(aged face)をつくらない．できれば非抜歯で矯正治療を行う．通常の小臼歯抜歯や大臼歯抜歯による矯正治療の場合はもとより，治療期間の短縮や効率性を考慮しての戦略的抜歯による矯正治療でも，それが術後の歯，歯列，顎，骨，歯周環境の長持ちや術後の機能と形態の調和を含めたインナービューティの観点から，その症例のもつ生物学的制約のなかで，患者にとっての将来のマイナスファクターとプラスファクターを洗いだし，抜歯すべきかどうか？

抜歯部位はどこにすべきか？　を十分に患者を含めてエビデンスを提示しての検討を行い治療方針の決定をする必要がある．

2）外科的矯正歯科治療によって得られた治療結果が骨，歯，歯列，顎，歯周環境の長持ちや機能と形態の調和を含めたアンチエイジングに及ぼす影響はどうであろうか？　骨のアンチエイジング効果からみて，外科矯正治療の経時的マイナス効果はどのようであるか？　そのインナービューティからの再評価はどうか？

3）骨，歯，歯列，顎，歯周環境のエイジングはどのように推移するか？　ビューティフルエイジングのための年齢ごとの管理はどのようにすべきか？

4）軟組織（線維の問題）――組織再生促進，組織再生剤（ヒトプラセンタ抽出物より精製した薬剤）の適用，――動的治療終了時期および保定時期に適用することでの歯根膜線維の再配列促進による歯，歯列の骨植強化，歯周病の弛緩歯に適用することで線維組織の再生促進による骨植強化，創傷の治癒促進．

5）歯根吸収（矯正歯科治療にともなう）の予防，防止．

6）親からもらった顔形はできるだけ変えずにきれいにする．――個性を生かして外見上の形を整える．

7）明日の臨床にすぐに適用できる内面からのアンチエイジング（ヒト胎盤抽出物の適用など）はなにか．

8）動的治療終了時の弛緩動揺歯の組織再生促進剤を用いての早期骨植安定化（早期保定強化）を図る．

9）インプラント（マイクロスクリュー）埋入時，組織再生促進剤を用いての組織の早期骨植安定化を図る．

10）矯正歯科的に牽引誘導した埋伏歯，萌出遅延歯等の組織再生促進剤を用いての早期骨植安定化を図る．

11）そして，なによりも骨のエイジングはどうすれば止めることができるのか？

など，解決すべき課題は多く，それらは矯正歯科治療のみの問題ではなく，これからの歯科全体のインナービューティにかかわる大きな問題でもあり，近い将来の歯科医療の率先して進むべき方向でもあり，歯科医療が再び活性化する方策でもある．

そして当面の問題としては，インナービューティに裏付けされた診断，治療方針の樹立と実践によるアウタービューティの節度ある追求は，われわれ矯正治療を行う歯科医の責務ということである．

3．インナービューティからのアウタービューティの再検討

ここで，いくつかの具体的事例をエビデンスとして挙げてインナービューティの観点からアウタービューティを再検討してみよう．

1）インナービューティから見た戦略的抜歯 (strategic extraction) の症例について

戦略的抜歯とは，治療期間の短縮や治療の効率性から，通常の矯正治療の抜歯部位とは異なった部位（非対称）や本数（少ない本数）で行われ，特に成人矯正治療で使用されている便利な方法である．特に問題となるのは，下顎切歯1または2本の抜歯症例 (lower incisor-extracted cases) であり，下顎切歯部の

V　歯・歯列・顎の長寿から見た矯正歯科の責任と内面的アンチエイジングについて

[症例1：治療前．23歳6か月，女性]

治療前

V-1a
V-1b

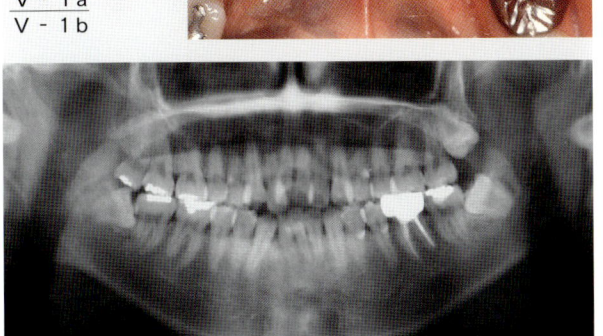

[症例2：治療前．28歳2か月，女性]

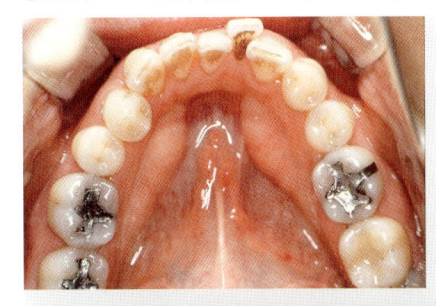

治療前

V-3a
V-3b

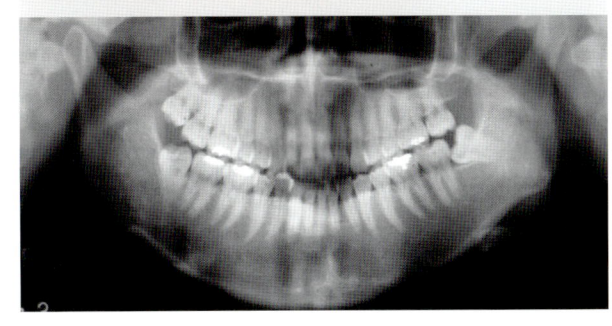

[症例1：治療後．25歳2か月]

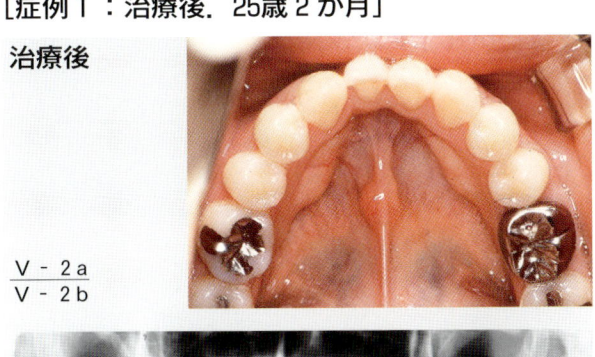

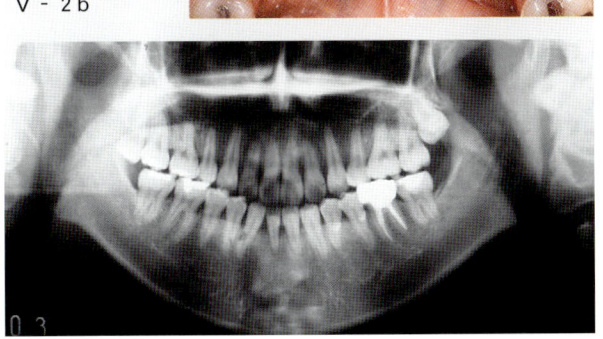

治療後

V-2a
V-2b

[症例2：治療後．29歳5か月]

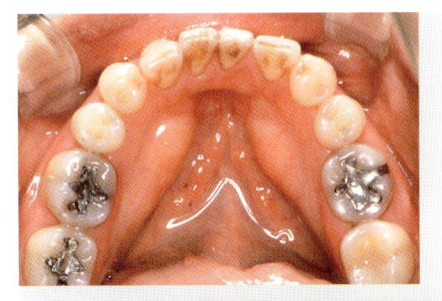

治療後

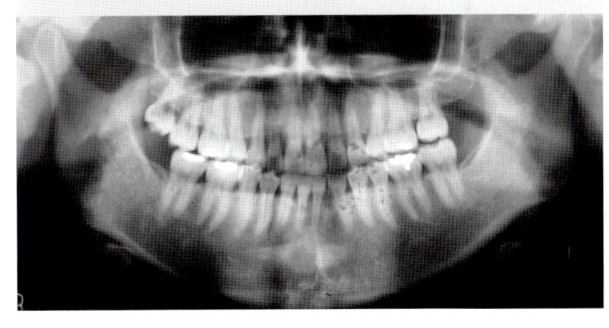

V-4a
V-4b

歯槽突起(symphysis)の骨量(厚さと歯根との差)と関連する．

　ここに，同じ下顎切歯1本の抜歯を行って同じベッグブラケットを用いて矯正治療した成人女性2症例の，治療前後の口腔内咬合面(図V-1a，2a，3a，4a)，パノラマエックス線像(図V-1b，2b，3b，4b)を示す．

　症例1，2ともに，治療後の下顎咬合面観からは，アウタービューティ上は問題なく仕上がっていることがわかる．むしろ，症例1のほうがきれいな仕上がりである．またパノラマエックス線像から見ても，症例1より2のほうが治療後の歯周状態は全体的な歯槽骨の吸収がみられるが，ともにその後3年の経過観察でも問題は見受けられない．

171

つぎに，症例1，2の治療後6年の状態を示す．

[症例1：治療後6年経過時．31歳2か月]

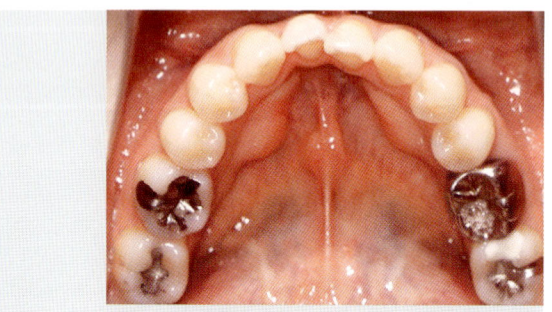

図V-5a 治療後6年経過時（31歳2か月）の口腔内，下顎咬合面．

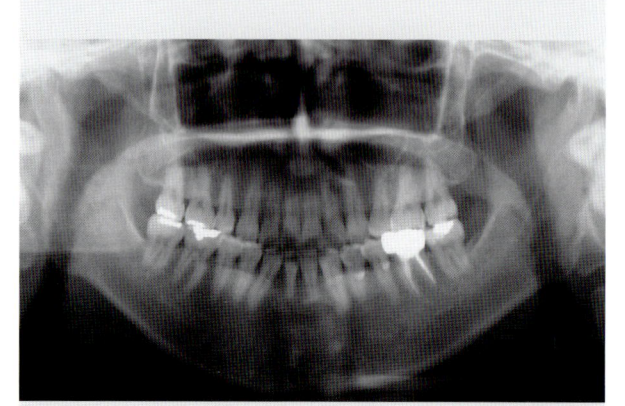

図V-5b 同パノラマエックス線像．

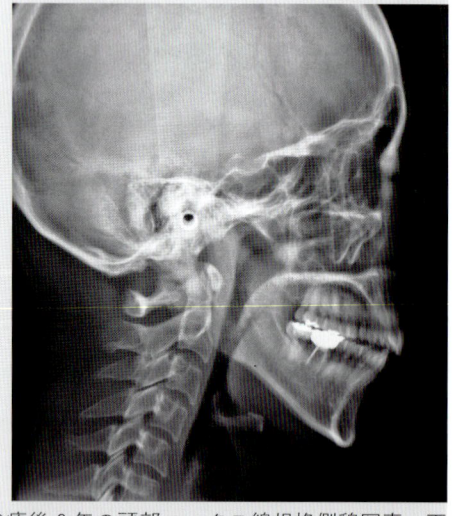

図V-5c 治療後6年の頭部エックス線規格側貌写真．下顎切歯部歯槽突起は正常ではあるが，どちらかといえば高さが高く，やや薄いのかと思われる．

[症例2：治療後6年経過時．34歳5か月]

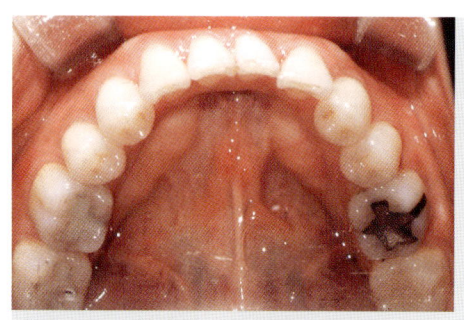

図V-6a 治療後6年経過時（34歳5か月）の口腔内，下顎咬合面．

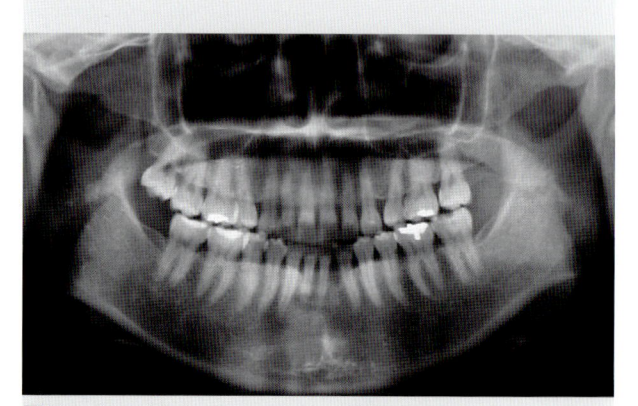

図V-6b 同パノラマエックス線像．

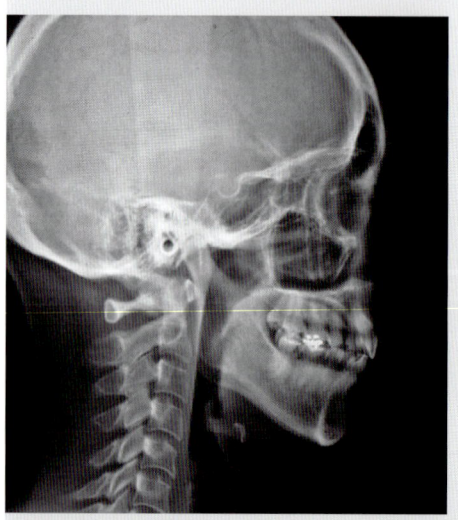

図V-6c 治療後6年の頭部エックス線規格側貌写真．下顎切歯部歯槽突起は，症例1と比較すると厚みはB点付近で1.5～2倍の厚みがあり，高さが症例1の70％と低く，ずんぐりしている．

治療後6年経過時でアウタービューティ的には症例2は変化なく，逆に良かった症例1が突然骨吸収により支持を失い，下顎切歯の捻転を生じてきた．そして，下顎切歯の傾斜角も治療後L1-Mdで95.01°であったものが89.85°と，骨の吸収とともに5.16°も減少した．症例1に関しては，その後ストリッピング併用で舌側部分矯正を行い，舌面での固定(保定)を継続している．幸いなことに症例1は治療後9年経過しても(図V‑25a〜c)下顎切歯部にブラックトライアングルはできていない．

この2症例をインナービューティから考察すると，治療後6年経過時では，逆に症例2のほうが症例1よりも良好なdenture stability(歯列の長寿)と良好な歯周環境を示していることになり，その結果として症例1は下顎切歯の捻転でアウタービューティにも影響を与えている．そして，症例2はいわゆるビューティフルエイジングを達成している．この2つの症例をみて，治療後6年のこの違いを予測できたであろうか？

この差がでる原因はどこにあるのか？　であるが，診断治療計画の樹立の際に，それぞれの患者のアウタービューティからの検討だけでなく，インナービューティからの検討も含めることが必要であった．具体的には下顎切歯部歯槽突起の厚みの違い，つまりその部分の海綿骨の溝(trough of cancellous alveolar bone)と，その中に植立されている歯根との間の歯槽骨の量が成人の矯正治療では問題であり，これが少ないと抜歯により広い範囲での歯槽骨吸収とともに，歯肉の退縮やブラックトライアングルの出現など歯周環境をかえって悪化させ，インナービューティからはビューティフルエイジングには結びつきにくいことが指摘されている．この2症例の治療後6年の下顎切歯部歯槽突起の厚みは，図V‑5c，6cに示すように症例1よりも症例2のほうが厚いことがわかる．

具体的には，症例2の下顎切歯部歯槽突起は症例1と比較すると厚みはB点付近で1.5〜2倍の厚みがあり，高さが症例1の70％と低く，ずんぐりしている．このことは，同じ6年後の症例1，2のパノラマエックス線像上でも，下顎切歯部の骨吸収像の差として示されている(図V‑5b，6b)．症例1，2ともに治療後6年で，歯周疾患がらみと思われる歯槽骨の吸収が進行しているが，症例1は歯槽突起が症例2より高さが高く，厚さが薄いために歯を支える骨が減少し，上顎切歯の多少の前傾や下顎切歯の捻転を生じたものと思われる．その後，症例1はストリッピング併用の部分舌側矯正で排列を改善，固定し，下顎切歯部のいわゆるエステティックゾーンにブラックトライアングルを生じさせないですんだことは幸いであった(図V‑31a〜d)．

抜歯した歯は元に戻すことはできないと同時に，それにともなう歯槽骨も喪失し回復不可能な場合があることは，矯正治療を行う歯科医師としては自覚し認識しておく必要がある．また，アウタービューティの目標達成のための抜歯矯正であっても，日常通常の決められた診断手順での矯正治療と割り切らず，それによって生じうるインナービューティ，ビューティフルエイジングへの影響を，成人の場合はことに術後の歯周環境と歯，歯列，骨，軟組織の長寿について個々の患者ごとに3DCTなどでエビデンスを提示して検討し，非抜歯とすべきか？　抜歯するならどの部位をどの時期に，そして何本か？
など患者にいくつかの矯正治療方法を提示し，それらのアウタービューティ，インナービューティでのプラスファクター，マイナスファクターを示し，患者と話し合い決めていくことは，矯正治療を行う歯科医師の責務である．

[症例3：治療前．15歳7か月，女性(図Ⅴ-7)]

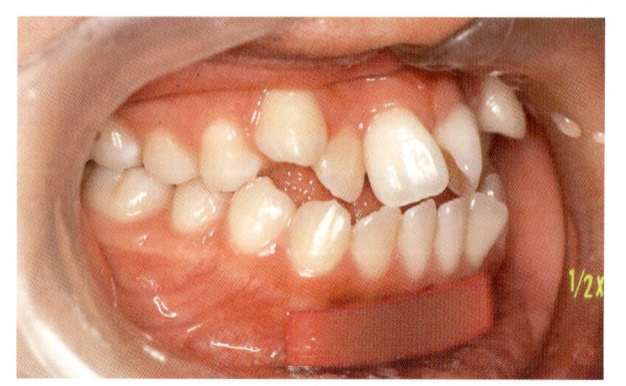

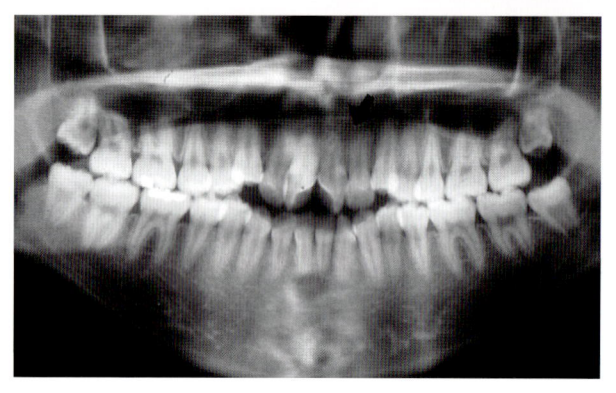

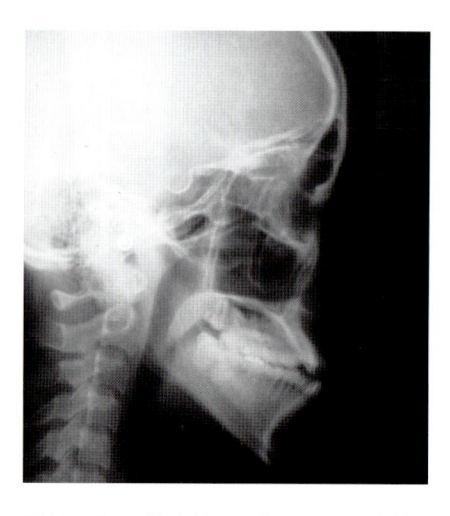

図Ⅴ-7a 治療前．15歳7か月，女性．アングルⅢ級の上下顎前突開咬症例(上顎左右第一小臼歯・下顎左右第二小臼歯抜歯で動的治療期間24か月)．
図Ⅴ-7b 治療前のパノラマエックス線像．歯根吸収などはないが，下顎切歯根尖部付近の骨が薄くなっているのはわかる．
図Ⅴ-7c 治療前の頭部エックス線規格側貌写真．下顎歯槽突起は細く高いが前傾(しかし，L1-Md:91°であるが)しているので，正常に近い状態に改善できると判断した．

2）内面的アンチエイジングから見た歯根吸収について

　矯正治療（歯の移動）と歯根吸収は切っても切れない密接な関係にあり，程度の差はあるが必ずともなうものである．最近では，Ni-Tiワイヤの普及によって以前よりも歯根吸収は少なくなっているのは事実である．しかし，まだまだステンレス角線による長期間のトルクにより，また使用ブラケットの種類により歯根吸収は引き起こされている．ここでは，アウタービューティからの治療目標達成のための下顎前歯のトルクと，それにともなって生じるインナービューティから見ての負の産物である歯根吸収について，アウタービューティとインナービューティの両方から見て妥協できる範囲内で治療目標を設定し，トルクによる歯根吸収をコントロールできた例（症例3）を挙げて，アウタービューティからだけでなく，インナービューティから見た配慮が診断治療計画の樹立に必要であるかを論じてみよう．

　患者は15歳7か月のⅢ級開咬（図Ⅴ-7a～c）の女性で，ベッグブラケットを用いて16歳7か月（図Ⅴ-8a, b）から下顎前歯をNi-Ti角線で6か月間マイルドなトルクを行い，つぎにステンレス角線で（図Ⅴ-8c）7か月間本格的トルクを行い，13か月間で下顎切歯軸角（L1-Md）を78°から82°まで改善した（図Ⅴ-9a～c）．治療前のパノラマエックス線像（図Ⅴ-7b）では特に目立った歯根吸収などはないが，下顎切歯根尖部付近の骨に菲薄な部分が観察される．治療前の頭部エックス線規格側貌写真（図Ⅴ-7c）からは，下顎歯槽突起は細く高いが前傾（しかし，L1-Md:91°であるが）しているので，正常に近い状態に改善できると判断した．しかしL1-Md:91°であるので，歯槽突起を正常に近い状態に改善すると下顎切歯が内傾しトルクが必要と判断した．

　治療の途中からNi-Ti角線（.016″×.016″, .018″×.018″）によるマイルドな下顎切歯のトルクを6か月行い（図Ⅴ-8a, b），つぎにステンレス角線（.022″

Ⅴ 歯・歯列・顎の長寿から見た矯正歯科の責任と内面的アンチエイジングについて

[症例3：本格的トルク開始時，16歳7か月(図Ⅴ‒8)]

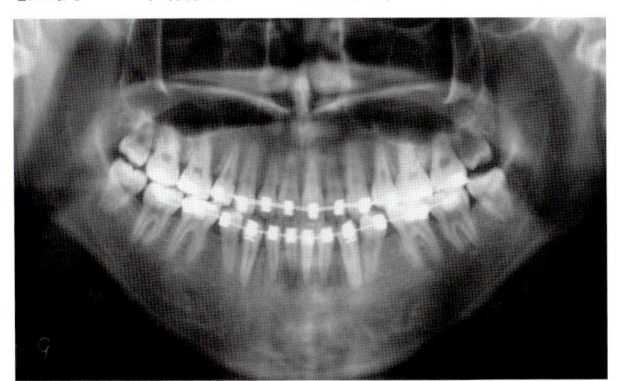

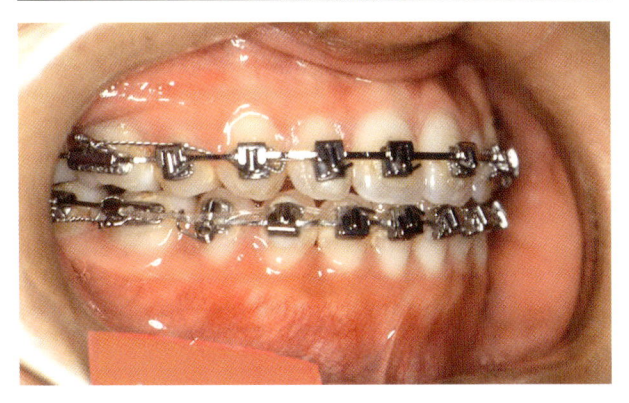

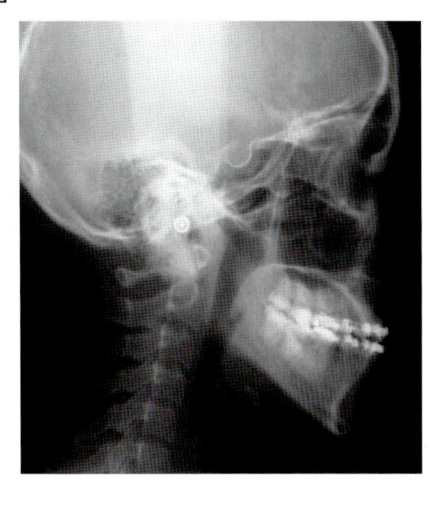

図Ⅴ‒8a 本格的トルク開始時(16歳7か月)のパノラマエックス線像．Ni-Ti角線によるマイルドな6か月のトルクで目立った歯根吸収も見当たらない．
図Ⅴ‒8b トルク開始時(16歳7か月)の下顎歯槽突起の状態は下顎切歯歯根(L1-Md：78°)が歯槽突起内にあり，妥協できる範囲と思われる．
図Ⅴ‒8c 本格的トルクをステンレス角線(.022″×.018″)で7か月行った(ベッグブラケット使用)．

×.018″)で7か月間，本格的トルクを行った(図Ⅴ‒8c)．本格的トルク開始時のパノラマエックス線像(図Ⅴ‒8a)，頭部エックス線規格側貌写真(図Ⅴ‒8b)から，Ni-Ti角線によるマイルドな6か月のトルクで目立った歯根吸収も見当たらず，下顎歯槽突起の状態は下顎切歯歯根(L1-Md：78°で)が歯槽突起内にあり，根尖部付近の骨は菲薄であるが注意深いトルクには妥協できる範囲と思われた．

7か月間の本格的トルク後動的治療終了時(図Ⅴ‒9a)のパノラマエックス線像(図Ⅴ‒9b)，頭部エックス線規格側貌写真(図Ⅴ‒9c)から，目立った歯根吸収はないが，治療前から見られる下顎切歯部根尖付近の骨は薄いままであり，多少その範囲が広がっている．下顎切歯歯根は下顎歯槽突起部の範囲内にぎりぎりのところに植立されて，L1-Mdは82°でありトルクの量は4°であった(いずれもベッグブラケット使用)．

動的治療終了後4年時(21歳8か月)の口腔内写真(図Ⅴ‒10a)，パノラマエックス線像(図Ⅴ‒10b)，頭部エックス線規格側貌写真(図Ⅴ‒10c)から，咬合は安定し目立った歯根吸収もない．そして下顎切歯部根尖付近の骨の菲薄な状態が改善されてきて治療前よりもその範囲が狭くなっている．下顎切歯根は下顎歯槽突起の範囲内にあり，安定化している：L1-Md 81°と動的治療終了時と比較して1°の変化でしかない．

この症例の場合，治療前の頭部エックス線規格側貌写真(図Ⅴ‒7c)で下顎歯槽突起は細く高く，治療前のパノラマエックス線像(図Ⅴ‒7b)で歯根吸収などはないが，下顎切歯根尖部付近の骨が薄くなっているので，下顎歯槽突起の内傾にあたって下顎は第二小臼歯の抜歯で対応することで，下顎歯槽突起に無理を与えず下顎切歯のトルクを行い，正常に近い状態に歯槽突起を改善できると判断した．

トルクにあたってはNi-Tiワイヤの場合，角線であっても，その断面が丸みを帯びているので，そ

[症例3：動的治療終了時．17歳8か月（図Ⅴ-9）]

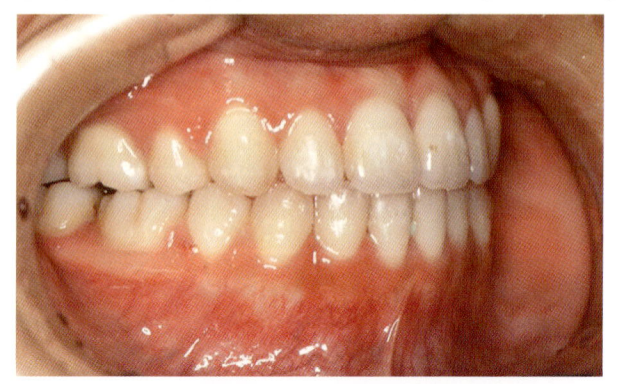

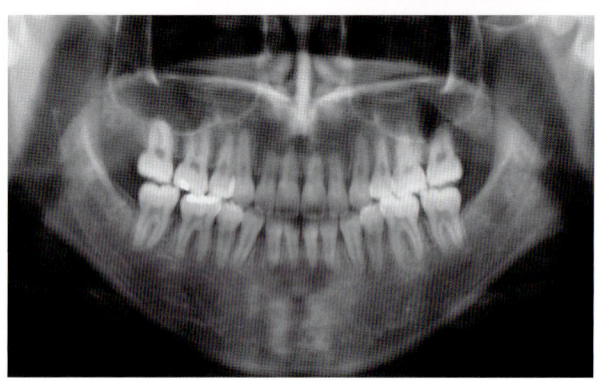

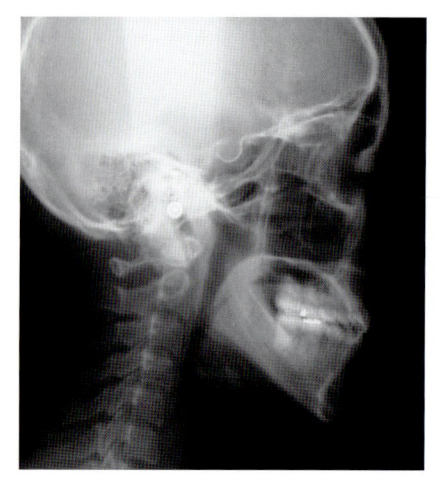

図Ⅴ-9a　動的治療終了時(17歳8か月)の口腔内．歯周環境も良好．
図Ⅴ-9b　動的治療終了時(17歳8か月)のパノラマエックス線像．目立った歯根吸収はないが，治療前から見られる下顎切歯部根尖付近の骨は薄いままであり，多少範囲が広がっている．
図Ⅴ-9c　動的治療終了時(17歳8か月)の頭部エックス線規格側貌写真．下顎歯槽突起部の範囲内にぎりぎりのところに下顎切歯歯根が植立されている：L1-Md：82°である．トルク量は4°．

[症例3：動的治療終了後4年経過時．21歳8か月（図Ⅴ-10）]

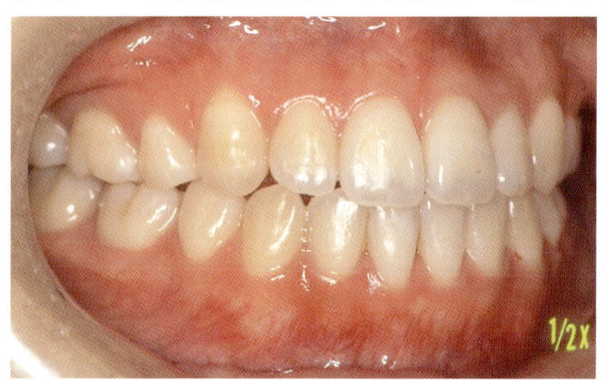

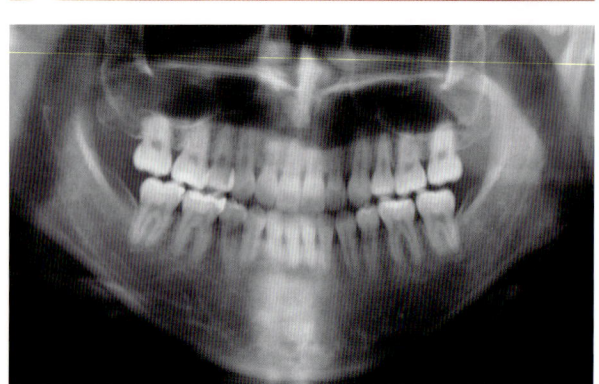

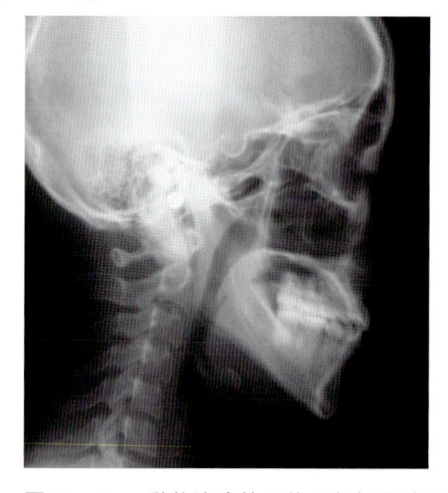

図Ⅴ-10a　動的治療終了後4年経過時(21歳8か月)の口腔内．咬合は安定し，歯周環境も良好．
図Ⅴ-10b　動的治療終了後4年(21歳8か月)のパノラマエックス線像．咬合は安定し，目立った歯根吸収もない．下顎切歯部根尖付近の骨の菲薄な状態が改善されてきて，治療前よりも狭くなっている．
図Ⅴ-10c　動的治療終了後4年(21歳8か月)の頭部エックス線規格側貌写真．下顎切歯根は下顎歯槽突起の範囲内にあり，安定化している：L1-Md 81°と動的治療終了時と1°の変化しかない．

して口腔内の温度変化により弾性が変化するので，トルクはマイルドに作用するという性質を利用して，最初の6か月間 Ni-Ti 角線(.016″×.016″，.018″×.018″)でマイルドなトルクにより歯根膜線維を柔軟にし，硝子様変性を起こしにくくしてから，ステンレス角線(.022″×.018″)で本格的にトルク(使用ブラケット：ベッグ)を行った．その間，定期的にパノラマエックス線像，頭部エックス線規格側貌写真により歯根吸収，下顎切歯根尖付近の歯槽骨部の状態や下顎切歯根と歯槽突起との関係をチェックし，アウタービューティ的にもインナービューティから見ても妥協できる範囲内で(つまり下顎切歯のトルク量は5°以内ならば，歯根吸収を最小限度に抑えられるとの過去の文献から)治療目標を設定し，トルクによる歯根吸収をコントロールでき，その後の患者の安定咬合に寄与したことになる．

しかし，下顎歯槽突起がさらに細く薄く高い患者の場合は(図Ⅴ-11a, b, 12a)，角線でのトルクそのものが歯根の下顎歯槽突起からの逸脱や著しい歯根吸収を引き起こし(図Ⅴ-12b, 13a, b)，アウタービューティ的には成功と思われても，インナービューティから見ると患者の安定咬合に結びつかず，問題となることも Wehrbein Hら[21]により報告されている(図Ⅴ-11〜13)．

過剰に歯根吸収させた歯根は元に戻すことはできないと同時に，それにともなう歯槽骨も喪失し回復不可能な場合があることは，矯正治療を行う歯科医師としては自覚し認識しておく必要がある．またアウタービューティの目標達成のためのトルクであっても，日常通常の決められた治療手順なので当然と割り切らず，それによって生じうるインナービューティ，ビューティフルエイジングへの影響を，成人の場合はことに，術後の歯周環境と歯，歯列，骨，軟組織の長寿について個々の患者ごとの本来もっている生物学的制約や加齢的条件をエビデンスを提示して検討する必要がある．そしてトルクにより歯軸を改善すべきか？　トルクにより改善できるならどの程度ならば妥協できる範囲を越えての歯根吸収を併発しないか？　どの時期に，どのような方法(具体的にはどのブラケットとワイヤ)でトルクすれば歯，歯列，骨の安定化と長寿を阻害する歯根吸収を回避できるか？　症例によってはトルクすべきでないか？　など患者にいくつかの診断，治療方針，矯正治療方法を提示し，アウタービューティ，インナービューティでのプラスファクター，マイナスファクターをそれぞれ示して患者と話し合い，決めていくことは矯正治療を行う歯科医師の責務である．

[Wehrbein H ら[21]の図1 (図V-11)]

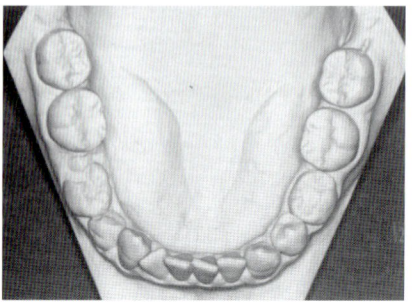

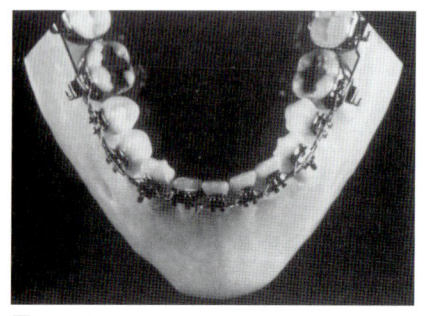

図V-11a
図V-11b

図V-11a 治療前.
図V-11b 左右第二乳臼歯を抜歯. 下顎前歯部の叢生の除去(使用ブラケット：.018″×.025″ストレートタイプエッジワイズ, トルクに使用したワイヤ：T.M.A (.016″×.016″, .016″×.022″)およびステンレス(.016″×.022″)の動的治療19か月後の下顎を示す. 下顎切歯のトルク量は12°で下顎切歯根は舌側へ3mm移動された(Wehrbein H, et al. Mandibular incisors, alveolar bone, and symphysis of orthodontic treatment, A retrospective study. AJODO 1996；110(3)：p.240.Fig.1, 2を引用).

[Wehrbein H ら[21]の図2 (図V-12)]

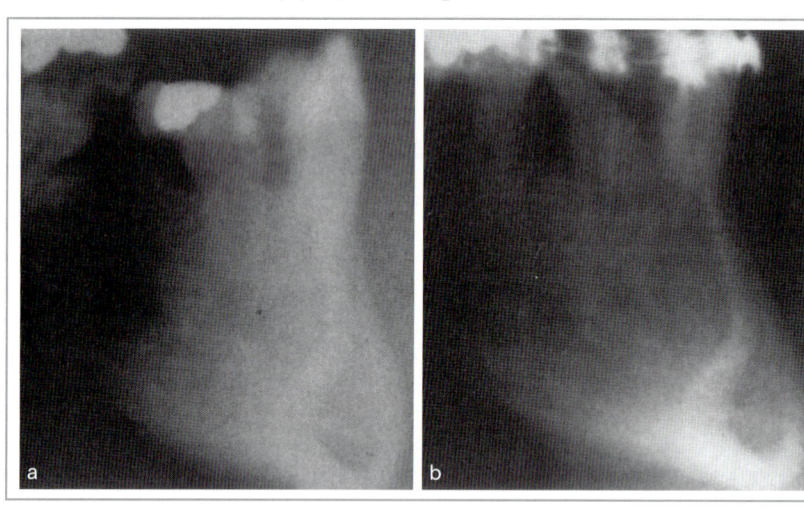

図V-12a 治療前の薄く長い(高い)下顎歯槽突起.
図V-12b 矯正治療(トルク)19か月後を示す. 無理なトルク(12°で舌側に3mm移動)により下顎歯槽突起より切歯根が数ミリメートル外れている. 歯槽骨の吸収量は下顎左側中切歯部で唇側で2mm, 舌側でなんと6.9mmであったという. 薄く高い(長い)下顎歯槽突起の場合, アウタービューティによる治療目標の達成にもインナービューティからの制約と考慮が必要であり, トルクの範囲は限られアウタービューティ優先で, インナービューティを無視するといかに危険であるかを如実に示している(同p.241.Fig.3, 4を引用).

[Wehrbein H ら[21]の図3 (図V-13)]

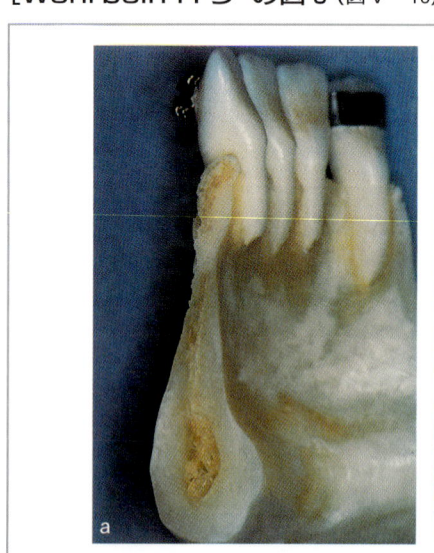

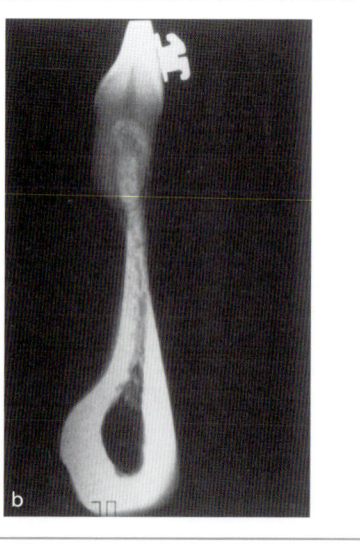

図V-13a, b 同一患者の下顎骨の矢状断とその部位のエックス線像：下顎切歯根は吸収し歯槽突起はさらに骨吸収により薄く長くなり, かろうじて切歯根を支えている(?). アウタービューティ的には成功と思われてもインナービューティから見ると, これでは患者の安定咬合に到底結びつくものではなく, 将来のビューティフルエイジングやサクセスフルエイジングとはならない(同 p.242, 244. Fig.6, 9を引用).

[外科的矯正治療の症例：歯周疾患をともなった骨格性下顎前突（AJODO[23]より．図Ⅴ-14〜17）]

治療前：下顎前歯部にブラックトライアングルはできていない

図Ⅴ-14a〜f　初診時（34歳4か月）の口腔内（Nakajima K, et al. Surgical orthodontic treatment for a patient with advanced periodontal disease. Evaluation with electromyography and 3-dimensional cone-beam computed tomography. AJODO 2009；136（3）：p.451, Fig. 2を引用．説明文は著者が加筆）．

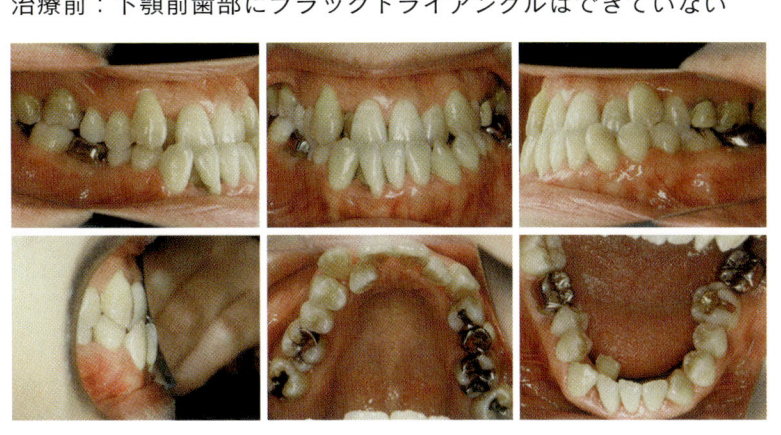

3）内面的アンチエイジングから見た外科的矯正治療例について

　外科的矯正治療の場合，術前・術後の矯正治療が保険適用であることも含めて，不正咬合は疾患であり，疾患は改善し正常にしなければならないとの考えから，つまり医療としての必然性が高いとの術者・患者ともの勘違いから，そして形態的不正は機能的不正をともなっているはずであり，形態的不正を改善すれば機能的不正も改善されるはずであるとの考えから，いわゆる術者からみたアウタービューティでの理想的状態，すなわち解剖学的な正常状態をシミュレーションにより作りだし，それを治療目標として実際の治療が術前・外科手術・術後矯正の順に行われている．そして，その結果が良好な場合，患者のアウタービューティに大きな利益をもたらしていると術者（正しいことをしたとして）・患者（形態が正しくなったので機能は万全と信じている）ともに考えている．しかし，アウタービューティ優先での治療計画の樹立により，形態的に教科書的正常状態を確立しても，その後，患者が日常の機能を営むなかで，これを保定安定化していく過程で，患者のもつ周囲器官や組織との調和が得られず，インナービューティの面から歯肉の退縮，歯根の露出，骨の著しい吸収，ブラックトライアングルの招来，歯周疾患の増悪，顎関節症の発生，不正咬合の再発，神経麻痺，ひいては急激な顔貌の変化による心身症などをまねき，その後の患者のインナービューティや歯，歯列，顎，軟組織と口腔機能の長寿にマイナスの影響を与えることもある．

　ここで，Nakajima, Kら[23]による「米国矯正歯科学会誌（136（3），2009．9）」に掲載された外科的矯正治療の症例報告の症例を例にとって，インナービューティから外科的矯正治療について論じてみよう．

　患者は34歳4か月の骨格性下顎前突で歯周疾患をともなっていたという．初診時の口腔内（図Ⅴ-14a〜f）を見ると，下顎前歯部にはエステティックゾーンにブラックトライアングルはできていない．また，初診時のパノラマエックス線像（図Ⅴ-15a）や下顎右側側切歯部のデンタルエックス線像（図Ⅴ-15b）では歯周疾患が進行しているのがわかる．術後の口腔内（図Ⅴ-16a〜f）から判断すると，上顎右側第一小臼歯，上顎左側第二小臼歯および下顎右側側切歯を抜歯し（図Ⅴ-17）術前矯正を行い，つぎに外科手術を行い（図Ⅴ-18），術後矯正を経て37歳5か月で図Ⅴ-16a〜fに示すようにアウタービューティ的観点から非常に良好な結果を報告している．同じ矯正歯科治療に携わる者として，大変な仕事と，敬意を払いたい．

治療前：歯周病は進んでいる

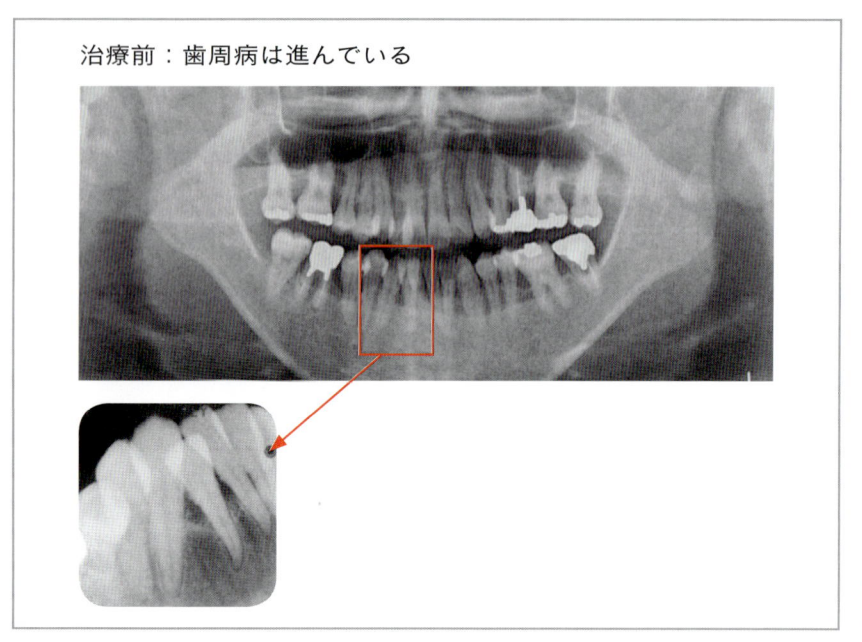

図Ⅴ-15a, b （同 p.452, Fig. 4を引用．矢印，説明文は著者が加筆）．

外科的矯正治療後：上下顎前・臼歯部にブラックトライアングルが多数生じている

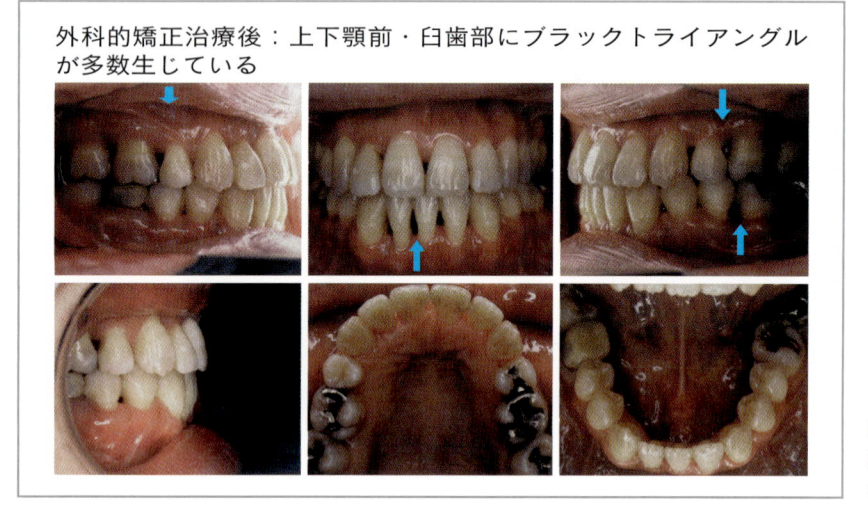

図Ⅴ-16a～f　治療後（37歳5か月）の口腔内（同 p.458, Fig.13を引用．矢印，説明文は著者が加筆）．

　しかし，インナービューティから検証するといくつかの疑問が生じる．治療前にはエステティックゾーンにブラックトライアングルが生じていなかった（図Ⅴ-14）のに，治療後エステティックゾーンだけでなく臼歯部までもブラックトライアングルが生じている（図Ⅴ-16）．これは治療前に存在しなかったのに，治療によって生じてきたことになり，アウタービューティ的にも好ましいものではなく，またインナービューティの面からは歯肉の退縮，歯根の露出，骨の著しい吸収，ブラックトライアングルの招来という負の結果を呈することになる．

　この症例の場合，下顎切歯の抜歯をし，術前矯正により下顎切歯部で13°のトルク（初診時：63.4°から外科手術前：76.3°）したことなどによる著しい骨の吸収（図Ⅴ-17, 18）が見られる（使用ブラケット：エッジワイズ .018″×.025″，使用ワイヤ：.018″×.025″ステンレス）．ただし，上顎中切歯は約2°のトルクであったため，骨吸収は生じているが多くはない．そして外科手術後の3DCT（CBCT）像（図Ⅴ-17, 18）で見られるように全顎にわたっての歯槽骨の吸収，そして下顎歯槽突起のさらなる高さと菲薄さがエビデンスとして明らかに見られる．しかし，これらイン

Ⅴ 歯・歯列・顎の長寿から見た矯正歯科の責任と内面的アンチエイジングについて

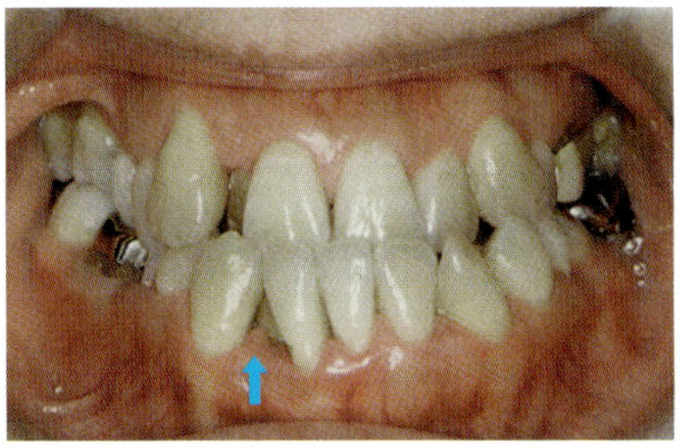

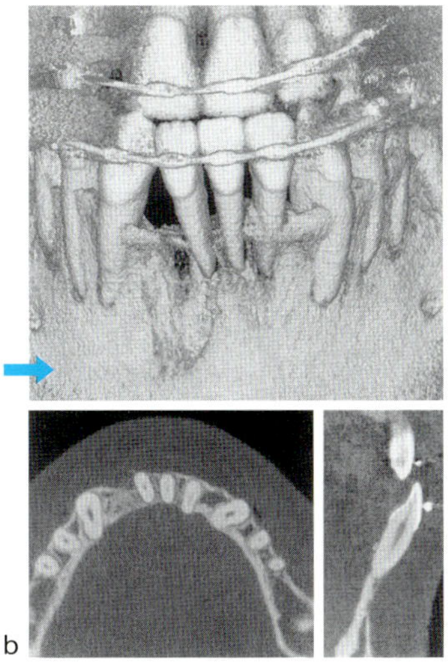

図Ⅴ-17a, b 下顎切歯1本の抜歯後の歯槽骨の吸収状態（同 p.451, 454, Fig2, 5を引用．矢印，説明文は著者が加筆）．
図Ⅴ-18 外科的矯正治療後の歯槽骨の著しい吸収と歯槽突起部のいっそうの菲薄化に注意（同 p.454, Fig. 6を引用．矢印，説明文は著者が加筆）．

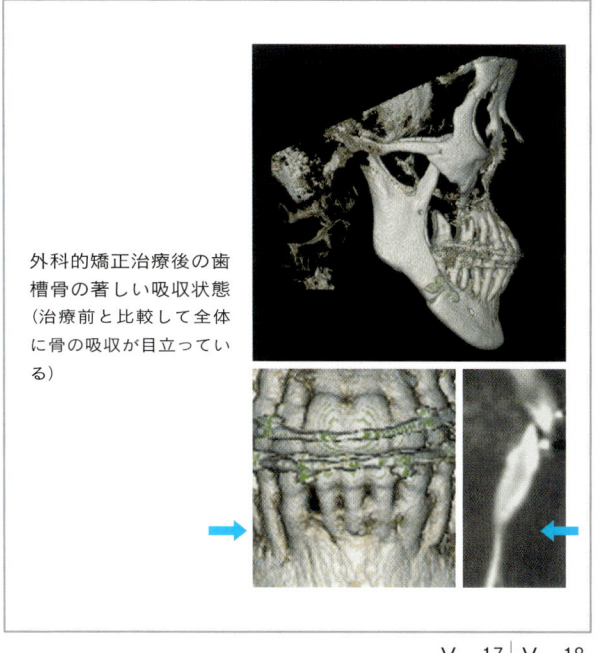

ナービューティからみてのマイナスの影響は患者のpersonal normsと術者の治療結果を十分に満足させたアウタービューティによって打ち消されるので，良しとすることは同じ矯正治療を行う術者としては少なからず改善の余地があると考える．

　時代はアウタービューティを達成させるのは当り前で，いかにエビデンスを提示してインナービューティを損なわぬようにするか？　あるいは，さらに改善させるか？　過剰に吸収させた歯根は元に戻すことはできないと同様に，外科的矯正治療などにともなう歯槽骨の喪失も，成長発育完了後の個体では回復不可能な場合があることは，矯正治療を行う歯科医師としては自覚し，認識しておく必要がある．アウタービューティの目標達成のための外科的矯正治療であっても，日常通常の決められたアウタービューティ優先の診断治療手順でと割り切らず，それによって生じうるインナービューティへの影響を，成人の場合はことに，術後の歯周環境と歯，歯列，骨，軟組織の長寿について個々の患者ごとの本来もっている生物学的制約や加齢的条件をエビデンスを提示して検討し，外科的矯正治療をすべきかどうか？ほかに妥協的手段で妥協的治療目標の樹立ができないか？　外科矯正の場合，歯軸を改善すべきか？歯軸の改善ができるならどの程度ならば妥協できる範囲を越えての骨吸収や歯根吸収を併発しないか？

　どの時期に，どのような方法（どのブラケットとワイヤ）で改善すれば歯，歯列，骨の安定化と長寿を阻害する歯肉の退縮，歯根の露出や著しい骨吸収などを回避できるか？　などを内面的アンチエイジングから検討しておく必要がある．最近米国の専門

医の間では "class Ⅲ treatment without jaw surgery" や "class Ⅲ camouflage treatment" の傾向がでてきているのも過去の反省であろう．

したがって外科的矯正治療の診断・治療計画の樹立に際しては，術前・術後矯正も含めてアウタービューティ，インナービューティの両面からのエビデンスを提示して，十分な検討による複数の治療計画を，外科的矯正治療に頼らない矯正治療による治療計画も含めて樹立する必要がある．そして，実際，患者にそのうちのいくつかの診断・治療方針・治療方法(外科的矯正治療に頼らない矯正治療による治療計画も含めて)を提示し，アウタービューティ，インナービューティ，術後の歯周環境と歯，歯列，骨，軟組織の長寿でのプラスファクター，マイナスファクターをそれぞれ示し，患者と話し合い決めていくのは矯正治療を行う歯科医師の責務であり，患者としてもいくつかのなかから自分に適した治療法を責任をもって選択すべきである．

4) インナービューティから，30〜40歳以上の成人矯正治療患者で具体的臨床適用として数年前より行っている，動的治療終了時の弛緩動揺歯の組織再生促進剤を用いての早期骨植安定化(早期保定強化)について

矯正治療後の歯周環境と歯，歯列，骨，軟組織の長寿はインナービューティの観点から大切な目標である．特に，歯周疾患の併発してくる可能性の高い年齢の成人患者では，動的治療期間中・後にしばしば，いき過ぎたアウタービューティの追求により，機能との調和に患者の生物学的適応の範囲を越えてのアンバランスを生じ，インナービューティから歯根露出，歯槽骨吸収，歯根吸収，歯の破折，動揺，歯肉の退縮，ブラックトライアングルの生成，顎関節症の発現など，いわゆる顎，歯周，顎環境をめぐる不具合やエイジングとなっている事例も見受けられる．そして矯正治療そのものが，その患者の歯周環境と歯，歯列，骨，軟組織の長寿に結果として見返りの評価から，寄与しているかどうかインナービューティからのエビデンスの判断が難しい．そのなかで著者としては，現実に当面した不具合の解決法を3DCT(CBCT)による画像解析などで見いだし，一つずつ対処していくうちにアウタービューティのいき過ぎを是正したインナービューティから見た矯正治療法が，近い将来確立されてくると考える．

ここで，動的治療終了後7年を経て歯周疾患が進行し，下顎切歯の捻転を生じた症例(症例4)を部分舌側矯正で改善し，固定した弛緩動揺歯の組織再生促進剤(ヒトプラセンタ注出物より精製)による骨植安定化法を記載しよう．

症例4　開咬症例(23歳6か月，女性)

・アングルⅠ級
・オーバーバイト −5.00mm　　オーバージェット ＋5.00mm
・下顎中切歯(左側)先天的欠如　3 incisors case
・抜歯部位 $\frac{4|4}{1}$ (3本抜歯)
・動的治療期間：20か月
　　　　STAGE Ⅰ　　6か月
　　　　STAGE Ⅱ　　9か月
　　　　STAGE Ⅲ　　5か月
・保定：プリフィニッシャー(抜歯用を改変) ＋ ホワイトニング

V 歯・歯列・顎の長寿から見た矯正歯科の責任と内面的アンチエイジングについて

[症例4：治療前．23歳6か月，女性(図V‑19, 20)]

図V‑19a〜e　治療前(23歳6か月)の口腔内．

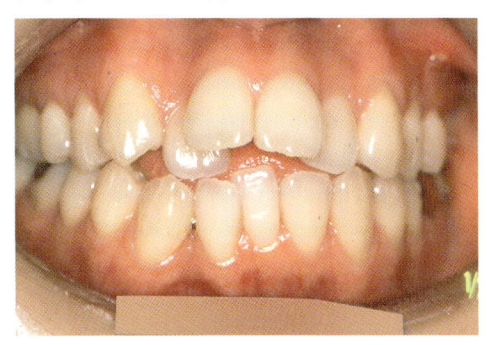

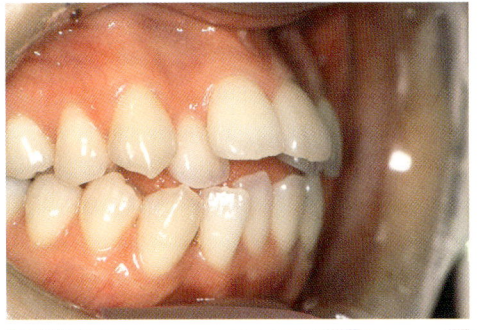

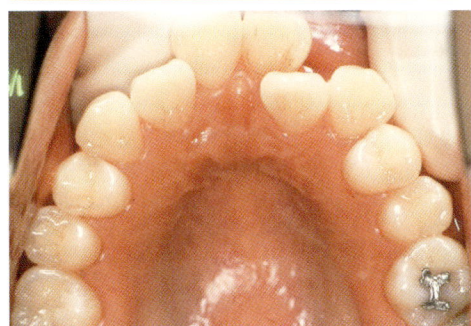

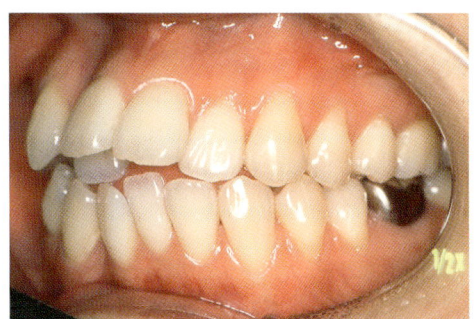

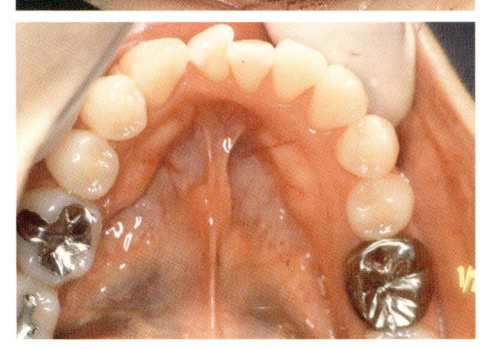

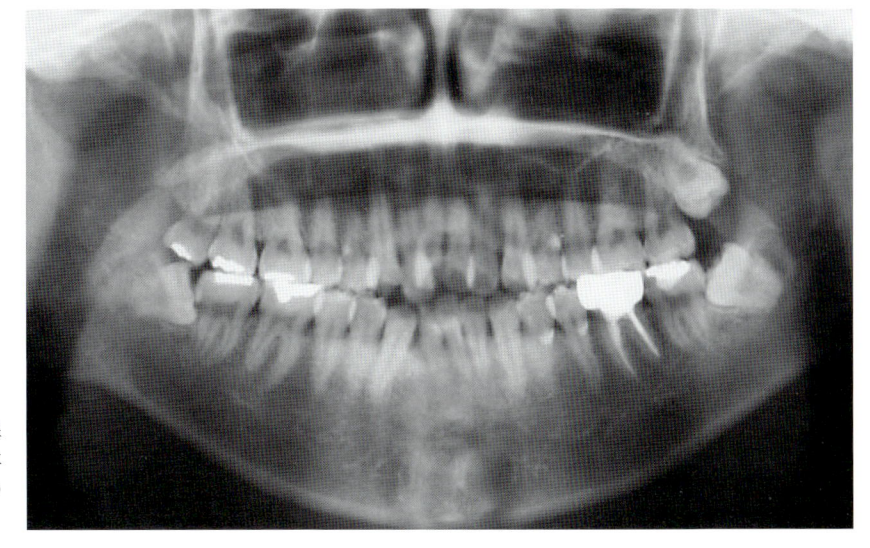

図V‑20　治療前パノラマエックス線像．歯周疾患は中程度にあるが，特に本人も気にしていないし，勧めても治療の希望もない．

[症例 4：動的治療終了時．25 歳 4 か月（図Ⅴ-21, 22）]

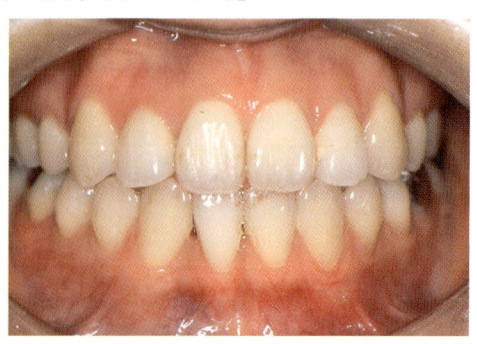

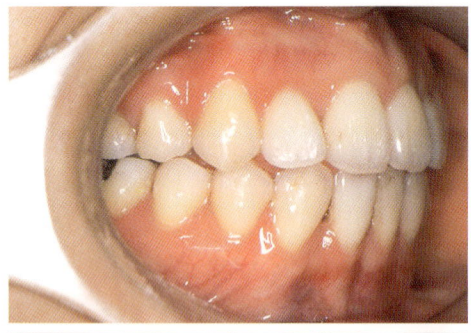

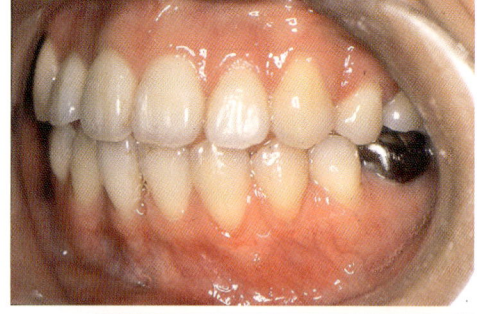

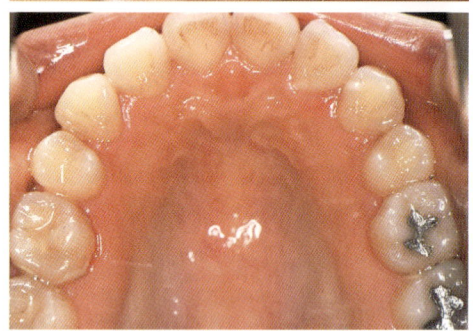

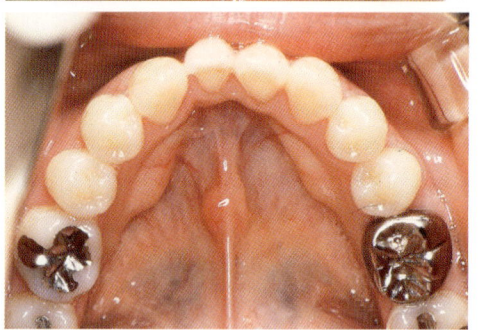

a	
b	c
d	e

図Ⅴ-21a〜e　動的治療終了時（25歳4か月）の口腔内．下顎切歯部のエステティックゾーンには少なくともブラックトライアングルは発生していない（使用ブラケット：ベッグ．使用ワイヤ：Ni-Ti角, ステンレス角線）．

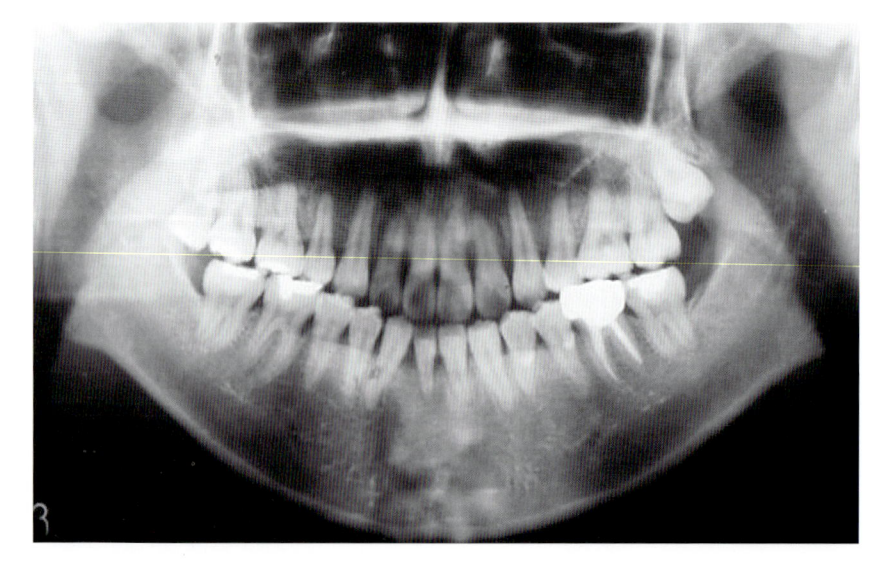

図Ⅴ-22　同パノラマエックス線像．歯周病による歯槽骨の吸収は進んでいるが，下顎切歯部の歯根は歯槽骨によって支持されている．

Ⅴ　歯・歯列・顎の長寿から見た矯正歯科の責任と内面的アンチエイジングについて

[症例4：動的治療終了後7年．32歳4か月(図Ⅴ-23, 24)]

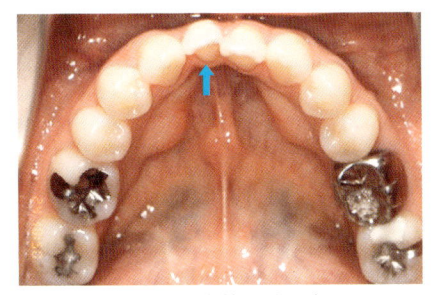

図Ⅴ-23　動的治療終了後7年(32歳4か月)の口腔内．

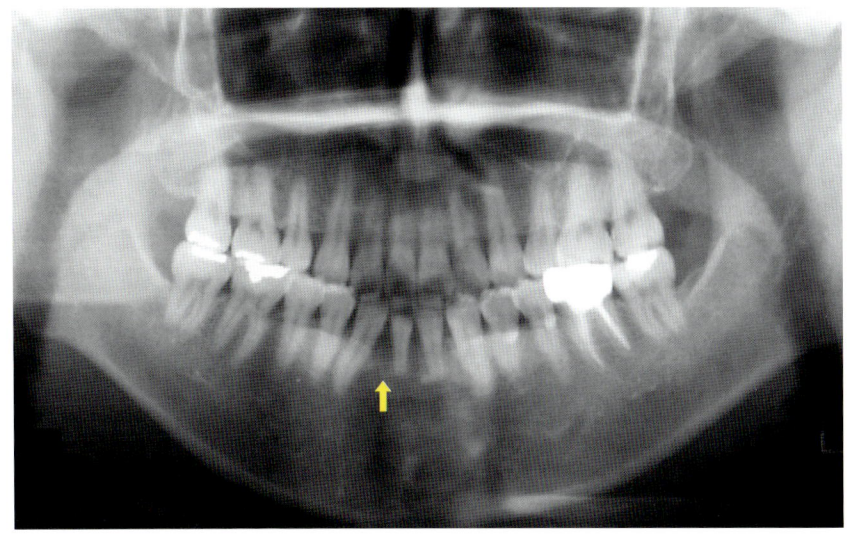

▶図Ⅴ-24　同パノラマエックス線像．この間に歯槽骨のレベルが急に下がった．

[症例4：その後〜34歳まで(図Ⅴ-25)]

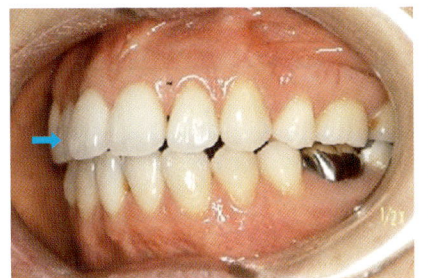

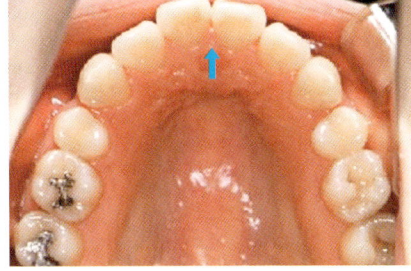

図Ⅴ-25a〜c　動的治療終了後9年(34歳4か月)の口腔内．

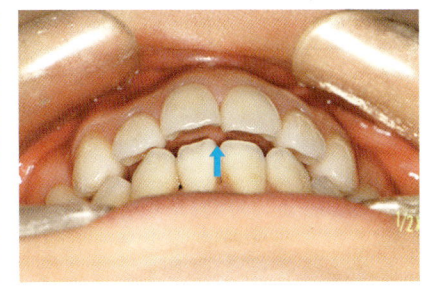

図Ⅴ-25c　オーバージェットも急に大きくなった．

　動的治療終了後7年(32歳2か月)時ぐらいから下顎切歯が動揺捻転し始め(図Ⅴ-23．矢印)，どんどん進行していくので心配になって2か月後来院した．この時点でのパノラマエックス線像(図Ⅴ-24)では，下顎切歯部の歯槽骨の吸収がさらに進行し，骨がこの歯を支えきれていない状態である(矢印)．その後，34歳までに上顎前歯も前方に傾斜してきたという(図Ⅴ-25a〜c)．
　これらの現象は歯周疾患などで歯槽骨の吸収が進むと，歯槽骨とセメント質の間を繋ぐシャーピー線維の量が減少し，歯・顎骨を取り巻く結合組織の膜(connective tissue envelope，あるいは biologic splint といわれている)が増齢的に収縮することによって，歯間水平線維や歯槽上部線維が結果として力のバラン

Extra alveolar connective tissue envelope

これは結合組織の1つのシート(膜)という概念であり，これにより歯根膜，骨膜構造物が1つの結合したユニットとなり骨を囲み，すべての歯を1つのアーチに支持し結び留めるというものである．

↓

この膜(シート)はコラーゲン線維でできていて伸びにくく，また新しい位置にはなかなか適応しない．

図Ⅴ-26

スを崩し，部分的に強くなり歯の捻転や前傾が生じると考えられる(図Ⅴ-26, 27)．

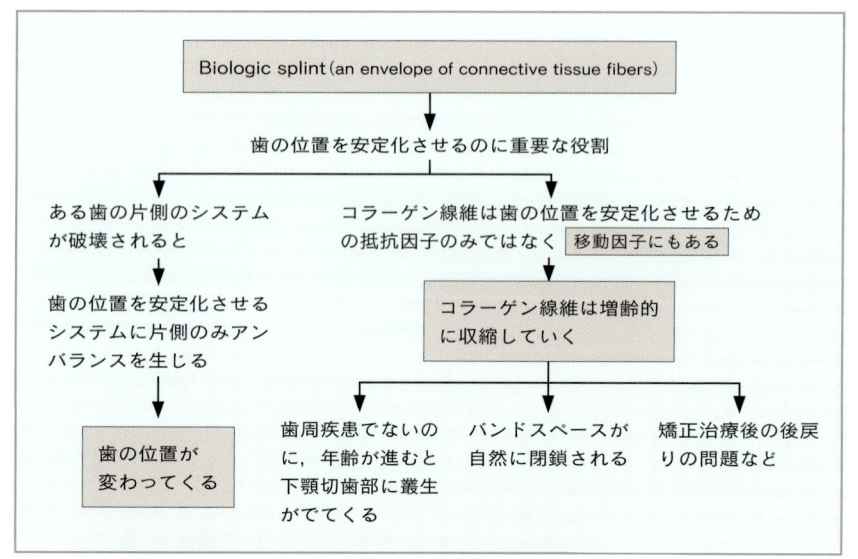

◀図Ⅴ-27

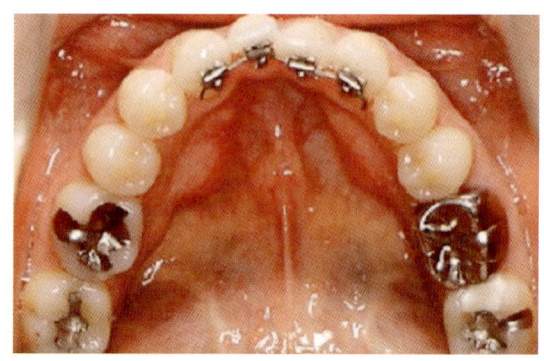

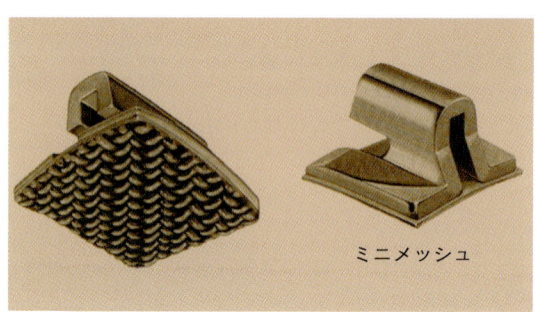

図Ⅴ-28　.016″×.016″ Ni-Ti ワイヤを T ピンで装着した．
図Ⅴ-29　局所的に舌側矯正を使用するときは，ベッグのミニメッシュブラケット（TP Orthodontics Japan）を切端側から Ni-Ti 角ワイヤが入るように装着した．
図Ⅴ-30　上顎前歯の前突には，本人の希望でプリフィニッシャーを使用した．

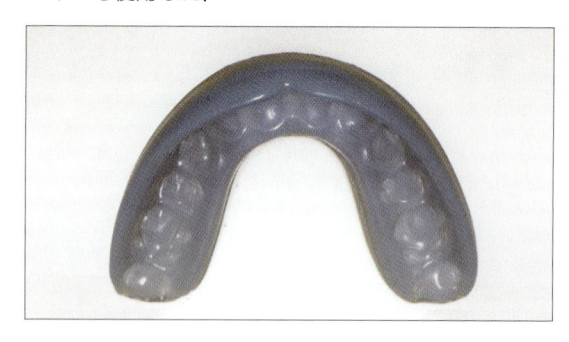

　そこで，この症例では下顎切歯の捻転には部分舌側矯正（図Ⅴ-28, 29, 31）で改善し，上顎前歯の前傾には患者の希望でホワイトニングを併用したプリフィニッシャー（図Ⅴ-30）の装着で改善し，その後下顎切歯部の固定（図Ⅴ-32b）を行い，さらに組織再生剤（図Ⅴ-33a）の適用で歯根膜線維の増加を図ることで，biologic splint の強化により歯周疾患で動揺している歯の骨植の強化を図ることができる．適用方法はつぎに示すとおりである．

　動揺歯の骨植強化に使用する組織再生剤（ヒトプラセンタ抽出物）はラエンネック®（日本生物製剤）とメルスモン®（メルスモン製薬）を 2 剤混合で用いる（図Ⅴ-33a）．

　最近では局所注射よりも手軽で痛みもなく，しかも歯周病による動揺歯の骨植強化や成人矯正後の歯の保定強化の効果はむしろ優れていることから，LAENNEC P.O.® の経口投与（図Ⅴ-33b）が好んで用いられる傾向にある．

Ⅴ　歯・歯列・顎の長寿から見た矯正歯科の責任と内面的アンチエイジングについて

[症例4：1か月後（図Ⅴ-31）]

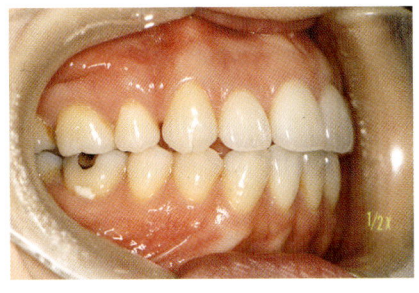

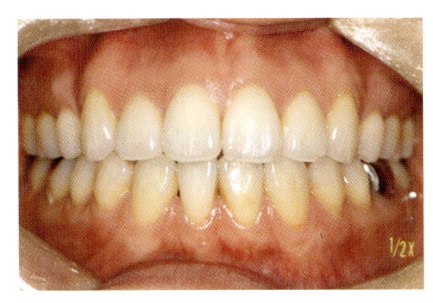

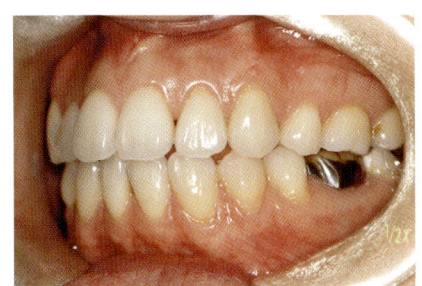

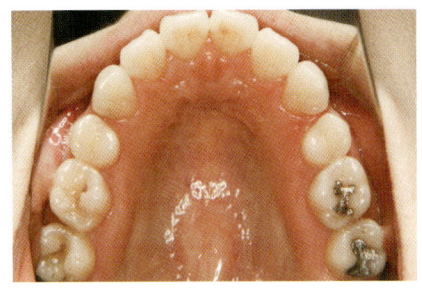

a	b	c
	d	

図Ⅴ-31a～d　1か月後の口腔内．

[症例4：1か月後，捻転が改善（図Ⅴ-32）]

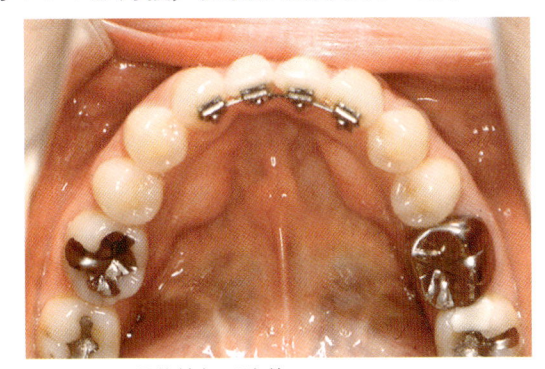

図Ⅴ-32a,b　1か月後捻転が改善．　　　　　　　　　　　　　　　　32a|32b

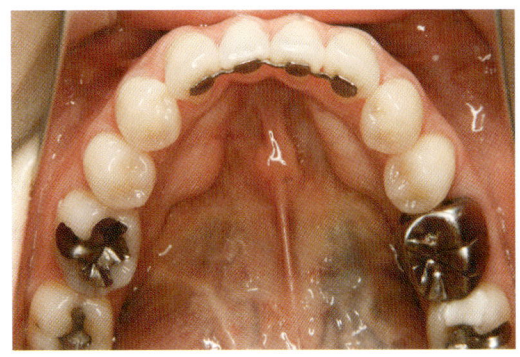

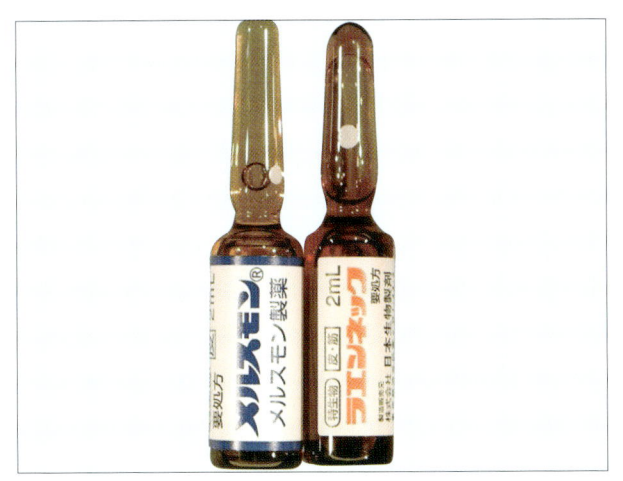

図Ⅴ-33a　組織再生剤（ヒトプラセンタ抽出物）．2剤混合で用いる．

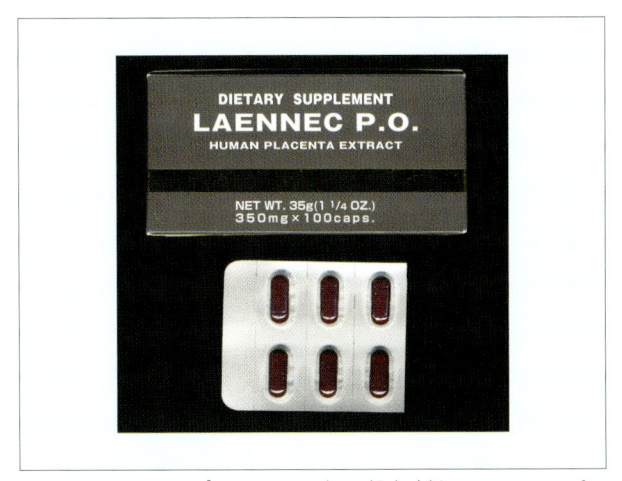

図Ⅴ-33b　ヒトプラセンタの経口投与剤（2錠：1アンプル相当／1日）もある．ただし，局所適用（注射）より局所効果は少ない．

187

ヒトプラセンタ製剤の歯科領域での具体的な使用法＜局所適用注射法＞

- まず，患者に十分な説明と同意が必要である．歯科においては，保険適用外である．
- 当該歯周辺の歯肉頬移行部（唇側，頬側）1箇所最大1ml．アレルギーなどの不快事項が生じる患者もあるので最初の適用は少なくし，反応をみて（4時間程度で発現する），アレルギーなどの不快事項がなければ本格的に1回1ml×1〜2本位で週1〜2回使用すると約3〜4か月で歯の動揺などがなくなるといい，歯の安定感を患者は実感すると言う．個人差がある．当該歯の骨植状態を保持するためには，その後，週1回程度，1ml×1〜2本程度続ける必要がある．
- アレルギーなどの不快事項が生じた患者でも，少量ずつの適用で2〜3回目から不快事項が生じなくなり，その後，通法どおりに適用できることもある．

歯科での局所適用（注射）は2剤（ラエンネック®，メルスモン®）混合が良い

- 2剤の混合は，原則メルスモン®：0.35〜0.40ml，ラエンネック®：0.65〜0.60ml が原則．
- 痛みを除去したいときは，メルスモン®：0.5ml，ラエンネック®：0.5ml とする．
- 元気になりたいときは，肝機能改善剤のラエンネック®：0.7ml，更年期障害改善剤のメルスモン®：0.3ml とする．
- ラエンネック®単剤の場合，粘稠度が高いため組織内に留まる時間が長く（吸収に3〜7日）注射部位が赤く硬結し，痛み痒みを生じることが多い．また，ラエンネック®は独特の臭いがあるので，口腔内では患者が，鰹節とか，醤油の臭いとか訴える．メルスモン®との混合（メルスモン®を先に，ラエンネック®を後に）により臭いは軽減される．
- 歯科で口腔内に用いる注射針は27G（0.4mm）または30G（0.3mm）が良い．いずれもディスポーザーで市販．

成人矯正後の保定での歯の骨植状態の早期回復の場合

- 動的治療終了時に唇頬側の歯肉頬移行部に1ml×1〜2本（患者によっては2本無理のこともある）を部位を変えて4〜6箇所に少量ずつ（0.4ml位ずつ）適用する．
- 歯周疾患をともなっている場合（当然固定はしてある）は，定期的に1か月に2回程度適用し続けるのが良い．
- 骨植の安定感発現までの時間（通常1〜2週間）は個人差があり，一概に規定はできない．
- 体質的に薬剤に対する適応度が高ければ，1回の適用で骨植感の改善をみることも多い．

成人矯正歯科での組織再生作用

ヒトプラセンタ抽出物 → 線維芽細胞成長因子（FGF）

↓

線維芽細胞から膠原線維・弾性線維細胞間質結合織などの増殖

↓

Extra alveolar connective tissue envelope を膠原線維の増殖により引き締め，修復，補強強化し，弛緩した歯を骨植強化させる作用は大きい．

> **ヒトプラセンタの経口投与剤の服用法**
>
> ■ 歯科においては，最近は注射の代わりに歯周病の動揺歯や，成人矯正後の歯，インプラント施術後の骨植強化に本剤を経口投与することで患者自身の安定感などで，局所注射と同等あるいはそれ以上の効果が上がっている．
> ■ 服用法は，1日2カプセルから始める．1日2〜6カプセルの間で，体調や生活状況により調整が可能である．1日2〜3回に分けても，一度に服用しても問題はない．
> ■ ラエンネック®内服剤は，ラエンネック®注射液3アンプル分のヒトプラセンタを含有しているが，経口投与は，消化器官内での分解や吸収を受けるため2カプセルで1アンプル分の力価に相当すると予測されている．ただし個人差があるので，患者ごとや同一患者でも体調，生活状況で多少の調整が必要である．
> ■ なお，ラエンネック®は強塩基性（pH8.5以上）の薬剤と併用すると，薬理活性が減弱することが知られている．その場合は，時間差服用が必要となる．

<まとめ>

　矯正治療中・後に歯周疾患などで歯槽骨の吸収が進むと，歯槽骨とセメント質の間を繋ぐシャーピー線維の量が減少し，この biologic splint (connective tissue envelope) は増齢的に収縮するため，その結果として歯を支えている力のバランスが崩れ，歯間水平線維や歯槽上部線維が局所的に強くなり歯の捻転，歯間離開，挺出や前傾などが生じると考えられる．そのため比較的年齢が高く歯周疾患の場合や，骨の吸収が進んで歯が動揺してきた場合は，ヒトプラセンタ由来の組織再生促進剤の適用でこの biologic splint を強化し，骨植を回復することは保定強化になり，矯正治療後の歯周環境と歯，歯列，骨，軟組織の長寿を目的としたインナービューティから意義のあることである．

5）インナービューティを目指した成人矯正治療について

　成人の矯正治療では患者の過去の歯科治療歴がさまざまであり，また，永久歯が萌出してからの日常生活での咀嚼・嚥下の習慣もすでに決まっていることがほとんどであるために，日常の口腔を中心とした生活にアウタービューティ以外で機能的に不具合を感じていないことが多く，それなりに機能的にバランスがとれている患者が多い．しかも生物学的には加齢が始まっているか，すでに進行中である．そして，個体としての機能的適応範囲は狭くなってきている．そのような生物学的背景のなかで矯正歯科治療が行われるので，インナービューティのエビデンスをあらかじめ提示し，それをベースにしてのアウタービューティの達成による矯正治療後の歯周環境と歯，歯列，骨，軟組織の長寿を目的とした診断，治療目標の樹立，治療方法の確立が今後の課題となる．

　しかし，これは何もまったく新しい分野というわけではない．歯根吸収，歯肉の退縮，歯槽骨の吸収，抜歯や外科矯正による側貌の変化とその後の加齢変化，治療後の機能と形態の調和・不調和，術後の歯，歯列，歯周環境などの長持ちの実態など，過去にすでに断片的に検証されてきた多くの文献や臨床的事実が，内面的アンチエイジングからそのエビデンスが集大成され，臨床的試行が繰り返され，いずれ確かなものが確立されていくものと思われる．

i．比較的年齢の進んだ成人矯正治療について

　最近の成人矯正治療では，年齢の進んでいる患者の割合が以前より増加しており，部分的矯正治療，補綴的処置をともなう矯正歯科治療，歯周疾患をともなう不正咬合の矯正歯科治療による改善などが多く行われ，完全なアウタービューティを目指した他に選択肢のない診断・治療目標の樹立，それに従った矯正治療から，ややもすると歯，骨，歯周組織の破壊や老化をともなってしまい，インナービューティの面から矯正治療後の歯周環境と歯，歯列，骨，軟組織の長寿やアンチエイジングに結びついていな

い例が見受けられる．

比較的年齢の進んでいる成人矯正患者の特徴：
1．歯列の状態が若年者と異なり，また歯周環境も異なっているので，矯正治療で改善すべき部分が明確なこと．
2．利用できる歯の数が少ないこと，空隙がありすぎる場合が多く，かつ修復物が弱体化している場合が多いこと．
3．保存不可能な歯や咬耗，摩耗が多く，歯冠修復物が多く，歯周疾患による歯肉の退縮がかなり進んでいること．
4．挺出や咬耗，摩耗で歯肉辺縁，切端の位置が一定でないこと．
5．インプラント，補綴的処置や大臼歯のアップライティングなどの必要性が大であること
などである．

ii．比較的年齢の進んでいる成人矯正治療患者の主訴（要望）と治療計画：
■比較的年齢の進んでいる成人矯正治療患者の矯正治療では，主訴が明確であるので主訴に限定した治療計画とする．
■抜歯が必要な場合，非対称的抜歯，戦略的抜歯により，最小限度数の抜歯（たとえば保存不可能な歯のみ）で歯列の改善をすることを目標とする．
■戦略的抜歯，たとえば下顎切歯1本の抜歯を行うときには，通法とは異なった観点からの診断（differential diagnosis），多面的治療計画の樹立が不可欠である．
■下顎切歯1本の抜歯に関しては，①オーバージェット，オーバーバイトが妥協できる範囲を越えて大きくなる．②抜歯空隙が開いてくる．③臼歯部の咬合が部分的に不完全となる．④下顎前歯部の歯肉歯間乳頭部が三角形に開きやすく（ブラックトライアングル），審美的に好ましくない，そして歯周環境衛生上の副作用などの反対意見がある．
■患者の社会的背景やpersonal normsにより矯正治療に対する要望が異なるので，術者の治療計画を押し付けないこと．
■比較的年齢の進んでいる成人矯正治療患者の矯正治療では，主訴に合わせたシングルアーチのみの矯正治療や限局矯正が多くなる．
■要は，歯，歯列の長寿やアンチエイジングの観点から，歯の数はできるだけ減少させない治療計画の樹立が最重要課題である．

iii．患者の要望と術者の診断治療計画の擦り合わせ
■患者と治療方法，治療期間，治療手順，期待できる治療目標と治療結果（できる事とできない事）について，患者のもつエビデンスを提示して患者主導でよく話し合う必要がある．
■一方で，矯正治療が進んでくると患者も咀嚼機能が向上してくる．すると，治療目標を自ら変更してくる．つまり矯正治療の開始時は患者に妥協した治療計画で行い，その後，患者のインナービューティの状態によっては抜歯を含めたより完全な治療計画を途中で決定できる，あるいは望む患者も数は少ないが，でてくる．

iv．比較的年齢の進んでいる成人矯正治療患者に対する治療目標，治療計画法の設定
■比較的年齢の進んでいる成人患者の矯正治療は，一般の成人矯正治療にも当てはまるが，患者との話し合いにより理想的治療目標を主張するのではなく，患者のもつエビデンスを提示して患者に合った現実的治療目標でなければならない．
■現実的治療目標は，①咬合から，②歯周的にみて，③修復的にみて，④経済的にみて，⑤治療期間からみて，の5つの方向からの検討が必要である．
■現実的治療目標では，同じ不正咬合の治療でも理想的治療目標とは大きく異なる．①歯の排列，②歯列のレベリング，③正中線のズレの改善，④オーバージェットの減少，⑤オーバーバイトの改善，⑥犬歯・大臼歯のI級関係の確立，などであるが，

当然，個々の症例で複数妥協する必要がある．
- 30〜40歳以上の矯正患者では，20歳代の成人患者と異なり現在までの歯科治療歴を検討すると，その患者の将来が予測できる．TMD，口腔周囲の機能的癖，歯周の状態，歯槽骨のレベル，切歯，犬歯，小臼歯の咬耗・摩耗の程度とファセットのでき方などがわかる．
- これによって歯周組織のさらなる破壊の可能性，骨吸収のタイプや量の予測，ブラキシズムの種類や速度の予測もできる．
- すると，トラブルを起こさないその患者に合った有用なブラケットとワイヤによる治療法が見つかる．
- たとえば切歯，臼歯が挺出し，歯冠‐歯根比が異常な場合，歯周的に安定していれば，挺出歯の圧下よりは切端，咬頭の削合による歯冠の短縮化のほうが適切な治療法となる．

v．比較的年齢の高い患者の矯正治療での限界

- 歯周組織にすでに疾患があったり，生物学的に歯肉の退縮や歯牙素材そのものの形態が正常でなくなっていたりで，アウタービューティ的に理想的状態にすることは無理な場合が多く，また，そうしてはならない．
- 特に，隣接歯すべての歯間乳頭部に空隙ができないように緊密に排列することは，患者のもつ歯牙素材そのままでは無理である．
- すべての症例で，広範囲で十分なストリッピングによる形態修正や隣接面における接触点付近のストリッピングにより，接触部分を広い面とすることで接触点部をより歯頸部側に移動し，歯間三角をより小さくしブラックトライアングルの発生を防止し，歯間三角をめぐる悪循環（図Ⅰ‐6）を断ち切り歯間相互の隣接関係を妥協できる状態とすることが，内面的アンチエイジングから矯正治療後の歯周環境をできるだけメインテナンスフリーに近づけるためにも大切である．

vi．アウタービューティのみでなく，インナービューティから見たブラックトライアングルの招来防止について

成人患者の矯正治療では，永久歯が萌出してからの日常の生活における咀嚼嚥下の習慣もすでに決まっていることがほとんどであるため，日常の口腔を中心とした生活にアウタービューティ以外で機能的に不具合を感じていないことが多く，それなりに治療前に機能的にバランスがとれている患者が多い．しかも生物学的には加齢が始まっているか，すでに進行中である．そして，個体としての機能的適応範囲は狭くなってきている．そのような生物学的背景のなかで矯正歯科治療が行われるので，インナービューティをベースにしてのアウタービューティの達成による矯正治療後の歯周環境の長寿に矯正治療そのものがマイナス（エイジング）因子とならずにプラス因子として寄与することが必要である．

最近，インナービューティ，アウタービューティの観点からいちばん問題となり，それを作らないように矯正治療するのが矯正治療を行う歯科医師の責務と言われているのが，矯正治療中・後のブラックトライアングルの招来防止である．

ブラックトライアングルに関しては，古くから歯間三角を巡る悪循環（図Ⅰ‐6）として多くの書籍に記載されており，術者には周知されているが，歯肉の退縮や歯槽骨の予期せぬ吸収などと同様，矯正的な歯の移動で結果として生じることが多く，それをpassive（仕方のないもの）に受け入れてきている．そして，術後その衛生環境の保持のために面倒なメインテナンスを患者とともに行わざるをえず，患者・術者ともにメインテナンスが長続きせず途中で断念することで歯周環境はさらに悪化（老化）していくことになる．

インナービューティをベースにしての，アウタービューティの達成による矯正治療後の歯周環境の長寿と内面的アンチエイジングに矯正治療そのものがプラス因子として寄与することが必要となった現在では，歯の移動前から3DCT（CBCT）などで患者の

もつエビデンスを提示してブラックトライアングルの発生を予測し，これを積極的に防止する歯の移動を心がけることがインナービューティの観点から大切である．

❶ストリッピングと歯冠形態修正によるブラックトライアングル発生の防止策

　ある一定の年齢以上や歯周疾患の患者の場合，隣接歯すべての歯間乳頭部に空隙ができないように緊密に排列することは，患者のもつ歯牙素材そのままでは無理であることが多い．そのような症例では，エイジマネジメントの一環として，広範囲で十分なストリッピングによる形態修正や隣接面における接触点付近のストリッピングにより，接触部分を広い面とすることで接触点部をより歯頸部側に移動し，歯間三角をより小さくしブラックトライアングルの発生を防止し，歯間三角をめぐる悪循環（図Ⅰ-6）を断ち切り，歯間相互の隣接関係を妥協できる状態とすることが矯正治療後の内面的アンチエイジングと

歯間三角をめぐる悪循環

- 歯周疾患の進行により骨吸収が進行すると，それにともないセメント質から歯槽骨に走向するシャーピー線維が喪失減少しセメント質からセメント質，セメント質から歯肉への線維（歯槽上部線維）がそのまま残るのでバイオロジックスプリントにアンバランスが生じ，歯は挺出しブラックトライアングルが生じる．
- これが，さらに歯周疾患を増悪させていく，ブラックトライアングル→食物の残留→歯周疾患の増悪という負の連鎖を生じる．
- そのため，永続きしない歯周メインテナンスの強化も大切だが，歯間三角をより小さくし，ブラックトライアングルの減少につねに日常の臨床で努力すべきである（これは矯正歯科医の責任である）．
- また，組織再生促進剤の局所適用によって結合組織線維を増強させ，バイオロジックスプリントの強化を図ることは大切なことである．

エイジマネジメントの一環として，ストリッピングと歯冠形態修正によるブラックトライアングル発生防止策

- 矯正治療後の後戻りの防止と年齢の比較的高い矯正患者における歯間三角をめぐる悪循環の改善のため，隣接面でのストリッピングはデンタルエックス線写真でcrestal boneの骨の状態を診ながら接触点を下げることにより，歯間三角を小さくすることができるので，治療後，ブラックトライアングルの出現頻度を軽減できる．したがって，矯正治療後の歯周的管理上からもエステティックゾーンの内・外面的審美性の保持からも，矯正治療中行っていかなければならない大切な過程である．
- また，保定期間中・後の後戻りは，その咬合（organized occlusion）が，個々の患者の歯牙素材の組み合わせででき上がっているので，歯牙素材の可能なかぎりの形態修正は後戻りの防止上のみでなく，エイジマネジメント（年齢ごとの管理）によるビューティフルエイジング（審美的加齢）の達成の必要性から，つまり，アウタービューティとインナービューティ両面上から大切なことである．

エステティックゾーンにおけるブラックトライアングル発生予防のコツ

- エステティックゾーンにおけるブラックトライアングル発生予防のコツは，接触点を中心とした付近をストリッピングをしながら歯を移動させ，隣接面を広く平坦とすることである．こうすることによって，接触点が歯頸部側に下がり，歯間三角をより小さくすることができ，歯肉により満たされやすくなり，ブラックトライアングルはできにくくなる．
- 若年者では，デンタルエックス線でcrestal boneの吸収に注意し，可能なかぎりのストリッピング（エナメル質の半分以内）で止める必要がある．
- 歯周メインテナンスも楽になり，内面的アンチエイジングからも，また審美上も良い．

歯周環境をできるだけメインテナンスフリーに近づけるためにも大切である．具体的な方法は，「第Ⅱ章9．ストリッピングによる歯冠・隣接面形態の修正について」に記載したので参照していただきたい．

❷トルクを必要とする場合はブラックトライアングルの発生しにくいトルクの量（とくに下顎切歯）と，使用ブラケットとワイヤとすること

エステティックゾーンにおける下顎切歯のトルク量とブラックトライアングルの発生や歯根吸収とは密接な関係があり，歯根吸収やブラックトライアングルの発生していない第一小臼歯4本抜歯の下顎前突20症例の分析研究から，歯の移動によって下顎歯槽突起のB点付近の歯槽突起は約23％その幅が減少し，平均6.35°傾斜することが判明しており，下顎切歯の下顎歯槽突起内でのトルクの量は5～6°位がブラックトライアングルの発生しない妥当な範囲と考えられる．たとえば，前述の図Ⅴ-7～10に示す症例では下顎切歯のトルク量は4°であり，歯根吸収もブラックトライアングルの発生も術後4年経過してもない（使用ブラケット：ベッグ，ワイヤ：.022″×.018″ステンレス）．

図Ⅴ-19～25に示す成人の症例では，術後6年で下顎切歯部の下顎歯槽突起の部分的な骨吸収により下顎切歯が5.16°も減少したが，幸いにもブラックトライアングルの発生もなかった．それに対して，図Ⅴ-14～16の外科矯正症例では下顎切歯の抜歯をし，術前矯正により下顎切歯部で13°のトルク（初診時：63.4°から外科手術前：76.3°）したことなどによる著しい骨の吸収（図Ⅴ-17, 18）が見られる（使用ブラケット：エッジワイズ.018″×.025″，使用ワイヤ：.018″×.025″ステンレス）．そして外科手術後の3DCT像で見られるように全顎にわたっての歯槽骨の吸収，そして下顎歯槽突起のさらなる高さと菲薄さが見られる．治療前にはエステティックゾーンにブラックトライアングルが生じていなかったのに，治療後エステティックゾーンだけでなく臼歯部までもブラックトライアングルが生じている．これは矯正治療によって生じてきたことになり，審美的にも好ましいものではなく，またインナービューティの面からは歯肉の退縮，歯根の露出，骨の著しい吸収，ブラックトライアングルの招来という負の結果（かえってエイジングしてしまった）を呈することになる．また，図Ⅴ-11～13に示す矯正治療（トルク）を19か月行った症例では，無理なトルク（12°で舌側に3mm移動）により下顎歯槽突起より切歯根が数ミリメートル外れている．下顎切歯根は吸収し，歯槽突起はさらに骨吸収により薄く長くなり，かろうじて切歯根を支えている（？）状態を示している（使用ブラケット：エッジワイズ.018″×.025″，使用ワイヤ：.016″×.022″ステンレス）．

もう一つの症例：15歳女性で，動的治療期間28か月で非抜歯で下顎前突の改善をした（図Ⅴ-34）症例を示す．この症例では，下顎切歯を下顎歯槽突起の中で治療前81°から88°まで7°トルクを行ったものであるが，治療後下顎切歯は歯冠長が長く伸びているが歯根の露出はなく，ブラックトライアングルも生じてはいない（使用ブラケット：スタンダードエッジワイズ，使用ワイヤ：ステンレス（？），サイズ記載なし）．しかし，1年後の口腔内写真では，ブラックトライアングルがいわゆるエステティックゾーンにでき始めている（図Ⅴ-35）．歯槽突起部の骨量やその厚み，それに歯根の幅径と海綿骨の溝との差の大小にもよるが，この症例はトルクの量として7～8°が限界ということを示している．

このことは，治療目標設定時に下顎切歯部のトルクをすべきかどうか？　トルクするとしたら何度までならばエステティックゾーンにブラックトライアングルや歯根吸収，歯肉の著しい退縮など，インナービューティからみて術後の歯周環境を悪化させないですむか？

使用するブラケットとワイヤはどれを使用すべきか？　どのブラケットとどのワイヤでなければならないか？　症例によってはトルク効果の少ないブラケットを使用すべきか？　の目安としてフィードバックすることができ，その患者のもつ生物学的制

約の範囲内で，現在あるいは将来のインナービューティのベースにたってのアウタービューティの到達目標を症例ごとにそれぞれエビデンスを提示して調整することができる．個々の患者のもつ，あるいはもちうるインナービューティ，ビューティフルエイジングをベースにしてのアウタービューティの達成により，矯正治療後の歯周環境の長寿と内面的アンチエイジングに矯正治療そのものがプラス因子として寄与することになる．これは，将来とも矯正歯科治療が口腔の健康維持のために役立つための大きな責務でもある．

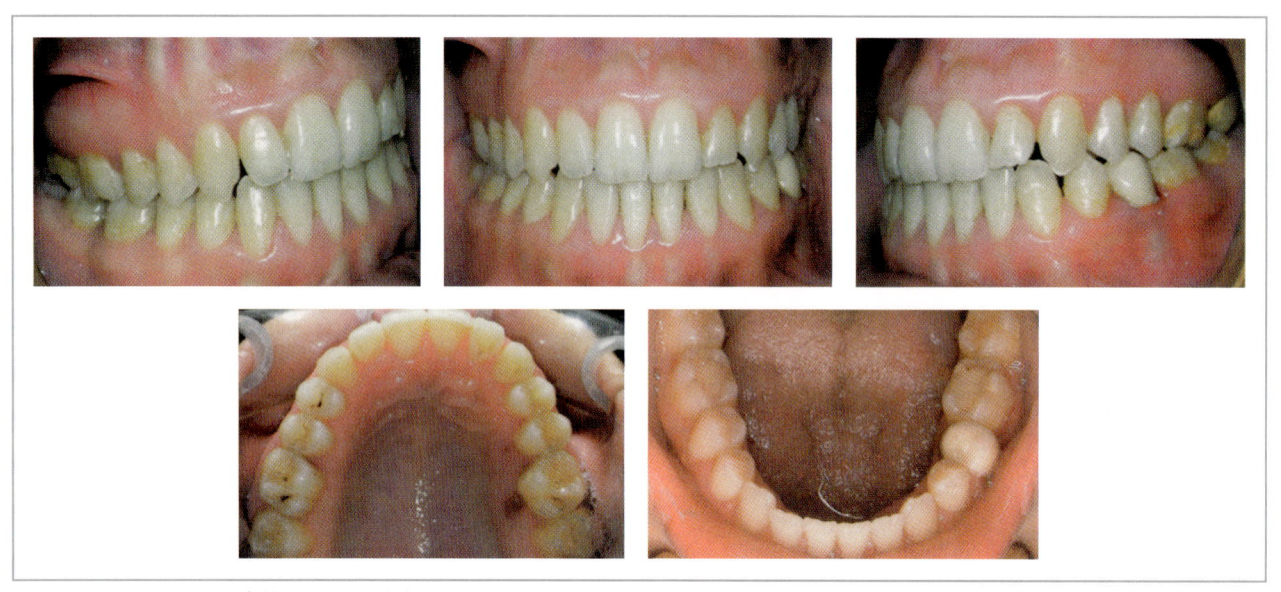

図Ⅴ-34a〜e　動的治療終了時の口腔内（Hamamci N, et al[24]. Nonsurgical orthodontic treatment of an adolescent girl with Class III malocclusion and asymmetric maxillary narrowing. Am J Orthod Dentofacial Orthop 2009；134（2）：P.313, Fig. 6. を引用）．

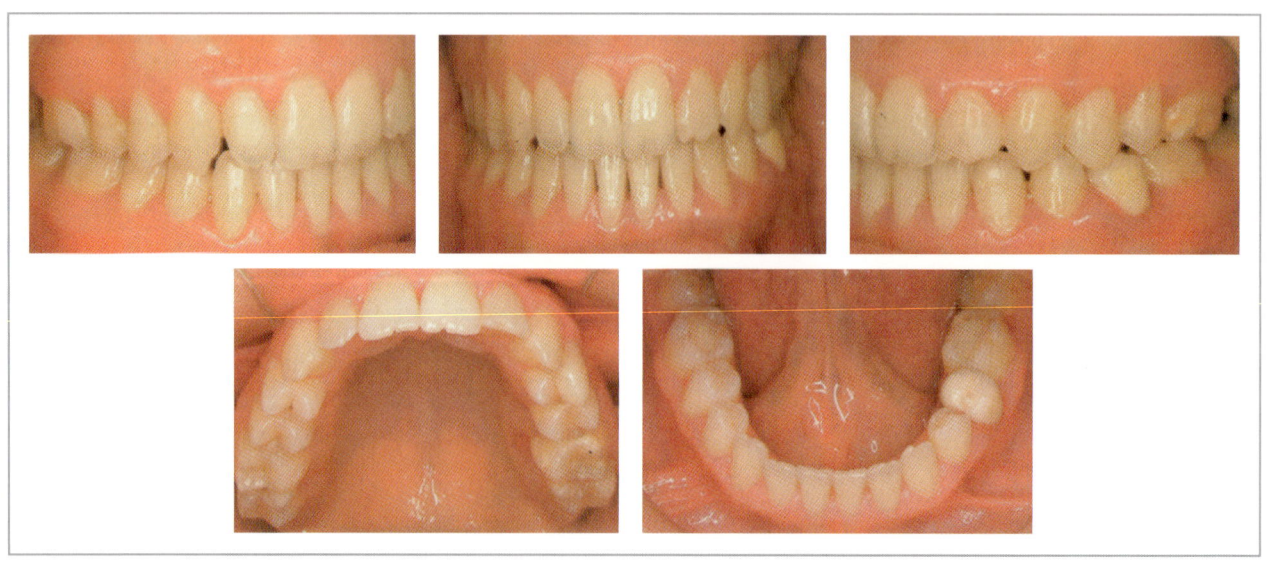

図Ⅴ-35a〜e　保定1年後の口腔内．エステティックゾーンにブラックトライアングルができ始めている（同　P.315, Fig. 11. を引用）．

エステティックゾーンにおけるブラックトライアングルの予防のコツ（トルク量について）

- ■ブラックトライアングルの発生でもう一つ気づくべきは下顎歯槽突起内での切歯のトルクの量（6〜7°を超えると発生しやすい）である．
- ■特に下顎歯槽突起が薄く長く溝の幅と歯根の間に骨が少ないと思われるときはトルクにより歯肉の退縮，骨の吸収にともない歯根の露出やブラックトライアングルが出現する．
- ■そのような場合は，治療目標の設定で下顎切歯のトルク量を最小限（5°以下）にするか，まったくトルクをかけない配慮がインナービューティから必要となる．

エステティックゾーンにおけるブラックトライアングルの予防のコツ（使用ブラケットとワイヤ）

- ■ブラックトライアングルの発生しやすいと思われた場合は，ただルーティーンに従った矯正治療法を決められたとおりに行うのではなく，ブラックトライアングルの発生を予防するには，使用するブラケットの種類，形状，サイズ，付与されているトルク量やティップ量を再認識し，どのブラケットにすべきか？ 使用ワイヤはどの形状・材質のどのサイズのものにすべきか？ そのときの予測されるトルクの量は？ などを患者のもつインナービューティに合わせて再検討し使用する必要がある．

エステティックゾーンにおけるブラックトライアングルの予防（下顎切歯抜歯との関係）

- ■下顎切歯1本抜歯で叢生を改善した後，残り3本の切歯の歯間歯肉乳頭部の喪失が審美的結果を悪化する．高齢であればあるほど，ブラックトライアングルは起きやすい．目立つと患者の許容の範囲を超える．
- ■下顎切歯の叢生や捻転の除去時に，唇側歯肉や歯槽突起が薄く細長い場合は，唇側で歯肉の退縮を起こしやすい．
- ■下顎叢生の場合や，逆三角形の切歯の場合は，歯間歯肉乳頭部の相互関係を良好に維持し，術後の歯周環境の管理を容易にするために，インナービューティの面から切歯，小臼歯を含めた広範囲の積極的な近遠心的ストリッピングを行い，むしろ**非抜歯で改善**すべきである．

　時代はアウタービューティを達成させるのは当たり前で，いかにインナービューティを損なわぬようにするか？ あるいは，さらに改善させるか？ 抜歯した歯は元に戻すことはできないし，過剰に吸収させた歯根は元に戻すことはできないと同様に，矯正治療などにともなう歯槽骨の喪失も回復不可能な場合があることは，矯正治療を行う歯科医師としては自覚し認識しておく必要があり，アウタービューティの目標達成のための本格的矯正治療であっても，日常通常の決められた診断・治療手順で通法どおりに行っていけば良いと割り切らず，それによって生じるインナービューティへの影響はどのようであるか？，成人の場合はことに，術後の歯周環境と歯，歯列，骨，軟組織の長寿について個々の患者ごとの本来もっている生物学的制約や加齢的条件を検討し，通法どおりの本格的矯正治療（外科的矯正治療も含めて）をすべきかどうか？ ほかに妥協的手段で妥協的治療目標の樹立ができないか？ 本格的矯正治療の場合，歯軸を改善すべきか？ 歯軸の改善ができるならどの程度ならば妥協できる範囲を超えての骨吸収や歯根吸収を併発しないか？ どの時期に，どのような方法（どのブラケットとどのワイヤ）で

改善すれば歯，歯列，骨の安定化と長寿を阻害する歯肉の退縮，歯根の露出や著しい骨吸収等を回避できるか？などを検討しておく必要がある．

＜まとめ＞

　もっとも注意すべき点は，生物学的諸条件と患者の社会的背景を十分に考慮したうえで，患者と十分に使用装置（使用ブラケットと使用ワイヤ），治療期間，治療費，患者の目標としている審美上の personal norms などをエビデンスを提示して話し合うことである．生物学的には加齢が始まっているか，すでに進行中であり，そして個体としての機能的適応範囲は狭くなってきている，そのような生物学的背景のなかで矯正歯科治療が行われるので，インナービューティをベースにしてのアウタービューティの達成により矯正治療後の歯周環境の長寿や内面的アンチエイジングに，矯正治療そのものがマイナス因子とならずにプラス因子としてどのように寄与するかどうか？　を患者にその利点・欠点を十分に説明し，同意を得ることが必要である．

■若年者用の理想的治療目標と治療方法に固守せず，妥当な治療目標と妥当な治療計画の設定をすることである．こうすることにより25歳以上の成人患者の場合，インナービューティから，将来ともに歯牙素材をできるだけ減少させない，そして歯周環境の長寿と内面的アンチエイジングに寄与する治療目標を設定することにつながり，動的治療期間の短縮にもつながることになる．

■つまり，患者と術者との関係を win-win とすることが大切である．

■しかし，通法どおりの本格的矯正治療を行っている矯正歯科医には通常と異なった観点からのエビデンスを提示しての診断や多方面から考慮した治療計画の樹立が不可欠であるため，インナービューティの観点からの，基礎となるさらなる研鑽の必要があるのはいうまでもない．

CHAPTER VI

これからの矯正治療
―新システムのフィロソフィ，戦略と実際

VI これからの矯正治療—新システムのフィロソフィ，戦略と実際

1．はじめに

今，ベッグテクニックがさらなる新しいシステムにステップアップしようとしている．といっても，オリジナルベッグ法から改良を重ねられたKBテクニックと，歯の動かし方そのものの基本はほとんど変わらない．なぜならば，リジッドにできていないベッグブラケットでも相当高い治療レベルを実現できているからである．このことは，どんなに細かいことをしても，どんなに精度が高い治療をしていると思い込もうとも，ある程度以上に精度の高い治療の実現は不可能であるということと，人体のredundancy（許容範囲）の幅が異常に大きいということを意味している．では，われわれはそのなかで何をすれば良いのかというと，今まで面倒であった作業や，じゃまであったアタッチメントや付加物をなくし，本質を残して可及的にシンプルにしていくことである．つまり，minimum effort, maximum result, 最小限の努力で最大限の効果を上げるシステム，「世界でいちばん簡単で楽な矯正治療」により近づくようにしていくということである．

この実現のために新システムは，
①どのような力量の術者が治療しても，ある程度は苦労なく治る「普遍性」や「機能性」
②機能などを増やしていく（＝足し算）のではなく，治療，マネジメント，マーケティングというあらゆる面を術者，コデンタル，患者の視点から再検討し，新しい視点からすべてを見直し，システムの再構築を行ったうえで，余計なものを排除（＝引き算）し，本質まで可及的にシンプルにすること
③術者の器量や状況により，いくらでも応用がきくこと
④生体の機能に合った歯の移動を行うこと
を目指して構築された．

新システムのもっとも根幹であり，もっとも重要なそのフィロソフィと戦略，そして使用する装置の詳細について紹介していく．

2．新システム構築にあたってのフィロソフィ

まず新システム構築にあたり，これからの医療や医院に真に必要なものを見極めなくてはならない．これからの矯正治療に必要なもの，矯正治療の本質にとって大切なものとは，
①より安全，かつ長期にわたって問題が起きない新技術のフィロソフィ・技術の革新：従来の矯正治療の見直しと患者やスタッフの目線から見て，長期にわたり心から喜ばれる治療とは何か？　を見極める．
②治療の厳しい品質管理と高品質の維持：その場限りの一瞬の満足ではなく，長期にわたり患者に満足してもらえる治療の高品質化と，それを可及的短期間で可能にする矯正治療の実現．
③長期にわたる医院の財務内容の妥当性と透明性の維持：財務内容の安定化と医院の内部留保の確保を実現できるハードの総合的な経済性，つまり高い安定性と確実性，高品質・技術とコストパフォーマンスの高次元でのバランスの確立である[1-4]．

そして，以上のことが実現可能な①ソフト（フィロソフィ）とそれを可能にする②ハード（装置など）の確立が新システムには必須になってくる．

3．従来の矯正治療の視点と新システムの視点

以上のようなフィロソフィに立って見てみると，従来の矯正治療では術者の視点と患者の視点に大きなギャップがあることがわかる（図VI - 1）．それは，
①従来の矯正治療での術者の視線は初診時から見て，どのような診断をするのか，どう治療していくかにポイントをおいている．

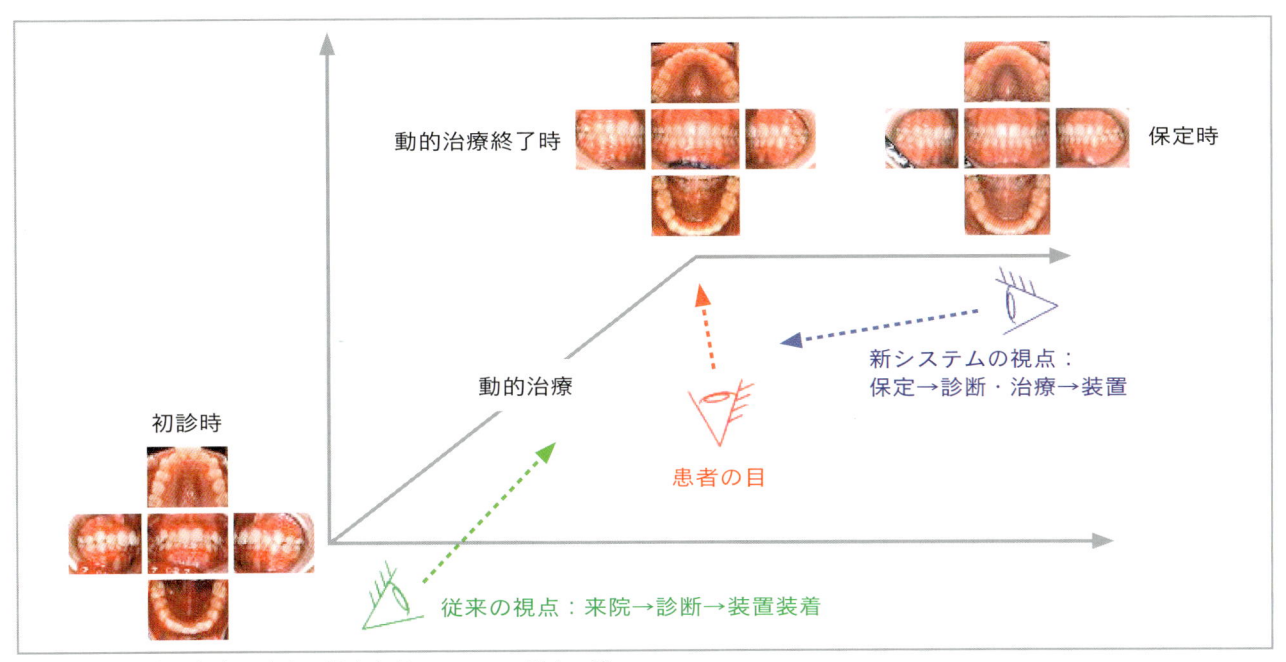

図Ⅵ-1　従来の視点と患者の視点と新システムの視点の違い．

　つまり，診断→装置→治療→保定という方向で，ものを見ている．これに対して，患者の視線は，
②装置が外れてきれいになったときの自分(だけ)を見ている．

　この視点の違いが大きな問題の一つである．また，患者の困った特徴の一つに，どんなに術者が説明しようが，動的治療後の状態が未来永劫続くと信じていることが挙げられる．さらに，現在の矯正治療の手技手法は1900年代頃にでてきたものであり，治療そのものは1980年までにはほぼ現在の状態に完成している．そして，そこからほとんど変わっていない．リガチャーレスブラケットにしても，数十年前からあったもので流行が繰り返されているだけのことである．

　このような繰り返し，そして1980年までには現在の状態で完成している治療，ここに発展しない問題点がある．確かに治療法やハードの部分は画期的には変えようがないところまできている．しかし，そのソフトの根幹の部分(＝フィロソフィ)はいくらでも変えようがある．そして，フィロソフィが変わればソフトが変わり，ソフトが変わればハードも必然的にそのソフトを実現できるものへと変わっていくはずである．

　そこで，新しいシステムを構築するにあたり，その視点を従来の視点の「どのような診断をするのか，どう治療していくのか」というスタート地点を変え，従来の診断→装置→治療→保定ではなく，それと逆の保定→診断・治療→装置という視点に変更してフィロソフィの再構築を行い，それに合ったハード作りへと発展させていくことにした．

4．治療後を重視した矯正治療の実現と新システムの要件

　通常は，保定の問題として
①保定装置の改良などのハードの問題
②保定の確実な履行と保定時／後の管理の問題
をどうするかを考えていくのであろうが，さらに発展させて考えていくと，その他に
①動的治療後の保定の負担を減らし，さらなる安定が得られるような歯の動かし方と
②それをサポートできるような装置の使用
が，実はきわめて重要であることがわかってくる．

今までの保定に関する数々の報告のなかには，よく治療が仕上がった症例で保定をきちんと行ったものの66％（2/3）で，保定装置除去後に明らかな後戻りが認められたという報告や，結果として保定装置の使用が最小限ですんだ症例の共通点は，もともと叢生のない／少ない症例であったという報告がある[8, 6, 13-17]．このような今までのさまざまな報告を踏まえて，後戻りしにくい矯正治療を考えていくと，以下のような治療になる．

- 歯の移動距離をできるだけ小さくする
- 叢生は可能なかぎり早期に治しておく
- 治療中は下顎犬歯間幅径の拡大を避ける
- 下顎切歯捻転に対するオーバーコレクションは可能なかぎり治療の早期に行う
- 顔貌の審美性から抜歯できない場合や，患者の強い希望がない場合を除いて，下顎歯列のディスクレパンシーが4mm以上のときには，小臼歯抜歯を行う
- 非抜歯ケースでは，積極的にストリッピングを治療初期および保定時に行う
- 側貌の審美性を損なうことがなければ，L1-Mandibular plane（＝IMPA）は90±5°までもっていく（70〜110°の間であれば安定するという報告もある）
- 動的治療中に咬合平面を平坦化し，オーバーバイトをオーバーコレクションする
- 著しい捻転歯は歯槽頂部歯肉線維切断術を行う
- 成長が完了するまで下顎歯列を保定する
- 装置を撤去した日に保定装置を入れる
- 顔貌を重視した治療法では，場合によっては永久固定が必要となる

　症例によっては当てはまらないものもあるが，その多くのものは経験的にうなずけるものである．以上のことから，動的治療後から矯正治療を見直した新システムの矯正装置の要件として，つぎのようなものが必要であると考えた．

- 状況により，どのようにでも応用が効くこと
- 通常の症例については，ワイヤにベンドを入れることなくほぼ治ってしまうこと
- 叢生が迅速に除去できる構造
- ローテーションを取りやすいこと
- 装置からのワイヤの着脱が楽で，その際に装置の脱離が起こりにくいこと
- トルク，とくにマイナスのトルク（リバーストルク）が効きやすいこと
- バイトのコントロールが容易で，歯が傾きすぎないこと

　つまり，アーチワイヤスロットとバーティカルスロットが同時に存在し，オープンフェイスではなく，ワイヤをエラスティックで留め，メインアーチワイヤ装着時にワイヤを上下前後からしっかり押えることができるなどを盛り込んだハードが，われわれの新システムで必要であることがわかった．

5．より良いシステムにするために，従来の装置の問題点を検討する

　ライトワイヤシステムのベッグテクニックから進化し，より簡便でより弱い力（ウルトラライトフォース）を使用するKBシステムの考え方は非常に生体に合っているのだが，その一方で，現在のプレスで成型されたベッグブラケットと金属製のピンの組み合わせ（図VI-2）ではその考え方が生かせないというジレンマに陥っている．つまり，ブラケットがボトルネックになってしまっているのである．その原因を具体的に挙げると，

- スロットが大きすぎる（.030″-.033″×.020″-.021″）ために歯が傾きすぎ，もっとも短くてすむはずのstage Ⅲに最終的にかなりの時間がかかってしまう．これは，摩擦の実験の際にブラケットをワイヤに対して傾けて計測してみるとわかりやすい．たとえば.018″×.018″サイズのワイヤで5°傾斜させた場合でも摩擦は0である．つまり，ブラケットのどこにも引っ掛かっていないということであり，理論上はこのサイズでも5°以上は傾く，逆に言うとスプリング類を使用しないかぎりは，5°の傾斜を治すことはできないのである．
- Tピンの首の部分が弱く，また，きちんとロック

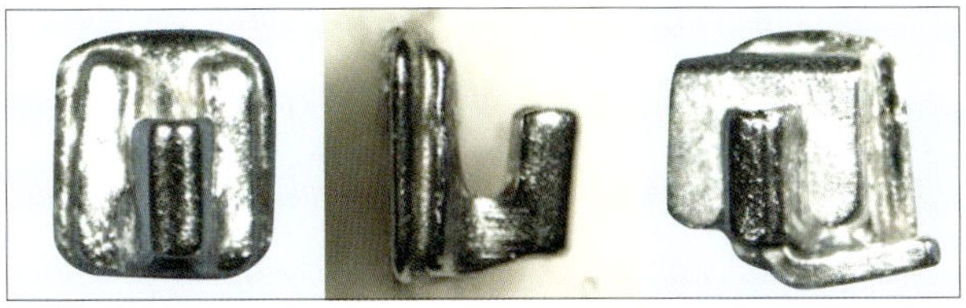

VI これからの矯正治療―新システムのフィロソフィ，戦略と実際

図VI-2 ベッグブラケット(TP Orthodontics Japan, フラット：上下顎切歯用).
左：正面(縦：3.3mm, 横：3.2mm), 中：側面(厚さ：2.3mm, カーブタイプでは2.5mm), 右：Tピン装着時.

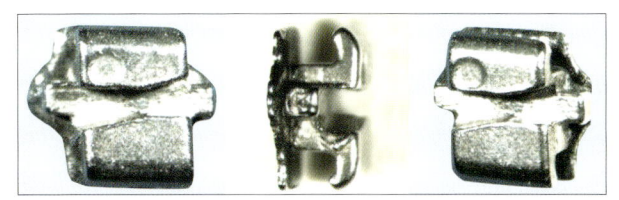

図VI-3 ティップエッジブラケット(TP Orthodontics Japan, 上顎中切歯用).
左：正面(縦：3.6mm, 横：3.6mm), 中：側面(厚さ：2.0mm), 右：斜めから.

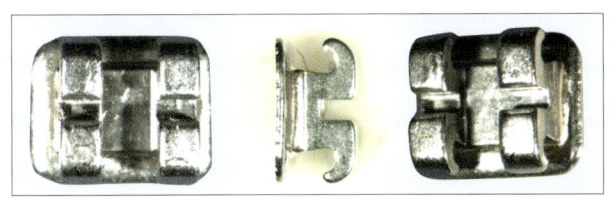

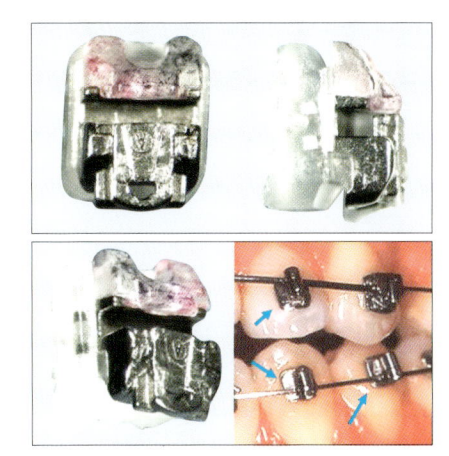

▲**図VI-4** エッジワイズブラケット(スタンダードエッジワイズ．トミーインターナショナル，上顎中切歯用).
左：正面(縦：3.3mm, 横：4.2mm, 下顎切歯用で横幅は3.4mm), 中：側面(厚さ：2.0mm, 小臼歯用で2.5mm), 右：斜めから.

▶**図VI-5** リガチャーレスブラケット.
上段および下段左：デーモンIIIブラケット(下顎中切歯用．オームコジャパン サイブロン・デンタル). 上左：正面(縦：3.8mm, 横：3.3mm), 上右：側面(厚さ：3.1mm, シャッター部閉じた状態), 下左：斜めから(シャッター部開いた状態), 下段右矢印：ピンレスベッグブラケット(フォレスタデント). 下右：実際の口腔内でのピンレスベッグブラケット.

VI-4｜VI-5

できないことが多い．それも含めて，ピンのロックが術者によってバラバラになりやすい
・プレス成型のため精度が高いとはとてもいえない
・ブラケットが容易に変形する
などである.

さらに，日本で需要の多い審美ブラケットが生産中止になってしまっているという現状もある.

KBシステムは基本的に考え方であり，ブラケットを選ばない．では，他のブラケットではその考え方を実現できるだろうか？

ティップエッジシステム(図VI-3)ではどうかというと，
・ブラケットスロットのティップ部分(の角度)を大きくしすぎたために，ワイヤとの間の摩擦は比較的少ないものの，歯が舌側傾斜やローテーションなど(とくに下顎小臼歯部でよく見られる)の思いもよらない動きをする
・オープンフェイスタイプのためにワイヤをスロットに装着しやすいが，叢生やローテーションは取れにくい
・ブラケット自体の縦方向の寸法が大きすぎるため，口腔内でじゃまであると同時に，対合歯が咬み込みやすい
などの問題点がある.

エッジワイズシステム(図VI-4)では，
・摩擦が大きく，歯の動きが悪い(近遠心幅の大きさとスロット形状のため)
・歯は傾きにくいが，傾くと修正が容易ではない
・オープンフェイスタイプのためにワイヤをスロットに装着しやすいが，叢生やローテーションは取

201

れにくい
- ブラケット自体の縦方向の寸法が大きすぎるため，口腔内でじゃまであると同時に，対合歯が咬み込みやすい

などの問題点がある．

では，リガチャーレスブラケット（図VI-5）ではどうだろうか？

- ブラケットが故障したときは，基本的に自分で修理できないので手がつけられない状態になる
- 開閉部分に無理な力をかけることができないため，使用したいワイヤが使用できなかったり，やりたい治療ができないことがある
- とくに抜歯症例では歯が過度に傾く．そのため，その傾斜の修正が大変である
- 製品のばらつきが大きく，精度に疑問が残る
- ブラケット自体が大きく厚い
- フリクションフリーであるが，ワイヤのよじれなどで摩擦が大きくなることもある
- フリクションフリーであるうえに，術者が摩擦を任意に調節できないため，スピードの速いブレーキの効かない車のような状態である

などの問題がある．

欠点のないものはない．しかし，欠点を少なくすることはできる．以上のことからも，優れたソフトを可能なかぎり生かすためのハードの構築が必要となっていることは明らかなのである．

6．ベッグシステムが低迷した理由と新システム構築に対する教訓と対策

現在，エッジワイズブラケットが全盛である．それはエッジワイズブラケットの一人勝ちなのではなく，本当は他のもの（主にベッグとティップエッジ）が低迷しているだけである．新システム構築に際し，このあたりの分析と対処も必要になってくる．これには大きく分類して3つの原因がある．

ベッグシステムが低迷した理由は，

1）戦略上の失敗

米国のベッグの学会の戦略の失敗（学会の高年齢化など）による衰退が，多くの日本人ドクターの強い米国コンプレックスを刺激し，米国に「右へ倣え」してしまったということもあるであろう．しかし，何といってもいちばん大きい原因は，オリジナルベッグ法の，過度に歯が傾きながら治っていくあのイメージが強すぎることに端を発している．つまり，ベッグテクニックの歯の移動中の近遠心的傾斜に対する拒否反応に対する対策不足である．Tピンを使用するようになってから現在までのベッグシステムではそのようなことはないのであるが，そのようなイメージがいまだにあることは事実であり，また，そのようなイメージを故意に流布させている人たちがいたことや，いまだにいることも一因となっている．これを払拭できなかったのは戦略上の大きな失敗といえる．

2）ブラケット自体の構造上の問題

ベッグブラケットには縦方向に貫く穴が開いている．さらにワイヤを引っ掛けるように鍵型をしている．このことが審美ブラケットの生産の遅れと生産中止をまねいていた大きな要因の一つである．これは実際にブラケットの製作に携わってみるとわかるが，横に溝を切っただけのエッジワイズブラケットと比較して，ベッグブラケットは構造上非常に作りにくく規格外品が出やすい．さらに，金属ピンの使用のおかげでフリクションフリーの実現が可能になっているのであるが，その反面，ピンの脚部がじゃまになったり（役に立つ場合もあるが），とくにステンレス製のピンでは着脱時にブラケットが脱離しやすいなどの問題も起きてくる．

さらに審美ブラケットに金属性のピンを使用することは，審美的には元も子もない行為となる．また金属ブラケットはプレス成型による製作のため，鋳造や射出成形などで製作したものと比較すると剛性に欠け，見た目が安っぽく見えることも問題点として挙げられる．

3）業者（製造）側の都合

前述のとおり，ベッグブラケットはその形態，構造上，横に溝を切っただけのエッジワイズブラケットと比較して，構造上非常に作りにくく規格外品が出やすいという欠点がある．つまり，製造側としては作りにくいブラケットなのである．もっと言えば，面倒なベッグブラケットよりも簡単なエッジワイズブラケットのほうを生産したいと製造側が考えるのは当然のことであるが，その反面，それに対する技術的な革新を行わなかった製造側の怠慢であるともいえる．実はこれが米国でのベッグシステム低迷の大きな原因の一つであると考えられる．つまり，大きな一因は設計・製造上の技術的な問題であるといっても過言ではない．

以上のことを考えあわせると，問題はソフトの部分ではなく，ソフトを生かせるだけのハードが用意されていない点に集約される．さらに，日本ではどういうわけか白いブラケットが好まれる．非公式に調査したところ，審美ブラケットの比率は日本では約6〜8割であるが，米国では1割程度という数字がでてきた．しかも，米国と比較して日本の市場は非常に小さい（一説では約1/10）．これでは，作りにくいセラミック（アルミナ）製のベッグブラケットが生産中止になるのは当然の成り行きである（図Ⅱ-2）．治療という側面から審美ブラケットをみると，良いことはほとんど何もない．しかし，この患者のウォンツの流れを止めようとしたり，これに逆らったりすることは時間のむだである．ならば，審美ブラケットも作ってしまえば良いだけである．以上のことから新システムでは，

- 状況により摩擦の大小をある程度は調節可能で
- 審美的に問題がなく
- ランニングコストを含めた経済性が高く
- あらゆる有事に術者が対処可能な，ソフトを十分に生かせるもの
- 傾斜しにくそうな見た目と設計
- 審美ブラケットの製作を前提とした設計
- 金属ピンを使わない設計
- 新技術の導入と，それを使った高品質／安定した供給の確保

などを盛り込んでいく必要性があることがわかってきた．現在では新しい技術が導入され，鋳造ではなかなか作れなかった複雑な形態や，作りにくい構造も比較的簡単にできるようになってきている．しかも，日本人ほど微細な加工を得意とする民族はない．今が新システム構築の最大のチャンスといってよい．

7．患者から支持される矯正治療実現のための新システムの戦略

新システム構築にあたっての最大の目標は「すべては患者さんのために」ということであり，患者から支持されるためには患者に喜ばれなくてはならない[2-4]．そのためには，患者の負担を最小限にする（＝minimum patient compliance；以下MPCと略す）ことが重要になってくる．これは患者に迎合するということでは決してない．むしろ，患者に迎合するということとは正反対のことを意味する．このMPCの実現＝成功する（スムーズにうまくいく）矯正治療の特徴は，

①シンプルで楽である：Simple
②困ったことや苦労は起きない：Smooth（Smart）
③スピードがある：Speedy

である．

これを一言で言い表すと，「術者・患者双方にとって簡単で楽な矯正治療」ということになり，そのような矯正治療でなくては実現できない．その実現のために，われわれが目指し設定した目標は以下のとおりである．

1）StageⅠでの「鉄棒の原理」の歯の移動の真の実現

鉄棒の原理とは，KBシステムにおける重要な歯の移動様式であり，stageⅠ（叢生除去・レベリング）時に近遠心的に傾斜させず（0〜3°）に，唇舌的に節度ある傾斜（角度の記載なし）をさせるという考え方である[18,19]．そして，この実現にはラウンドワイ

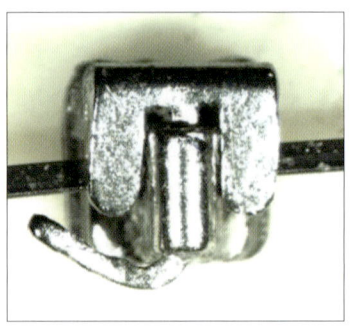

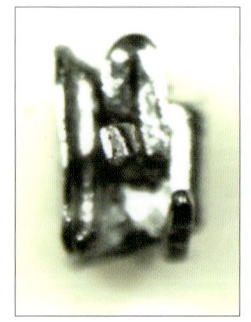

図Ⅵ-6 a, b　.020″×.020″ステンレスワイヤを装着したベッグブラケット．左：正面，右：側面．フルサイズのワイヤでもスロット内でワイヤは傾斜する．

ヤをベッグブラケットにTピンでロックする必要があるとしている．この考え方は確かに合理的である．しかし，実際に計測してみると，ベッグブラケット(.030″×.020″スロット)＋Tピンの組み合わせではフルサイズの.020″×.020″であっても近遠心的に4～6°傾斜し，唇舌的には10～12°傾斜する(図Ⅵ-6)．

さらに，.016″×.016″でも唇舌的には回り(90°以上傾斜する)，近遠心的にも数十度レベルで傾斜する．つまり，stage Ⅰで使用する.016″程度の太さのワイヤでは鉄棒の原理の実現は間違いなく不可能である．

さらに臨床的にみていくと，初期の段階で摩擦の問題や重度の叢生のために装着が不可能でないかぎり，角ワイヤを治療のスタート時から使用したほうが治療のスピードや質の点において，ほとんどのケースで間違いなくプラスとなる．そこで，われわれがこの点について新システムに設定した目標は.016″φ～.016″×.016″のワイヤ使用時(stage Ⅰ)に，
①近遠心的な傾斜が3～5°程度まで，唇舌的な傾斜(角ワイヤのみ)が15～20°程度まで
②フリクションフリーの状態
③ある程度のブラケット(チューブ)間距離を確保
という設計にするということであった．

2) ウルトラライトフォース/効率的な一塊歯牙移動の実現/バイパスループの廃止

ウルトラライトフォースとは，ライトフォース(＝60～70g)よりもさらに弱い力で，40～50g程度の力のことである．このKBシステムで提唱されたウルトラライトフォースは，より生体為害性の少ない治療を可能にする[18,19]．

抜歯症例においてKBテクニックでは以前から，またエッジワイズ法の一部では最近になって，高効率な歯の移動のために犬歯～犬歯を一塊にして動かしており，従来のエッジワイズ法では犬歯のretractionを行ってから側切歯～側切歯までを一塊として移動していた．この一塊で動かすことを一塊歯牙移動(en masse tooth movement)という．ただし，すべてのケースでこの方法が高効率であるとは限らない．

バイパスループとは，第一小臼歯抜歯症例において抜歯スペースの閉鎖を効率的に行うために，第二小臼歯部のフリクションフリーと治療時間の短縮を両立するために考案されたブラケットに装着するアタッチメントである．最初に考案されたバイパスクランプよりはマシだが，これでも第二小臼歯はかなり近心傾斜する．

このウルトラライトフォースの真の意味での実現と，より高効率な一塊歯牙移動の実現，さらにバイパスループの廃止を新システムでは行うことにした．これらは別のことのようだが，実は同時に可能となる．そのために，この点について設定した目標は，～.018″×.018″のワイヤ使用時に，
①近遠心的および唇舌的な傾斜を抑えながら
②フリクションフリーの状態を実現する
ということであった．

3）トルキングとアップライティングの分離

トルキングとアップライティングは生物学的にも治療過程を分離して行うことが大切である．なぜならば，①固定を消費する量がトルキング＞アップライティングであり，海綿骨内での歯根の自由度は，②近遠心方向＞唇舌方向であるからである．つまり，トルキング→アップライティングの順に治療する必要があるということである．もっとわかりやすく言うと，ケースにもよるが，アップライティングを先に行ってしまうと，後でトルキングを行えるだけの固定や抜歯空隙の余裕がなくなっている可能性が大ということでもある．これはバイトオープニングもしくはクロージング時のオーバーバイトの修正→オーバージェットの修正の順番と同じことである．また，後戻りの防止の面からも，最終的な歯根の位置を海面骨の中央（溝）に移動しておく必要があるため，この方法が有効になる．つまり，同時にうまく行えるケースは稀であり，そのために分離したほうがより安全，かつ結果的には迅速であるといえる．さらに，上顎臼歯部は頬側および遠心に傾斜しやすい（他の部位よりは近心に傾斜しにくい）傾向があり，下顎臼歯部は舌側および近心に傾斜しやすい傾向があることも忘れてはならない．そこで，われわれがこの点について設定した目標は .018″×.018″〜フルサイズワイヤ（.018″×.025″）使用時に，

①唇舌的な傾斜（スロット内でのワイヤの回転）を抑える（〜10°程度）
②リバーストルク（−のトルク：口蓋／舌側へのトルク）を前歯・臼歯ともに，比較的簡単に効かせることができる
③バーティカルスロット，またはそれに代わるものを用意する
ということであった．

4）重度に転位した歯（前歯・臼歯）のコントロールを治療開始時から積極的に行う

治療の全体のスピードを決定する要因の一つが，あるべき位置にいち早くその歯を移動させることである．実は後戻りという観点からも，これは有効な方法である．その実現のためには歯を移動する順番を考え，ボトルネックの除去と全体最適の実践が必要となってくる[20]．また，器具機材の都合により動かすのを待っている歯があったり，無理なことをして固定崩れを起こすことなどによる，行ったり来たりを繰り返すむだな治療は行うべきではない．つまり，一つの行動を起こしている際にその裏でつぎの行動を起こしていなくては，効率の良い歯の移動は実現できないということである．そのためには，固定崩れを起こさない工夫などが術者の機転により，いくらでも臨機応変に対処できる器具機材にしておく必要がある．そこで，われわれがこの点について設定した目標は，

①独立したバーティカルスロットまたはそれに代わるものを用意する
②ブラケット（チューブ）間距離を大きくとっておく
③対合歯が咬み込みにくい設計にしておく（垂直方向と厚み）
④唇（頬）側はワイヤをブラケットが覆う設計にする
ということであった．

5）今まで使用してきた必要なものがそのまま使用でき，余計なモノや労力は極力省いていく

必要なオギジアリーやアタッチメントなどの今まで使用していた必要なものが，

①特殊な器具機材やワイヤの屈曲などを必要とせずにそのまま使用でき，
②たいして必要でないもの，面倒くさい，余計な労力ややる気をそぐような事態に陥る可能性が高いものを省いていく

ことが大切である．なぜならば，このことにより，

・チェアタイムの短縮
・より高い経済性のみならず
・術者をはじめコデンタルのやる気をそぐような事態を，極力回避する

ことができるからである．

これらのことは院内のやる気を保っていくうえで，

きわめて重要となる．さらに，患者の口腔内の快適性を向上させていくことにも寄与する．そこで，われわれがこの点について設定した目標は，

①金属ピン類，クリンパブルフック*，バイパスループ，パワーピン，ワイヤに付与するオフセット*などの廃止（*は使用したければ使用できるもの）
②金属製のピンではなく，軟らかいエラストメリックモジュールを使用する
③ベッグブラケット用スプリング類，フックピン，ゴム・チェーン類，オギジアリー類などは状況に応じて使用することも可能とする
④メタルブラケットとセラミックブラケットの形状・寸法などはまったく同じものとする
⑤モジュールやチェーンが付属物の追加なしに，そのままで掛かりやすい形状にする
⑥バーティカルスロットはメインアーチスロットと独立して設定する
⑦使用ワイヤは今後何が起きても，問題なく生産されるサイズを使用できるようにしておく
⑧ワイヤの屈曲は基本的にしなくてもすむ設計にする
⑨ゴムを掛けるフックは必要なときにつけ，普段は快適な口腔環境をじゃましない着脱式にする
⑩ブラケット・チューブや付属物の種類と数を可及的に減らすことにより，在庫や治療・院内の作業のストレスを減らす

ということであった．

6）口腔内装着時の快適性の向上

基本的に矯正治療は歯の表面に余計な人工物（装置）を装着するために，患者が不快でないはずがない．さらに口腔内の衛生状態も悪くなる．実際の患者の口腔内の口内炎などの状態のチェックや患者の声を聞くと，前歯部ではブラケットの角の部分，アタッチメントなどの付属物やワイヤのループ部分などが，臼歯部ではチューブの角の部分やフックの頬粘膜への引っ掛かりがとくに問題であることがわかる．そこで，われわれがこの点について設定した目標は，

①ワイヤを留めるものは，金属ピンからエラストメリックモジュールに変更する
②唇／頬側は装置がワイヤを覆うようにする．これによりワイヤをブラケットの唇／頬側端よりも舌側へマイナスのオフセット（＝オンセット）できるため，より口腔内の快適性が向上する
③ゴム類を引っ掛けるフックは脱着式とし，必要なときのみ装着し，必要がないときには装着しない
④装置の角の部分を丸く，装置自体の大きさ，特に唇（頬）舌方向への厚さを薄くする．さらに，切端―歯頸部方向の厚さもできるだけ薄くすることにより，対合歯の咬み込みを防ぐとともに，咬み込んだときの不快感と歯へのダメージを減少させる

ことであった．これらのことは，口腔内の衛生状態の向上をもたらし，患者のやる気を失わせないうえでもきわめて重要なことである．

7）審美ブラケットの設定

日本は審美ブラケット大国である．前述のとおり，このふしぎな流れを無視することはできない．しかし，審美ブラケットを用意するにあたり，以下の要件を満たさなくては新システムのフィロソフィを実現できない．それは，

①メタルブラケットと同一の形状・寸法にする
②途中で破損や着色などで交換する事態にならない

ということである．そのためにはどうすべきであろうか？

白もしくは透明の審美ブラケットの材質には，通常，樹脂製のものとセラミック製のものがある．樹脂製のものではポリカーボネイト製のものがもっとも多く，その他にポリエチレンテフタレート（PET）やレジン製のものもあるが，もっとも強度のあるポリカーボネイトでも，使用中の破損や着色が著しい．セラミック製の主なものはアルミナとジルコニアである．アルミナのほうが一般的であり，色調にも優れているが強度の面で問題がある．ブラケット除去時に大きく破損するセラミックブラケットのほとんどはアルミナ製である．これに対して，ジルコニア

は白い皿のような不透明な白色なので，良い色調とはとても言えないが強度に優れている．その他にリン酸カルシウム製のものもあるが，強度や耐酸性の面ではジルコニアにははるかに及ばない．以上のことから，

①破損や着色が著しい樹脂は使用せず，セラミックを使用する
②色調よりも強度に優れたジルコニアを使用する
③ジルコニアでも黄色みをつけることも可能であるが，患者に見せたときの反応などを考え，あえてＡ０～Ａ２程度のものを使用する

ことにした．

8）ブラケット・バッカルチューブの総合的な経済性の向上

どんなにすばらしい装置であってもあまりに高価では，いかに患者のためとはいえ，術者側から見ると非常に使いにくい．かといって安物買いの銭失いになってしまっては元も子もない．大切なことは目先のそろばんではなく，長い目で見てそろばんをはじいていくことである．装置は単価が安いからといって，必ずしも経済的であるとは限らない．なぜならば，総合的にみた経済性には単価だけでなく，ランニングコストやブラケット・バッカルチューブの種類や売り方が大きくかかわってくるからである．その方法が良いかどうかは別として，トヨタ自動車がコストダウンのために生産管理部門においてカンバン方式という方法を編みだした．このカンバン方式とは，いかに無駄な在庫を置かないかに焦点を当てている．このことからもわかるように，むだな在庫が増えていかないことも経済性向上においてはきわめて重要なポイントとなる．そこで，われわれがこの点について設定した目標は，

①ワイヤを留めるものは，金属ピンからより安価なエラストメリックモジュールに変更する
②余計な付属物は可及的に使わない設計にする
③従来の在庫を生かせる設計にする
④従来の製品の価格を参考にしつつブラケット・チューブ単体の価格を抑え，在庫が増えやすい症例ごとのセット売りはしない
⑤ブラケット・バッカルチューブの種類を従来のものよりも少なくする

であった．これらのことは単に経済性を向上させるだけではなく，ブラケット・チューブや付属物の種類と数を可及的に減らすことにより，在庫や院内の作業のストレスを減らしていくことにも寄与する．

以上が，新システムを構築していくうえでのわれわれの戦略である．

8．戦略を実現するための新型ブラケット・バッカルチューブの具備条件

以上の戦略を実現するための新型ブラケット・バッカルチューブの具備すべき条件として，われわれが設定したのは以下のとおりである．

①近遠心的な傾斜を抑え，ワイヤサイズにより節度ある唇舌的な傾斜（角ワイヤ使用時のみ）し，～.018″×.018″のワイヤ使用時にはフリクションフリーの状態を実現する
②リバーストルク（－のトルク：口蓋／舌側へのトルク）を前歯・臼歯ともに比較的簡単に効かせることができるようにする
③適切なブラケット（チューブ）間距離を確保する
④独立したバーティカルスロットまたはそれに代わるものを用意する
⑤メタルブラケットとセラミック（ジルコニア）ブラケットの形状・寸法などはまったく同じものとする
⑥唇（頬）側はワイヤをブラケットが覆う設計にする
⑦装置の角の部分を丸く，装置自体の大きさ，とくに唇（頬）舌方向および切端‐歯頸部方向をできるだけ薄くする
⑧金属製のピンではなく，軟らかいエラストメリックモジュールを使用する
⑨モジュールやチェーンが付属物の追加なしにそのままでかかりやすい形状にする
⑩ゴムを掛けるフックは着脱式にする
⑪ブラケット・チューブや付属物の種類と数を可及

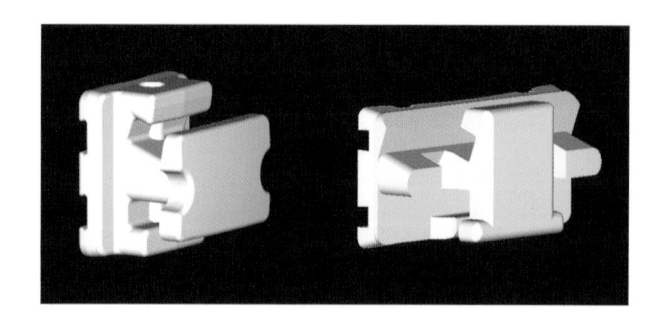

図VI-7　新型ブラケット(左)およびバッカルチューブ(右)の最終生産型*の三次元画像.
(*：実際の最終生産型ではベース面の形状が異なる)

　的に減らす
⑫余計な付属物は可及的に使わない設計にする
⑬従来の在庫を生かせるような設計にする
⑭使用ワイヤは今後問題なく生産されるサイズを使用できるようにしておく
⑮ブラケット・チューブ単体の価格を抑え，症例ごとのセット売りはしない

　以上を見ていただければわかると思うが，新システムはどのような力量の術者が治療しても，ある程度は苦労なく治る「普遍性」や「機能性」を追求している．そして，そのために「足し算」で機能などを増やしていくのではなく，「引き算」していくことにより「マニュアルを読まなくても使える」ようなシンプルさを目指していることがわかると思う．さらに特殊な症例でないかぎり，できるだけNi-Tiワイヤのみで治療のほとんど，もしくは全部が終了するようなシステムを目指している．

　これは，たとえワイヤの径が太くなったとしても，咬合力に拮抗できるほどの力でない，継続的に弱い力を発揮するNi-Tiワイヤのほうが生体の機能をじゃますることなく，また生体に対する為害性を最小限に抑えることができるからである．ステンレスワイヤで歯列弓の形態を無理に変えたり，インプラントやゴムなどを組み合わせて咬合平面の傾きを術者側の都合で変えたりなどすることは，ある意味，生体の機能に反している作業と言える一面もあり，たとえ動的治療終了時の状態が審美的に優れていたとしても，治療後の後戻りの原因になる．このようなことも，ステンレスワイヤのような力を発揮できないNi-Tiワイヤで治療のほとんどを終了させることを目的としている理由の一つである．

　上述のような条件を具備したブラケット(金属製およびセラミック製)およびチューブ(金属製)を新システムでは使用することとなる．

9. 新システムで使用する新型ブラケット・バッカルチューブの詳細

　前述のような要件を満たすために，新型ブラケットとバッカルチューブは，従来のベッグブラケットにもエッジワイズブラケットにも似ているようで似ていない特異な形状をしている(図VI-7)．そして，新システムは新型ブラケットとバッカルチューブを組み合わせることにより，歯の形態に問題のない患者であれば，オフセットやオンセットなどのベンドを入れることなく，側切歯と犬歯の切縁の連続性や小臼歯から大臼歯への中心溝の連続性が保たれるように設計されている(図VI-8)．では，前述の具備条件を実現するための詳細と使い方について述べる．

具備条件①

　近遠心的な傾斜を抑え，ワイヤサイズにより節度ある唇舌的な傾斜(角ワイヤ使用時のみ)をし，～.018″×.018″のワイヤ使用時にはフリクションフリーの状態

　この実現のために，フルサイズワイヤ.018″×.025″(0.457mm×0.635mm)に対して，上下方向は0.49mm(≒.019″)に設定し，スロットの幅をエッジ

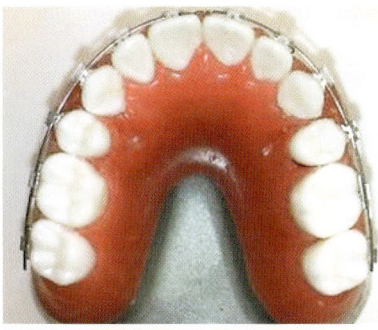

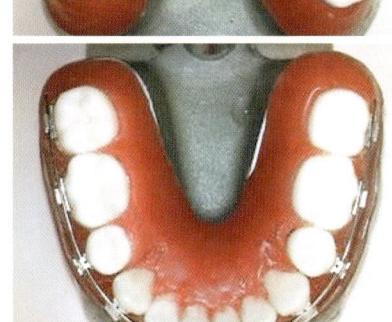

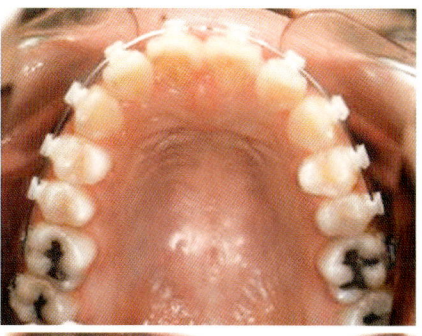

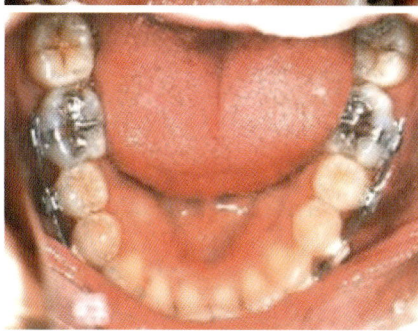

Ⅵ これからの矯正治療—新システムのフィロソフィ，戦略と実際

図Ⅵ-8a〜d 新型ブラケットとNi-Tiワイヤの組み合わせでの歯列弓の連続性（写真はプロトタイプ）．

図Ⅵ-9a〜c 新型ブラケットのワイヤの，ブラケットへの固定方法と摩擦の調節．
a スロット内での傾斜は〜約20°（←）．モジュールによりワイヤは押さえられていない：摩擦は最小（≒0）．
b スロット内での傾斜は〜約9°．モジュールはワイヤに接触しているが，押さえられてはいない．摩擦は中等度．
c スロット内での傾斜は〜約6°．モジュールはワイヤを押さえられている（←部分）：摩擦は大（写真はプロトタイプ）．

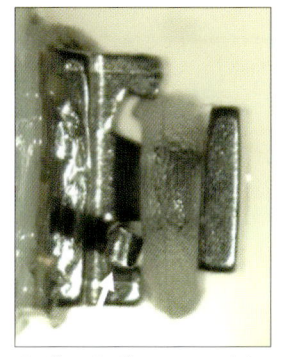

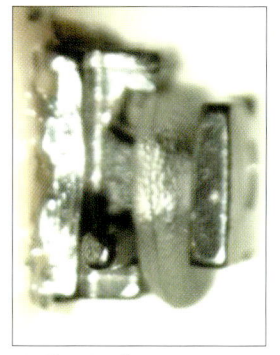

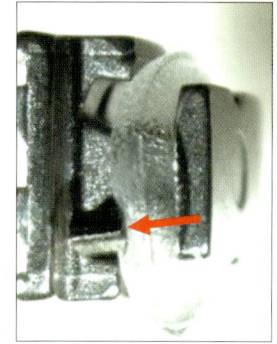

.016″×.016″ Ni-Ti ワイヤ　　.018″×.018″ Ni-Ti ワイヤ　　.018″×.025″ Ni-Ti ワイヤ

ワイズの下顎前歯用とほぼ同等の2.0mmに設定してある．また，唇(頬)舌方向はワイヤのかかる部分を0.45mmとし，その前部分に0.65mmの隙間を設定し，そこにモジュールを入れてワイヤを留める構造にしてある．そのため，〜.018″×.018″のワイヤ使用時には上下的にはある程度の近遠心的な傾斜を可能とし，唇舌的にはモジュールとワイヤは軽く触れる程度であり，フリクションフリー〜中等度の摩擦となる（図Ⅵ-9b）．このことは，摩擦の実験をするとわかるが，ワイヤとブラケットのなす角度が0°のときには摩擦は0であるが，ブラケットやチューブを傾斜させた場合には適度な摩擦を有する．つまり傾斜を修正できる状態となる（表Ⅵ-1，2）．これに対して，唇(頬)舌方向が.018″を超える，.016″×.022″や.018″×.025″ワイヤ使用時にはモジュールがワイヤとブラケットの唇(頬)側板部分との間でディスクブレーキのパッドのような役割を果たし，より大きな摩擦を有するようになる（図Ⅵ-9c）．これは，歯を大きく動かす治療の中盤までは摩擦は少ないほうが早く動くので都合が良いが，後半に差し掛かってくると，大きく動かした歯を動かしたその位置に止めなくてはならず，フリクションフリーでは都合が悪くなるためにそのような設計にしてある．また，その形状上，動かしたくない歯についてはモジュー

表Ⅵ-1 ブラケットとワイヤ間の摩擦—新型ブラケットと従来型ブラケットとの比較.

ブラケットの傾斜(°)			NEW SUS UL1-5	Edgewise SUS U1 Tomy[*1]	Begg SUS UL12 TP[*2]	Edgewise(ligatureless) SUS + Polycarbonate L12 Ormco[*3]	NEW Zirconium UL1-5	Edgewise Zirconium U12
Ni-Ti	16φ	0	0.0±0.0	83.9±5.8	0.0±0.0	0.0±0.0	0.0±0.0	82.5±7.1
		5	26.1±3.3	148.9±11.8	0.0±0.0	0.0±0.0	42.0±2.9	104.4±9.1
	1616	0	0.0±0.0	46.7±9.4	0.0±0.0	0.0±0.0	0.0±0.0	90.9±1.7
		5	36.3±5.7	148.0±7.5	0.0±0.0	48.3±6.6	69.3±1.8	121.4±7.6
	1622	0	34.5±3.0	55.4±2.7	0.0±0.0	0.0±0.0	66.4±1.3	101.6±4.8
		5	56.5±2.3	182.2±2.4	30.6±1.0	53.4±1.2	98.2±2.1	173.1±12.2
	1818	0	3.2±0.7	78.6±2.1	0.0±0.0	0.0±0.0	12.8±1.5	93.3±4.2
		5	48.2±3.2	184.3±4.6	0.0±0.0	62.5±8.8	84.3±2.1	132.0±4.5
	1825	0	65.4±7.8	107.7±8.5	N.A.	0.0±0.0	77.0±0.4	113.6±3.2
		5	89.6±1.5	209.0±8.8	N.A.	110.9±6.1	112.1±3.2	217.9±4.9
	2020	0	N.A.	N.A.	0.0±0.0	0.0±0.0	N.A.	N.A.
		5	N.A.	N.A.	28.3±3.9	92.6±4.5	N.A.	N.A.
SUS	1622		39.1±0.7	60.3±5.4	0.0±0.0	0.0±0.0	49.6±4.3	95.8±3.4
	1818		9.4±3.6	124.7±12.3	0.0±0.0	0.0±0.0	31.3±5.1	126.6±5.0
	1825		88.2±6.6	165.2±15.7	N.A.	0.0±0.0	105.8±2.9	130.4±7.6
	2020		N.A.	N.A.	0.0±0.0	0.0±0.0	N.A.	N.A.

[*1]:トミーインターナショナル, [*2]:TP Orthodontics Japan, [*3]:オームコジャパン サイブロン・デンタル.（プロトタイプでのデータ）

表Ⅵ-2 バッカルチューブとワイヤ間の摩擦—新型チューブと従来型チューブとの比較.

チューブの傾斜(°)			NEW SUS UL67	6 tube SUS UL6 TP*	7 tube SUS UL7 バイオデント
Ni-Ti	16φ	0	0.0±0.0	0.0±0.0	0.0±0.0
		5	9.6±2.7	8.5±1.2	0.0±0.0
	1616	0	0.0±0.0	0.0±0.0	0.0±0.0
		5	28.3±4.7	11.7±1.6	6.5±1.3
	1622	0	0.0±0.0	0.0±0.0	0.0±0.0
		5	48.8±1.0	79.6±2.8	25.2±0.6
	1818	0	0.0±0.0	0.0±0.0	0.0±0.0
		5	44.3±3.3	58.2±2.5	7.1±1.4
	1825	0	0.0±0.0	0.0±0.0	0.0±0.0
		5	64.3±1.8	125.3±6.9	66.6±2.0
	2020	0	N.A.	0.0±0.0	0.0±0.0
		5	N.A.	79.5±2.6	34.9±3.2
SUS	1622		0.0±0.0	0.0±0.0	0.0±0.0
	1818		0.0±0.0	0.0±0.0	0.0±0.0
	1825		0.0±0.0	0.0±0.0	0.0±0.0
	2020		N.A.	0.0±0.0	0.0±0.0

*：TP Orthodontics Japan.（プロトタイプでのデータ）

ルを二重にかけたりして摩擦を高めることもできる．つまり，そのときの状況により歯に応じて摩擦をある程度，術者が調節できるというメリットがあるのである．バッカルチューブでのスロットサイズは0.50mm×0.70mm(≒〜.020″×.027″)となっており，ブラケットのスロットよりも大きくすることで，アンカーロスを引き起こしにくいような設計にしてある．

具備条件②

リバーストルク(−のトルク：口蓋/舌側へのトルク)を前歯・臼歯ともに比較的簡単に効かせることができるようにする

基本的に歯にプラスのトルクをかけるのは非常に簡単なことであるが，マイナスのトルクをかけるのは，とくに歯列内にスペースがなくなってからは，きわめて難しい．また上顎臼歯，とくに大臼歯は頬側に，下顎臼歯，とくに大臼歯は舌側に傾斜しやすい．そこで，新システムでは治療の初めから(リバース)トルクをかけながら歯を動かす．そのために新型ブラケットおよびバッカルチューブには，メインアーチスロットを上下方向に2つ用意してある．一つはトルクが0°，もう一つは−20°である(図Ⅵ-7，9)．これによりリバーストルクをかけておいたほうがよい部位には，ブラケットを上下逆さに使用することにより簡単に−20°のリバーストルクをかけることができる．通常の症例であれば，3┼3までは0°スロット，7〜4│4〜7は-20°スロットをメインアーチとしておけば問題ない．また，メインアーチスロットでなくなったほうのスロットはさまざまな用件に使用することができる．

具備条件③

適切なブラケット(チューブ)間距離を確保する

あまりにブラケット(チューブ)間距離が大きければワイヤの弾性は効かず，かといってブラケット(チューブ)間距離があまりに短いと，せっかくのワイヤの弾性，とくに超弾性のNi-Tiワイヤなどのメリットがなくなってしまうだけでなく，ワイヤの装着もままならなくなる．そこで新システムでは，ブラケットのワイヤスロットの近遠心幅径を2.0mmとし，チューブでは1.9mmとしている．このおかげで，とくに6・7に頬舌的に段差がある場合でもワイヤの装着が可能になった．このことは治療時間を短縮するうえでも非常に重要なことである．また，ツインスロットのおかげで6┼6までメインアーチワイヤが入っていて，頬側もしくは舌側側から7│7が萌出した場合などでもメインアーチスロットでないほうのスロットにメインアーチワイヤよりも弱いワイヤを装着することにより，あたかも7┼7までひと続きのワイヤが装着されているかのように歯を動かすことができる．これもまた，チューブ間距離を確保しているからこそできるワザである．

具備条件④

独立したバーティカルスロット，またはそれに代わるものを用意する

これが，②や③でさんざんでてきているツインスロットである．また，バッカルチューブではその設計上の厚みと挿入方向を考えて設定していないが，ブラケットではツインのメインアーチワイヤスロットの他にバーティカルスロットも用意されている(図Ⅵ-7)．基本的にそれほど歯が傾斜することはないが，万が一のとき，もしくはオーバーコレクションを狙う場合や動的治療期間の短縮を狙うケースでは，このバーティカルスロットにベッグブラケット用のアップライティングスプリングなどを装着することができる．さらに，いろいろなケースでこのバーティカルスロットにリガチャーワイヤを通して使用することもできる．バッカルチューブは，めったに傾くことはないはずであるが，メインアーチスロットでないほうのスロットを利用してブラケットと同様にベッグブラケット用のスプリング類を使用することができる．ちなみにブラケットでは，このようなスロットはステンレス製のみならずジルコニア製のものにも備わっている．

具備条件⑤

メタルブラケットとセラミック(ジルコニア)ブラケットの形状・寸法などはまったく同じものとする

バッカルチューブはほぼステンレス製であるので問題ないが，販売されているブラケットのほとんどのものが同じシリーズであってもステンレス製とセラミック製で大きさが違う．これはセラミックの材料の脆弱性のためであるが，新システムでは構造，形状すべてにわたってステンレス製とジルコニア製で同一とした(図VI-7)．この理由は混在して使用しても何の問題も起こさないようにするためである．

日本では審美ブラケットである，金属色ではない白いブラケットがよく使用される．しかし，実際に機械的強度や対合歯のこと，接着強度や摩擦のことを考え合わせると，金属ブラケットのほうが審美ブラケットよりもはるかに優れている．そのため，審美ブラケットを使用する場合でもドクターによってその使用する部位が変わってくる．つまり，審美ブラケットをしない部位には金属ブラケットを使用するため，どこに金属がきてどこに審美ブラケットがくるかは術者しだいである．そのために新システムでは，どのような状況においても問題を起こさないように金属と審美ブラケットでまったく同一のものとした．ただし摩擦については，やはり審美ブラケットのほうが大きいため，その点には注意が必要である(表VI-1)．

具備条件⑥

唇(頬)側はワイヤをブラケットが覆う設計にする

エッジワイズやティップエッジブラケットは唇(頬)側からワイヤをスロットに挿入するオープンフェイスタイプのため，唇(頬)側をスロットが覆うベッグブラケットと比較すると，叢生除去に少なくとも数倍の時間がかかる．デーモンなどのリガチャーレスブラケットはその点，ワイヤを可動部の蓋で覆うため，それらよりはマシではある．しかし稼動部に変な力がかかれば，当然のことながらトラブルが起きる．叢生除去のスピード化のみならず，ワイヤをなるべく見えにくくするという審美性の向上や口腔粘膜，主に唇の裏側や頬粘膜が余計なものになるべく触れないようにするという口腔内環境の快適性向上のために，新システムではワイヤを完全にブラケットが覆う設計になっている(図VI-7)．

ここでもう一つポイントがある．エッジワイズのブラケットはブラケットのいちばん唇側部分が上下的に大きい．これはモジュールを引っ掛けるためのウイング部分があるためである．しかし，この部分こそが下顎に装着する際に上顎の対合歯が咬み込みやすく，そして脱離の原因になる．そこで，新型ブラケットでは唇側の前板部分の上下を極力短く設定している．そのためメインアーチワイヤから0.5mm程度しか，切縁方向にブラケット成分が存在しない．新型バッカルチューブでは極力頬舌方向の厚みを抑えるとともに，ブラケット同様，メインアーチワイヤから0.5mm程度しか切縁方向にチューブ成分が存在しないような設計になっている(図VI-7)．

具備条件⑦

装置の角の部分を丸く，装置自体の大きさ，とくに唇(頬)舌方向および切端-歯頸部方向をできるだけ薄くする

⑥の口腔内快適性の向上をさらにサポートするために，新型ブラケットおよびチューブでは装置の角は丸く，装置自体の大きさ，とくに唇(頬)舌方向および切端-歯頸部方向をできるだけ薄くする設計になっている．ブラケットでは幅×高さ×厚みが 3.2×3.2×2.25〜2.45mm となっており，従来のブラケットたちと比較しても小さいほうである(図VI-10)．特筆すべきはバッカルチューブであり，幅×高さ×厚みが 5.6×2.55×1.45〜1.65mm という従来のものには見られない小ささ，とくに薄さである(図VI-10)．これにはもう一つ理由がある．それは，とくに下顎の大臼歯部においてはクロスバイトでないかぎり，上顎大臼歯が下顎大臼歯を覆うため，下顎大臼歯の適切な位置にバッカルチューブをつけると上顎大臼歯がチューブを咬んでしまうことがある．

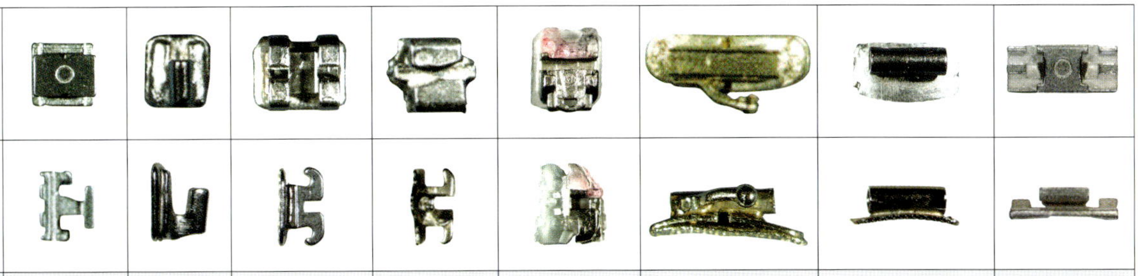

VI これからの矯正治療—新システムのフィロソフィ，戦略と実際

	新型ブラケット	ベッグ	エッジワイズ（スタンダード）	ティップエッジ	リガチャーレス（デーモンIII）	6・6用チューブ	7・7用チューブ	新型チューブ
写真のもの	上下顎 1-5	上下顎 1-2	上顎中切歯	上顎中切歯	下顎切歯	上顎右側下顎左側	上下顎左右側	上下顎左右側6-7
種類	1	2	5〜	12〜	8〜	2	1	1
取り扱い		TP*	Tomy**	TP*	Ormco***	TP*	バイオデント	
幅(mm)	3.2	3.2	3.4-4.2	3.6	3.3〜	8.4	5.6	5.6
高さ(mm)	3.2	3.3	3.3	3.6	3.8	2.8-3.4	3.0	2.55
厚み(mm)	2.25-2.45	2.3-2.5	2.0-2.5	2.0〜	3.1〜	2.8	2.1	1.45-1.65

図VI-10 新型システムと他ブラケット／チューブとの比較.
*：TP Orthodontics Japan, **：トミーインターナショナル, ***：オームコジャパン サイブロン・デンタル（写真の新ブラケットおよびチューブはプロトタイプ）.

それを回避するために，妙に歯頸部寄りにチューブをつけるドクターが多い．つけざるをえなかったわけであるが，このことが臼歯の挺出を引き起こし，オープンバイト様の症状を人工的につくることになる．そして，これにより行ったり来たりのふらふらした治療が始まる．このことは，動的治療期間の短縮化を目指すわれわれにとってはいちばん時間のもったいないことであり，何よりいちばん迷惑するのは患者である．よって，このような事態を極力起こさないためにも可及的にチューブは薄くし，スロットは切端側にオフセットされていることが望ましいのである．

具備条件⑧

金属製のピンではなく，軟らかいエラストメリックモジュールを使用する

ベッグブラケットもデーモンをはじめとするリガチャーレスブラケットも，金属であるワイヤを金属であるスロットが取り囲んでいる．この理由は，金属どうしのほうが摩擦が少ないからである．しかし，金属のワイヤの周囲を金属で囲むということは遊びのないハンドルをもつ車のようなもので，一歩間違うと逆にワイヤがスライドしなくなったり，ブラケットからワイヤが外れなくなったりすることを意味する．とくに，リガチャーレスブラケットのように可動部があるものでは可動部が不動になることがある．実際，新型ブラケット開発当初，リガチャーレスブラケットにする予定でいろいろやっていたときに，ワイヤがある程度太くなってくるとそのような現象が起きることがあった．

このような場合，可動部をブラケットそのものに組み込んであるタイプ（いわゆるリガチャーレスブラケットのほとんど全部）では高価なブラケットそのものが無駄になるだけではなく，ワイヤごと外さなくてはならない事態になる．その点，リガチャーレスブラケットの可動部が金属製のピンになっている

ベッグブラケットでは，そのような事故はほとんどない．しかし，やはりというべきか，ワイヤがスロットぎりぎりの大きさになってくるにつれ，ピンの出し入れがしにくくなってくることに起因するブラケットの脱離などのトラブルが増えてくる．さらに使用後のピンがゴミになったり，口腔内でピンの脚部をピンカッターなどで切るときの患者の不快感などもないとは言えない．また，ピン自体の金額はモジュールよりも高い．

以上のことから，新型ブラケットでは軟らかい樹脂でできたモジュールを使用することにした．このことによりワイヤの弾性がブラケットやモジュールにかかりすぎた場合でもモジュールがある程度のクッションになってくれる．金属ピンよりも経済的で在庫もかさばらずにすむ．問題は，モジュールの飲食物による着色である．現在，われわれは飲食物によりほとんど着色しないモジュールを開発中であり，あと一歩のところまできている．

具備条件⑨

モジュールやチェーンが付属物の追加なしに，そのままでかかりやすい形状にする

具備条件⑩

ゴムを掛けるフックは着脱式にする

基本的に，新システムで目指したことの一つは付属物を可及的に使用しないことである．それは，ドクターが楽でなくては患者は楽でないからである．よって，モジュールやチェーンが付属物の追加なしにそのままでかかりやすい形状にするのは当然のことである．しかし，上記の意味からいえば，エラスティックを掛けるフックを着脱式にするのは理にかなっていないような気がする．この理由は，とくにチューブについている鍵型のフックがじゃまである，引っ掛かって気持ちが悪いなどの意見が患者からでることが多いためである．

新型ブラケット，バッカルチューブでは実は，モジュールやチェーンが付属物の追加なしにそのままで掛かりやすい形状にするだけでなく，フックがなくてもエラスティックが掛かることは掛かるのである．ただし，掛けるには少しコツが必要である．しかし，患者にいちいち掛けにくい状態で掛けさせることはモチベーションの維持のうえでも決して良いことではない．ただでさえ，やってくれない患者はまったくやってくれないエラスティックである．やはり，掛けやすいのがいちばん良い．

というわけで，必要ないときには装着せず，やむをえない状況になったらフックを装着する．そして，必要なくなったら外す．そのために着脱式とした．ここで問題になるのは，着脱式のフックにはさらに費用がかかるということであるが，新システムではベッグブラケット用のフックピン（ブラス製）で代用することで，追加費用の最小化を図っている．

具備条件⑪

ブラケット・チューブや付属物の種類と数を可及的に減らす

具備条件⑫

余計な付属物は可及的に使わない設計にする

具備条件⑬

従来の在庫が生きる設計にする

⑨⑩と同様のことでもあるが，付属品は可及的に少ないほうが良い．チェアサイドでいかなるときにもスムーズな治療を行うためのみならず，医院の経済を考えたときに在庫も含めて必要不可欠なことである．さらに，従来のシステムで使用していたものが可能なかぎり使用できるようにすることも，他のシステムから移行する際にはきわめて重要なことである．

新システムでは，ブラケットはステンレス製，ジルコニア製それぞれがたったの１種類で上下顎中切歯から第二小臼歯までをカバーし，バッカルチューブもたった１種類で上下顎大臼歯をすべてカバーする．このことは医院の経済，とくに在庫の縮小のみ

ならず，忙しいときや慌てているときなどのミスの減少にもおおいに貢献するものであり，これらのことはすべては患者に喜んでもらうためのものである．

具備条件⑭

使用ワイヤは今後問題なく生産されるサイズを使用できるようにしておく

改正薬事(平成22年3月末までが旧薬事の猶予期間)施行により，薬事の検査などが厳しくなるだけでなく，金額的にも従来とは比べものにならないくらい費用がかかるような仕組みになってしまった．そのためか，最近ではマイナーな商品はどんどんカタログ落ちしてきているのが現状である．業者側としても，売れないものにはお金をかけられないというのは致し方ないところであろう．この状況がこれからも続くことは目に見えているため，新システムでは間違いなく残るであろうサイズのワイヤを使用する設計になっている．すなわち使用するサイズは.016″φ，.016″×.016″，.018″×.018″，.016″×.022″，.018″×.025″のうちから選択できる．必要であれば.016″以下のものを使用しても構わない(効率は良くないが…)．そして，使用するワイヤの主なものはNi-Tiワイヤになる．もちろん従来どおりリバースカーブのNi-Tiワイヤも使用できるし，最後の仕上げや症例によってはステンレスワイヤ(好みに応じてβチタンワイヤなど)を使用しても構わない．

具備条件⑮

ブラケット・チューブ単体の価格を抑え，症例ごとのセット売りはしない

⑬⑭からわかるように，新システムではブラケットを材質ごとに1種類，計2種類，チューブを1種類，Ni-Tiワイヤを3～4種類(リバースカーブなどの特殊なワイヤは別として)，ステンレスワイヤを1，2種類もっていれば，あとはモジュールや接着剤さえあれば治療ができてしまう．実は，この種類の少なさは医院での経済，在庫状況を良くするだけではなく，装置単体の価格を抑える大きなポイントになっている．種類を見ていただければわかるとおり，セット売りできる代物でもない．売る側にしても揃えるものが少なく，一つの種類で量がでるため非常に好都合である(何といっても全部で3種類しかなく，しかもすべてが重要なものである)．需要側と供給側双方にとってwin-winな関係を築いていくのに，これはたいへん重要なことであり，ここでのwin-winな関係は医院内のストレスを増やさない重要なポイントにもなってくる．

以上のような具備条件を満たす要件を，新システムで使用する新型ブラケットおよびバッカルチューブは有している．これらのことからもわかるように，まだあまり治療に慣れていない初心者のドクターはプロトコールどおりに進めれば，特殊な症例でなければ治すことができ，ベテランの方は，状況に応じていかようにも応用をきかすことができる設計になっている．

10．新システムの実際と新型ブラケット・バッカルチューブの使い方

1）システムの構成

ⅰ）必要なもの

- ブラケット：ステンレス製，ジルコニア製　各1種類
- バッカルチューブ：ステンレス製　1種類
- エラストメリックモジュール：各社各製品を好みで
- ベッグブラケット用スプリング類：スプリングピンでないもの．ローテーションスプリングはほとんど使用しない
- エラスティック類：
  エラストメリックチェーン
  エラストメリックスレッド(0.4mm角程度)
  顎内，顎間ゴム　以上，各社各製品を好みで
- ベッグシステム用フックピン：
  ブラス製のもの（TP Orthodontics Japan）

・ワイヤ：Ni-Ti ワイヤおよびステンレスワイヤ（〜.018″×.025″）好みでβチタンワイヤなど

ii）必ずしも必要ではないが，状況や好みで使用するもの・できるもの
・オープンコイルスプリング：各社各製品を好みで
・クリンパブルフック：通常は必要なし（好みで）
・リガチャーワイヤ：好みで
・ワイヤに付与するオフセット
・大臼歯用バンド：ダイレクトボンディングでは必要なし
・リンガルボタン：好みで
・チンキャップ

iii）従来のベッグシステムから廃止になったもの
・金属ピン類
・バイパスループ
・パワーピン
・バッカルチューブ類

2）従来のシステムとの互換性

i）互換性のあるもの
　新ブラケット⇔ベッグブラケット
　ただし，歯頸-切端方向のスロットの位置は異なるのでポジショニングに注意
　ベッグブラケットと新ブラケット，ベッグブラケットと新チューブの混在は可能

ii）互換性のないもの
　新チューブ⇔従来のバッカルチューブ
　新チューブと旧チューブの混在は基本的に無意味

3）歯面へ接着する位置と使用するスロット

　従来のベッグシステムではブラケットにプラスチックのジグがついているものがあった．初心者には便利ではあるが，歯の切縁の形状や咬耗の状態によってはまったくといってよいほど，あてにならない代物である．そこで新システムでは，経費削減も含めてジグの設定を止めた．通常のシステムでは，歯種ごとに切縁からブラケットのワイヤスロットまでの距離が設定されているものが多い．しかし，これもまた歯の形状や状態に左右されるため，どこまであてになるか疑問が残る．そして，人間の目というのは思っているよりもかなり正確である．

　以上のことから，新システムではFAポイントを取り入れることにした（図Ⅵ-11）．すなわち，歯軸上の歯冠の上下的な中心点にブラケットもしくはバッカルチューブの中心点を合わせ，ワイヤスロットと咬合平面を平行に接着するというものである．こう言うと複雑な印象を与えてしまうが，もっとシンプルに言えば，歯冠の真ん中にブラケットを接着するということである．そのため，従来のシステムよりも若干歯頸部寄りに着くような感じになる．しかし，新型ブラケットおよびチューブはその中心よりも切縁寄りにメインアーチスロットがオフセットされているため，基本的には従来とほぼ同じような位置にワイヤが通っていることになる．

　さらに，このことはワイヤから対合歯までの距離をとることができることを意味しており，特に下顎においてはきわめて重要な役割を担う．また，より正確な位置に装置を装着するためにインダイレクトボンディングを用いようが，どんなに神経質に接着しようが，必ず治療の途中でどこかの装置は脱離するし，何かしら歯列の形状に合わずに適切でない位置に動いてしまう歯はあるものである．その場合はその部位の装置を接着し直せばよい．最初の接着時に神経質になりすぎるよりも，動かしてみておかしいところを修正したほうが時短にもなるし，いろいろな意味で術者，患者双方にとってハッピーである．

　使用するスロットであるが，前述のとおり，特殊な症例でないかぎり，通常は上下顎中切歯〜犬歯までが0°スロットを，小臼歯以降を−20°スロットをメインアーチスロットとする．

4）新型ブラケット・チューブの使用上の注意点

　このように死角を極力排除した新システムであるが，欠点のないものは世の中にはない．新システムで使用するブラケットやチューブにも問題点はある．
　ブラケットの問題点は，その形状上，.016″

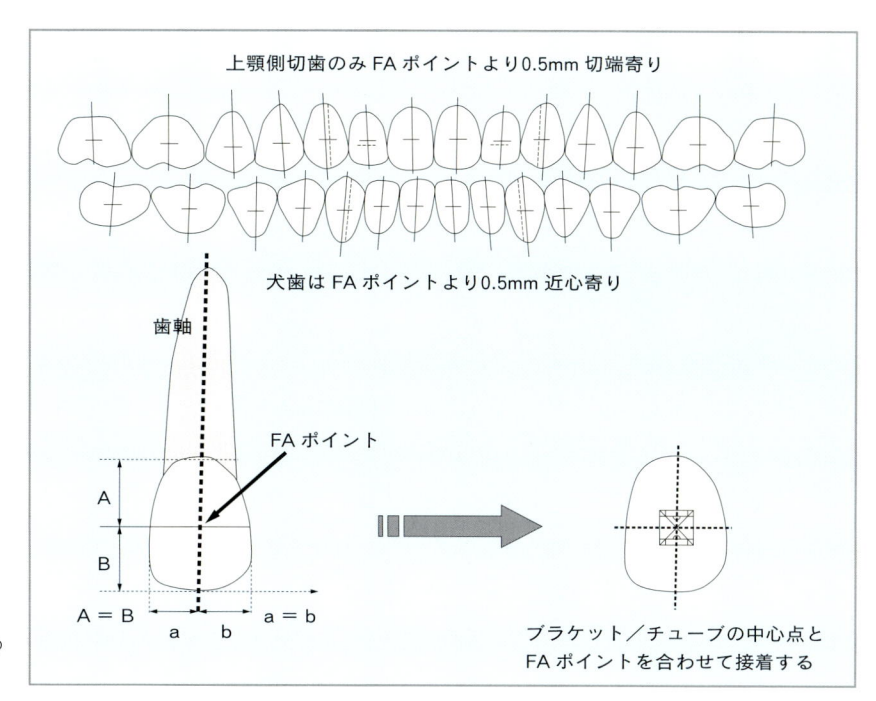

Ⅵ これからの矯正治療—新システムのフィロソフィ，戦略と実際

図Ⅵ-11 新型ブラケットとチューブの接着位置．

×.016″以上では問題ないが，.016″φ以下のワイヤ使用時に唇側の斜め下方向に強いテンションがかかる場合（歯が著しく舌側の低位に位置している場合），モジュールで単純に留めただけではワイヤがスロットから抜けてくる場合がある．このようなケースではモジュールを二重に入れるか，バーティカルスロットを利用してリガチャーワイヤでメインワイヤとブラケットを留める必要がある．また，剛性の高いジルコニアブラケットとはいえ金属製よりは弱いため，通常の使用では問題なく，過度に神経質になる必要がないが，モジュールを外すときや脱離させるときに無造作に力を加えないように一応注意しておく必要がある．

新型バッカルチューブでの問題点は，上下顎左右側第一・第二大臼歯8本をすべて共用し，一つのチューブとしたために，ディスタルオフセットが付与されていない．通常のチューブでも付いているものと付いていないものがあるので，これ自体たいした問題にはならないといえばならない．通常付与されているものでは5〜6°程度付いている．しかし，

これらはチューブの形状上，歯に接着するベースの部分に対してチューブ部分がオフセットされていることが多く，5〜6°といっても実質は2〜3°程度である．よって，この意味からもほとんど問題にならない．これとは別に使用上での問題がある．それは，この新型チューブは頰舌的にワイヤを押さえる部分の近遠心的な幅を狭く作ってあるので，ワイヤそのものは通常のタイプよりは入れやすいのであるが，上下方向はあえてあまり広めに作っていない．つまり，大臼歯間で萌出位置にズレがあると，とくに角ワイヤでは注意して入れないと入れにくいことがある．同様に，Spee湾曲を付与したワイヤも入れにくいことがある．また，ダイレクトボンディングによる接着を基本的に作ってあるにもかかわらず，通常のチューブよりも歯への接触面積が小さいため，接着する際はできるだけ強力な接着剤を使用したほうが良い．現時点でとくに脱離しやすいということはないが，従来のシステムと変わりない程度でとくに強いということもない．

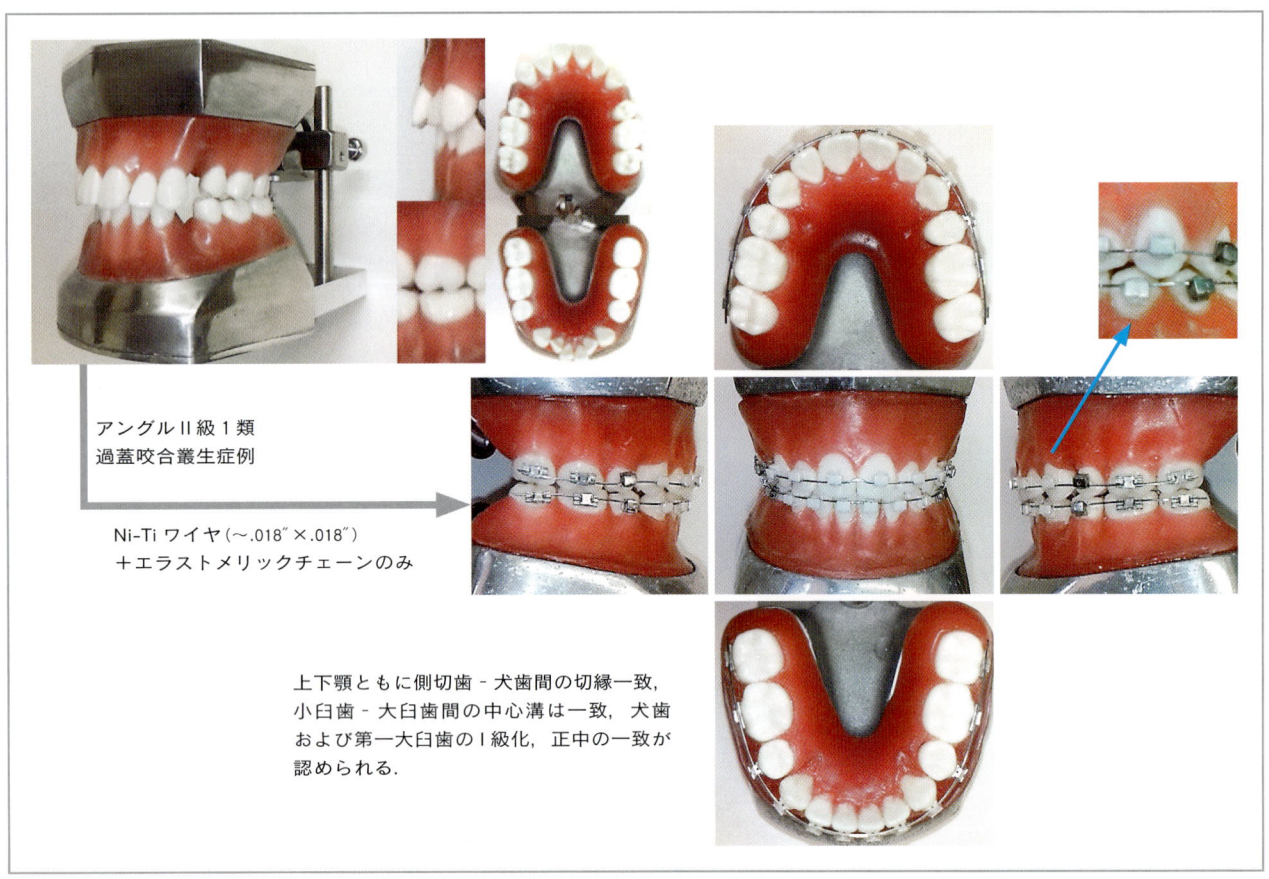

図Ⅵ-12 新型システムのタイポドントシミュレーション（写真はプロトタイプ）．

11．新システムを使用した症例

1）タイポドントシミュレーション

前歯部に叢生をともなったアングルⅡ級上顎前突抜歯（上下顎第一小臼歯）症例のタイポドントシミュレーションの結果を図Ⅵ-12に示す．使用したワイヤは上顎が.016″φ Ni-Ti ワイヤ（Spee 湾曲タイプ）→.016″×.016″ Ni-Ti ワイヤ（Spee 湾曲タイプ）→.018″×.018″ Ni-Ti ワイヤ，下顎が.016″φ Ni-Ti ワイヤ→.016″×.016″ Ni-Ti ワイヤ→.018″×.018″ Ni-Ti ワイヤである．

バイトオープニングのために使用したのは Spee 湾曲タイプの Ni-Ti ワイヤのみであり，抜歯スペース閉鎖のために使用したのは上下顎ともにエラストメリックチェーンのみである．その結果，図Ⅵ-12 に示すように，上下顎ともに側切歯―犬歯の切端の一致，小臼歯―大臼歯の中心溝の一致，犬歯および第一大臼歯のⅠ級化，そして正中の一致が認められた．このことから新システムでは，患者のもっている歯牙素材が同一口腔内で極端にバラエティに富んでいないかぎり，特殊な症例でなければワイヤの屈曲はほぼ必要ないことがわかった．

2）患者に使用した症例の実際

では，実際の症例ではどうであろうか？　以下に示す症例は，患者の承認をとって治療を行ったものである．このテストのために約20症例の治療を行っているが，もっとも時間の経ったものでまだ17か月であり，短いものでは1か月である．そのため現在，動的治療が終了した症例は3症例（うち2×4による一期治療が2症例，成人症例が1症例），数か月以内

Ⅵ これからの矯正治療―新システムのフィロソフィ，戦略と実際

[初診時]

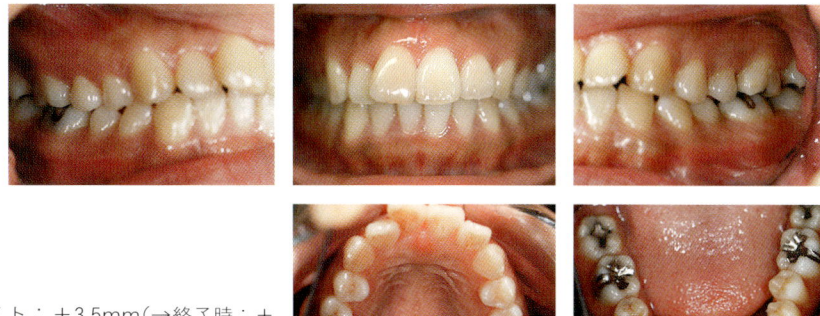

図Ⅵ-13　アングルⅠ級叢生非抜歯症例．
　初診時年齢：29歳5か月．オーバーバイト：＋3.5mm（→終了時：＋2.0mm），オーバージェット：＋5.3mm（→終了時：＋2.3mm）．軽度のTMDがあったが，治療開始2か月で消失．

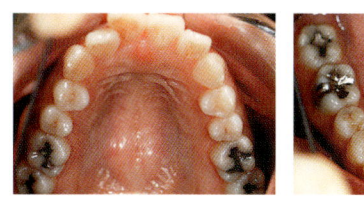

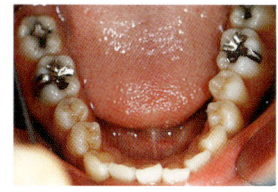

[動的治療(12か月)終了時]

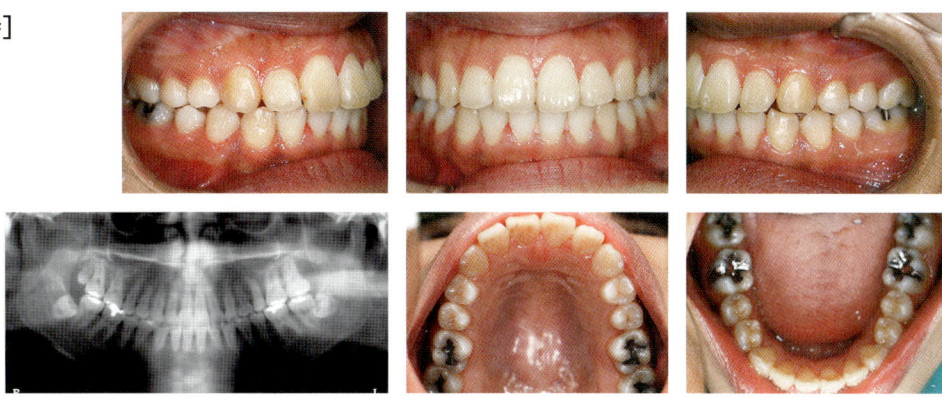

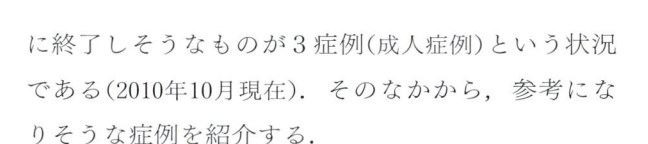

に終了しそうなものが3症例（成人症例）という状況である（2010年10月現在）．そのなかから，参考になりそうな症例を紹介する．

まずはアングルⅠ級叢生症例である（図Ⅵ-13）．上顎前突傾向があり，軽度の叢生，軽度のTMDがあった．初診時年齢は29歳5か月の女性．初診時のオーバーバイトが＋3.5mm，オーバージェットが＋5.3mmであった．オトガイ部がしっかりしていること，顔貌とのバランス，年齢，患者の今後を考えて，非抜歯で治療を行った．使用したワイヤはNi-Tiワイヤで，上下顎ともに.016″φ→.016″×.016″→.018″×.018″であった．治療開始8か月後には治療は終了していたが，最初の症例ということもあり装置除去後の後戻りを懸念して，動的治療12か月で終了とした．終了時のオーバーバイトが＋2.0mm，オーバージェットが＋2.3mmであった．

現在，保定5か月目であるが，とくに目立った後戻りは認められない．

つぎに，バイトオープニングが効率的に行われるかどうかを示す（図Ⅵ-14）．この症例は初診時年齢23歳1か月の女性，アングルⅡ級2類過蓋症例である．叢生というよりも咬合平面の歪みが上下顎にあり，また軽度のTMDがあった．初診時のオーバーバイトが＋4.5mm，オーバージェットが＋2.0mmであった．症例，顔貌，年齢などを考慮し，非抜歯で治療することにした．叢生がきわめて軽度であったために，上顎に.016″×.016″Ni-Tiワイヤ（Spee湾曲タイプ）を2か月装着したところ，右図のようにオーバーバイトが＋2.0mmにまで減少した．このことより，新システムにおいてもバイトオープニングは十分効率的に行われることがわかった．

では，バイトクロージングはどうであろうか？

219

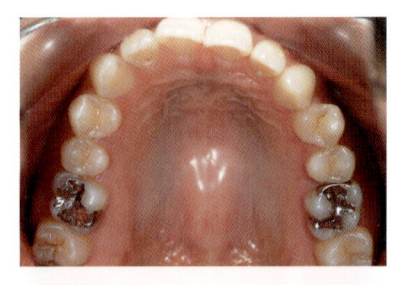

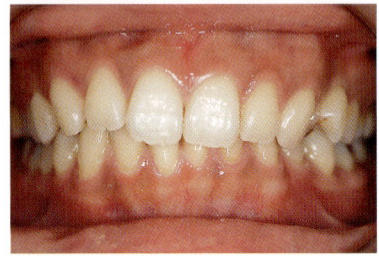

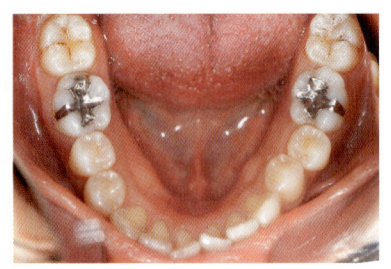

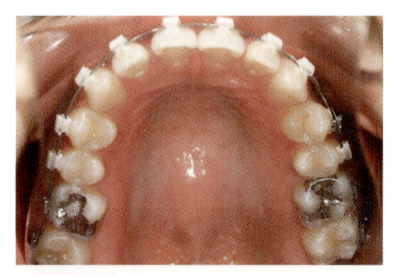

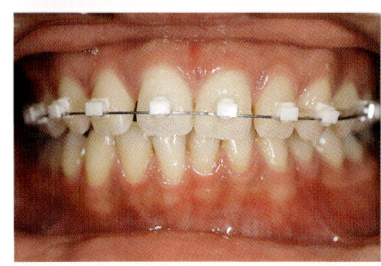

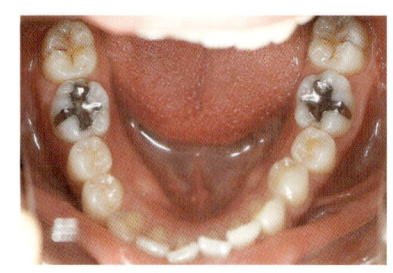

図VI-14　バイトオープニングの例.
アングルII級2類過蓋咬合非抜歯症例. 初診時年齢：23歳1か月. オーバーバイト：＋4.5mm（→2か月後2.0mm），オーバージェット：＋2.0mm. 軽度のTMDあり（治療開始2か月後に消失）（写真はプロトタイプ）.

初診時　　　　　　　上顎装置装着2か月後

　一般的に，バイトオープニングよりもバイトクロージングのほうが難しい．それは原因もしくは結果，もしくはその双方になりうる習癖が絡んでくるからでもある．図VI-15に示す症例は，アングルIII級上下顎前突と軽度の叢生をともなう開咬症例である．初診時年齢は11歳2か月の女児．初診時のオーバーバイトが－1.8mm，オーバージェットが＋2.6mmであった．オトガイ部の緊張が弱いため，顔貌とのバランス，年齢，患者の今後を考えて，まずは上顎第一小臼歯のみ抜歯して治療をして様子を見ることにした．図VI-15の下図は動的治療開始6か月後である．使用したワイヤはNi-Tiワイヤで，上顎は.016″φ→.016″×.016″→.018″×.018″（Spee湾曲を上下反対に使用）→.016″×.022″（ボックスエラスティック併用）であり，下顎では.016″φ→.016″×.016″→.016″×.022″であった．6か月装着で，下図のようにオーバーバイトが＋2.1mmになった．

このことより，新システムにおいてもバイトクロージングは十分効率的に行われることがわかった．
　さらに，ベッグブラケットと新型ブラケットの叢生除去のスピードを比較するために，ほぼ同年齢のきわめて似た症例でチェックしてみた（図VI-16）．症例は上顎左側側切歯の反対咬合症例で，上（図VI-16a, b）の症例はその部位のオーバーバイトが＋1.0mm，下（図VI-16c, d）の症例では＋1.5mmであった．上（図VI-16a, b）の症例では左側から右側側切歯まで新型ブラケットを装着，下（図VI-16e, d）の症例では左側側切歯のみベッグブラケットを上下逆に装着し，両症例ともに.016″φ Ni-Tiワイヤを装着した．上（図VI-16a, b）の症例では1か月で，下（図VI-16c, d）の症例では2か月でオーバージェットが改善された．オーバーバイトの違いを考慮しても，新システムでは効率的に叢生除去が行われることがわかった．

Ⅵ　これからの矯正治療―新システムのフィロソフィ，戦略と実際

[初診時]

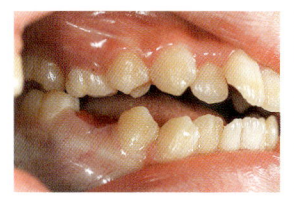

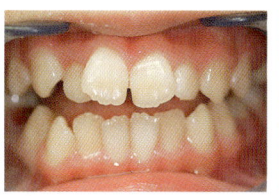

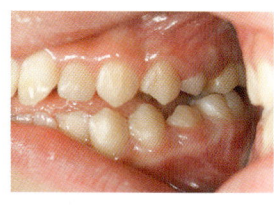

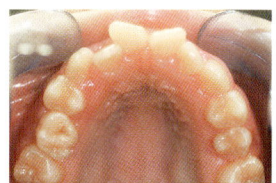

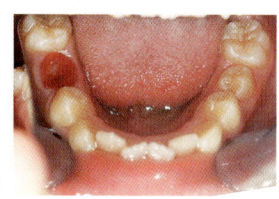

図Ⅵ-15　バイトクロージングの例．
　アングルⅢ級上下顎前突と軽度の叢生をともなう開咬症例．初診時年齢：11歳2か月．オーバーバイト：-1.8mm，オーバージェット：+2.6mm．上顎左右側第一小臼歯のみ抜歯（写真はプロトタイプ）．

[6か月後]

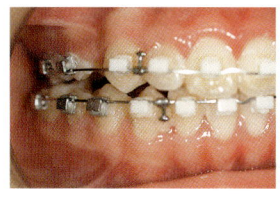

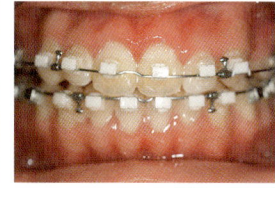

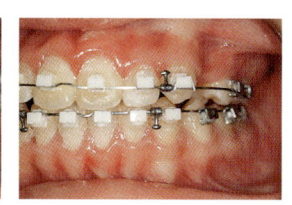

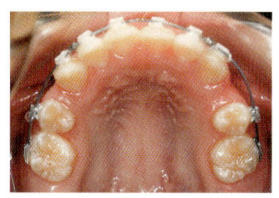

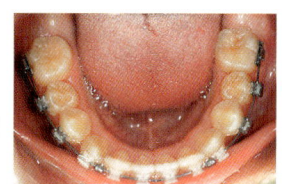

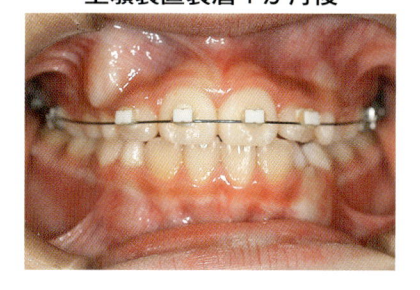

図Ⅵ-16　上顎左側側切歯部の反対咬合の改善のスピードの比較．
　両患者ともに初診時年齢9歳，上顎左側側切歯部の反対咬合．上顎左側側切歯部のオーバーバイトは，上の患者は+1mm，下の患者は+1.5mm．下の患者の上顎左側側切歯がベッグブラケット（上下逆に装着），他は新型ブラケット（プロトタイプ）．

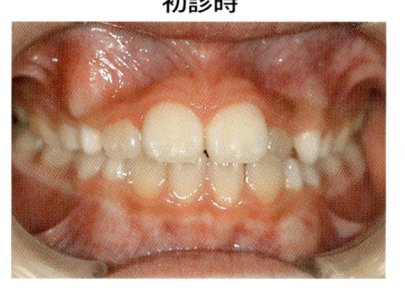

初診時　　　上顎装置装着1か月後

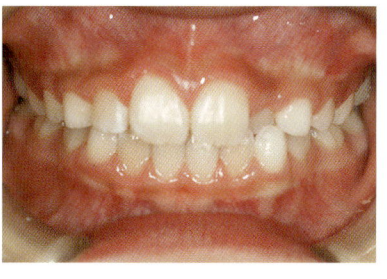

初診時　　　上顎装置装着2か月後

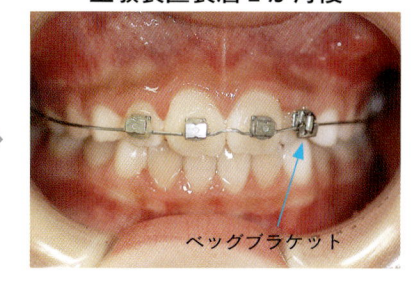

ベッグブラケット

221

12. おわりに

以上，新システムの構築にあたってのフィロソフィとそれに基づいた戦略，新システムの実際と新型ブラケット・バッカルチューブの詳細について述べてきた．われわれが現在使用しているベッグブラケットはまだ十分に使用はできるものの（舌側転位歯などで横幅のあるブラケットを装着できないスペース不足の部位にはきわめて有効．ただし，その場合Tピンは使用できない），審美ブラケットの生産中止や構造上の問題からそろそろ新しいブラケットの開発を行わなくてはならない時期が迫っていた．

そこで，新しい技術の安定などの状況も含めてちょうど良い時期であろうという判断のもと，2002年後半よりこのプロジェクトに着手した．そして，つぎからつぎへと襲ってくる数々の問題をクリアしながら，タイポドントシミュレーションが終了し，Ni-Ti ワイヤ，しかも .018″×.018″ もしくは .016″×.022″ までで特殊な症例でないかぎり治療が終了できることを確認した．そして，ようやく2008年末には，口腔内に装着できる状態の最終試作品の完成まで漕ぎつけることができた．現在は，ボランティアの患者での実際のチェックが進行中（2010年10月現在）で，ここででてきた不具合の修正を完了させ，ようやく市販型へと移行できる運びとなった（発売は2011年4月予定）．

本書で紹介した新しいブラケット・バッカルチューブを実際に目にした瞬間，読者はなんとシンプルな構造なのだろう，そしてなんと特異な形態なのだろうと思うことであろう．しかし，シンプルに見えるものの造りがシンプルかというと決してそんなことはない．きわめて複雑なものを，整理してつじつまを合わせて隅々まで気を配って作ると，最後にはシンプルに見える．これが新システムで使用するブラケット／チューブである．その証拠として，全体としてはシンプルに見えるが，細かいところをよく見てみると，その面と線のつくりはかなり手が込んでいることがわかる．そして，読者がこのブラケットとチューブを手にした瞬間が新システムのゴールではなく，本当の意味でのスタートとなる．

第VI章　参考文献

1. 亀田剛．矯正治療におけるトラブル回避のための戦略的思考とは何か？．トラブルの本質からみた傾向と対策のための創造的戦略と戦術．矯正歯科トラブルの法則．原因と結果，その傾向と対策．東京：クインテッセンス出版，2006；67-95.
2. 亀田剛．矯正歯科医療の明暗を分けるもの．J Begg Orthodont 2008；30：1-5.
3. 亀田剛．矯正歯科における Minimum Patient Compliance．日成人矯歯誌　2008；15：54-57.
4. 亀田剛．Minimum Patient Compliance を実現するための矯正歯科における治療・マネージメント・マーケティングの実際．すべては患者さんのために．J Begg Orthod　2009；31．
5. Angle E. Treatment of Malocclusion of the teeth. 7th ed, Philadelphia: S S White Dental Manufacturing, 1907.
6. Mershon JY. Failures. Int J Orthod 1936；22：338-342.
7. Hawlay CA. A removable retainer. Int J Orthod 1919；2：291-298.
8. Kaplan H. The logic of modern retention procedures. Am J Orthod Dentofac Orthop 1988；93：325-340.
9. Nanda R, Burstone CJ. Retention and stability in orthodontics. Philadelphia: W B Saunders, 1993.
10. Sadowsky C, Sakols EI. Long-term assessment of orthodontic relapse. Am J Orthod 1982；82：456-463.
11. Puneky P J, Sadowsky C, Beogole E A. Tooth morphology and lower incisor alignment many years after orthodontic therapy. Am J Orthod 1984；86：299-305.
12. Uhde M D, Sadowsky C, Beogole E A. Long-term stability of dental relationships after orthodontic treatment. Angle Orthod 1983；53：240-252.
13. Stedman S R. Changes of intermolar and intercuspid distances following orthodontic treatment. Angle Ortho 1961；31：207-215.
14. Stedman S R. A philosophy and practice of orthodontic retention. Angle ortho 1967；37：175-185.
15. Waldron R W. Reviewing the problem of retention. Am J Orthod Oral Surg 1942；12：770-781.
16. Muchnic H V. Retention or continuing treatment. Am J Orthod 1970；57：23-34.
17. Wylie W L In, Kraus B S, Riesel R A (eds). Vistas in orthodontics. Philadelphia: Lea & Febiger, 1962；391-397.
18. 亀田晃．ベッグ法のすべて．KBテクニック．I．基本術式と上顎前突の治療．京都：永末書店，1988．
19. 亀田晃．KB Tip Edge System．東京：デンタルフォーラム，1990．
20. 亀田剛．矯正治療期間を短縮するためのパラダイムシフト．In：花田晃治，伊藤学而（編集）．臨床家のための矯正 YEAR BOOK '01．東京：クインテッセンス出版，2001：79-88．
21. Kameda T, Kosuge N, Kameda A. Influences of dimensions, cross sectional areas or shapes of Ni-Ti rectangular wires on bracket-wire friction. J Begg Orthodont 2008；30：6-11.
22. Kameda T, Kosuge N, Kameda A. Influences of dimensions, cross sectional areas or shapes of stainless steel rectangular wires on bracket-wire friction. J Begg Orthodont 2008；30：12-17.

参考文献

1. 榎 恵. Begg の light archwire technique についてのノート. 歯学 1962;49:225-250.
2. 亀田晃. Begg 法についての理論的考察. Archwire の役割という面から. 国際歯科ジャーナル 1976;3(1):39-59.
3. 亀田晃. 改訂版 Direct bonding を用いた Begg light wire technique. その理論と実際. Begg 法研究会, 1977.
4. 亀田晃. ダイレクト・ボンデイングを用いた Begg 法. 東京:医書出版, 1979.
5. 榎 恵, 他. ベッグ法. その基本術式と臨床. 東京:医歯薬出版, 1980.
6. 亀田晃. ダイレクト・ボンデイングを用いた Begg 法(増補版). 東京:医書出版, 1980.
7. 亀田晃. 矯正臨床における診断法. 診断ならびに治療方針の立て方. 東京:医書出版, 1978.
8. 亀田晃. ベッグ法のすべて. Ⅱ. 下顎前突・上下顎前突・開咬の治療. 京都:永末書店, 1985.
9. 亀田晃. 成人に於ける矯正治療とその限界. 成人の矯正治療にあたっての注意事項. 歯界展望 別冊:一般臨床家の行う成人の矯正治療. 1980;18-30.
10. Kameda A. The Begg technique in Japan. 1961-1979. Am J Orthod 1982;81(3):209-228.
11. Kesling PC. Overcorrection in Orthodontics. 日矯歯誌 1982;41(1):9-27.
12. Kameda A. The effect of Class Ⅲ elastics on the cant of occlusal plane. 日矯歯誌 1983;42(1):220-242.
13. Kameda A. Class Ⅲ malocclusions treated with the Begg technique. Aust Orthod J 1983;8:1-9.
14. Kameda A. An update on the Begg technique in Japan(Video). Tokyo:Sanko-sya, 1984.
15. Kameda A. A Recent approach to open bite cases in the Begg technique. 歯学 1985;73(4):860-874.
16. Kameda A. Selection of extraction site in the revised Begg technique & Tip Edge system(KB technique), The second world congress of affiliated Begg societies of orthodontics. 1988.
17. Kameda A. An outline of Kamedanized Begg technique & Tip Edge system. The Journal of Indian Orthodontic Society 1989;20:154-182.
18. Kameda A. New thoughts on Old and New Techniques. part 1. summary of KB technique. 日本ベッグ矯正歯科学会雑誌 1990;12(1):5-37.
19. Kameda A. K B technique — Its theory and practice. Part Ⅰ. The Journal of Indian Orthodontic Society 1992;23(3):51-66.
20. Kameda A. K B technique — Its theory and practice. Part Ⅱ. The Journal of Indian Orthodontic Society 1992;23(4):91-98.
21. Wehrbein H, et al. Mandibular incisors, alveolar bone, and symphysis of orthodontic treatment, A retrospective study. Am J Orthod 1996;110(3):239-246.
22. Breuning KH. Correction of Class Ⅲ malocclusion with over 20mm of space to close in the maxilla by using miniscrews for extra anchorage. Am J Orthod 2008;133(3):459-469.
23. Nakajima K, et al. Surgical orthodontic treatment for a patient with advanced periodontal disease: Evaluation with electromyography and 3-dimensional cone-beam computed tomography. Am J Orthod 2009;136(3):450-459.
24. Hamamci N, et al. Nonsurgical orthodontic treatment of an adolescent girl with Class Ⅲ malocclusion and asymmetric maxillary narrowing. Am J Orthod Dentofacial Orthop 2009;134(2):309-317.
25. Kameda A. KB Technique, Orthodontics and Dentofacial Orthopedics. Chap 9. Canberra:Tidbinbilla Pty, 1998;201-225.
26. 亀田晃. 医療トラブルの中の矯正歯科におけるトラブル. 矯正歯科トラブルの法則. 原因と結果, その傾向と対策. 東京:クインテッセンス出版, 2006;9-16.
27. 亀田晃(監修). 歯科矯正学事典. 改訂増補版. 東京:クインテッセンス出版, 2005.
28. 亀田晃. 自身の免疫力を高め, アンチエイジングのすすめ, 帰れ自然へ. アルク 4月号, 2005;3-4.
29. 亀田晃. これからの歯科でのアンチエイジング. 東京:骨の健康委員会, 2005, 最新コラム.
30. 亀田晃. 矯正歯科とアンチエイジングとの関わり. 日本成人矯正歯科学会 第16回大会抄録. 2008;10-12.
31. 亀田晃. 矯正歯科とアンチエイジングとの関わり. 日本ベッグ矯正歯科学会 第31回大会抄録. 別添資料. 2009.
32. Kameda A. KB tooth movement. Japanese Journal of Begg Orthodontics 1990;12:5-37, 78-112.
33. 亀田晃. 矯正歯科領域を含めた歯科領域に於ける生物製剤の利用法について. 日本ベッグ矯正歯科学会 第32回大会 特別講演. 札幌, 2010.
34. Kokichi VG and Shapiro PA. Lower incisor extraction in orthodontic treatment — Four clinical reports. Angle Orthod 1984;54(2):139-153.
35. Riedel RA, Little RM, Bui TD. Mandibular incisor extraction-postretention evaluation of stability and relapse. Angle Orthod 1992;62(2):103-116.
36. Zachrisson BU. Current trend in adult treatment. Part Ⅰ. J Clin Orthod 2005;39(4):231-244.
37. Richardson ME. Extraction of lower incisor in orthodontic treatment planning. Dent Pract 1963;14:151-156.
38. Horowitz SL, Hixon EH. The nature of orthodontic diagnosis. Saint Louis:Mosby, 1966;209-214.
39. Begg PR and Kesling PC. Begg orthodontic theory and technique. Philadelphia:WB Saunders, 1971.
40. Booth FA, et al. Twenty-year follow-up of patients with permanently bonded mandibular cannie-to-cannine retainers. Am J Orthod 2008;133(1):70-76.
41. Turpin DL. Clinical guidelines and the use of cone-beam computed tomography. Am J Orthod 2010;138(1):1-2.
42. Janson G, et al. Stability of anterior open-bite treatment with occlusal adjustment. Am J Orthod 2010;138(1):14-15.
43. 亀田晃. ベッグ法のすべて. KB テクニック. Ⅰ. 基本術式と上顎前突の治療. 京都:永末書店, 1983.
44. 亀田晃. ベッグ法のすべて. 改良型ベッグ法(KB テクニック). Ⅱ. 下顎前突・上下顎前突・開咬の治療. 京都:永末書店, 1989.

和文索引

あ

アーチシェイピングプライヤー　96
アーチフォーム　42, 95
　　アイデアル——　84
　　ナチュラル——　84
　　日本人用——　29, 84
　　白人用——　29, 84
アーチレングスディスクレパンシー
　　　　　　　　26, 38, 69, 158
　　——の計測　37
　　——の決定法　70
　　非抜歯の——　74
アーチワイヤ
　　——の作用　46
　　stage Ⅱで使用する——　89
アウタービューティ
　　62, 78, 95, 111, 166, 168, 177, 194, 196
　　——での理想的状態　179
　　——的観点　179
　　——優先　80, 178, 181
　　いき過ぎた——の追求　182
アタッチメント　205
アップライティング　34, 205
　　——スプリング　37, 59, 94
　　——の装着が必要な部位　102
　　——ミニ　102
　　——の速度　94
　　第一大臼歯の——　77, 124
　　トルキングと——の分離　35
アベイラブルスペース　38
アルミナ　206
アンカレッジベンド　20, 28, 100
アンカレッジロス　35
アンチエイジング
　　——と矯正歯科とのかかわり　168
　　外面的——　168
　　内面的——　35, 53, 123, 154, 165, 166,
　　　　　　　　168, 181, 191, 196
悪習癖除去　113
圧下　28, 131, 166
　　下顎切歯の——　112
　　上顎切歯の——　112, 139
後戻り　35, 110
　　——しにくい矯正治療　200
　　顎性の——　125
　　術後の——の防止　103
安全弁の役割　34, 70
安定咬合　98, 111, 169, 177
　　Ⅱ級の——　118
　　動的矯正治療終了後の——　77

い

インナービューティ
　　　　62, 68, 78, 95, 97, 111, 125, 168,
　　　　173, 177, 178, 189, 194, 196
　　——からの検証　170, 180
　　——の3原則　169

患者のもつ——　99
一塊歯牙移動　30, 33, 54, 60, 204
　　犬歯〜犬歯の——　26

う

ウルトラライトフォース　25, 26, 204

え

エイジマネジメント　166, 192
エステティックゾーン
　　　　　　21, 62, 173, 179, 180, 192
エッジワイズシステム
　　　　　　　　178, 180, 193, 201
エビデンス　35, 69, 78, 80, 95, 97, 111,
　　　　　　166, 169, 170, 177
　　——の提示　182
エラスティック　59, 214
エラストメリックスレッド　215
エラストメリックチェーン
　　　　　　　59, 94, 214, 215
エラストメリックモジュール
　　　　　　　207, 213, 215
永久歯
　　——咬合未完成期　82
　　未摩耗の——の幅径　11
遠心頬側への回転　76, 77

お

オーバーアップライティング　37, 94
　　犬歯, 第二小臼歯の——　149
オーバーコレクション　125, 155, 158
オーバージェット　37, 128, 131
　　——が著しい過蓋咬合上顎前突症例
　　　　　　75
　　——の改善　57
　　——の再コントロール　95
　　——の増加の原因　117
　　犬歯小臼歯部の——　77
オーバーバイト　37, 95, 128, 131
　　——が減少しオーバージェットが
　　　残ったときの手順　85
　　——のオーバーコレクション　112
　　——の改善　57, 139
オギジアリー　35, 205, 206
オトガイ筋の緊張　69, 139
オフセット
　　犬歯部の——　96, 133
　　大臼歯部の——　96, 133
　　バーティカル——　57
　　モラー——の溝　96, 146
オプティマルオクルージョン　77
オブリークエラスティック　87
オリジナルベッグ法　31, 35
　　——からKBテクニックへ　24

か

カラベリイ結節　14

ガミーフェイス　24, 30, 112
下顎
　　——犬歯の遠心頬側への回転　93
　　——歯槽突起　178, 193
　　——切歯
　　　　——傾斜角　70
　　　　——の前方移動量(mm)　70
　　　　——の抜歯　117, 170, 180, 190
　　——切歯部の叢生
　　　　biologic splintの収縮による——
　　　　　　115
　　　　再発した——・捻転の比較的簡単
　　　　　　な改善法　125
　　——側切歯2本の先天的欠如　155
　　——第一小臼歯か第二小臼歯抜歯か
　　　　で迷う場合の判断基準　75
　　——第二小臼歯抜歯の診断基準　74
　　——の成長速度の左右差　121
　　——の成長方向　75
　　——の前進を意図とした装置　113
下顎前突　69
　　骨格性——　179
　　反対咬合を含めた——　37
下顎頭　77
加齢的条件　177, 195
過蓋咬合
　　——患者　30
　　上顎前突——　75, 117, 119
噛みつぶしのフック　83
画像診断
　　3DCTでの——　68, 182
改良型ベッグ法　25
海綿骨の溝　27, 34, 35, 88, 95, 112, 142,
　　　　　　173, 193
　　上顎切歯のトルクと——と歯根の位
　　　　置関係　91
開咬　182
　　Ⅲ級——　174
　　側方歯群の——　76, 124
外見的審美性 → アウタービューティ
角ワイヤ　31, 37
　　Ni-Ti——　37, 51, 95, 174, 177
　　ステンレス——　37, 90, 96, 146
顎間ゴム
　　顎間Ⅱ級ゴム　34, 75, 85, 87, 133
　　顎間Ⅲ級ゴム　87, 89
顎関節
　　——窩内における関節頭の位置　113
　　——症
　　　　——の原因　119
　　　　——の発生　179
　　——の形態　19
　　——のトラブル　99
　　——への負担軽減　78, 98
顎顔面の成長発育が及ぼす影響　111
完全オーダーメイドブラケットとワイヤ
　　　　　　80

索　引

患者
　　──との信頼関係　142, 166, 196, 215
　　──との話し合い　173, 182
　　──に優しい治療　142
　　──の社会的背景　190
　　──の主訴　37
　　──のもつインナービューティ
　　　　　　　　　　　　　99, 165
　　──のエビデンスとしての3DCT
　　　　画像　102
　　──のもつ生物学的制約　125, 169
　　──の要望と術者の診断治療計画の
　　　　擦り合わせ　190

き
基本的治療術式　68
機能と形態の調和　98, 111, 169, 189
逆三角形
　　──の考え方による治療手順の排列
　　　　36
　　──の切歯　63, 105, 116, 195
逆Spee湾曲のNi-Tiワイヤ　84
臼歯の前進量　73
臼磨運動　20
矯正歯科医としての責任
　　　　62, 154, 166, 168, 169, 173, 182
矯正歯科治療
　　後戻りしにくい──　200
　　究極の（完全）オーダーメイドの──
　　　　80
　　──後の再発　111
　　──後の保定方法　125
　　──でつくり上げた咬合がlong-
　　　　term resultsに与える影響　123
　　──の開始時期　69, 119
　　──の効率性　78, 142
　　広範囲──　69
　　差働──　76, 82, 139, 142, 166
　　成人──　51, 68, 75, 100
　　通常の決められた診断手順での──
　　　　173
　　通法どおりの本格的──　195, 196
矯正歯科におけるインナービューティ
　　　　169
矯正診断用支援ソフト　26, 38
矯正用輪ゴム　85
局所適用注射法　188
筋機能療法　113

く
クリンパブルフック　58, 83, 206
クローズドループ　33
空隙閉鎖→抜歯空隙の閉鎖

け
ゲーブルベンド　30, 33
外科的矯正歯科治療
　　──によって得られた治療結果　170
　　──に頼らない矯正治療　182

歯周疾患をともなった骨格性下顎
　　前突症例　179
　　──の診断・治療計画の樹立　182
形態修正
　　辺縁隆線の──　65
　　隣接面・接触点の──　105
結合組織の膜
　　歯・顎骨を取り巻く──　185
結紮　85
　　リンガルボタンどうしの──　103
犬歯
　　──間保持を行う方法　84
　　──～犬歯の一塊歯牙移動　26
　　──‐犬歯の固定式の保定装置　63
　　──咬合のI級化　37
　　──の遠心移動　30
　　──の先送り　60
　　──の対咬関係　69
　　──リンガルボタン　34
限局矯正　190
現在使用されているブラケットとワイ
　　ヤの関係　80

こ
コラーゲン線維　115, 185
　　──の増齢的収縮　115, 116, 185, 189
コレクトオクルージョン
　　　　　　　　　　18, 77-78, 98, 125
コンベックスタイプ　140, 155
固定
　　加強──　23, 33, 70
　　顎外──（装置）　28, 33
　　──くずれ　35
　　犬歯‐犬歯の──式保定装置　63
　　大臼歯──　23
　　　　──の回転　105
　　　　──の消費　35
　　　　──の程度による小臼歯抜歯空隙の
　　　　　閉塞　73
　　　　──の分類　26
　　ツイストワイヤでの──　107
　　抜歯空隙利用のための──　38
個性正常咬合　78
口腔周囲筋の癖　113
口腔内に用いる注射針　188
口腔内の温度変化による弾性の変化
　　　　177
交叉ゴム　92
交叉咬合　37, 69
抗加齢作用　168
咬合
　　安定──　98, 111, 177
　　永久歯──未完成期　82
　　オーバーコレクションされた──
　　　　125
　　矯正治療でつくり上げた──　123
　　──の安定化　106
　　　　咬頭対咬頭の──　119
　　──の悪循環　20
　　──の緊密化　95

　　──のトラブル　99
　　──のニュートラルな仕上げ　78
　　個性正常──　78
　　　　暦齢──　78
　　咬耗──　10
　　最終──　95
　　至適──　77
　　精密──に仕上げる方法　99
　　切端──　11
　　動的治療終了時の──　77
　　二態──　76
　　抜歯によりつくられた──　76
咬合挙上→バイトオープニング
咬合調整　21
咬合閉鎖→バイトクロージング
咬合法エックス線写真　68
咬合誘導　74
咬頭対咬頭　118
　　──の咬合の安定化　119
咬頭展開角　98
　　──の急激さ　77, 78, 105
　　──の適正化　61
咬耗　77
　　──によってできるスペース　11
咬耗咬合と現代人の咬合の比較　12
咬耗歯
　　隣接面間の──の幅径　11
骨吸収　78, 99, 173, 180, 181
　　──による骨量の変化　80
　　──の防止　78
　　骨の負担過重による──　113
骨植安定化
　　組織再生促進剤を用いての早期──
　　　　182
骨植強化
　　線維組織の再生促進による──　170
　　歯，歯列の──　170
骨性癒着　68
骨の菲薄な部分　174, 175
骨バー　109
骨量の減少
　　外科的矯正治療による──　169
混合歯列期
　　──上顎前突過蓋咬合の早期治療
　　　　47

さ
III級ゴム
　　顎間　87, 89
サクセスフルエイジング　169
差働矯正治療　76, 82, 139, 142, 166
再発　114
　　──した下顎切歯部の叢生・捻転の
　　　　比較的簡単な改善法　125
　　──防止　111
再レベリング　95
細胞間質結合織などの増殖　188
最小の治療期間　69, 125
最小の保定期間　125
最大の術後安定性　69, 125

最大の治療効果　69
最適矯正力　23
残留応力　114

し

シュプリームセクショナルワイヤ
　　　　　　　　　　　83, 87
シュミテクト®　61
ジルコニア　206, 212
シングルアーチ　190
至適咬合　77
歯牙素材
　　逆三角形の──　63
　　──の形態や数　116
歯冠
　　──近遠心幅径の総和　72
　　──－歯根比　13, 191
　　──の短縮化　191
　　──・隣接面形態の修正の部位　61
歯間三角　61, 13
　　──をめぐる悪循環　65, 191, 192
歯間水平線維　114, 185, 189
歯間離開　115, 189
歯頸部の露出　78, 80
歯根吸収
　　27, 30, 78, 80, 161, 165, 169, 181, 189
　　過剰な──　177, 195
　　──の減少　51
　　──の予防　170
歯根の露出　78, 165, 180
歯根膜
　　線維　95, 114, 177
　　──の付着位置の相違　12
歯根面積　21
　　──の比率　70
　　──による固定の保たれ方　22
歯軸の改善　181
歯周環境
　　──の悪化　169, 173
　　──の適正化　61
　　歯列を含めた──の長寿　78, 80
　　術後の──　181, 191, 195
　　良好な──　13
歯周疾患　173
　　──の増悪　179
歯槽骨
　　──の吸収　189
　　異常吸収　169
　　全顎にわたる──　180
　　抜歯による広範囲での──　173
　　──の再生臨床実験　168
　　──のレベル　191
歯槽上部線維　114, 185, 189
歯槽突起の骨量　171, 173, 193
歯肉の退縮
　　78, 80, 99, 165, 169, 173, 180, 189
持続的力　23
術後
　　最大の──安定性　69, 125
　　──矯正　179

──の TMD　113
──の後戻りの防止　103
──の歯・顎を取り巻く結合組織の膜　115
──の歯周環境　181, 191, 195
術前矯正　179
小臼歯抜歯
　　──症例における空隙利用のための固定の分類　38
小臼歯部の破折, 動揺の防止　78
硝子様変性　51, 95, 177
上顎小白歯の咬頭展開角　98
上顎切歯
　　──傾斜角　70
　　──切端の保持　34
上顎前突　37, 75
　　混合歯列期──　47
　　──アングルⅠ級　155
　　──アングルⅡ級 1 類　128, 140
　　──過蓋咬合　117, 119
　　──の早期矯正治療に関するまとめ　154
　　──の非抜歯早期矯正治療の要点　139
　　成人の──　155
　　──における治療目標　68
　　──の矯正治療開始時期　69
　　──の早期矯正治療非抜歯症例　128
　　──抜歯症例の基本術式　81
上顎第一小白歯
　　──の咬頭展開角が急激な場合　124
　　──抜歯の診断基準　74
上顎第二大臼歯の誘導　138
上顎中切歯とパラタルプレーンのなす角度　31
上顎のみのブラケットとワイヤ
　　　　　　　　　　　82, 84, 128
上下顎犬歯咬合関係Ⅰ級化　86
上下顎歯の咬頭嵌合が long-term results に及ぼす影響　117
上下顎切歯
　　歯軸のアイデアル化　37, 84, 88
　　──傾斜角　70, 112
　　──の動態　161
上下顎前歯のトルキング　89
上下顎第一小白歯
　　　4 本抜歯　145
　　歯根面積による固定の保たれ方　22
上下顎第一大臼歯
　　歯根面積による固定の保たれ方　22
診断　140
　　通法とは異なった観点からの──　190
　　──の自動化　26
診断基準
　　下顎第二小白歯抜歯の──　74
　　上顎第一小白歯抜歯の──　74
　　第一小白歯抜歯の──　73
　　第二小白歯抜歯の──　73
　　非抜歯の──　74

診断三角　38
診断四角　26, 38, 70
新型レクタンギュラーバッカルチューブ　25
新システムの矯正装置の要件　200
審美的加齢　168, 169, 173
審美ブラケット　125, 202, 203, 206, 212

す

スタンダードエッジワイズ（法）　30, 80
ステンレス角ワイヤ
　　　　　37, 90, 96, 146, 161, 174, 177
ステンレストルーアーチ　162
ステンレスレクタンギュラーワイヤ　33
ステンレスワイヤ　54, 86, 215
ストリッピング　76, 87, 124
　　──と歯冠形態修正によるブラックトライアングル発生防止策　192
　　──による歯冠・隣接面形態の修正　61, 191
　　──の実際　61
　　──併用　173
　　接触点付近の──　123, 191
　　抜歯や──によって得られた空隙　20
　　非抜歯で配列の場合の──　64
　　隣接面での──　192
ストレートワイヤエッジワイズ　25, 80
スプリングピン　59
スペイン式巻上げ機　92
スライディングメカニックス　26, 27
水平的咬耗　18, 21
水平方向の改善　57
水平ゴム
　　下顎──　89
　　顎内──　34, 89, 146
垂直的咬耗　18, 21
垂直方向の改善　57

せ

セーフティ T ピン　57, 85
セファログラムコレクション
　　　　　　　　　　　26, 37, 70, 158
　　下顎の──　71
　　上顎の──　72
　　──からの手順　158
正中線
　　──を示すマーク　84
　　──の一致　37, 86
　　──のズレ　90, 113
生物学的制約　125, 169, 177, 194, 195
成人矯正歯科治療　51, 68, 75, 105
　　インナービューティを目指した──　189
　　──患者　78, 99
　　機能的適応範囲の少なくなった──　78
　　──に対する治療目標, 治療計画法の設定　190
　　──の主訴　190
　　──後の骨植状態の早期回復　188

——の今後の進むべき道　166
　　比較的年齢の進んだ患者の——　189
　　　　限界　191
　　　　特徴　190
成人の上顎前突過蓋咬合症例　155
　　　——の治療法まとめ　166
成長傾向の観察　130
成長の左右差　136
成長発育をゼロと仮定しての選定法　74
切歯
　　2本——症例　155
　　逆三角形の——　195
　　——根尖を中心としたトルク　88
　　——の圧下　139
　　——の圧下と臼歯部の挺出の組み合わせ　112
　　——の咬耗　11
　　だるま型　62
　　マージャンパイ型　62
切端咬合　11
節度ある傾斜移動　24, 25
舌側矯正
　　局所的——　186
　　部分——　125, 173
舌癖　113
前歯
　　——の後退量　73
　　——のトルキング　34
　　——部が扇形の歯列　116

そ
組織再生作用　188
組織再生促進剤　170, 182, 187, 188, 189
早期矯正治療　69, 140
　　混合歯列期上顎前突過蓋咬合の——　47
　　上顎前突の——非抜歯症例　128
　　成長抑制の——　69
　　第二大臼歯萌出前に非抜歯——　119
　　途中で抜歯となった症例　140
　　非抜歯の——　119, 128, 140
早期骨植安定化
　　組織再生促進剤を用いての——　182
早期保定強化　182
槽間中隔の骨　61
増齢的収縮　115, 116, 185, 189
雑巾しぼり　92
側貌の変化
　　抜歯や外科矯正による——　189

た
タイポドントシミュレーション　218
ダイレクトボンディング　217
ダブルトラクションで空隙閉鎖　94
大臼歯
　　固定——の回転　105
　　——の遠心傾斜　139
　　——の後退量＋顎の成長量　70, 74
　　——の対咬関係　69
第一期治療　128

　　——の考え方　131
第一小臼歯
　　——の回転や遠心傾斜　124
　　——抜歯によりでき上がる接触関係　76
　　——抜歯の診断基準　73
第一大臼歯
　　——のアップライティング　77, 124
　　——の近心傾斜　76, 124
　　——の整直　103
　　——までの動的矯正治療　119
　　——リンガルボタン　34
第二期治療　128, 133
第二小臼歯
　　——化　77
　　——抜歯
　　　　——時の歯根面積による固定の保たれ方　22
　　　　——症例　77
　　　　——によりでき上がる接触関係　76
　　　　——の診断基準　73
第二大臼歯
　　下顎——の過萌出　114
　　——のコントロール　88
　　——の三次元的誘導　123
　　——の正常位置への誘導　121
　　——の萌出
　　　　——前に早期非抜歯治療　119
　　　　——を待たずに非抜歯で動的治療が終了する場合　123
　　——の未萌出　69, 128

ち
治療
　　——前から stage II 終了時までの犬歯・小臼歯の傾斜量　36
　　——手順　139
　　——の効率化　36
　　——方針の途中変更　69
　　——歴　191
　　有用なブラケットとワイヤによる——法　191
治療計画
　　妥当な——の設定　196
治療目標（値）
　　若年者用の理想的——　196
　　上顎前突における——　37, 68, 157
　　妥協的——　181, 195
　　妥当な——　196

て
ディスクルード　28, 100
ディスタルエンドロック　85
ディスタルオフセット　32, 41, 217
ティップエッジシステム　201
ティップとトルク
　　一定の決められた——　78
　　平均値的——の付いたブラケット　80, 99
デンタルエックス線写真　152, 192

ディファレンシャルフォース　21, 23
挺出
　　歯の——　112, 115, 189
鉄棒の原理　25, 27, 203
天然ゴム　59

と
トゥースポジショナー　106, 107
トゥルーアーチ　162
トルキング　89, 205
　　上顎切歯の——　34
　　上下顎前歯の——　89
　　前歯の——　34
　　——オギジアリー　33
　　——とアップライティングの分離　35
　　マイルドな——　92
トルク
　　一定の決められたティップと——　78
　　柔軟な——　37
　　切歯根尖を中心とした——　88
　　長期間の——　174
　　——による歯根吸収のコントロール　177
　　——の量　195
　　下顎歯槽突起内での——　193
　　ブラックトライアングルの発生しにくい——　193
　　特殊な——が必要なとき　102
　　本格的——　174, 177
　　マイルドな——　174, 177
　　無理な——　178
　　リバース——　211
兎唇口蓋裂の矯正治療　68
頭部エックス線規格側貌写真　38, 152
動的矯正治療　37
　　第一大臼歯までの——　119
　　——の短縮　196
　　——終了時　98, 104
　　　——のオーバーコレクトされた咬合に影響を与える因子　111
　　——の患者の資料　106
　　——の口腔内　148
　　——の咬合　77, 98
　　——後の歯列の安定化に与える影響　114
　　使用ブラケット・ワイヤによる——とその後の安定化　80

な
ナチュラルアーチフォーム　84
内面的アンチエイジング　35, 53, 123, 154, 165, 166, 168, 181, 191, 196
　　——から見た外科的矯正治療例　179
　　——から見た歯根吸収　174
内面的審美性　→　インナービューティ
斜めのゴム　87, 92

ね
熱可塑性ポリウレタン　59
年齢ごとの管理　169

は

8の字縛り　60
8本抜歯　22
バーティカルスロット
　　　32, 59, 76, 103, 205, 207, 211, 217
ハイアングル症例
　　　　　　　68, 75, 112, 139, 140
バイト
　　──オープニング
　　　　　20, 37, 44, 57, 75, 83, 143
　　　──ベンド　20, 28, 100
　　　レベリングと──　81
　　──クロージング　44, 57
　　──コントロールの中心　28
　　──が挙がるまで　166
バイパスクランプ　59, 204
バイパスループ
　　　25, 26, 32, 58, 146, 204, 206
バッカルチューブ　28, 41
　　　ラウンド──　31
　　　レクタンギュラー──　31
　　　新型──　25
　　　リボンアーチタイプの──　31
パノラマエックス線写真
　　　　　　　149, 152, 161, 174
破骨細胞　23
歯・歯列（顎）の長寿　95, 168, 173
抜歯　73
　　　8本──　22
　　　下顎切歯　170, 190
　　　最小限度数の──　190
　　　上下顎小臼歯の同時──　154
　　　戦略的──　170, 190
　　　──空隙　31
　　　矯正治療後の──の離開　114
　　　小臼歯抜歯症例における──利用
　　　　のための固定の分類　38
　　　──の残留　34, 35
　　　──の閉鎖　37, 89
　　　──によりつくられた咬合　76
　　　──や外科矯正による側貌の変化
　　　　　　　　　　　189
　　　──やストリッピングによって得ら
　　　　れた空隙　20
　　　──用プリフィニッシャー　155
　　　非対称的──　190
　　　不必要な──　169
抜歯の診断基準　73, 74
抜歯, 非抜歯の問題　69, 170
抜歯部位　69
　　　──の陥凹　114
　　　──の選定　37, 70

ひ

ヒトプラセンタ抽出物
　　　　　170, 182, 187, 188, 189
ビューティフルエイジング
　　　　　　　125, 166, 168, 169
ピン
　　　T──　32, 57

スプリング──　59
ハイハット──　57, 58
バイパスループ──　32
パワー──　57, 206
フック──　57, 58, 206, 215
ロック──　57, 58, 85
皮質骨　27, 34
　　──の板　35
非抜歯
　　──で排列の場合のストリッピング
　　　　　　　　　　　64
　　──のアーチレングスディスクレパ
　　　　ンシー　74
　　──症例　69
　　　──の基準　70
　　──早期矯正治療　140
　　──治療の確率　123
費用対効果　169
標準値的な範囲の仕上がり　80

ふ

ファセット　191
フォースシステム　21, 69
フック
　　　クリンパブル──　58, 83, 206
　　　噛みつぶしの──　83
ブラケット
　　　エッジワイズ──　40, 193
　　　オープンフェイスタイプ──　41
　　　スタンダード──　193
　　　セラミック──　33, 103
　　　ティップエッジ──　40
　　　ティップ・トルクなしの──　80
　　　トルキング　26, 34, 92
　　　──スロット　85
　　　──との間の摩擦　85
　　　──ポジショニング　51, 93
　　　──・ワイヤ間の摩擦　56
　　　ベッグ──　27, 40, 171, 174, 193
　　　リガチャーレス──　202
　　　リバーストルク──　26, 92
　　　審美──　202, 203, 206, 212
　　　平均値的ティップ・トルクが付いて
　　　　いる──　80
　　　有用な──とワイヤによる治療法
　　　　　　　　　　　191
ブラケット（チューブ）間距離　211
ブラケットとワイヤの関係
　　　現在使用されている──　80
プラスファクター
　　　　　　170, 177, 182, 191, 194
ブラックトライアングル
　　　　　13, 21, 65, 80, 99, 165
　　　──の発生　78, 169, 173, 180
　　　──しにくいトルクの量　193
　　　使用ブラケットとワイヤ
　　　　　　　　　　193, 195
　　　──発生予防　105, 191, 192
　　　下顎切歯抜歯との関係　195
フラットオーバルチューブ　32

フリクションフリー　31, 202, 209
プリフィニッシャー
　　　　　78, 106, 120, 138, 140
　　　犬歯間幅径の小さめの──　109
　　　小臼歯抜歯用──　108
　　　少し大きめの──　110
　　　抜歯用──　155
　　　非抜歯用──　108
　　　──で矯正可能な範囲　110
　　　──の選定基準　109
　　　──のソケット　139
　　　──の使い方　107
プロフィログラム　152
不正咬合の再発　179

へ

ベースの形状　40
ベッグシステム用スプリング類　215
ベッグテクニック　200
ベッグ法
　　　オリジナル──　31, 35
　　　──からKBテクニックへ　24
　　　改良型──　25
　　　──の背景　10
平均成長量　74
平均値的　166
平均値的症例　37, 68
平均値的精密咬合に仕上げる方法　78
片側Ⅰ級関係　158
辺縁隆線
　　　厚い場合　117
　　　分厚いシャベル型の──　65
　　　分厚い上顎切歯の──　105
　　　──の形態修正　65

ほ

ボーダーラインケース　70
ホールディングアーチ　86
ポリカーボネイト　206
ホワイトニング　128, 140, 155
ボンダスプリント　126
保定　106, 110, 128, 155
　　　三次元的──　114, 125, 128, 140
　　　顎・歯列の──　125
　　　矯正治療後の──方法　125
　　　歯槽性の──　125
　　　──期間　111
　　　最小の──　125
　　　──中の患者の取り扱い方　110
　　　──強化　189
　　　早期──　182
　　　──の問題　199
　　　──法の選択法　106
保定床　106, 140
補綴治療　45
萌出時期の差　114
萌出遅延歯　170
本格的矯正治療
　　　通法どおりの──　196

索引

ま
マイナスファクター　170, 177, 182, 191
マイナスの影響　179
マイルドなトルキング　92
摩擦　209
　　ブラケットとの間の——　85
摩耗
　　隣接面間の——　13
埋伏歯　68
　　牽引誘導した——　170

み
ミニスプリング　77
ミニメッシュブラケット
　　ベッグの——　126, 186
ミラノール®　61
みにくいアヒルの子の時期　16
未萌出
　　——歯　68, 72
　　第二大臼歯の——　69
見返りでの評価　118

め
メインアーチスロット　211
メインテナンスフリー　191
メルスモン®　186
面接触　13

も
モジュール
　　エラストメリック——　207, 213, 215
モンソンカーブ　14
モンソンピッチ　14
　　アンチ——　14

よ
予測線　71

ら
ライトフォース　29
　　ウルトラ——　25, 26, 29, 204
ラウンドバッカルチューブ　31
ラエンネック®　186, 189
ランニングコスト　207

り
リクワイアードスペース　38
リバースカーブ　215
リムービングプライヤー　106
リンガルボタン
　　犬歯——　34
　　第一大臼歯——　34
　　——どうしの結紮　103
隣接面間の咬耗歯の幅径　11
隣接面間の摩耗　13
隣接面・接触点の形態修正　105
隣接面の形態　76
　　——の相違　13

れ
レギュラータイプのスプリング　94
レベリング　37, 81, 95, 143

ろ
ローアングル症例　68, 75
ローテーションスプリング　59, 93
ローフリクション　26, 27

欧文索引

A
αチタニウムコンビネーションワイヤ　25
A4M　169
ANB　37, 71, 75, 128
ANK 免疫療法　168
AP line　70
acceptable range　119
active function　46
　　Ni-Ti ワイヤの——　46
age-management　65, 169
American Academy of Anti-Aging Medicine　169
anchorage
　　—— value　75
　　maximum ——　73
　　minimum ——　73
　　moderate ——　73
anterior ratio　118, 158
apical base の差　70
arch length discrepancy　75
archwire
　　looped ——の廃止　25
　　twisted ——　25
attritional occlusion　10
Australian aboriginals
　　——の咬合の推移　15
　　——の食餌　77
available space　38, 70

B
βチタンワイヤ　215
B 点　171, 173, 193

basic wide　84
biologic splint　63, 116, 185, 186, 189
　　——の収縮による下顎切歯部の叢生　115
　　——の増齢的収縮　116
Bond-A-splint　107
bondable lingual retainer　63
Bushite　64

C
CaHPO$_4$　64
Ca$_5$(PO4)$_3$(F)　64
Ca$_5$(PO4)$_3$(OH)　64
CBCT　35, 180, 181, 182, 192
CO-AX wire の製作　25
chronologically individual normal occlusions　78
class III camouflage treatment　182
class III without jaw surgery　182
connective tissue envelope　185, 189
control bar　25
correct occlusion　11
cortical plate　34, 35
counter clockwise rotation　145
crestal bone　61, 192
curve of Spee　159

D
3DCT 画像
　　35, 89, 95, 173, 180, 181, 192, 193
　　患者のインナービューティのエビデンスとしての——　102
　　——診断　68, 182
　　——から読み取る項目　69
denture & soft-tissue stability　78, 80
denture stability　95, 123
differential diagnosis　190
differential orthodontic treatment　76, 82
disclude　28
dished-in appearance　76
disocclude　78
distal offset　32
distalizing of canines　30
dynamic process　19

E
en masse　54
　　—— tooth movement　33, 60, 204
end lock　84
end-on occlusion　11
extra alveolar connective tissue envelope　115

F
FA ポイント　216
FAP　64
FGF　188
FMA　128
finishing stage　25

G
growth tendency　75

H
2 H$_2$O　64
HP　64

I
insignia　80

K
KB テクニック　10, 24
KB チューブ　131
KB バッカルチューブ　41, 103
KB 角チューブ　47
Kamedanized Begg technique → KB テクニック

L
.014″ looped arch auxiliaries　25
L1-Md　37, 68, 128
LTD ブラケット　25
LAENNEC P.O.® の経口投与　186
lock（する）　57
longterm results　111
　　上下顎歯の咬頭嵌合が──に及ぼす影響　117
looped archwire の廃止　25
lower incisor-extracted cases　170

M
MD reducer　61, 76
MFT　113
maximum anchorage　73
maximum result　198
mesial migration　10, 11
minimum anchorage　73
minimum doctor compliance　53, 90
minimum effort　198
minimum patient compliance
　　53, 90, 123, 142, 203
moderate anchorage　73
Monson curve　14
Murphy TR による咬耗の 7 段階　14

N
NaF　61
NB to Pog.（mm）　70, 113, 139, 166
Ni-Ti 角ワイヤ　37, 95, 174, 177
　　──でのトルク　51
Ni-Ti ワイヤ　42, 84
　　.016″×.016″──　84, 126
　　.018″×.018″──　85
　　.020″×.020″──　85, 86
　　Stage II でワイヤが──のうちに行っておくこと　93
　　逆 Spee 湾曲の──　84
　　──の active function　46
　　──の注意点・工夫　51
　　──のまとめ　53
　　──を用いた開咬の改善　53
　　レギュラータイプの──　53, 82

NK 細胞　168
no elastics　88, 128, 166
normal occlusion　11

O
organized occlusion
　　65, 75, 76, 105, 123, 158, 192
Oriental（Asian）Prefinisher　107
orthodontic responsibility
　　21, 62, 166, 168
over-all ratio　158
overbite　71
overjet　71

P
passive function　46
personal norms　168, 181, 190, 196
Peter C. Kesling　107
Pog to NB（mm）　128
pre-stage III　36, 37, 95
　　──での輪ゴムの使用方法　101
　　──の終了条件　101
prognathic　155

Q
QDS → quad diagnosis system
QDS の元になった小白歯抜歯部位選定の考え方　70
quad diagnosis system
　　26, 38, 68, 70, 128, 140
　　──による診断過程　157

R
racial and ethnic differences　168
redundancy　198
required space　38, 70
respiratory obstruction syndrome　111
retrognathic　140
reverse curve of Spee　159
roll-in　31

S
SNA　128
SNB　128
SN-Md　37, 68, 128, 139, 166
SN-Occl.　71
safety bar　25
safety valve　70
single arch extraction　158
soft tissue analysis　75
Spanish windlass ligature　92
Spee 湾曲　70
　　──Ni-Ti ワイヤ　20, 45, 47, 84, 85
　　.016″──　131
　　.018″×.018″──　133
　　──への移行　28
　　タイプ I　29, 84
　　タイプ II　29, 84

stage I　37, 81, 155
　　──の終わらせ方　88
　　──のコツ　83
　　──のポイント　82
stage I, II, III の目標　36
stage II　36, 70, 155
　　──開始時　146
　　──終了時までの平均傾斜角　94
　　──で使用するアーチワイヤ　89
　　──で使用する輪ゴム　89
　　──でのトルク　25, 90
　　──と歯根吸収　94
　　──でワイヤが Ni-Ti ワイヤのうちに行っておくこと　93
　　──のポイント　89
　　──のメカニックス　91
　　──への移行　85
stage III　36, 37, 101, 155
　　──開始時　147
　　──終了の状態　105
　　──の手順　101
　　──のメカニックス　104
steep　77
　　──な咬頭展開角　105
stone age man の切歯の咬耗　11
Storey and Smith　21
strategic extraction　170
swing back rotation　75
symphysis　171

T
T ピン　27, 32, 57
　　セーフティ──　57, 85
　　ユニバーサル──　25, 57
　　ローテーション──　25, 57
TMD　113, 191, 219, 220
textbook normal occlusion　21
tie（する）　57
toe-hold　28
tooth-size ratio　118, 158
torquing auxiliaries　33
trough of cancellous alveolar bone
　　27, 95, 173
twisted archwire　25

U
U1-L1　37, 71, 128
U1-SN　37, 68, 128
ugly duckling stage　16
ultra light force　29

V
vertical dimension　75
very gentle light force　29

W
Willis Sage's auxiliary　54
win-win な関係　166, 196, 215

あとがき

　稿を了えるにあたり，今後の矯正歯科治療の進むべき方向について，別の観点からの再評価の必要性を明確に示す患者さんの両親（複数）からの質問（2010年4月）を紹介しよう．

質問の概要：娘さん2人と息子さんが，かつて20年以上前に別々の矯正専門医で上下顎小臼歯4本抜歯でそれぞれ2年半，3年間，3年6か月間，矯正治療を受けた．歯列は整ったが，35〜40歳頃，3DCT（CBCT）で診たら，骨量が普通の人の半分に減少していた．これは抜歯による矯正治療の影響ではないか？　28本が正常なら24本では歯槽骨量はその85.71％だが，矯正治療でさらに減少する（老化）のでは？

回　答：現在，成長発育中ならば成長で，抜歯で失われた分以上，骨の修復が期待できると考えられているが，成長完了後では，抜歯矯正で当然その傾向はあるが，明確なエビデンスはまだない．その基礎的検証はこれから必要であると考えている．

質問を寄せた患者さんたちからの要望：患者を落胆させないためにも，矯正歯科治療が見てくれ中心の技術医療から真の医療として発展するためにも，エビデンスを示しての検証はできるだけ早く行ってほしい．それは矯正治療を行っている先生がたの責務だと思う．

■今まで2Dのエックス線像などでインナービューティが診査できなかったわけではなかったが，全域にわたってしかも3Dでリアルタイムに診査できたわけではなく，多分に推測の域をでなかった．したがってセファロで数値的に示せる矯正治療のエビデンスとしてわかりやすいアウタービューティに頼らざるをえなかった．そのため"仕上がり（アウタービューティ）良ければ，すべて良し"で，その基準が治療テクニック，術者，考え方により曖昧なため意見百出で，それが医療の真髄としてのレベルを低下させていた．

■現在では3DCT（CBCT）などで，あらかじめその患者のもつインナービューティを新たなエビデンスとして明確にリアルタイムに患者に提示できるので，今までのように"臭いもの（歯根吸収，歯肉の退縮，歯槽骨の過剰吸収，歯根の露出，ブラックトライアングルの招来）に蓋をする"ことができなくなった．

　今や，従来の通常の診査診断に加えて，インナービューティからの新たなエビデンスを提示して新たな矯正歯科診断を行う必要性が叫ばれている時期である．そのための，基本的検証が欧米を中心にすでに開始され，学会誌などに発表されている．また，それら検証の上に立ち，患者のインナービューティの状態に応じて多様なブラケットの選択・使用や開発が今後実践されていく時期でもある．この時期に，本書を先駆けとして出版できることは永年矯正歯科治療に携わった著者らとして，大変喜ばしい．今後，矯正治療が医療として完成するために従来のアウタービューティに加え，インナービューティの概念を導入される必要性が理解され，minimum patient compliance, orthodontic treatment with minimum discomfort, minimum doctor compliance が確立されることを願ってやまない．

2010年10月

亀田　晃

著者略歴

亀田　晃（かめだ・あきら）

略　歴
1966年　日本歯科大学歯学部卒業
1970年　同大学院博士課程歯科矯正学修了　歯学博士取得
同　年　日本歯科大学矯正学教室助手
1971年　同講師
1973年　日本歯科大学新潟歯学部矯正学講座助教授
1977年　同主任教授
2006年　日本歯科大学新潟生命歯学部先端研究センター歯科矯正学教授
現在に至る

所属学会
日本ベッグ矯正歯科学会理事長／日本成人矯正歯科学会副理事長／日本矯正歯科学会指導医・認定医／日本胎盤臨床研究会

亀田　剛（かめだ・たかし）

略　歴
1991年　日本歯科大学歯学部卒業
1995年　同大学院博士課程歯科矯正学修了　歯学博士取得
同　年　日本歯科大学新潟歯学部歯科矯正学教室助手
1997〜1998年　ハーバード大学医学部マサチューセッツ総合病院内分泌部門客員教授
1999年　日本歯科大学新潟歯学部歯科矯正学教室講師
2001年　日本歯科大学新潟歯学部先端研究センター講師／横浜市立大学医学部微生物学教室非常勤講師併任
2002年　日本歯科大学新潟歯学部先端研究センター歯科矯正学講師

所属学会
日本矯正歯科学会指導医・認定医／日本ベッグ矯正歯科学会理事・矯正歯科認定医／日本成人矯正歯科学会理事

最新のKBテクニック：改良型ベッグ法の実際
―インナービューティを考慮した矯正歯科治療へ―

2010年12月10日　第1版第1刷発行

著　　者　亀田　晃／亀田　剛

発 行 人　佐々木　一高

発 行 所　クインテッセンス出版株式会社
　　　　　東京都文京区本郷3丁目2番6号　〒113-0033
　　　　　クイントハウスビル　電話(03)5842-2270(代表)
　　　　　　　　　　　　　　　(03)5842-2272(営業部)
　　　　　　　　　　　　　　　(03)5842-2279(書籍編集部)
　　　　　web page address　http://www.quint-j.co.jp/

印刷・製本　サン美術印刷株式会社

©2010　クインテッセンス出版株式会社　　　禁無断転載・複写
Printed in Japan　　　　　　　落丁本・乱丁本はお取り替えします
　　　　　　　　　　　　　　　ISBN978-4-7812-0173-3　C3047

定価はカバーに表示してあります